临床常见病针灸推拿与康复治疗

杜革术　张云杰　主编

天津出版传媒集团
天津科学技术出版社

图书在版编目(CIP)数据

临床常见病针灸推拿与康复治疗 / 杜革术，张云杰主编. —— 天津 ：天津科学技术出版社，2023.6

ISBN 978－7－5742－1277－0

Ⅰ. ①临… Ⅱ. ①杜… ②张… Ⅲ. ①常见病－针灸疗法②常见病－推拿③常见病－康复 Ⅳ. ①R246 ②R244.1③R49

中国国家版本馆 CIP 数据核字(2023)第 099754 号

临床常见病针灸推拿与康复治疗
LINCHUANG CHANGJIANBING ZHENJIU TUINA YU KANGFU ZHILIAO
责任编辑：李　彬
责任印制：兰　毅

出　版：天津出版传媒集团 / 天津科学技术出版社
地　址：天津市西康路 35 号
邮　编 ：300051
电　话：(022)23332377
网　址：www.tjkjcbs.com.cn
发　行：新华书店经销
印　刷：济南新广达图文快印有限公司

开本 787×1092　1/16　印张 21.75　字数 360 000
2023 年 6 月第 1 版第 1 次印刷
定价：70.00 元

目 录

第一章　针科学

第一节　总论

一、针术之由来

针术治病之发轫,远在5000年以前,绝非一人一时之发明。溯自我国石器时代,即有人利用尖锐之石块,以发溃决脓、捶击筋骨及缓解疼痛;复由脑力不断精进,于缓解病苦中,寻取捶击点;经无数人民千百年之经验累积,并随工具之改进,由石器时期而转入冶金时期,因而创作铁针,代替砭石;更从无数人民治疗经验之汇集,始成为后来独立之针疗技术。

我国自有文字后,关于医疗技术而兼有条理者,首推《内经》一书。于疗病诸法中,虽有汤液、膏醴、针石、灸焫、毒药、导引诸法,而十之九为针术治疗。《内经》中之《素问》九卷,有"刺热篇""刺疟篇""刺腰痛篇",纯为针疗之详录。而《灵枢》九卷,则专言针之形式与使用,各病治疗之刺点部位,故后人有"针经"之称。

《内经》一书,咸称为黄帝所作,实则为战国时期之作品,而托名于黄帝。寻绎书中记述,推究针术之由来,如《素问·异法方宜论篇》中有"南方者……其民……其病挛痹,其治宜微针,故九针者,亦从南方来",则针术应用最多之地区与针术创造之地区,首自南方先哲;而其创造时代,必更在数千百年之前,《内经》仅集当时先哲之记录或传述,整理成为专书而已。

总而言之,针术,在冶金术成功之后,由砭石改进而成可无疑义。初为铍针、镵针、员针之类,渐进而为锋针、鍉针,再进而为员利针、毫针之类。其间又不知经过几多岁月,若干先民之不断改造,而成为微针。又经若干岁月始入《内经》之记录,而流传至今,成为治疗之一种学术。

二、针术之定义

所谓针术,是以一定方法,用金属制成之细针,在身体一定部位刺激点,如骨关节之间、肌组织之中而刺入之,行一定之手法,以刺激其内部之神经,激发其本体主宰之大脑皮质,发生调整其生理功能之作用,以达到治愈疾病目的之一种医术。

三、针之构造与种类

针之本身,稽古以马衔铁制;以其质脆易折,近代改用钢丝;复以其易锈,有以金或银或合金制成。针分针柄、针体、针尖三部:针尖作卵圆尖形,不钝亦不锐;针体全部圆柱形,上下粗细一致,光滑尖韧,富有弹力;针柄缠绕铜丝或金银丝,易于捻持旋转提插。

言其种类,分古代针式与近代针式两类。

古代针式分九种:镵针、员针、鍉针、锋针、铍针、员利针、毫针、长针、大针。总称九针,包括浅刺、深刺、放血、决脓等使用方法;近代已不适用,故不复为之详述。

近代针则分粗、细、长、短与放血用三棱针、浅刺之皮肤针三种。

针之粗细长短不一致。黄河流域与长江上游所用之针，大都银制或铁制，粗而短，针体自针尖向上渐粗，约有麦穗管大小或有过之，长只寸余，最长者二寸，为古代之毫针遗法；近年渐改用细针毫针矣。编者使用与教学概用细针。细针分 26 号、28 号、30 号三种。长短以针体计，有七分、一寸、一寸五分、二寸、二寸五分、三寸、三寸五分数种。三棱针为三角形之尖锐针，点刺放血之用。皮肤针是用六七枚小针聚于半方寸之特制针柄上，仅露针锋于外面，捶击皮肤之用。本书所言之针，悉以细针为标准。

四、针之选择与保存

近年针灸科医师所用针具，都以钢丝制成；亦有用金丝银丝者，唯质地柔软易屈，不如钢针之有弹性，其滑利亦不及，针尖则更易钩屈，故比较以钢针为佳；唯易锈蚀，乃其缺点，故于选择上必须注意几点：

(1)针尖之圆度尖度，不太尖锐，亦不太圆钝，不扁不缺，匀净滑利，方称合格。

(2)针体检查无锈斑，无蚀痕，必须圆滑一致。以致密之薄型纸，绷糊在碗口上，以针捻刺而全没针体，捻转而退出，往返数回，不觉滞涩，而纸亦不作顿挫振动，方称合格。

(3)针体与针柄接合之处最易锈蚀，锈蚀之处最易断折。

(4)凡钢针起锈，虽可用针砂擦去，为安全计，还是废弃为佳。

(5)金银丝制之针虽不起锈，必须随时注意其针锋有否起毛，针体则需检视其圆度如何。

(6)针柄至少有一寸二分至一寸半长，如太短则在使用上不甚合度。

新针具必须用细砂擦针纸勤擦，以后则愈用愈滑利。用过之后，必须妥善保存。如久置不用，必须涂上凡士林乃可久藏；但每经二三月仍需取出擦去油质，拭擦之后，重行上油。金银针则不必上油，但宜置于固定之针夹中，以不伤针尖为主。

第二节　各论

一、刺针之练习

(一)指力之练习

学习针术，对于锻炼指力与刺针手法练习，如书画家之运用腕力与笔法，雕琢家之运用指力与刀法，同有练习之必要。意在能进针迅速，捻转提插纯熟，减少患者之进针刺痛，与提高疗效。稍稍练习，即能运用，并不如书画、雕琢家之必经长久岁月而后精也。

指力练习之法有二。

1.棉线球练习法

以棉花搓紧如小皮球大，外绕棉纱线一层，每日以 28 号二寸长针，用右手拇指、示指(食指)、中指三指持针柄，做回旋式之捻进捻出。棉球每日加纱线一层；经 10 余日后，两日加纱线一层；再经半月以上，3 日加纱线一层。棉球屡经加线，则大而结实，能不十分用力将针捻进，则指力已有，施于人体，即可一捻而迅速穿过皮层之知觉神经末梢区，深入肌肉，如此可以减少捻入摩擦之痛感，或竟不痛。

2.纸张练习法

以手工纸制之旧账册，悬挂壁间，高与肩齐，初取两三页，以针如上法检进退出。以后日加1页；至10页以上，两日加1页；20页以上，3日加1页。至40页左右，能不十分用力，可将二寸长针捻入，则在临针人体时，有减轻痛感之效。

又法：以杂货店出售之稻草纸制成八寸方之包干果纸，切作四开，四十至五十页，重叠之，四周用麻线扎紧，初以一寸长针捻入练习，渐用一寸五分长针练习，逐渐加至二寸五分长针，捻入时不甚费力，则刺肌肤可以迅速而入。

练习之时间不拘，能每日有10～20分钟即可。

（二）捻运之练习

用针之技术，首要为进针不痛，其次则为捻运提插。施行刺激神经之手法，视病候之情况，或需兴奋，或需抑制，或作诱导，或作反射，皆在针刺激之强弱与深浅，完全有赖于手法。古今相传，皆从经验中来，故有练习捻运之需要。

练习之法：制一小枕，中实棉花，以针插入，三指持针柄，先练习捻转形式，或为拇指一退一进，或为示指一退一进，以两指能随意捻旋为目的。

其次练习捻转提插法。第一捻提法：先将针进入深部，乃用拇指、示指捻持针柄，拇指向后一捻，针丝提起分许，拇指复旋转向前，针又随之插下少许，拇指再向后，针又随之提上分许，拇指复向前旋转，针又随之插下少许。如是一退一进，针即随其捻转而自上自下，提上之距离较多，插下之距离较少，因此随捻随提，针丝提至肌肉中部时，即作一深插法，达至原深度，如是往返，名捻提法。

第二捻插法：针先达肌肉中部，拇指、示指持针，用拇指捻转向前，针丝随之捻转插下分许，拇指向后退转，针丝复提起少许，如是拇指捻转向前向后，针则随之自下自上，以插下之距离多，提上少，因此三数次之插提，即达肌肉深部，于是乘拇指捻转向后，即一提而至中部原处，再行上法，随捻随插，随退随提，至深部仍一提而上。如是往返，名曰捻插法。

二、刺针之方式

进针之方式有二：一为打入式，二为插入式，二为捻入式。

（一）打入式

其针短而粗，针尖挟于左手拇指、示指之间，按诸穴位，针尖着皮肤，两指保持其针体之角度，然后以右手示指叠于中指之上，借中指、示指分离之弹力，用食指扣打而入。二三分深，乃持针柄而捻运之。此法今已不用。

（二）插入式

其针似古针之员利针，针体亦粗。其法以左手拇指、示指固定穴位，右手拇指、示指夹持针体下端，露出针尖一二分，针柄上端支于虎口，然后以针尖紧接于穴点，配准入针角度，借虎口掌腕之力，一压而刺入皮内一二分或三四分，转由左手拇指、示指夹持针体，右手行爪括、指循、摇摆、提插等法。此法即《针灸大成》之杨氏行针八法，近人用者已少，本编不复详述。

（三）捻入式

近今所用之针，皆为细针，一般多用捻入法，大都用右手拇指、示指持针柄，针尖着肤，即旋捻入至适当之深度。编者则用一捻压进法。兹将短针与长针捻进法分述如下：

1.短针进针法

一寸五分以下之针，皆用短针进针法。经消毒后，以左手拇指爪甲掐在进针点上，右手拇指、示指持针柄，中指旁扶针体，针尖紧靠左手拇指爪甲边，按着皮面，于是右手拇指、示指将针柄做90°之旋动，同时加以压力，将针尖直透皮下进入肌肉，当针柄旋动进针时，左手拇指爪甲亦协同向下掐，针尖迅速刺入肌中后，微停三秒钟左右，两手协同动作，一掐一压，将针送到适当之深处，然后运用捻运提插之手法。

2.长针进针法

经消毒后，在应刺点上，先以左手爪甲掐一爪痕，即以右手持针，轻点在爪痕中心，以左手拇指、示指持针尖部分与右手协同动作，当右手拇指、示指旋动针柄时，左手持针随同压入皮下，于是移上三四分，随右手之旋动，助针体压进肌肉，随旋随压，至适当之深度，乃施捻运之手法。

三、刺针之方向

进针之方向，系针进肌肉中应保持之角度。可分为直针、横针、斜针三种。

直针者，不论直下或并进，皆保持其90°之直角。人体经穴大部分皆以直角式进针。

横针者，即沿皮进针，针入皮下，不进肌肉，针从锐角进入之谓。大约为12°角。横针之穴甚少，仅头盖部与胸骨部数穴用之(18年前入川，见有几位针医之针长尺许，任何穴位皆用横针循皮下而进，亦有效用)。

斜针者，针从45°斜角刺入之谓。如列缺穴背脊第七胸椎以下诸穴，为皆从斜角而进之例。

四、刺针之目的

《内经》有曰："欲以微针通其经脉，调其血气……"又曰："虚则实之，满则泄之，菀陈则除之，邪胜则虚之。"此为古人用针之目的。从今日科学观点言，通经脉、调血气，即为刺激其神经，使功能复常。虚则实之，乃指某组织之生理功能减退予以兴奋；满则泄之，乃指某组织之生理功能亢进予以抑制；菀陈则除之，邪胜则虚之，乃指充血、瘀血之病候，予以放血或诱导缓解。综合言之，刺针目的，视证候之如何，在身体之肌肉上予以刺激，或为兴奋，或为抑制，或用反射，或用诱导，起到调整生理机转之作用。

(一)兴奋者

言某组织之生理功能衰减而成之证候，如知觉神经发生麻木、感应不灵敏，运动神经发生麻痹、肌肉关节不能随意活动、内脏功能减弱(如肺痿、心脏衰弱、胃肠消化不良等)，此等证候，予以轻微之刺激，可以激动其生理功能；中等度之刺激，可以兴奋其功能，使之旺盛。因此刺激能达到功能之恢复目的，是为针术之兴奋作用。

(二)抑制者

言某组织生理功能之异常亢进所引起之证候，如肌肉痉挛、搐搦，神经过敏、疼痛，分泌物增多与充血炎肿等。此等证候，予以持久的强刺激，可使之缓解、镇静、消炎，达到其功能正常，是为针术之抑制作用。

(三)反射者

凡内脏、五官、脑髓所发生之证候，针术不能直接刺激其局部，而于其组织之神经干或于其组织能起反射之联系点(即过敏点)，予以适当之刺激，以调整其生理功能之异常，如四肢末梢及风池、天柱之于脑病、五官病，肺俞、太渊之于肺病等，是为针术之反射作用。

(四)诱导者

凡属功能亢进之证候，不从其患部直接使用刺激抑制，而在远隔之部位加强刺激，以吸引其患部之充血，或分散其患部之神经兴奋性，而达到缓解其患部之证候，如脑充血之刺四肢末梢，内脏炎症或充血、瘀血而取四肢之刺激点等，是谓针术之诱导作用。

五、直接刺激与间接刺激

各种肌肉麻痹症、痉挛症、神经痛症，针治都从其患部取刺激点，使用各种手法，以达到疾病治愈之目的，此为直接刺激。

如头部、五官、内脏等，因充血、瘀血、炎症等，都从四肢取适当之刺激点，利用反射作用或诱导作用，以达到疾病解除之目的，此为间接刺激。

六、刺针之感通作用

当针刺入身体肌肉中，如电气之感传，发生一种电掣样之刺激，向他处放散；亦有始终如酸如痛、如胀如麻者，此随部位而异，或随人而异，统称之为针之感通作用。以前针家谓之针下得气，或以针行气。其感通之范围不一，有仅发生于其中一部而不放散至他处者，如针上臂，仅在其针之一二寸周围有针感。有沿其神经通路而感通者，如针上膊而感传至指，或感传至肩。亦有不循神经之径路感传者，如针足部有感传至头者，针胸部有感传至足者，针腹部有感传至头面者。此等现象，由于神经之交综错杂，在临床上时有发现。按苏联巴甫洛夫学说，当谓神经感传另有反射弧，并不皆从神经通路传达。即中医相传之十二经及奇经八脉，亦视为内脏五官与四肢躯体表层之道路。此中西两学说，与针灸之作用颇有关系，倘得生理学家与针灸家做进一步研究，求得真相，则针灸之学理，更可得一实际的证明。

更因感通作用之强弱，可以预知其证候之是否易于解除。凡下针即感觉酸胀，感传至远者，其病有即愈之希望；感觉有传达而不远者，治愈则较需时日；如酸胀之感甚微者，且不向外放散，其病有相当之时日乃可向愈，或竟不能向愈。

七、刺针前之准备与注意

在临床施术前，应将术者之手掌、手指与诊察用具进行严格消毒。诊病时，审明症状，以定治疗之方针，确定应取之穴位，次就手术室，使患者或卧或坐，端正其适当之体位，于应针部位充分消毒，乃取已经消毒之针具，择定适当之针，进行针治。

在未针之前，又需注意下列几点：

(1)患者是否有受针经验。如从来未经针治，必先告以进针时与进针后之感应情状，劝勿惊骇，不要随时移动。又告以或有晕针之情状，如觉头晕、欲呕，需立即说出，可以停针。所取穴位应尽量减少，俟经一两次针治后，方可多取。

(2)患者呈衰弱与贫血现象者,需注意发生晕针,必进行卧式针治。对于强刺激之捻运与持久之捻运应绝对避免,虽欲为抑制之手法,只可采用留针方法。关于穴位,不可超过三穴以上。即不发生晕针,亦应适度即停止,以防针后疲劳。

(3)在针治中,有于下针后发生肌肉挛急,捻动不能,提插亦不能时,切不可强力捻提。必须沿针之上下左右用爪甲切循,待其肌肉挛急缓解,然后徐徐提出。原位必经一二日后乃可再针治。

(4)如遇皮肤过于紧张者,刺下每感剧烈疼痛。皮肤十分松弛者,坚韧不易进针,痛感较常人为重。凡遇此等患者,必先施以强烈之按揉。松弛者,以左手拇指、示指,紧张其皮肤,然后为之进针,可减少痛感。

(5)对于小儿、妇女之针刺,尤宜注意患者体位之移动。下针宜浅而速,不能久留,否则有折针屈针之可能。小儿以使用皮肤针为适合。

(6)慢性病证,如久经岁月,病势衰弱已极,绝不可施用针治。

急性病证,形似虚脱(休克),若予以强刺激之反射急救,每有因此更生者。但需与病家说明其病情之危险后果,绝不可许其必效。如附近有医院,以送院治疗为是,或与他医配合药剂治疗。

八、刺针时之消毒

施行针治之前,医者两手与应刺之部位,皆用75%乙醇消毒。针则应煮沸10分钟,取出用消毒纱布擦干后应用。凡经煮沸消毒之钢针,其针柄与针体结合部分,水气未干,易生锈蚀,故每日针治时间已过后,必将钢针在炭火上烤干保存。如属不锈钢针或金针、银针,则可不必。

九、刺针时医者与患者之体位

将为针治之先,医者与患者须有一定之体位。如患者之体位不正,则按取骨骼、肌肉亦不正确,神经径路之索取亦不可能,欲求穴位之准确,亦不可能。医者之体位不正,而草率施术,往往因为偏侧,难于进针,或者发生屈针。故针治时之体位,至为重要。

“经穴学”各经穴条下,关于取穴之法,皆有说明,如仰卧、俯伏、正坐、拱伸、蹲跪等各有定法。然病有轻重,力有盛衰,因而所取体位,坐卧侧伏,可随宜权变。兹定两者之体位如下:

(一)患者之体位

患者之体位,以患者舒适与肌肉弛张为宜。若姿势出于勉强,必难持久,每因中途转侧,可能引起屈针折针。故列各部施术采取体位如下:

(1)在头部侧面施术之时,用坐式、仰卧式或侧卧式;如属头之后面,则取坐式、伏卧式或侧卧式。

(2)在颜面部,取正坐、仰卧式或侧卧式均可。

(3)在颈部及胸部、腹部之前面,则使其仰卧而针之,正坐亦可。

(4)在侧胸部、侧腹部时,取侧卧式为妥。

(5)在后颈部及肩胛部、背部时,则用坐式或伏卧式。

(6)在四肢及臀部时,取坐式或侧卧式,以患部向上方或侧方为原则。两肘、两膝胞使其屈曲为合式。

（二）医者之体位

医者之体位无定，必随患者之体位如何，而采取适当之位置，总以易于进针、易于发挥腕力与指力为原则。

十、进针时之程序

进针之时，其先决条件为消毒，于本章第七节已详言之。刺针之实施程序有三。

（一）爪切

针灸医生进针，必先在穴位上按摩，或在骨隙，或在腱侧，或在肌肉间，寻取进针点。穴位既确，以爪掐一横纹或十字纹，即以爪甲指定，用针于纹之中心刺入之。如此可减少进针时之痛楚，并可固定穴位。故中医甚重视爪切手技。

（二）持针

持针之事，《内经》甚重视之。即至明代，针家杨继洲仍极言其重要："持针者，手如搏虎，势若擒龙，心无外慕，若待贵人。"盖言持针者必须端正心情，聚精会神，属意于指端针端，采用直刺、横刺或斜刺时，保持其进针角度而后下针。

（三）进针

古人于进针时，先定其应补应泻之要，而后行进针之法。《灵枢·经水》曰："凡泻者必先吸入针……凡补者必先呼入针。"后之医者，令咳嗽一声以代呼，口中收气以代吸，趁患者呼气吸气之间而进针，其规则本极谨严。然今从人体生理解剖学言之，除转移患者之注意以减少其痛感外，别无其他理由，故不必尽泥古说。唯医者总需心静、手稳，依照上面进针之方式进针，最为妥善。

十一、进针后之手技

进针后，即操作主要之捻运手法。手法古今不同，就古法言，目的在于补泻；以新理论，则为抑制与兴奋。如何谓之补，如何谓之泻，古今各家所说不一致。至元明时期，手法名目更多，但皆属粗针浅刺，今之细针，不能效仿其法。故本编对于以前之针法，概不论列，只言进针后应操作兴奋或抑制之手技及反射或诱导之针法。至于兴奋与抑制的意义，在本章第四节中已论及。

兴奋作用之针法：选用 28 号或 30 号针，进行轻缓之刺激，数秒或半分钟之捻运，患者略感酸胀，即予出针。刺激部位，大都位于其患部及其周围，或为其神经通路之处。

抑制作用之针法：选取 26 号或 23 号针，进行持久之强刺激，一二分钟之强力捻运，并给予 5 分钟乃至 20～30 分钟之留针。刺激部位，大都在其患部周围及其神经通路之处。

反射作用之针法：视其证候之如何而手法不同。如需使之兴奋，以加强其功能作用时，可选用 28 号或 30 号针，予以短时间之中刺激（捻运不轻不重、不疾不徐，提插均等）；如需使之抑制，以减低其亢奋作用时，可选取 28 号针施以稍长时间之中刺激。

诱导作用之针法：选用 26 号或 28 号针，进行较长时间之强刺激，一二分钟，并采用留针法。

十二、一般应用之新针法

（一）单刺术

单刺术系刺达肌层间，立即将针拔出，是属于极轻微之刺激。此法应用于小儿及无受针经验，或身体极度衰弱者。

(二)旋捻术

旋捻术是在针刺入过程中,或刺入后,或拔出之际,右手之拇指、示指,将针左右捻转之一种稍强刺激之手法,适用于抑制(强力捻)或兴奋(轻缓捻)为目的之针法。

(三)雀啄术

雀啄术是在针尖到达其一定深度后,将针体提上插下,如雀之啄食,频频急速上下运动,专用于以刺激为目的之一种手法。然而在提插之缓急强弱中,不仅能起抑制作用,亦能应用于以兴奋为目的之一种针法。

(四)屋漏术

屋漏术与雀啄术之运用稍有不同。即针体之1/3刺入,微行雀啄术,再进1/3,仍行雀啄术;更以所剩之1/3进之,仍行雀啄术。在退针之际,亦如刺入时,每退1/3,行雀啄术而出针。此为专用于强刺激为目的之一种手技,适用于抑制、诱导法。

(五)置针术(即留针术)

置针术为以一针乃至数针,刺入身体各穴,静留不动,放置5～10分钟,然后拔针之一种手技,适用于抑制、镇静为目的之针法。对身体衰弱或畏针者,需用强刺激操作抑制及镇静之手法,此法最好。留针时间由5分钟乃至一二小时皆可,视其证候缓解之情况而出针。

(六)间歇术

间歇术为针刺入一定深度之后,时而捻动提插数次,复留置片刻,再提插捻动数次,再留置之,往复数回。此术应用于血管扩张,或肌肉弛缓时,为兴奋目的之针法。如用强刺激,亦可作为抑制法。

(七)震颤术

震颤术是在针刺后,行一种轻微上下震颤手技,或于针柄上以爪搔数回,或以示指频频轻叩,摇动针柄之上端。此术专用于血管肌肉神经之弛缓不振者,即兴奋法。

(八)乱针术

乱针术在针刺入一定深度后,立即拨至皮下,再行刺入,或快或迟,或向前向后,向左向右,随意深进,此为强刺激。此术专应用于诱导及解散充血、瘀血之针法。

八节针法,参酌日本新针法编写,彼亦由我国旧针法中改进而来。其中应用最多者为雀啄术、旋捻术、置针术三种。

十三、出针之手技

古法出针有补海二法之区别:泻则摇大其孔,补则疾闭其孔。今则不复分别,不论何种手法,出针时,必须将针做捻动,徐徐退出,而在针孔处以消毒棉花盖上,略揉数转。绝对不许将针一抽而出,否则有遗感觉之发生,或血液随之而出。

十四、晕针之处置

神经质、腺病质之患者或身体衰弱者,在下针时,往往因神经受刺激而起剧烈反射,发生急性脑缺血,名曰晕针(休克),危险殊甚;尤以腺病质之患者,发生晕针更严重。故下针前后,应予特别注意。第七节中已经详述,请参看。如发生晕针,宜急速予以救治,万不可惊慌失措,忽于处置。

兹略述晕针之病理与情况,俾知处置挽救之办法。

病理:神经衰弱与贫血者,在下针捻拨时,神经猝受刺激而反射脑部,先为兴奋,旋即麻痹,血压急速下降,全身微血管猝然收缩,尤以头部为甚,形成急性脑缺血,意识不清,心脏功能亦急速减退,或竟停止搏动。

晕针之情状,轻者头晕目眩、恶心欲呕、心悸亢进,重者面色陡白、四肢厥冷、汗出淋漓,甚至脉伏心搏骤停,知觉尽失,陷于危险状态。

救治之法,则不外重复刺激其知觉神经,再反射脑皮层,唤醒其功能。当发觉患者有头晕恶心时,立即出针。如坐者,使其卧床,给予热开水,稍停即复。如眩晕甚者,面色苍白,知觉半失,肢冷脉细,则使其卧床后,灸百会穴,复以爪掐水沟穴,使其感受剧痛;在灸时一手按其脉,脉搏由细微而渐明显,即可停灸,并减轻水沟之爪掐,同时饮以葡萄酒或热开水,亦可注射樟脑强心注射剂。晕针虽可救治,但应尽量避免,故对体弱与未有受针经验之人,以卧位施针为宜。进针必在刺激点先予爪掐,使其感受成习惯而后进针。进针透过皮下分许,即停止不进,视其面色与感觉,如无反常现象,始可轻缓深入,并将捻动减轻。应予抑制时,则用留针法。如是,晕针事故则不致发生。

十五、出针困难之处置

施行针治时,每有发生出针困难之事。其理由不外三点:一为体位移动,致针丝屈曲;二为针身有伤蚀痕,肌纤维嵌入伤痕中;三为运动神经突然兴奋,引起肌肉痉挛,吸住针身。欲解决出针困难,必先分别其原因,再予以适宜之处置。若不明其因而欲强力拔出,徒使患者感受剧痛,非唯不能出针,且有折针之危险。

如发现针柄角度与进针时不一致,捻动不能,深进不能,退出亦不能,乃因针体弯曲,应矫正其体位,再探求其屈度与方向。如针柄仅略偏,乃为小屈,以左手拇指、示指重按针下肌肉,右手持针柄,轻微用力即可提出。若针柄偏侧过甚,则曲度较甚,左手两指不可重按,右手起针,需顺其偏侧之方向,与左手协同动作,轻提轻按,一起一伏,两手互相呼应,则针可取出。千万不可用力强拔。

针体可以捻转,而提起或深进时觉痛者,属于针体有伤痕,宜反其方向而捻动。于捻转之中,轻轻上退前进,反复行之,觉针疏松,即可出针。若较前仅可多退,犹不能全部提出时,再依上法捻动。如引出时,痛感较前大减者,可如第一法,微用力提出之。此针不可再用。

如觉针下沉紧,捻动困难,按其肌肉结硬者,属于肌肉痉挛,当以爪甲于针之上下左右掐切,以缓解其挛急。如仍不解,另以一针或两针,于其上下相去二三寸处针之,用中刺激之捻法,即可使之缓解出针。

十六、折针之处置

针丝坚韧,本来不易折断,偶或有之,必针丝已有伤痕,医者疏忽而未检出,患者复不守医戒而移动体位;或医者用强刺激时,患者之肌肉突起痉挛强直,遂致针折于内。此时医者态度宜镇静,告病家保持原来体位不要稍移。如折在与针柄接合之处,则有一段针身露出外,可以用钳摄出之。如折在皮面时,则以左手食指、中指重压针孔之周围,使折针外透,露出皮肤面时,以钳摄出。如在皮下可按得而不外露者,以指按准针端,以刀消毒,微剖开其皮,检视针端,以钳摄出。若折在深层,可送医院剖开取出。有主张可不必摄出，任其自化，然总不如取出之为愈。

十七、出针后后遗感觉之处置与防止

通常针刺之中，发生酸、胀感应，即第六节“刺针之感通作用”，出针后立即消失。然有时依旧酸痛，持续一二日始失者，此谓之后遗感觉。由于医者手法过重，予以极强之刺激后，未待其酸胀减轻而即行出针之故；或在施术中强刺激之时间太长，引起该神经周围发生炎症所致。有此情状，在其附近予以按摩轻擦，或于其相距尺许处针之，此种后遗感即消。

欲防止后遗感觉之发生，在施行强刺激时，患者已有极重之酸胀感，即不能再继续运用强刺激之手法，而应将捻动之力渐次减低，捻动速度渐次减缓，使其酸胀感逐渐减低而至于无，乃可渐渐出针，即无后遗感之发生。

十八、出针后皮肤变色及高肿之处置

出针之后，时有小红赤点在针孔部位被发现，或皮肤呈青色而高肿，患者感觉酸楚不舒，此为微血管被针刺后之出血现象，一为略粗之静脉血管受刺激而发生血管痉挛之现象，在10余小时后，自然平复。但欲促使其速愈时，可予轻揉抚摸，在数小时中即能平复。

十九、针尖刺达骨节时之处置

在刺针时，觉针尖刺达骨节时，宜急速提起二三分或提至皮下，转其他方向而入；否则刺伤骨膜，有发生炎症之危险，行针时不可不注意。如出针后骨节处觉有微痛，应用热水毛巾敷之。

二十、针治之适应证及不适应证

（一）适应证

针治之适应证甚多，其中对于功能的疾患，能奏特异之效果；于器质性疾患或炎症性疾患，以其适合病证之施术方法，亦有时可收显效。今于其适应证中，举其主要者如下：

1.神经系统之疾病

各种末梢神经之神经痛、麻痹、痉挛、神经衰弱、癔症、头痛、偏头痛、牙痛、书痉、脚气。

2.循环系统之疾病

神经性心悸亢进、神经性狭心。

3.运动系统之疾病

急性慢性之关节风湿病、肌炎、关节炎。

4.消化系统之疾病

耳下腺炎、急慢性胃炎、胃痉挛、神经性消化不良、胃肌衰弱、急慢性肠炎、肠疝痛、肠肌衰弱、肠痉挛、便秘、下利、痔。

5.泌尿生殖系统

肾炎、膀胱炎、膀胱痉挛、淋病、尿道炎、睾丸炎。

6.妇科病

子宫内膜炎、卵巢炎、子宫痉挛、月经异常。

7.儿科病

消化不良、夜惊、急疳、遗尿。

其他诸病证之恢复期应用之亦有著效。

(二)不适应证

不适应证者,对于其证候施以针治,不仅不收效果,反而使其病有恶化之势,故谓之不适应证。今举其主要者如下:恶性皮肤病、恶性热病、急性腹膜炎、急性阑尾炎、寄生虫病、变性及肥大、坏疽、血友病、败血症、梅毒等。

二十一、针治之禁忌

旧针家,于针治上有时日之禁忌,例如:甲不治头,乙不治喉,子踝丑腰,一脐二心等,谓有人神相值,犯之不利者,以其属于前人迷信,略而不述。至于经穴之禁忌,有合于现代解剖观点上之重要部位,故附录于后。

禁止针刺者:脑户、囟会、神庭、玉枕、络却、承灵、颅息、角孙、承泣、神道、灵台、膻中、水分、神阙、会阴、横骨、气冲、箕门、承筋、手五里、三阳络、青灵。

不能过深者:云门、鸠尾、客主人、肩井、血海等穴。

妊娠期妇女避忌者:合谷、三阴交、石门。

就临床之经验而言,今日针家所用之针,仅为0.2～0.4毫米之细针,比从前之针要小六分之五至十分之九,故古人认为禁针穴,每有行之反得良好之效果者,亦有不发生恶影响者。日本若干针家,谓今日之针细,不论如何之部位,皆可刺云。虽然,古人之认为禁穴,悉从经验而来,绝非向壁虚构,吾人若手技不精,经验未宏,总以慎重避免为是。其他关于身体之重要器官部分,如延髓部、大囟门部、眼球、鼓膜、心脏、肺脏、喉头、气管、胸膜、睾丸、阴核、乳头等部,虽手法娴熟者,亦应禁针或不能深刺,毋冒险以蹈危机。

此外对于孕妇,不论其怀孕已有3个月还是六七个月,荐骨部、腹部、侧腹部诸穴,皆不可深针。

二十二、皮肤针之应用法

皮肤针,即所称之小儿针,今有称为七星针者(汉口孙惠卿老医师以之治病,奏效显著,时人以其所用之针为七枚并陈,故称七星针),使用简便,痛感极微,尤以妇幼等畏针刺者更适用之。其作用为借皮肤之敏感,因针刺之叩打刺激,起反射作用,引起中枢神经的功能调整,在刺激之局部有旺盛新陈代谢、增进营养功能、活泼神经与血行等作用。

皮肤针之适应证颇广,凡一切慢性疾患,需要针治灸治之病症皆适用之。

使用之方法,分轻叩打、重叩打两种方式:久病体气已衰,则轻叩打三下;体气衰弱不过分者,则重叩打三至五下。

叩打之法分下列3种:

(一)局部叩打法

于有病之一部及其四周叩打之。叩打之距离,每隔四五分部位叩打三下。例如目疾红痛,于眼眶周围叩打三下;耳鸣,于耳壳周围叩打三下;肘关节痛,则绕肘关节及其疼痛点上下四周叩打三下;前膊酸痛,则沿其酸痛范围叩打之。

(二)脊髓中枢叩打法

自后头骨下方之颈椎起至尾骨止,及其两侧,皆为可以叩打之处。视其病之所属,择其应叩打部位叩打之。

(三)末梢叩打法

上肢自肘至指尖,下肢自膝至趾端,皆属末梢叩打之范围。可视其病之所属而叩打之(各病之叩打部位)。

叩打之次序有一定,先叩打中枢脊椎,次叩打局部,三叩打肢末。

例如上举之耳目疾患,先打第二、第三、第四颈椎,次打局部,最后打肢末之踇趾、第四趾、小趾外侧。

吾人应用皮肤针,如能再与针灸取穴配合,如上述之目疾,于风池、太阳、攒竹、睛明、合谷、光明等穴,作为叩打帮助,在理想中效果定可增加。

在叩打治疗之前,如采用针法灸法,应作消毒,将针浸在乙醇内 10 分钟,叩打处用乙醇擦过拭干之。

第三节　针科之科学原理

一、刺针刺激之种类

关于针治刺激之医学科学理论,经日人三浦博士等学者之研究,其说各异,今译其主要各说,作为研究之参考。

(一)电气说(冈本爱雄研究)

冈本氏之说:根据“佩尔兹利斯之电气分析法”之理论,针为金属所制,含有积极性及消极性电气,故针刺入身体组织中时,组织中发生消极性电气,因此两者相交流之电气,发生针治之效果云。但是,其说不足信,因对身体组织之刺激,不独为金属所制之针,用木制竹制者,亦能发生同一程度之作用也。

(二)机械的刺激(大久保适斋研究)

针治为一种机械的刺激,此说信者最多。即针刺激神经及肌肉,予以冲动时,因其刺激之轻重,时间之长短等,因而神经分子之形态及配列发生变化,或使神经功能亢进,或使之减弱,此皆因机械的刺激而发生之证明。

(三)变质说

据医学博士三浦谨之助之研究,以不同之大小长短针,予肌肉、神经以损伤,其损伤部分之下,可看出发生变质,及所损伤之程度,其部发生麻痹,在麻痹之前段为兴奋,故能善于应用,对疾病能起作用。

就上述之针治作用,诸说各有不同,何者可信为正确,尚待研究。

二、刺针刺激之绝缘传导

神经在身体各部，无处不至，恰如网状之分布。神经纤维，各处交通，复集合而成一般之神经干，以针刺之，仅传达其刺激于神经纤维，而不放散于他部。大久保适斋之研究，以为由于物理学上之一般的选择功能之故，恰如药品之仅对有病变之脏器发生作用，同一原理。即有病的神经比其他神经之感受力为敏锐，需待其他之刺激而可恢复常态。

据以上之理由，于病体连日施术，患部渐次恢复，并不诱发其他之弊害。

三、针治对血液之影响

不问病体与健体，予以适度之刺针刺激，则白细胞增加，尤以幼小之中性粒细胞之增加为显著；而且血液中之纤维素原亦增加，对血清中之凝集素及溶血素并有增进数量之作用。

四、针治止血法之缘由

凡轻度出血，应用针治固有刺激作用，刺激末梢神经，反射传达其刺激于血管神经，使出血部之血管收缩；或从出血部之远隔处所行兴奋术，使其部之血管扩张，诱导出血部之血液，以得止血。

五、针治之科学研究

（一）小儿针对血液像之影响

小儿针，于一定之时间中对皮肤表面为极轻微之施针刺激，不论在动物实验、人体实验，乳儿与年长儿，皆有血液像之变化，尤其引起白细胞之一定变化。其变化于免疫学上意义最深，尤以中性粒细胞之增加，阿尔纳笃所谓之第一型及第二型，即幼小型之元气旺盛的中性粒细胞之显著增加。

如血液像之变化，在皮肤知觉失去之时，及皮肤知觉功能虽健全而交感神经之功能废绝之时，则不能发起变化。

从小儿针之刺激，先自皮肤之知觉神经起兴奋，其兴奋从其刺激部位到达交感神经节，在交感神经节内，传达到交感神经固有之远心性神经，经由末梢之交感神经，再经过今尚未明之复杂径路，遂达到造血器官，刺激该脏器使新生中性粒细胞而输送于血液中。

（二）于交感神经紧张状态下施针之影响

切除交感神经节，使其功能废绝时而施针，因不起血液像变化之事实，复因施针而中性粒细胞之幼小型增加，基于交感神经之媒介作用，而同时使交感神经比平常更易于兴奋时再施针，更可招致显著的血液像变化。

为阐明上述之事实，于兔之耳静脉注射一定分量之阿托品，使全身之副交感神经麻痹，使交感神经紧张，于胸部、腹部、背部、头部等处施针之后，采其血液检验白细胞各种类型之比率，并阿尔纳笃核之移动状态，比不注射该药品之兔施针时更显著，即施针前 10%以下的第一型施针后 30 分钟、1 小时、3 小时、6 小时，随时间延长而渐次增加，由 20%至 25%。若不注射阿托品之兔，大概到达顶点之时期，再经过 24 小时乃至 48 小时，而后返回原有之数目。由注射阿托品而交感神经处于紧张状态时，更经过 24 小时、48 小时，甚至 72 小时，而且核之向左偏移度增加至 40%或 50%以上，毫无减少之倾向；而第四、第五之老衰型，正好相反，每随时间之增长而减少。

(三)对于血管之广径影响

对于施针血管之影响,在探求其原理,且确定其效果上,亦为重要问题。为此实验的证明者,除了 20 余年前三浦谨之助博士,于蛙之坐骨神经施针,其泳皮之血管起收缩作用的事实报道外,其他仅为想象之学说。其后藤井氏从小儿针与血管之关系方面研究,发表了新成绩。

藤井氏先将家兔之耳部毛细血管固定于显微镜下,以测分布于皮肤血管之米克龙计测器测定之,于兔之背部、腰部、耳部施针,使计测血管之变化状态,起初针时,血管缩小,少则 1/5、多则 1/3 收缩。如此变化,虽由动物之个体程度不同而异,但皆呈收缩现象,与三浦博士之实验完全一致,即直接刺激神经干,刺激皮肤之知觉神经,得到同样之结果。

又,以针施之于耳,或于背部、腰部、下肢等远隔部位针之,亦有如上述同样的耳之血管反应现象。并且不仅为耳之血管收缩,分布于皮肤之表在性血管,皆一律同样收缩。而收缩之状态,于施针中持续 1 分钟乃至 2 分钟时间,施针停止,立即如旧。又,刺激之时间达 3 分钟以上时,在施针中,亦渐次见到扩大。即刺激持续超过一定限度时,其反应渐渐迟钝,与血细胞之变化相同,亦与生理学上之刺激原则为一致。

其次,实验施针之刺激,能使血管收缩之原因。首先注射阿托品(副交感神经麻醉剂)于家兔,为麻醉副交感神经,破坏交感神经之平衡状态,引起交感神经之过度兴奋状态(即交感神经紧张),然后施针,与普通之情形相比,血管之收缩程度,并不显著。但停针之后,恢复原状之时间,则显著延长。又以相反之扣灵(副交感神经兴奋剂)注射,激起副交感神经之兴奋,抑制交感神经之作用后(即副交感神经紧张),为之施针,不见血管收缩现象。

从以上两种事实考之,施针确与皮肤血管收缩作用有关系,可予证明。

又为更进一步明了其关系,切除一侧之上颈神经节(行于头部之交感神经起根部),于两侧之耳交互施针。于切除神经一侧之耳施针时,其侧之血管不见收缩现象;他侧之耳施针时,其侧之血管忽然收缩。

然于此有一疑问:皮肤面积颇广,皮肤之血管总量在全身之血管中占重要比例,皮肤之毛细血管、小血管皆收缩,其中之血液量亦同时减少,此减少之血液,从面积甚大的皮肤流向何处?即头部之皮肤血管,既在施针时收缩,则内部之血管尤其是脑之血管,此际是如何状态?为解决此问题,可做尝试实验:先以家兔固定于台上,乃于其颅顶骨凿一小孔,露出脑膜,注意将脑膜徐徐切开,分布于大脑表皮之血管明显展开,装置一毛细血管显微镜,计测其血管之广径。

如是,在兔之腰部、背部施行皮肤针,观测脑血管之变化,皮肤之血管于施针同时,与脑血管一同收缩;施针持续中,血管亦持续收缩;施针终止,渐次回复其原样,与皮肤血管之情形完全一致。

其次,为确知皮肤针与腹腔血管之关系,可切开家兔之腹壁,引出小肠,展开于毛细血管显微镜之下,注视其血管之分布。一方面在兔之胸部皮肤施针时,血管立刻扩张,在施针中持续扩张;终止施针时,回复旧广径。由此推定,知施针时,皮肤与脑之大部分血液,流入腹腔脏器。

六、吉村、后藤、越智三博士之研究报告

吉村喜作博士,有应用针术之便,检出面神经之库保斯特克氏现象之报告。后藤道雄博士,有针术奏效之理由,为应用黑特(知觉过敏)带的反射作用之报告。越智真逸博士,有于家兔之肾脏部试取相当之要穴施针不发生尿之变化报告。

七、刺针孔之大小

关于刺针孔之大小，依二木博士之研究结果发表，如以 5 号针的针孔计算，中等大之霉菌 218965 个可以并列而入。以中等大之霉菌比作蚂蚁，则 5 号针之周围五尺四寸七分，即等于一抱粗之松树。又于显微镜观察之，针之周围有无数之级沟，为制针时之痕迹。因其纵沟之媒介，细菌侵入身体，极为容易。因此，刺针之时，针具不可不做充分消毒。

八、关于刺针点

刺针点即经穴，于第三编中有详细介绍。为初学者更明了起见，以古来先哲之说引证如下：

凡诸病之起，皆为气（神经）血（血液）不能宣通所致，故以针开导之。欲施针之得效，必详知脏腑与经络，洞悉邪气所伏之处，挨取腧穴，必中肯綮。故腧穴为针科之金科玉律，诸般之病，皆循此而施行之。

在《医心方》中，腧穴定为 660 穴；在《千金方》中，举 650 穴；至日本大正七年十二月由文部省经穴调查员之研究，改正为 120 穴，即左右合 224 穴。然而，在针科之临床上，腧穴尚嫌不足。依编者常于解剖学、生理学之基础上研究所得各脏器之位置与作用，神经、血管之分布情状，以定刺点，应用之经穴多能奏效显著。故希望有志于斯道之士，不可不通晓解剖学、生理学。

第二章 灸科学

第一节 总论

一、灸法之起源

灸法之起源，在文字上可稽者，《内经》已有记载。《素问・异法方宜论篇》曰："北方者，天地所闭藏之域也，其地高陵居，风寒冰冽，其民乐野处而乳食，脏寒生满病，其治宜灸焫。"灸焫，即灸法。按《内经》之文，灸法之发源，当自北方始，究其发明之时期，则不可考矣。

推想灸法之起源，当在针术之前，发明取火之后，与砭石之应用或在同时。盖石器时代，民皆穴居野处，病多创伤，风雨侵袭，病多筋挛痹痛，治宜灸焫，以得温则舒，得热则和，故当时发明砭石针焫之法，殆可谓出于自然。人具有自卫自治之本能，如身体酸麻疹痛，自然以手按压，或取石片以杵击，或就火热以熏灼，或置燃烧物于皮肤，用种种之尝试，求病痛之免除，每在无意识之中，获得疗治之方法。无数先民，积长时期之自然经验，知何种病苦，宜砭石杵击，何种疾患，宜用火热熏灼，并从经验中得出施治的部位，流传愈久，即成为砭石之法，灸焫之方，传千百年而至于今，遂为中国最古之疗法。

二、灸术之定义

以特制之艾，在身体表皮一定之部位(经穴)点上燃烧之，使其发生特有之气味与温热之刺激，以调整生理功能，且增进身体之免疫力，而收治病防病之效。

三、施灸之原料

灸必用艾，古人言其性温而降，能通经络，治百病。然古人最初未必能知艾之功用，而以之制作艾炷。乃因艾蒿遍地皆有，可为燃料，最易引火，且气味芬芳，闻之可清心醒脑，于是用作灸炷。久之效验颇著，乃为灸治之要品。

艾属菊科植物，为多年生草。我国各地皆产，春日生苗，高二三尺，叶形似菊，表面深绿色，背面为灰白色，有绒毛，叶与茎中有多数之细胞孔，具有油腺，发特有之香气。夏秋之候，于梢上开淡褐色花，为筒状花冠，作小头状花序排列，微有气息，但不入药用。入药或用作灸炷者，乃为艾叶，每于农历五月中采之。

四、艾绒之制法

艾虽遍地皆有，而以蕲县产者最良，以其得土之宜，叶厚而绒毛多，性质浓厚，功力最大，称为蕲艾。于五月中采其艾而晒之，充分干燥，于石臼中反复筛捣，去其粗杂尘屑，存其灰白色之纤维如棉花者用之，称为艾绒，亦称熟绒。为灸之无上妙品。

艾绒愈陈愈佳，因艾叶中含有一种带黄绿色之挥发性油，新制艾绒，其油质尚存，灸时因火力强而经燃，患者较为痛苦；若久经日晒，油质已经挥发，艾质更为柔软，灸之则火力柔和，不仅痛苦较少，且反有快感，精神亦为之振奋。

五、艾绒之保存法

艾绒易吸收空中湿气，艾绒过湿则灸时不易着火而痛增，故艾绒应置于干燥箱中而密盖之，于风和日丽时取出晒之二三小时，晒过复密盖之。日常施用者，取出一部分，置于紧密之小匣中，用完再取，则大部分不致受潮。

六、艾灸之特殊作用

日本东京针灸学院院长板本贡曰："在人体予以温热之刺激，其最适宜之燃料，莫如艾叶，因其有种种特长。兹就施灸言之，艾叶燃烧将终，在瞬息间，艾之温度直入深部，感觉上似有物质直刺之状，且发生畅快之感觉。若试以燃热之火箸或烟草，则觉表面热痛而无畅快感觉，且灸点在同一点上，不论何状，皆有快感。其灸迹虽予以极强按压，或水浸，或热蒸，皆不变若何异状。此种奇效，实为灸时特有之作用，发明用艾灸治，诚古人之卓见也。"其之说，与中国本草所谓性温而下降之说相合。编者以为艾灸之特殊作用，不在热而在其特具之芳香气味。中国对于芳香之药，多谓其能行气散气。所谓行气散气，乃对神经引起兴奋传达作用，与神经细胞之活泼现象。艾灸后之觉有快感，即因艾之芳香气味，由皮下淋巴液吸收，而渗透皮下诸组织，于是神经因热与芳香之两种刺激，起特殊兴奋，活力为之增加，得以发挥其固有之作用，而病苦即可解除。

七、艾炷之大小

艾炷大小，稽之书册，各从灸之部位而定，头部、肢末宜小，胸部、腹背部宜大。小者如雀粪、如麦粒，大者如箸头、如枣核。《明堂下经》云："凡灸炷欲下广三分，若不三分则火气不达，病不能愈。"是用较大之艾炷。其《明堂上经》则曰："艾炷以小箸头作，如其病脉粗细，状如细线，但令当脉灸之，雀粪大者，亦能愈矣。"是用较小之艾炷。皆古之灸法。

有清末叶，艾灸之法已不多用，几乎失传。考察扶桑针灸，彼灸炷之大小，大者如米，小者如粞，如饭粒大者，甚少见，大如枣核者，间亦有之，但需患者同意而后行之。

编者以为灸炷大小，不但以其部位而有不同，大人小儿，壮体羸躯，亦当有别。大者壮者，炷如绿豆，小则如鼠粪；幼或弱者，如麦粒，如雀粪。灸炷过大，效益虽有，而害亦随之。古法灸之不能盛传于后，虽因火灼苦痛，人所畏避，更以炷大则利害兼有，不大乐用，亦为主因。

八、艾炷之壮数

燃烧艾炷一枚，谓之一壮。凡灸，少则三壮，多则至数百壮，如《千金方》有灸至三百壮者。扁鹊灸法有三五百壮至千壮者，未免用火太过。吾人施灸，固宜遵循古人遗规，然气候有变迁，人体有偏胜，体格有大小强弱，疾病有轻重久新，既有不同，壮数则必因而各异。若泥于一说，不予变通，则有太过或不及之弊。不及，不足以去病；太过，则体有所不胜。

九、灸刺激之强弱与温度

灸术原属温热性刺激疗法，病有轻重，体有强弱，则治疗时所予之刺激，当分别强弱，以适应其症状，此炷之所以分大小与壮数之多寡也。大体标准，刺激可分强、中、弱3种。

(1)强刺激之标准：其艾炷如绿豆大，捻为硬丸，自十二壮至十五壮。

(2)中刺激之标准：炷如鼠粪大，捻成中等硬丸，自七壮至十壮。

(3)弱刺激之标准：炷如麦粒大，宜松软而不宜紧结。

因艾炷之大小与软硬，其燃烧之热度，亦有高低。日人樫田、原田在东京帝国大学医学部，就动物尸体及患者行学理之试验，以各种大小之艾炷，测计其温度量，结果得下列之报告：在空气中，以寒暑表之水银柱，裹以鸠卵大乃至鸡卵大之艾绒，从周围燃烧之，呈640℃之高热，更送以风，助之燃烧，则达至670℃。又以电温针测算之，巨大艾（枣核大）之热度，在350℃上下，大切艾（绿豆大）为130℃，中切艾（大米粒大）为100℃，小切艾（麦粒大）为60℃。尝于家兔之腹壁上，以寒暖计测之，巨大艾平均为100℃，大切艾为93.5℃，中切艾为82.5℃，中小切艾为62.5℃，小切艾为61℃。

于身体施用灸法，以血液不绝流行，其温度较低。

第二节　各论

一、灸法之种类

以艾灼肉体，为达疗病或防病之目的，是谓灸法。后人以其灼肤伤肌，痛苦难堪，改变其法，下衬姜、蒜、附子、盐、泥，以冀减少痛楚，名曰隔姜灸法或隔蒜灸法。所以灸法在中国有五六种之多，即隔姜灸、隔蒜灸、附子灸、麦饼灸、盐灸、黄土灸等。日本灸法尤多，有20余种，为我国古昔所流入，但在我国除上述数种外，其余都已失传。

又有名雷火针及太乙神针者，以艾绒与其他药料卷成纸卷，着火隔布按于肌肉以治病，为灸法中之特殊者，通经舒络，效果亦佳。

近年日人后藤道雄发明温灸，灸不着肉，隔器温针，以无灸痕为标榜，但费时费药，既不经济又效力极微，较之雷火针、太乙神针，相去不可以道里计。

念盈药艾灸条灸，以麝香、沉香等不甚辛烈之药物，如太乙神针作法，改为小型之灸条熏灸，火力轻而流弊少，效果亦较太乙神针等为佳。

温针灸法，以艾绒置于针柄上点燃，其热力由针丝传入深部，为针灸并用之一法。

二、灸术之现象

直接灸术，于皮肤必呈火伤现象，是谓灸术现象。但火伤现象，因灸法轻重之不同，其所呈现象亦有不同。轻度之施灸，其局部发现赤晕，且感热痛，停灸后其赤晕渐消失，经数小时后，留一黄色之瘢痕。如稍强之灸，则表皮浮起，成一水疱，经数日结痂而愈。其最强度之灸，皮下肌肉呈坏死状态，表皮起大水疱，即陷于化脓溃烂，周围扩大，经若干之时日，新肌生长，表面结成痂皮而愈，但留一黑色之瘢痕，经一二年后，黑色渐退，唯灸痕永不消灭。此皆为直接灸法。

三、灸术之应用

不论何种灸法，当应用于临床之时，医者必先有一番详细诊察，如男女、年龄、体质、疾病轻重，及受灸之有无经验等，然后定灸炷之大小、软硬、壮数，予以适度之刺激，则不使太过，亦不致不及。若太过失度，不但不能奏效，疾病亦成恶化，兹为便于初学计，定其适度之标准如下。

（一）小儿与衰弱者

炷如雀粪，10岁前后之小儿，以五壮至十壮为度。大人灸住如米，以五壮至十壮为度。灸穴以五穴或七穴为适当，否则灸炷过多，反令发生疲劳。

（二）男女之分别

男子灸炷之壮数可以稍多，普通男子承受力较女子为大。

（三）肥瘦之不同

肥人脂肪较多，肌厚肤臃，不易传热，感艾气不足，壮数宜较瘦者为多，炷大如米粒。

（四）敏感性者与迟钝性者

对于感受性之敏感者，当灸炷燃至中途时，即移去之，重更一枚，待燃近皮肤，即去之，反复更换，至着肤为止。灸小儿亦需如此，迟钝性者，炷宜稍大。

（五）施灸经验之有无

未经施灸，初起亦宜小炷，壮数亦宜少，以后逐日增加。

（六）症状情况

凡病属方进性疾患（如疼痛、痉挛、搐搦等）炷宜稍大，壮数宜多。虚弱证候、功能减退、麻痩不仁、痿弛无力，宜小炷而壮多。

（七）劳动情况

体力劳动者，比精神劳动者其炷宜大，壮数亦多。

（八）营养不良

者炷宜小而壮数适中，大炷则绝对禁忌之。

上列八条，系参考日人所定者，不能云为详尽，总之灸炷大小，施灸壮数，需视病之种类与患者之体质等而变通之。

四、灸术之医治作用

日本樫田、原田两博士之研究，谓施灸后，白细胞显著增加，几达平时2倍。时枝博士研究白细胞之增加，至第九日达最高度，以后能持续1个月。原博士之研究，谓施灸之初期，嗜酸性粒细胞增加，后淋巴结白细胞亦增加，同时红细胞、血红蛋白亦增加，旺盛最良之营养。宫入氏之研究，谓与紫外线有同样作用。

从诸氏研究之结论，施灸后有害物及细菌之吞噬作用与免疫体血液之新陈代谢一致旺盛，因此对于生理功能之诸种病变，如疼痛痉挛，能使之镇静缓解。属于生理功能之衰弱不振，能使之鼓舞兴奋。关于充血、瘀血，能使之解散与调节，其他营养增加，能抵抗一切病变，而恢复健康。

综合日人研究，证明灸有消炎、镇痛、促进营养诸作用，与古人之散热解郁、起陷复温之理相合。

五、灸术之健体作用

俗语云："若要安，三里常不干。"是言常灸足三里，可免除一切疾病，《千金方》云："宦游吴蜀，体上常须三两处灸之，勿令疮暂瘥，则瘴疠瘟疟毒不能着。"是灸之能预防毒疠，预防疾病，亦是保健作用，上节所述灸能增加血细胞，活泼生理功能，促进营养，则自有保健作用，用艾灸病，复能防病，此古人之卓见也。读日本帝国文库，《名家慢笔》载，灸足三里，寿长 340 余岁，则艾灸又能益寿延年。

六、施灸之目的

灸术应用于临床时，关于所取之部位，必从疾病之症状而定治疗之目的。《内经》有谓病在上取之下，病在下取之上，病在中旁取之，深合今日所谓诱导法、反射法。当病痛之处取穴，名曰阿是穴而灸之，即得快，此所谓直接灸法。兹将直接灸、诱导灸、反射灸，其学理如何，分述于后。

（一）直接灸

直接灸者，于病苦之局部，直接施灸，以刺激其内部之感觉神经，使其传达中枢，更于中枢移传于运动神经，使之兴奋，血管扩张，血流畅行，促进产物渗出物之吸收，而治疗水肿、痉挛、疼痛、感觉异常等症状。

（二）诱导灸

诱导灸者，关于患部充血或瘀血而起之炎症疼痛等疾患，从其相关之远隔部位施灸，刺激其分布之血管神经，诱导其血液疏散，调整其神经之生理，以达治疗之目的。

（三）反射灸

其病变属于内脏诸器官，病位在深层，非直接刺激所能达治疗目的时，乃择神经干或神经支之相当要穴，利用生理反射功能，为间接之刺激，以达治疗之目的。

七、灸法

（一）隔姜灸法

以姜切片，约三分厚，针刺数孔，置于应灸之穴上，上置艾丸如豆大燃之。感觉灼痛，则以姜片稍微提起，热觉稍减仍放原处，或持姜片往复移之，视其肤上汗湿红润，按之灼热，即可止灸。如不知火热之轻重，任其灸燃，可能发生水疱。处置水疱之方法，以微针在水疱边，刺入贯透之，压去其水液，以脱脂棉拭干，外以消炎油膏敷于纱布盖之，外衬棉花，为之包扎，每日更换，至愈而止。

（二）隔蒜灸法

与姜灸相同，唯觉灼痛时不移动。姜灸通用于慢性疼痛麻痹性疾患，蒜灸则适用痈疡初起之病症。《医学入门》谓隔蒜灸法，治痈疽肿大痛，或不痛而麻木。先以湿纸覆其上，候先干处为疮头，以独头大蒜，切片三分厚，按疮头上，艾炷灸之，每五炷换蒜片。如疮大有十余头在一处生者，以蒜捣烂摊患处，铺艾灸之，若痛灸至不痛，不痛灸至痛。若疮色白不发红，不作脓，不问日期，最宜多灸。

（三）豉饼灸法

治疽疮不起，以豆豉和椒、姜、盐、葱，捣烂做成饼，厚三分，置疮上灸之，觉大热，稍提起复置于上，灸至内部觉热，外肌红活为止，如脓已成者不可灸。

（四）附子灸法

治诸疮瘘，以附子研粉，微加白及粉，以水和之成饼，约厚三分，覆瘘孔上以艾灸之，使热气入内，附子饼干则复易一饼，至内部觉热为止。

（五）雷火针灸法

取沉香、木香、乳香、茵陈、羌活、干姜、穿山甲各三钱，麝香少许，蕲艾二两，以棉纸二方，一薄一厚，重覆几上，先铺艾绒于其上，然后以药末掺匀，乃卷之如爆竹，外以鸡蛋清涂之，糊一层薄纸，防其散开。应用时，一端着火燃红，另以红布一尺，折成六层或八层，垫于穴上，燃红之艾针，即按于布上，随离随按，如针端火熄，即另换一针继之，当按时热气药气，俱从布孔中直透肌肤，每穴按数十次，内部觉热而后止，另按他穴。治筋骨疼痛，经络不舒，沉寒积冷，功效甚伟。

（六）太乙神针灸法

为雷火针药方加味所制者，制法用法俱相同，效亦无甚上下，其药方如下：艾绒三两，硫黄二钱，麝香一钱，乳香一钱，没药一钱，丁香一钱，檀香一钱，桂枝一钱，雄黄一钱，白芷一钱，杜仲一钱，枳壳一钱，皂角刺一钱，独活一钱，细辛一钱，穿山甲一钱。

按：此方于原方已更动，原方有人参、千年健、钻地风、山羊血等。立方者，取参与血，无非为补气补血；千年健、钻地风，不识为何药，顾名思义，无非取其健筋骨、通经络之意。血、参二药，力在质地，宜乎内服，断非熏其气味，能得功效者，因去之，余二药，普通药铺不备，亦为删去。

（七）温针灸法

温针法，亦名热针，苏南病家每喜热针，言其收效较大也，针灸医家以灸治灼痛，用温针法即认为灸治。温热由针丝传入肌肉之内，较之单用针丝刺激，于生理变化上是否有不同之处，则待生理学家去实地研究，就表面言，至少在针灸上有两种作用，一为合乎留针法，一为灸之温热刺激。

温针法之操作，有一定技术，先审视应用之穴位，其肌层厚度，择取适当之针刺入肌肉，其针体露出皮肤外者，至多一分半，最适当为一分。乃以薄纸板剪一寸方，中央钻一小孔，从针柄套下按着皮肤，以粗制艾绒捻作一小球（如枣核大）包于针柄上，与针体需接近，针柄之下段露一分余，与皮肤表面离开二三分，将艾燃着，觉皮肤灼痛太甚时即去之，第二次之艾炷可略小，以燃至内部觉热为止。但经五六炷灸后，皮肤觉热，而内部仍不觉热，亦只可停止，俟下次再灸，否则必将针捻动提起，重复插下再灸，否则针体已热，感觉敏感度减低而不觉热，灸时过久，则组织中之胶液胶着针上而不易抽出。有许多针灸医师，针体露出皮肤寸许，仅于针柄上端置一艾炷燃着，距离皮肤二三寸，虽名温针，实为留针，不足法也。

（八）温灸法

以金属所制之圆筒，下置木制之圈，圆筒中另有小圆筒内装药物与艾绒烧之，筒外置一木柄，持之而按于穴上，艾之燃烧热，传于皮肤，即发生治疗之功效。

（九）艾炷灸法

以艾作炷，直接燃灼皮肤，一炷为一壮，为中国最古之灸法，亦为灸术之滥觞。

本编所讲之灸，即本此灸法。上述数种，仅供参考，唯雷火针、太乙神针改制之念盈药艾灸条灸，确有伟大之价值，较之今日流行之温灸，相去不可以道里计。

八、施灸之方法

灸法与针法，手法不同，灸必先以墨点穴，然后行灸，坐点则坐灸，立点则立灸，取穴既正，万不能移动姿势，于是于墨点上以水微润之，即以艾炷黏上，以线香燃着去点引之，待其燃毕，不去艾灰，即另黏上一枚续灸，如需续灸五六枚以上，则去其积灰续灸。

另一直接灸法，以稍大如饭粒之艾炷，置于皮肤上点燃，待燃至中途，受者已感热痛，即以一狭长之物如钳子之柄，压在灸炷上，一面将艾压熄，一面使其火力直透皮下而深入，待其灼热直入之感已解，再换一艾炷续灸，其效与针之直刺深部神经相同，并不起疱。

九、施灸之前后

自19世纪显微镜发明后，随之而发现细菌。很多病证，都因病原菌感染而致，消毒方面，应予注意。针灸之术，属于创伤治疗，若不严密消毒，难免细菌侵入，故当施灸之前，应有两种准备。

(一)施灸用具

坐则需椅，卧则需床，点穴之笔，燃烧之艾，引火之香，皆需具备。

(二)消毒

从简单之方面言，棉花，苯酚(石炭酸)溶液，或75%乙醇，为必需之品。术者手指应先自消毒，然后为之点穴施灸。灸毕，以棉花拭去其灰烬，复以棉花蘸苯酚溶液于灸点上及其周围擦拭，可防止细菌从创伤之处侵入。

十、施灸之注意

施灸之际，患者之姿势既正，而医者为施术之便利，亦需采取适当之位置，且施灸直接着于皮肤，故医者之态度，尤宜谨慎沉着。施灸之时，初灸二三壮，艾炷宜小，当火将着皮肤时，按压其周围，以减少其灼热痛感，后数壮，以右手中指轻抚其周围即可。

施灸室之选择上，亦有注意者二：一为光线充足，窗明几净，与室外有障隔，既避外人之窥视，又可免施术者与受灸者之分心。二为室内之温度，夏秋之间，气候温暖，裸裎受灸，原无感受风寒之弊；若在春冬，气候寒冷，易于感冒，故宜有火炉设置，以调节室内之温度，绝不可草率为之。

十一、灸痕化脓之原因

直接施灸，不论壮数多寡，必起一水疱，水疱不论大小，若以其有痒感而抓破之，则细菌易于潜入，遂引起化脓，此为化脓原因之一。灸后水疱大者，其内部组织为灸火所伤，引起炎症，分泌物增多，贮留于疱皮之下，易于擦破，即引起化脓之症状，此又为化脓原因之二。唯水疱之小者，可能不尽化脓，盖其范围小，炎性产出物甚少，容易干燥结痂，肉芽之形成可较迅速。

十二、灸后处置法

因灸而起之水疱，如为米粒大，或麻实大者，若注意不予擦破，则不易化脓，可以自然干燥而愈。若水疱如饭粒大，或指头大者，当以微针沿肌贯透之，使水液外流，然后以硼酸软膏，敷于纱布上盖之。若水疱之大者，内部起糜腐之状，当剪去其疱皮而后盖药，每日更换两次，见其炎性已退，已无水液分泌,乃以氧化锌软膏盖之,至愈为止。

如因火伤过度,发生化脓溃烂时,先去其疱皮,以黄碘软膏盖之,待脓腐已尽,呈露粉红色之肉芽时,换以氧化锌软膏,以竟其功。

十三、灸痕化脓之防止法

灸痕之所以化脓。针对其原因而加以防范,则化脓溃烂之弊,不致发生。

(1)避免大炷,凡宜以强刺激为目的者,则不妨将灸住捻紧,不使灸痕扩大,则火伤之范围小而水疱亦小,因而炎症性分泌之液汁亦少,痂皮易于干燥而成硬盖。

(2)于灸后注意消毒,发生痒感时,绝对不予抓擦,偶因不慎而擦破时,即重新消毒后严密包扎,如是绝不致化脓溃烂。

十四、灸疮之洗涤法

直接施灸,不论灸炷大小,皆有灸痕。如灸炷大者,则灸痕大而皮之组织伤,往往发生溃烂疼痛,不易收功,善后之法,古人有药汤淋洗法,略述于下。

大住灸后,以赤皮葱、薄荷等煎汤,淋洗疮之周围,约一时之久,自然易愈。若炷疮愈后,新肌黑色不退,可以取东南向之桃枝嫩皮煎汤温洗之。若灸疮黑色而烂,用桃枝、柳枝、胡荽等量煎汤洗之。如灸疮发生疼痛者,再加黄连煎汤洗之,立可止痛,此皆古法也。若嫌此法不便,宜从本章第十二节之灸后处置法,唯于天热之时,灸疮之分泌液较多,宜常以干净的纸或棉花纱布拭干之,不宜用凉水洗涤。天寒时,肉芽不易生长,宜常以葱汤淋洗其周围,以助药膏之不及,如是疮痕之收效甚速。

十五、于灸痕续行施灸之方法

灸法所治疗的疾病大都属于慢性病证,必连续施灸,方收功效。施灸之后,必有灸痕水疱,续行施灸之时,宜以微针贯透之,去其水液,痂皮涂以墨汁,然后置灸。如灸痕之痂皮已擦去,仍以墨汁涂上而后灸之,不但不再化脓,且结痂甚速。然此指灸炷小者而言,若用大炷而形成大如龙眼之灸痕,则不宜再灸。

十六、灸与摄生

古人对施灸异常慎重,于施灸之前三日,禁房事,避劳役,节饮食,戒忧愁愤怒。灸后不能立刻饮茶进食,宜静卧片刻,平心静气。饮食务宜清洁,禁厚味生冷,此所以养气和胃也。

十七、施灸之禁忌

古法施灸,关于月日每多禁忌,《千金方》言之最详,不能以科学解释,故略而不述。其他关于风雨雷电,大雾大雪,奇寒盛暑,亦在禁忌之例,此由于气候暴变,气压猝起变化,不适于施灸,理有可通,吾人可以参酌采择。唯对于症状上应否禁忌,甚少涉及,今采日人研究所得,不适宜灸治之病举其大者如下:

伤寒、赤痢、麻疹、鼠疫、天花、白喉、脑脊髓膜炎(惊风刚痉之类)、猩红热(喉痧)、丹毒、恶性肿疡(疔疽癌肿之类)、急性阑尾炎(缩脚小肠痈)、心瓣膜炎(心痛寒热)、急性大叶性肺炎(肺风痰喘)、急性腹膜炎(脐腹酸痛寒热)、传染性皮肤病(疥疮之类)、肺结核之末期(肺痨)、高血压、重度贫血(失血病证)。

古法禁灸之穴如下:哑门、风府、天柱、承光、临泣、头维、攒竹、睛明、素髎、禾髎、迎香、颧髎、下关、人迎、天牖、天府、周荣、渊腋、乳中、鸠尾、腹哀、肩贞、阳池、中冲、少商、鱼际、经渠、阳关、脊中、隐白、漏谷、条口、犊鼻、阴市、伏兔、髀关、申脉、委中、殷门、心俞、承泣、承扶、瘈脉、耳门、石门、脑户、丝竹空、地五会、白环俞。

以上诸穴,虽未说明灸之发生何种危害,然古人经验,未可忽视,吾人当从生理解剖学上观测其确有可信之处。此外,颜面有关美观,亦不宜大炷,而眼球与近眼之部,以及心脏部、睾丸、妇人阴部、妊娠后之腹部、血管神经之浅在部等,亦应禁灸。酒醉之后,身心极度衰疲时,则尤须绝对禁忌。

第三章　经络腧穴总论

第一节　经络总论

一、经络的概念

经络是人体内运行气血、联络脏腑、沟通内外、贯穿上下的通道，包括经脉和络脉。“经”，有路径的含义，为经络中直行的主干，多循行于人体的深部；“络”，有网络的含义，是经络中细小的分支，纵横交错，犹如网格，遍布全身。《灵枢·脉度》指出：“经脉为里，支而横者为络，络之别者为孙”。

经络系统由经脉与络脉彼此衔接、密切联系而构成的体系。经络之气，即经气，概指经络运行之气及其功能活动，其主要特点是循环流注、如环无端、昼夜不休。经络系统通过经气的运行，将人体内部脏腑和外部各组织器官联系成为一个有机整体，以调节全身各部的机能活动，协调阴阳，从而使整个机体保持协调和相对平衡。

经络学说是研究人体经络系统的循行分布、生理功能、病理变化及其与脏腑间相互关系的学说，是中医理论体系的重要组成部分，对中医临床各科尤其是针灸临床实践具有重要的指导意义。

二、经络系统的组成

经络系统由经脉和络脉组成，其中经脉包括十二经脉、奇经八脉，以及附属于十二经脉的十二经别、十二经筋、十二皮部；络脉包括十五络脉和难以数计的浮络、孙络等。

（一）十二经脉

十二经脉即内属脏腑、外络肢节的手足三阴、手足三阳经脉的总称。他们是经络系统的主体，故又称为“正经”。

1.十二经脉的名称

十二经脉的名称由手足、阴阳、脏腑三部分组成。首先用手、足将十二经脉分成手六经和足六经；凡循行于肢体内侧的经脉为阴经，属脏；凡循行于肢体外侧的经脉为阳经，属腑。根据阴阳消长变化规律及其气血之多少，阴阳又衍化为三阴三阳，三阴为太阴、少阴、厥阴，三阳为阳明、太阳、少阳。按照上述命名规律，订出了手太阴肺经、手阳明大肠经等十二经脉的名称。

2.十二经脉属络表里关系

脏腑有表里相合关系，十二经脉在体内与脏腑相连属，亦有明确的属络表里关系。阴经为里，属脏络腑；阳经为表，属腑络脏，这样阴阳配对，就形成了六组脏腑阴阳经脉的表里属络关系。如手太阴肺经属肺络大肠，手阳明大肠经属大肠络肺；足阳明胃经属胃络脾，足太阴脾经属脾络胃；手少阴心经属心络小肠，手太阳小肠经属小肠络心；足太阳膀胱经属膀胱络肾，足少阴肾经属肾络膀胱；手厥阴心包经属心包络三焦，手少阳三焦经属三焦络心包；足少阳胆经属胆络肝，足厥阴肝经属肝络胆。具有属络关系的脏腑和经脉以及互为表里的经脉间在生理上相互联系，病理上相互影响，治疗上相互为用。

3.十二经脉的体表分布规律

十二经脉左右对称地分布于头面、躯干和四肢,纵贯全身。与脏相配属的六条阴经,分布于四肢内侧和胸腹,其中上肢内侧为手三阴经,下肢内侧为足三阴经;与腑相配属的六条阳经,分布于四肢外侧和头面、躯干,其中上肢外侧为手三阳经,下肢外侧为足三阳经。十二经脉在四肢的分布呈现一定规律,具体表述如下:

依正立姿势,两臂下垂拇指向前的体位,将上下肢的内外侧分别分成前、中、后三个区线。手足三阳经为阳明在前、少阳在中、太阳在后;手足三阴经为太阴在前、厥阴在中、少阴在后。其中足三阴经在足内踝上 8 寸以下为厥阴在前、太阴在中、少阴在后,至内踝上 8 寸以上,太阴交出于厥阴之前,即又成为太阴在前、厥阴在中、少阴在后。

4.十二经脉的循行走向与衔接规律

十二经脉的循行走向特点是:手三阴经从胸走手,手三阳经从手走头,足三阳经从头走足,足三阴经从足走腹胸。若将两手上举,阴经自下而上,阳经自上而下,呈现"阴升阳降"的规律。

十二经脉循行衔接规律是:

(1)相表里的阴经与阳经在手足末端交接。如手太阴肺经与手阳明大肠经交接于食指。

(2)同名的阳经与阳经在头面部交接。如手阳明大肠经与足阳明胃经交接于鼻旁。

(3)相互衔接的阴经与阴经在胸中交接。如足太阴脾经与手少阴心经交接于心中。

5.十二经脉的气血循环流注

十二经脉的气血源于中焦,流注从肺经开始逐经相传,至肝经而终,再由肝经复传于肺经,流注不已,从而构成了周而复始、如环无端的循环传注系统。十二经脉将气血周流全身,内到脏腑器官,外达肌表官窍,使人体不断地得到营养物质而维持各脏腑组织器官的功能活动。

(二)奇经八脉

奇经八脉,指别道奇行的经脉,有督脉、任脉、冲脉、带脉、阴维脉、阳维脉、阴跷脉、阳跷脉共八条,故称奇经八脉。"奇"有"异"的意思,即奇特、奇异。奇经八脉有别于十二正经,不直接隶属于脏腑,亦无表里配属关系,别道奇行,故称"奇经"。

奇经八脉分布于头面、躯干和下肢。八脉中的督脉、任脉、冲脉皆起于胞中,同出于会阴,称为"一源三歧"。督脉循行于脊背正中,上至头面,诸阳经与之交会,可调节全身阳经脉气,故称"阳脉之海"•,任脉行于腹胸正中,上抵颏部,诸阴经与之交会,可调节全身阴经脉气,故称"阴脉之海";冲脉与足少阴肾经相并上行,环绕口唇,与十二经脉密切联系,可涵蓄调节十二经气血,故称"十二经之海",又称"血海"。带脉起于胁下,环行腰间一周,约束纵行诸脉;阴跷脉起于足跟内,伴足少阴等经上行,至目内眦;阳跷脉起于足跟外侧,伴足太阳等经上行与阴跷脉合于目内眦;阴维脉起于阴经交会处,沿下肢内侧上行至颈部,阳维脉起始于阳经的交会处,沿下肢外侧上行颈部,以维系阴经和阳经之间的协调、平衡。

奇经八脉除带脉横向循行外,均以纵向循行,纵横交错地循行分布于十二经脉之间,其作用主要体现在两方面:其一,沟通了十二经脉之间的联系。奇经八脉将部位相近、功能相似的经脉联系起来,达到统摄有关经脉气血、协调阴阳的作用;其二,奇经八脉对十二经脉气血有着蓄积和渗灌的调节作用。若将十二经脉腧如江河,奇经八脉则犹如湖泊。

奇经八脉中的任、督二脉,各有其所属的腧穴,故与十二经脉相提并论合称"十四经"。十四经具有一定的循行路线、病候和所属腧穴，是经络系统中的主要部分，在临床上是针灸治疗的基础。

（三）十五络脉

十二经脉和任、督二脉各自别出一络，加上脾之大络，总计15条，称为十五络脉，分别以其别出处的腧穴命名。

十五络脉的分布有一定的规律：十二经脉的别络从四肢肘膝关节以下本经的络穴分出，走向其相表里的经脉，即阴经别络于互为表里的阳经，阳经别络于互为表里的阴经。任、督二脉的别络以及脾之大络主要分布在头身部。任脉的别络从鸠尾分出后散布于腹部；督脉别络从长强分出后散布于头部，左右别走足太阳经；脾之大络从大包分出后散布于胸胁。十五络脉是全身中较大的络脉，还有从络脉中分出的浮行于浅表部位的“浮络”和细小的“孙络”，分布极广，遍布全身。

四肢部的十二经别络，加强了十二经阴阳表里两经的联系，沟通了表里两经的经气，补充了十二经脉循行的不足，扩大了腧穴主治范围。躯干部的任脉别络、督脉别络和脾之大络，分别沟通了腹、背和全身经气，此外加之分布浅表细小的浮络、孙络，输布气血以濡养全身组织。

（四）十二经别

十二经别是十二正经离、入、出、合的别行部分，是正经别行深入人体体腔的支脉。十二经别均从四肢肘膝关节附近的正经别出（离），经过躯干深入胸腹腔与相关的脏腑联系（入），在头项部浅出于体表（出），到头项部后，阳经经别合于本经的经脉，阴经经别合于相表里的阳经经脉（合），故有“六合之称”。

十二经别有离、入、出、合于表里之间的特点，不仅加强了十二经脉的内外联系，更加强了经脉与所属络的脏腑在体腔深部的联系，补充了十二经脉在体内外循行的不足。十二经别通过表里相合的“六合”作用，使十二经脉中的阴经与头项部发生了联系，进而扩大了手足三阴经穴位的主治范围。例如手足三阴经腧穴之所以能主治头面和五官疾病，是与阴经经别合于阳经而上头面的循行分不开的。此外，由于十二经别加强了十二经脉与头面部的联系，故而突出了头面部经脉和腧穴的主治作用及其重要性。

（五）十二经筋

十二经筋是十二经脉之气结聚于筋肉骨节的体系，是附属于十二经脉的筋肉系统。十二经筋的循行分布与十二经脉的体表通路大体一致，均起始于四肢末端，不入内脏，结聚于关节、骨骼部，走向躯干头面。足三阳经筋起于足趾，循股外上行结于鸠（面部）；足三阴经筋起于足趾，循股内上行结于阴器（腹部）；手三阳经筋起于手指，循臑外上行结于角（头部）；手三阴经筋起于手指，循臑内上行结于贲（胸部）。

经筋的主要作用是约束骨骼，屈伸关节，以维持人体正常运动功能。经筋为病，多为转筋、筋肉疼痛、痹证等，针灸治疗多取局部腧穴燔针劫刺，如《灵枢·经筋》曰：“治在燔针劫刺，以知为数，以痛为输”。

（六）十二皮部

十二皮部是十二经脉功能活动反映在体表的部位，也是络脉之气散布所在。十二皮部的分布区域是以十二经脉在皮肤上的分属部分为依据而划分的，故《素问·皮部论篇》曰：“欲知皮部，以经脉为纪者，诸经皆然”。

由于十二皮部居于人体最外层，又与经络气血相通，所以是机体的卫外屏障，起着抗御外邪、保卫机体和反映病症的作用，同时亦是针灸施术的重要部位。

三、经络的作用和经络学说的临床运用

(一)经络的作用

1.联系脏腑、沟通内外

人体的五脏六腑、四肢百骸、五官九窍、皮肉筋骨等组织器官，虽然各有不同的生理功能，但又共同进行着有机的整体活动，使机体的内外、上下、前后保持协调、统一，构成一个有机的整体。而能保持这种相对的协调与统一，完成正常的生理活动，是依靠经络系统的联络沟通而实现的。经络中的经脉、经别与奇经八脉、十五络脉，纵横交错、入里出表、通上达下，联系人体各脏腑组织器官；经筋、皮部联系肢体筋肉皮肤；浮络和孙络联系人体各细微部分。这样，经络系统将人体形成了一个统一的有机整体，如《灵枢·海论》曰："夫十二经脉者，内属于府藏，外络于肢节。"

2.运行气血、营养全身

《灵枢·本藏》曰："经脉者，所以行血气而营阴阳，濡筋骨，利关节者也。"指出经络具有运行气血、濡养全身、协调阴阳的作用。气血是人体生命活动的物质基础，全身各脏腑组织器官只有得到气血的濡养才能完成正常的生理功能。经络是人体运行气血的通道，能将营养物质输送到全身各组织器官，使脏腑组织得以营养，关节得以通利，筋骨得以濡润。

3.抗御病邪、保卫机体

《素问·缪刺论篇》所说："夫邪客于形也，必先舍于皮毛，留而不去，入舍于孙脉，留而不去，入舍于络脉，留而不去，入舍于经脉，内连五脏，散于肠胃。"当外邪侵犯人体时，由表及里，开始于皮毛。营气行于脉中，卫气行于脉外。卫气充实于络脉，络脉散布于全身、密布于皮部，当外邪侵犯机体时，卫气首当其冲与外邪抗争，发挥其抗御外邪、保卫机体的屏障作用。如果邪胜正衰，疾病发展，邪气由表入里，通过孙络、络脉、经脉逐步深入，出现相应的证候；如果正能胜邪，则外邪迅速出表，机体得安。

4.传导感应、调整虚实

经络具有传导感应和调整虚实的功能。体表感受病邪和各种刺激，可传导于脏腑；脏腑的生理功能失常，亦可传导于体表；针刺中的得气与行气现象，亦均是经络传导感应功能的反映。针灸防病治病，是基于经络具有传导感应和调整虚实的作用。在相应的经络腧穴作针灸刺激时，可通过经络的传导，起到双向性、良性的调整作用，达到调整气血，扶正祛邪，协调阴阳，治愈疾病的目的。

(二)经络学说的临床应用

1.说明病理变化

在正虚邪盛的情况下，经络又是病邪传注的途径。当机体受到病邪侵袭时，外邪可通过经络系统由表及里，由浅入深，从皮毛腠理内传于脏腑。此外，经络也是脏腑之间，脏腑与体表组织器官之间病变相互影响的渠道。内脏病变又可通过经络反映到体表组织器官。如在有些疾病的病理过程中，常可在经络循行通路上出现明显的压痛，或结节、条索状物等，以及相应的部位皮肤色泽、温度、形态等变化。通过望色、循经触摸反应物和按压等，可推断疾病的病理状况。

2.指导辨证归经

由于经络有一定的循行路线和脏腑络属，它可以反映所属脏腑的病症，在临床上就可根据疾病

所出现的症状，结合经络循行的部位及所联系的脏腑，作为辨证的依据。如头痛一证，痛在前额者多与阳明经有关，痛在后项者多与太阳经有关，痛在两侧者多与少阳经有关，痛在巅顶者多与督脉、足厥阴经有关。这是根据头部经脉分布特点辨证归经的。此外，一些疾病的过程中常发现在经络循行通路上，或经气聚集的某些穴位上，有明显的压痛、结节、条索状物和皮肤温度、形态、色泽、电阻等改变，也有助于疾病的辨证归经。如咳嗽的患者可在肺俞穴见到异常变化，肠痈患者有时在足阳明胃经的上巨虚出现压痛。临床上还采用循经诊察、扪穴诊察、经络电测定等方法检查有关经络、腧穴的反应，可供诊断参考。

3.指导针灸治疗

针灸治疗是通过针刺和艾灸等刺激体表经络腧穴，以疏通经气，调节人体脏腑气血功能，从而达到治病的目的。腧穴的选取、刺灸方法的选用是针灸治疗的两大关键，均要依靠经络学说的指导。针灸选穴，一般是在明确辨证的基础上，除选用局部腧穴外，通常以循经取穴为主，即某一经络或脏腑有病，选用该经或该脏腑所相应经脉的远部腧穴来治疗。如《四总穴歌》所载："肚腹三里留，腰背委中求，头项寻列缺，面口合谷收"，就是循经取穴的具体体现，临床应用非常广泛。此外，由于经络、脏腑与皮部的密切联系，临床上用皮肤针叩刺皮部或皮内埋针来治疗经络、脏腑的疾患，如胃脘痛可用皮肤针叩刺中脘、胃俞穴，也可在该穴皮内埋针。根据菀陈则除之的理论，又可通过刺络放血的方法来治疗一些常见病，如急性腰扭伤刺入中出血，目赤肿痛刺太阳出血等。这些均是经络学说在针灸治疗方面的体现。

4.指导药物归经

药物归经是运用经络学说对药物主治性能进行分析、归类，阐明了药物按其性能归入某经或某几经，也就是某些药物主治性能对脏腑、经络有一定的选择性。如同属泻火药，但黄芩善泻肺火归肺经，黄连善泻心火归心经；均为滋补药，又有补脾、补肾的差异，正是药物归经不同所致。中药的归经和引经药的运用，是经络学说在中药及临床方面的具体体现。掌握药物的归经理论，开阔了药物的适用范围，提高了临床疗效。

第二节　腧穴总论

一、腧穴的概念

腧穴是人体脏腑、经络之气输注于体表的特殊部位，也是疾病的反应点和针灸治疗施术的位置。"腧"与"输"通，或简作"俞"，有转输、输注的含义，言经气转输之义；"穴"，即孔隙的意思，言经气所居之处。腧穴在历代文献中有"砭灸处""节""会""骨空""气府""穴道"等名称，《铜人腧穴针灸图经》则通称"腧穴"，《神灸经论》则称为"穴位"。虽然"腧""输""俞"三者均指腧穴，但在具体应用时却各有所指。腧穴，是对穴位的统称；输穴，是对五输穴中的第三个穴位的专称；俞穴，专指特定穴中的背俞穴。

腧穴与经络、脏腑关系十分密切。《灵枢・小针解》指出："节之交，三百六十五会者，络脉之渗灌诸节者也"，《灵枢・海论》又指出"夫十二经脉者，内属府藏，外络于肢节"，说明腧穴分别归属于各经络，经络又隶属于相关脏腑，这样腧穴一经脉一脏腑间就形成了相互联系，不可分割的联系。

二、腧穴的分类

腧穴是在人们在长期的医疗实践中逐渐发现的治病部位。从最初的"以痛为输",既无定位又无定名,到定位、定名,再到定位、定名、归经的成熟阶段,不断的充实、总结、归纳、整理,将腧穴分为十四经穴、奇穴、阿是穴三类。

(一)十四经穴

具有固定的名称和位置,且归属于十二经和任脉、督脉上的腧穴,称为"十四经穴",简称"经穴"。这类腧穴具有主治本经和所属经脉脏腑病症的共同作用,是腧穴的主要组成部分,为临床所常用。

《内经》论及穴名约160个;晋代皇甫谧所著《针灸甲乙经》记载周身经穴名349个;北宋王惟一对腧穴重新进行了考定,撰写了《铜人腧穴针灸图经》,详载了354个经穴;明代杨继洲《针灸大成》载经穴359个;清代李学川《针灸逢源》定经穴穴名361个,并延续至今。而本教材增加了一个经穴,使经穴数目达362个。

(二)经外奇穴

既有一定的名称,又有明确的位置,但尚未归入或不便归入十四经系统的腧穴,称为"经外奇穴",简称"奇穴"。这类腧穴对某些病症有特殊的治疗作用,分布上有的奇穴就在十四经循行路线上,并且有的奇穴并不指一个穴位,而是多个穴位的组合。历代对奇穴记载不一。

(三)阿是穴

既无固定名称,又无固定位置,而是以压痛点或其他反应点作为针灸施术部位的一类腧穴,称为"阿是穴",又称"不定穴""天应穴""压痛点"等。唐代孙思邈《备急千金要方》曰:"有阿是之法,言人有病痛,即令捏其上,若里当其处,不问孔穴,即得便快或痛处,即云阿是,灸刺皆验,故曰阿是穴也","阿是"之名始见于此。阿是穴多位于病变的附近,也可在与其距离较远的部位,无一定数目。

三、腧穴的主治特点和规律

(一)腧穴的主治特点

腧穴既是疾病的反应点,又是针灸的施术部位。从针灸治疗上讲,所有腧穴均有一定的治疗作用。那么腧穴的主治特点主要表现在三个方面,即近治作用、远治作用和特殊作用。

1.近治作用

近治作用是指腧穴均具有治疗该穴位所在部位局部及邻近脏腑组织器官病症的作用。这是一切腧穴主治作用所具有的共同特点,即"腧穴所在,主治所在"。如眼部附近的睛明、承泣、瞳子髎等经穴均能治疗目疾;膝关节及其周围的膝眼、鹤顶等穴位均可治疗膝关节疼痛;中脘、梁门、建里等腹部经穴均能治疗胃痛、腹胀等病症。

2.远治作用

远治作用是指腧穴具有治疗其远隔部位的脏腑、组织、器官病症的作用。腧穴不仅能治疗局部病症,而且还有远治作用,十四经腧穴中,尤其是十二经脉中位于四肢肘、膝关节以下的经穴,远治作用更为突出,即"经脉所过,主治所及"。如合谷穴不仅能治疗手部的局部病症,还能治疗本经经脉所过处的颜面部病症;足三里穴不但能治疗下肢病症,还能治疗本经经脉所属的胃肠病症等。奇穴也具有一定的远治作用，如四缝治疗小儿疳积，胆囊穴治疗胆疾等。

3.特殊作用

特殊作用是指某些腧穴具有双向的良性调整作用和相对的特异治疗作用。所谓双向良性调整作用，是指同一腧穴针对机体所处的不同病理状态，可以起到两种相反而有效的治疗作用。如便秘时针天枢穴可通便，泄泻时针天枢穴可以止泻；心动过缓时针内关穴可加快心率，心动过速时针内关穴又可减慢心率。此外，腧穴的治疗作用还具有相对的特异性，如至阴穴矫正胎位，大椎穴退热，阑尾穴治疗阑尾炎，足三里为强壮穴，可增强人体免疫功能等。这些都是腧穴的特殊作用。

（二）腧穴的主治规律

腧穴的治疗作用广泛并呈现出一定的规律性，主要有分经主治和分部主治两大规律。大体上，四肢部经穴以分经主治为主，头身部经穴以分部主治为主。

1.分经主治规律

分经主治，是指某一经脉所属的经穴均可治疗该经脉循行部位及其相应脏腑的病症。古代医家在论述针灸治疗时，往往只选取有关经脉而不列举具体穴名，即所谓“定经不定穴。”长期医疗实践证明，同一经脉的不同腧穴，可以治疗本经的相同病症。如手太阴肺经上的腧穴均可治疗咳嗽、气喘等肺系疾患，足阳明胃经腧穴以治疗胃肠病症为主等，都说明腧穴有分经主治规律。根据腧穴的分经主治规律，后世医家在针灸治疗上有“宁失其穴，勿失其经”之说。

另外，依据经脉的表里关系，腧穴既可主治本经循行部位的病症，又可治疗相表里经脉的病症；任脉、督脉、手足三阳、手足三阴经的腧穴既具有各自的分经主治规律，同时又在某些主治上有共同点。

2.分部主治规律

分部主治，是指身体某一部位的腧穴均可治疗该部位的病症及某类病证。腧穴的主治作用与腧穴的部位密切相关。如位于头面、颈项部的腧穴，以治疗头面五官及颈项部病症为主；位于后头及项部的腧穴，多可以治疗神志病症；位于四肢部的腧穴，特别是肘膝关节以下的腧穴不但可以治疗局部病症，而且还可以治疗该经循行所及的远隔部位的病症，甚至全身性疾病等。

四、特定穴

特定穴是指十四经中具有特殊的治疗作用、特定位置、并按特定名称归类的腧穴。根据特定穴不同的分布特点、含义和治疗作用，将其分为“五输穴”“原穴”“络穴”“背俞穴”“募穴”“郄穴”“下合穴”“八会穴”“八脉交会穴”和“交会穴”等十类。

（一）五输穴

五输穴是指十二经脉中的每一条经脉分布在肘、膝关节以下的五个特定腧穴，即井、荥、输、经、合穴，简称“五输”。五输穴从四肢末端向肘膝方向依次排列。十二经脉中每一条经脉有 5 个腧穴属于五输穴，故人体共有五输穴 60 个。古代医家把气血在十二经脉中运行的情况，比作自然界的水流，认为具有由小到大、由浅入深的特点，并将“井、荥、输、经、合”五个名称分别冠之于五个特定穴，即组成了五输穴。如经气初出，像水之源头，称为“井”；经气所溜，喻刚出的泉水微流，称为“荥”；经气所注，似水流由小到大，由浅渐深，称为“输”；经气所行，像水流变大，在通畅的河水中流过，称为“经”；经气所入，像江河之水汇合入海，经气充盛，由此深入，进而汇合于脏腑，称为“合”。

《灵枢·九针十二原》曰:"所出为井,所溜为荥,所注为输,所行为经,所入为合"。

(二)原穴、络穴

"原"含本原、原气之意。原穴是指脏腑原气输注、经过和留止于十二经脉的部位。十二经脉在四肢腕踝关节附近各有一个原穴,又称"十二原"。六阳经之原穴位于五输穴中的输穴之后,单独存在。六阴经之原穴与五输穴中的输穴同穴名,同部位,实为一穴,即所谓"阴经以输为原"。

"络",有联络、散布之意。络穴是指十五络脉从经脉分出部位的一个腧穴,又称"十五络穴"。络穴有加强表里两经间联系的作用。十二经脉各有一络脉分出,故各有一络穴。十二经脉的络穴位于四肢肘膝关节以下;任脉络穴鸠尾位于上腹部;督脉络穴长强位于尾骶部;脾之大络大包穴位于胸胁部。

(三)背俞穴、募穴

背俞穴是指脏腑之气输注于背腰部的腧穴,又称为"俞穴"。六脏六腑各有一背俞穴,共12个。背俞穴均分布于背腰部足太阳膀胱经第一侧线上,大体依脏腑位置高低而上下排列,并分别冠以脏腑之名。

募穴是指脏腑之气汇聚于胸腹部的腧穴,又称为"腹募穴"。六脏六腑各有一募穴,共12个。募穴均分布于胸腹部有关经脉上,位置与其相关脏腑所处部位相近。

(四)郄穴

"郄"有空隙之意。郄穴是指经气深聚部位的腧穴。十二经脉和奇经八脉中的阴阳跷、阴阳维脉各有一个郄穴,共有16个,除胃经的梁丘之外,均分布于四肢肘、膝关节以下。

(五)下合穴

下合穴是指六腑之气下合于足三阳经的6个腧穴,故又称"六腑下合穴"。下合穴分布于下肢膝关节以下,其中胃、胆、膀胱的下合穴位于本经,三焦的下合穴位于膀胱经,大肠、小肠的下合穴同位于胃经。

(六)八会穴

八会穴是指脏、腑、气、血、筋、脉、骨、髓的精气会聚的8个腧穴。八会穴分布于躯干和四肢部,其中脏、腑、气、血、骨之会穴位于躯干部;筋、脉、髓之会穴位于四肢部。

(七)八脉交会穴

八脉交会穴是指奇经八脉与十二经脉脉气相通的8个腧穴,又称"交经八穴"。八脉交会穴均分布于腕踝关节的上下。

(八)交会穴

交会穴是指两经或两经以上的经脉相交会的腧穴。交会穴多分布于躯干、头面部。

五、腧穴的定位方法

腧穴的定位方法又称取穴法,是指确定腧穴位置的基本方法。取穴是否准确,直接影响针灸的疗效。常用的腧穴定位方法有四种,分别为自然标志定位法、骨度分寸法、手指同身寸定位法和简便定位法。

(一)自然标志定位法

自然标志定位法是以人体解剖学的各种体表标志为依据来确定腧穴位置的方法,又称体表解剖标志定位法。一般分为固定标志和活动标志两种。

1.固定的标志

固定标志指不受人体活动影响而固定不移的标志,如五官轮廓、乳头、肚脐、指(趾)甲以及各部由骨节和肌肉所形成的突起、凹陷等。这些标志在自然姿势下可见,固定不移,有利于腧穴定位。如鼻尖取素髎,脐窝取神阙,眉头定攒竹等。

2.活动的标志

活动标志指在活动姿势下才会出现的标志,如各部的关节、肌肉、肌腱、皮肤随着活动而出现的关节空隙、皮肤皱纹、肌肉凹陷或隆起等。依据此标志可确定腧穴的位置。如握拳掌后纹头取后溪,下颌角前上方约一横指当咀嚼时咬肌隆起,按之凹陷处取颊车等。

(二)骨度分寸定位法

骨度分寸定位法是指以体表骨节为标志,将骨节两端之间的长度折量为一定的分寸,用以确定腧穴位置的方法,又称“骨度法”,最早见于《灵枢·骨度》。不论男女、老少、高矮、胖瘦,均可按一定的骨度分寸在其自身测量。采用这种方法来确定穴位,其准确性较高。

(三)手指同身寸定位法

手指同身寸定位法是指以患者本人手指的某些部分为尺寸折量标准来量取腧穴的定位方法,又称“指寸法”。常用的手指同身寸有以下 3 种:

1.中指同身寸

以患者中指屈曲时中节桡侧两端纹头之间的距离作为 1 寸。适用于四肢部取穴的直寸和背部取穴的横寸。

2.拇指同身寸

以患者拇指指间关节的宽度作为 1 寸。适用于四肢部的直寸。

3.横指同身寸

将患者食指、中指、无名指和小指并拢,以中指中节横纹为标准,其四指横量的宽度作为 3 寸,又称“一夫法”。多适用于下肢、下腹部的直寸和背部的横寸取穴。

(四)简便定位法

简便定位法是临床上一种简便易行的定位方法,适用于少量腧穴。如立正姿势,两手自然下垂,中指端取风市;两手虎口自然平直交叉,其食指尽端到达处取列缺;半握拳,当中指端所指处取劳宫等。此法是一种辅助取穴方法,同样要以骨度分寸法为准。

第四章　针灸与疾病

第一节　针灸与免疫

吾人对各种病原菌之侵袭,原有抵抗之功能,其质素名曰抗体。抗体之产生,多在血液中,如以某种致病菌之疫苗,注入人体,发生刺激,即能于血液中产生多量抗体,在此类抗体未消失期,遇有某病之致病菌,即不能为害,称为对某病之免疫性。上工治未病,即为防病,今日之预防工作中,普通注射疫苗与种痘,即为提高体内之抗体,增加免疫力,可在某病之流行期中不受传染。

针灸亦属刺激作用,在刺激作用中,以刺点之关系,与方式之关系,能促使产生多量血清而增加抗体,及促进白细胞之噬菌作用,消灭致病菌。《千金方》中,有宦游吴蜀,身体上常需两三处灸之,勿令疮暂瘥,则瘴疠瘟疟毒不能着,即为免疫作用。近世医家从研究中亦已证明针灸有促进白细胞之噬菌与产生血清作用,则针灸于免疫方面,自是有其价值。且针灸刺激之预防效果较为广泛,不若预防注射之某种疾病必须注射某种疫苗。但免疫作用之持久期如何,尚无确定之研究。

第二节　针灸与杀菌

外因病证中,除跌仆、机械、化学、温热等创伤之外,几乎皆为病原菌之感染。在人体生理功能中,原有自卫之能力,最显著者,如呕吐、下痢、咳嗽、排痰、体温升高等之抵抗与消灭机变;在不知不觉中,细菌为消化液所杀灭,白细胞所吞噬。如能消灭致病菌,则复正常。吾人为维护受害者之体力消耗,消灭细菌,此即为治疗。

针灸为治疗方式之一,与药物治疗之有直接杀菌性能者不同,针灸仅对各组织所受病毒之刺激反应,予以安抚,助以调遣。如减低各部分之神经痛,使免疫力集中,疏通病灶之血行,皆是针灸任务。药物治疗,可谓直接之辅助杀菌;针灸治疗,乃为间接杀菌。此外虽有增加血清与促进白细胞功能等之杀菌能力,但数量有限,不能应付繁殖至速之致病菌,不若杀菌药物之直接。故针灸虽有杀菌之间接能力,然急性传染病之治疗,则应以药物为主。

第三节　针灸与消炎

炎症之原因,为由各种物理化学之刺激,与细菌毒素之刺激而来之充血现象,亦为生理的自然抵抗与保卫之机变。但是能引起生活上之不安,如疼痛灼热,因而加强体力的消耗与食欲减退,反而影响免疫力,削弱保卫效能。为维护生活健康,必须予以治疗补助,消炎。在药物疗法上,消炎必配合杀菌或促进血管收缩与渗出物之吸收。

针灸之于炎症,虽有部分之直接刺激,大多则为远隔治疗。或为诱导,或为反射,借神经之感传与激发,调整其部之血行,使充血部位之血液有新陈之交替,则杀菌能力与炎性渗出物之吸收得以加强。同时因血行通畅之故,患部之压力减低,亦可以解除神经之疼痛或灼热感,因此促进食欲,恢复体力,使白细胞之噬菌力随之加强,炎症自可迅速消灭。

第四节　针灸与营养

营养为维持健康重要之一环，因体力之来源，端赖营养，一切生活运动之消耗，亦赖营养补充。但营养之摄取，属大脑支配下之神经所主持，其过程至为繁复，非本文所及。

针灸之于营养，则为刺激主持消化功能之神经，加强生理的摄取功能，与助长消化机转，故针灸后并不供应富有营养之物质，虽照日常生活之进餐，而有显著之效果。

营养不良者，不一定是营养物质之缺少，可能因主持摄取营养功能之神经衰弱，纵有丰富之滋养料，而不被吸收。针灸即针对其主持消化与摄取之神经予以刺激，促进其消化功能，加强其摄取能力，如维生素 B_1 缺乏之脚气病，维生素 A 缺乏之视力减退与眼球干涩，每经数次之针治，其病证皆消失，诸如此类病证，可见不一定缺乏某物质，也可为某物质不被吸收所致。故消化不良、营养障碍之病症，若非器质上之变化，针灸较药物治疗为有效。

第五节　针灸与镇静

运动神经受某种病因之刺激而痉挛，感觉神经受某种病因之刺激或压迫而疼痛，在一般的医疗上，一面针对病因治疗，亦有同时予以镇痉镇痛治疗，或单纯予以镇痉镇痛治疗，在名词上统称之为镇静法。

针灸于镇静治疗之价值并不逊于用麻醉剂之镇静法，且较一般治疗价值为高。以其能针对病灶部之主神经，并沿其神经干线直接予以强烈之刺激而抑制之；同时以针运动之激动，得以促进其部之血流，减轻其压迫，或消退其炎症；并配合反射法刺激副神经，抑制其兴奋，俾趋于正常；复于远隔之肢末用诱导法之刺激反射，分散中枢之兴奋，导去中枢之充血；于是患部组织得到宁静，则痛可止，而痉亦因而缓解。

第六节　针灸与强壮

不论神经，不论细胞，内而脏腑，外至五官，或为全部，或为一部，生理功能发生衰弱现象，如四肢麻痹、肌肉萎缩、视力减退、嗅觉失常、心脏衰弱、消化不良、健忘、失精、体倦、神惫等，不论因病而起，或因衰老所致，除针对病因治疗之外，皆得用强壮疗法治之。

针灸之兴奋作用，即为强壮作用，但与药物有异。药物治疗因体内缺少某种物质而功能衰退者，即以某种物质制剂或含有某种物质之食品与之，如缺乏钙或磷者，以钙或磷之制剂与之，缺乏维生素某者，以某维生素之制剂与之，缺乏某种内分泌者，以某内分泌之制剂与之，有物质之实际补充，亦有激素之作用，此为药物之强壮疗法。针灸则仅具与激素相类之刺激作用，如细胞、血行、神经、内分泌腺之内分泌功能，借针灸之轻微刺激，由大脑起调整作用，从病候上渐见好转，即是证明其趋于活泼而恢复正常，衰弱症状因而消失。针科学、灸科学中述针灸之功用有种种健体作用，可见功能衰弱之不用物质补助，仅以针灸刺激而有效者，自是有其理由。但此类治愈病例，有一定限度，或者年龄已至衰老时期，或因脏器硬变而来，或为癌肿而致，则针灸之取效至微，或竟无效。其他如内脏部分衰弱，外体部分麻痹等证候，由于部分之神经发生障碍而致者，一经针灸之激发，皆能迅速向愈。

第七节 针灸与收敛

治疗上之所谓药物收敛作用，是指腺管口之括约失常，如常流眼泪、唾液不收、自汗盗汗、漏精、脱肛、二便不禁等症状，以及痰液、胃液之分泌太多，瞳孔血管之部分扩大，心悸亢进，肠蠕动太速等。除针对病因治疗外，直接用有止涩收缩作用之药物，可予收敛或抑制之治疗。

针灸对于此类症状之治疗亦属适用，每视其病灶部位之所在，直接刺激该部分有关之神经，反射大脑，由大脑传令其组织而发生兴奋紧张作用，同时其部之血行发生旺盛而畅通，细胞活泼而有力，管口之括约能力因之加强而达到收缩之目的，如上星、迎香穴之于鼻流清涕，睛明、临泣穴之于流泪，会阴穴之于漏精，长强穴之于脱肛等。亦有用反射刺激，传达其刺激于大脑，发生调整或抑制之作用，如大小骨空穴之于流泪，三阴交穴之于漏精，阴郄穴之于自汗、盗汗，内关、通里穴之于心悸，三里、公孙穴之于胃肠泻痢等。皆足以证明针灸对于刺激点之选择与刺激之手术得宜，亦可发挥收敛或抑制之作用，并不逊于药物止涩之价值。

第八节 针灸与强心

人体维持生命之持续，而一息不容稍停者，只有心脏之排血运动，当身体发生疾病之后，医疗工作者，首先需注意心力之如何。若有衰弱现象，除对因治疗之外，每辅以强壮心力之药物，发现心力不支时，必予以大量维持心力之制剂。

在针灸刺激作用中，因痛之反射，几乎每一刺激点，皆有强心作用，尤以四肢末梢部位之刺激点更强。如忽然昏倒，神志不清，四肢厥冷，脉搏细微或停止，一般认为系脑贫血与心脏衰弱之症状，每因刺激四末而即恢复，都认为针灸有强心作用。其实四末刺激，只可谓为有兴奋神经作用及间接强心作用，盖猝然失神之脑贫血，固为心脏功能之不强，亦由主持心运动与主持血管扩张神经等中枢之功能不强，因一时之某种刺激，致发生一时性之麻痹状态，今借剧痛之反射，神经迅速恢复原状而已，若竟谓为强心，似未尽合理。

然针灸亦自有其强心作用。在大病或久病之后，体力衰弱，心脏功能不健，脉搏缓小或细数，易有出汗、心悸、眩晕、气促等症状，以适当之刺激点，直接对心脏有关之主干神经以适当刺激，并同时与内分泌激素有同等效能之灸法配合，确能有强壮心脏功能之作用，其效用且有持续数周至数月之价值。此据针灸持续之应用如何，与其本体之素质如何而定。

第九节　针灸与制尿、通便、发汗

肾脏功能发生障碍，则尿量减少；肠之蠕动减少或有阻塞，则大便不通；皮肤汗腺紧缩，则不发汗。故肾、肠、汗腺等，为代谢产物之排泄组织，如因大脑皮质管理排泄中枢之功能失调，即发生障碍，排泄不畅，代谢产物蓄积，成为有毒物质，即能产生自身中毒证候，或助使体温增高。医疗界所以在药物中有利尿、通便、发汗等制剂，以为适当之治疗。

科学家根据人体生理现象，知一切组织各有其生理功能，由其主干神经发挥作用。并知内脏神经为大脑皮质管理下之内分泌所营养维持，如排泄组织发生障碍，即属其神经功能作用减低。古昔之针灸家，对于排泄障碍，按其所属，寻取有关之部位，予以适宜之针灸刺激，皆能得其利尿、通便、发汗之作用。即是以其刺激，反射于大脑皮质，由大脑皮质起调整作用，传达其组织之神经，发挥其功能之结果。从临床经验之实地观察，针灸之所以能调整排泄障碍，是在刺激其有关之神经传达大脑时，似有间接调整其部之血行，与内分泌同等之激素产生之故，故其发生效用之后，往往较药物效用为持久（如胃病之水肿、肠病之习惯性便秘）。唯其效用，仍属于本身之固有能力，盖大脑本自有其兴奋功能，今借针灸之激发作用恢复其本态而已；如其本身之精力，或因久病消耗殆尽，或因年老泉源将竭，则针灸之效用，不如药物之显著矣。

第五章　浮针疗法

第一节　浮针医学概论

一、浮针医学的提出

浮针在发明之初，仅仅是一种治疗病痛的手段，随着浮针的不断发展，浮针拥有了新的理论和改进，用以往的浮针疗法的概念已经不能满足阐述和表达的需求，所以符仲华博士在2016年10月提出了“浮针医学”这个概念。为什么要提出浮针医学这个概念，理由有三：

第一，已经有大量的新观念新术语出现，支持其成为一门独特的医学理论。

第二，浮针不仅用于治疗，也常用于诊断和鉴别诊断。

第三，浮针操作时配合再灌注活动已成为浮针疗法不可或缺的组成部分。

因此，浮针已经不是传统意义上的浮针疗法，用浮针疗法这个概念不足以囊括浮针的特征，所以提出了“浮针医学”这个概念。

二、浮针疗法的概念

浮针疗法是浮针医学中的重要组成部分。了解浮针医学必须先搞清浮针疗法的概念。概念是一门学科的基石，说到浮针疗法的概念，要从浮针的发明历程开始讲起。浮针疗法来自于符仲华博士对传统针灸学的长期思考和反思，这些思考和反思形成了浮针疗法发明的萌芽，主要来自于三个临床现象：

第一，对腕踝针疗法中针刺仅局限于腕踝关节附近的思考。因为现代解剖和组织胚胎学并不认为腕踝关节部位的皮下和其他部位的皮下组织结构有很大区别，所以由此引发思考：针刺其他部位的皮下组织是否也可以同样取得针刺腕踝部位的疗效？

第二，对传统针灸中“得气”的思考。在传统临床上我们发现，得气或不得气都有效，得气并非是取得疗效的必要条件。那么得气是针灸临床必不可少的取效环节，还是针灸治疗时的一个伴随现象？

第三，对内经刺法的反思。我们谈到针灸，总是离不开经络，其实在《黄帝内经》中有很多针刺方法都不提经络，但是临床上都能解决局限性病痛。所以提出思考：针刺取得疗效一定要遵循经络理论吗？

虽然浮针来源于传统针灸，但是无论是从理论上还是操作上都不同于传统针灸。浮针已经与现代生理学、病理生理学和组织胚胎学等紧密衔接。有很多西方专家把浮针归类于现代干针疗法，认为它是干针疗法的一种，并把它编入干针疗法的书籍 Dry Needling。但严格讲，浮针并不同于西方的干针疗法。干针疗法是在注射治疗的基础上发展起来的一种疗法，这种疗法用不含注射液的注射针或针灸针，重复扎入肌肉的肌筋膜激痛点（MTrP），诱发局部抽搐反应（LTR），从而降低MTrP的活性。

浮针不同于传统针灸和西方干针，与两者存在很大区别(表5-1)。而这些区别正是揭示浮针背后机理的重要环节，对这些区别的研究将为疼痛医学的研究开启一扇重要之门。

表5-1 传统针灸、西方干针、浮针疗法的比较

	传统针灸	西方干针	浮针疗法
针刺部位	穴位	肌筋膜激痛点	肌筋膜激痛点周围正常组织
作用层次	肌层	肌层	皮下疏松结缔组织
治疗中反应	得气	局部抽搐反应	力求无痛、无刺激
再灌注活动	时有简单的肢体活动	无法进行	充分进行

浮针疗法的概念随着浮针的不断发展、浮针理论观念的不断更新，也有了它新的内涵和界定。以往浮针疗法的概念是，运用一次性浮针针具，在局限性病痛周围或邻近四肢的皮下组织进行扫散手法的针刺活动。最新的浮针疗法概念为了更能方便不同临床医生的理解和使用，给出了两种概念。一种是适合中医界的概念：浮针疗法是在皮下使用针具，大面积扫散，以通筋活络，激发人体自愈能力，从而达到不药而愈的目的，主要用于治疗筋脉不舒、血滞不通所导致的颈肩腰腿疼痛和一些内科、妇科杂症。另一种是适合西医界的概念：浮针疗法是用一次性浮针等针具在引起病痛的患肌(在放松状态下，全部或部分依旧处于紧张状态的肌肉)周围或邻近四肢进行的皮下针刺法，是一种非药物治疗方法。浮针治疗时，常配合再灌注活动(RA，这种方法通过外力或者患者自己的活动使得相关的肌肉交替紧张和放松)。

三、浮针疗法的内涵

简单地说，对浮针疗法的理解，就是根据病情诊断患肌，对准患肌皮下进针扫散，在浮针扫散的过程中配合再灌注活动。那么什么是患肌？什么是皮下进针扫散？什么是再灌注活动？如果能够透彻理解了这三大理论概念，也就能透彻理解浮针了。

患肌(TM)：是浮针发明人符仲华博士在2014年12月提出的概念。其含义是：存在一个或多个肌筋膜激痛点(MTrP)的肌肉，也就是在运动中枢正常的情况下，肌肉放松时，目标肌肉的全部或一部分处于紧张状态，该肌肉就叫患肌。患肌是浮针治疗的目标。

皮下进针扫散：是将浮针对准患肌，在患肌周围皮下组织进针、运针后，将针体左右摆动的系列动作。扫散动作是浮针疗法的鲜明特色，体现在：第一，在患肌周围正常组织进针；第二，仅在皮下组织水平进针；第三，针体仅在皮下疏松结缔组织内左右摆动。很多专家以为浮针扫散是剥离软组织，其实这是个误解，因为第一，浮针操作的组织都是正常的组织，并不存在粘连；第二，浮针是针体，不像刀剑有刃，对筋膜很难有切割剥离作用；第三，实际上，浮针仅仅对皮下组织进行了牵拉。

再灌注活动(RA)：是从浮针操作过程中的辅助手法中延伸而来的，是浮针操作的重要组成部分，是浮针发明人符仲华博士在2010年冬天提出并应用于临床的。再灌注活动是根据血液再灌注的观念提出来的，泛指通过采用适量、有针对性的外力或者患者自己的力量，持续地、重复地舒张和收缩局部肌肉或者相关联的肌肉，从而使局部肌肉或者相关关节的血液充盈，使微循环得到改善，帮助身体缺血的组织恢复到正常状态的活动方法。

第二节　浮针疗法器具和操作方法介绍

一、针具和进针器

浮针的针具(简称浮针)是浮针疗法的主要工具。该针具在1997年12月12日同时申请实用新型和发明专利;1998年7月8日公开;1999年5月12日获实用新型专利,专利号ZL 97 2 46125.6;2002年8月7日获得发明专利,专利号ZL 97 1 14318.8;2015年申请新一代浮针(FSN5.0)的专利,申请号CN201520373588.5,公开号CN204:932248U。

(一)浮针的结构

浮针是复式结构,分为三部分:

1.针芯

由不锈钢针和硬塑料芯座组成。实心不锈钢针牢固地连接在硬塑料芯座上,针尖的坡度和芯座的点状突起面保持一致,以便于识别针的方向。芯座的点状突起有利于增加扫散时的摩擦力,具有防滑功能。芯座上有一个纵行凹槽和一个横行凹槽,平时软管固定在纵行凹槽内,扫散时软管固定在横行凹槽内,横行凹槽的外端有一个点状突起,具有防止扫散时软管滑脱的作用

2.软套管及管座

软套管材质为特制的医用塑料软管,柔软安全,适合治疗后留管。软套管包裹着针体,软管座固定在芯座上,扫散时软管座后退少许旋转固定于横行凹槽内,软管座和芯座融为一体,有利于扫散操作。软管基本包裹针尖,避免扫散时损伤到周围的组织。

3.保护套管

主要作用是保护针芯和软套管,避免碰撞磨损,使针芯和软套管处于相对独立的无菌空间。

浮针针具自发明以来,一直只运用一种型号,即中号。理由如下:

(1)能引起病痛的患肌多数在腕踝关节以上,四肢末端的病痛多为第二现场,治疗时并不需要在四肢末端进针。对于远端的小肌肉可以通过远程轰炸的原理解决问题。所以没有必要生产小号浮针。

(2)再灌注活动的使用可以解决体积相对比较大的患肌,所以为了减少创伤,更加安全的需要,并没有生产大号的浮针。

(二)进针器

浮针疗法在2011年3月浮针进针器发明前,一直使用徒手进针。徒手进针操作方法在临床使用中逐渐暴露出缺点,主要是徒手进针会造成刺痛的概率比较高,增加了患者的畏惧心理,影响了浮针的使用和推广。基于这个原因,浮针发明人发明制造了浮针进针器,大大提高了临床治疗的舒适度和安全性。

进针器结构由4部分组成:底座、控制按钮、进针器传动杆、固定槽。

二、浮针具体操作

当明确诊断后,排除禁忌证,确定是浮针治疗的主治范围,就可以运用浮针进行治疗。

首先要运用浮针医学思路找到相关患肌，确定进针点。进针点选择的原则是在患肌周围，针尖对向患肌，方向不能与患肌相反。进针点选择要避开瘢痕，离开关节，尽量选择平坦易操作的部位。

治疗前要对针具进行检查，包装是否破损，针尖是否不锐利，软管是否有毛刺，用之前要先松动一下软管和针芯针柄的结合，确保针座和软管座可以自由分离。前期准备完毕就可以正式治疗了，具体操作如下：

（一）消毒

消毒包括三方面：患者被施针处皮肤、操作工具和医生操作的手。

1.患者被施针处皮肤的消毒

一般用75%的酒精或碘伏，酒精过敏者要注意避开过敏源。

消毒方式有两种："一"字消毒法和蚊香消毒法。

2.操作工具的消毒

浮针针具是一次性使用，不用担心消毒的问题。第一代浮针专用进针器偶尔有碰到血液或体液的概率，就需要浸泡新洁尔灭消毒，或等离子消毒；第二代进针器是分体式，一人一头，换人换头，消毒更方便。

3.操作手的消毒

每个患者治疗结束后洗手，亦可以用免洗酒精消毒液。这不仅是对无菌操作的重视，也是对患者的尊重。

（二）治疗

浮针操作过程，包括进针、运针、扫散、出针、留管。

1.进针

浮针刺入皮下的过程。操作时进针器和进针处皮肤成10°～15°，进针器前端贴紧皮肤向前稍推起，操作者左手要放于上方以防浮针弹起；针尖进入皮下后，左手提起并固定浮针，右手持进针器后退撤出，左手放下浮针。如果浮针和皮肤成一定角度，有可能针尖深入肌层，嘱患者收缩目标肌肉，浮针会随着收缩增大和皮肤的角度，并出现胀痛或刺痛，建议后退少许，直至浮针自由倾倒卧于皮肤内，肌肉收缩不会引起浮针活动和出现疼痛，说明浮针正好处于皮下疏松结缔组织内，完成进针。

2.运针

浮针从进针到扫散操作的一段过程。完成浮针进针后，针体在皮下顺势推进，这个操作要使浮针稍上提推进，以免进针过程误入肌层。在操作过程中要尽可能避开血管，如果遇到刺痛，有可能是碰到血管壁，调整角度即可。运针过程也有可能会碰到小的皮神经，一般无碍，不要担心。

进针的长度一般为软管完全进入皮下，然后扫散。某些情况部分针在皮下也可以，如怎么调整都会出现疼痛不适，可以后退至无痛状态扫散。

运针的要点：平稳、匀速、上提、滑进。

3.扫散和再灌注活动

扫散是浮针操作的核心内容，运针结束针柄后退旋内，软管座的点状突起固定在针座的卡槽内，这时软管就完全把针芯包裹成棍状，就可以开始扫散操作。操作时右手食指中指夹持着针柄，拇指为支点固定在皮肤上，食指无名指自然放在软管座和针座上，均匀有节奏地做跷跷板样的扇形扫散。扫散要点:幅度大、有支点、要平稳、有节奏。

在扫散的过程中配合再灌注活动。操作者在针对患肌进行扫散的同时,根据所处理患肌的肌肉功能配合相应的再灌注活动。再灌注活动的操作要求:幅度大、速度慢、次数少、间隔时间长、变化多。

4.出针

经过扫散,患肌消除,症状消失,就可以出针结束治疗。出针要外旋针座,使软管座和针座分离,拔出针芯。

5.留管

治疗结束后,要把软管留在皮下一段时间,以达到疗效更持久的目的。留管时间一般为 4~6 小时,北方可以适当延长时间。

三、注意事项

在浮针操作过程中,有一些注意事项也是比较重要的,可能直接影响疗效或者医患关系。

(一)治疗时的体位

一般情况下,合适的体位有利于触摸患肌和进行治疗。如颈背部疼痛、腰背疼痛可用俯卧位治疗;颈前、胸部、腹部和下肢前面的治疗可以仰卧位进行;上肢、肩部和头颈部浮针治疗可以选择坐位进行治疗;侧腹部、臀部和股外侧的浮针治疗可以选择患侧在上的侧身卧位。

还有一些特殊体位要注意,如果第一次上半场或者情绪紧张者来诊,建议卧位治疗,以避免出现晕针现象;下半场可以选择合适顺手的体位治疗。关于晕针现象,建议不要空腹治疗,治疗时尽可能通过轻松的气氛打消紧张情绪,我们见过的晕针大部分在上半场,下半场几乎没有。

患者如果坐位时疼痛,可以坐位时治疗;如果仰卧时症状明显,就可以仰卧时治疗,或者通过各种姿势去检验疗效。如果走路时症状明显,可以边走路边扫散,这时候就会显示出扫散时支点的重要性了。这种哪个姿势不舒服就在哪个姿势下治疗,我们戏称为“引蛇出洞,浮击七寸”,这时候主要矛盾就会暴露,浮针治疗就会更有针对性。

(二)触摸患肌的注意事项

(1)根据主诉,结合关节活动度评估,有针对性地触摸。

(2)触摸时目标肌肉要保持放松的状态,如触摸腹部肌肉,下肢要屈曲。

(3)遇到可疑患肌时,要变换姿势和体位,如果始终有紧张感存在,就高度怀疑患肌了。

(4)高度怀疑的肌肉紧张部分,会不会是肌腱呢?触摸功夫不很老到的浮针人可以用浮针鉴别,治疗后变软了就是患肌,如果依然紧张那就可能是肌。

(5)只有治疗的患肌消除了才能治疗下一组患肌,切忌打一枪换一个地方。

(三)治疗后的注意事项

浮针治疗结束前要留管和交代医嘱,留管的目的是通过软管在皮下的微扫散维持治疗效果,让疗效更持久。交代医嘱主要是避免长时间保持一个姿势,消除机械性持续因子的干扰,尽可能地减少病情反复。

1.留管事宜

(1)留管位置:一般要在平坦不宜活动的地方,尽可能避免在关节处,以免影响大幅度活动。

（2）留管时间：一般交代留管4～6小时，或晚上洗澡、睡觉前拔出。如果出汗过多，天气炎热，胶布过敏等现象可以适当减少留管时间，如果北方天气凉爽则可以适当延长留管时间。当然，如果患者晚上症状明显，并且不畏惧留管，那留管一夜也是不错的选择。

（3）留管注意：局部不要浸水或大汗淋漓，以免针孔感染，特别是免疫功能下降或糖尿病患者，尤为注意；不要剧烈地运动，以免软管自行滑落，影响疗效；软管触及皮下血管，会出现刺痛现象，可能伴有软管内出血，这种情况、可随时拔出软管，按压数分钟即可；如果服用抗凝药如肠溶阿司匹林片或华法林，则会更容易出血甚至不易止血，这时要适当增加按压止血的时间。

2.医嘱事宜

主要是要交代避免哪些不良生活习惯，如避免长时间保持一个姿势。建议大家把病情反复的影响因素和慢性疼痛康复的规律图贴到就诊桌前，一目了然，沟通便捷。

有很多患者治疗时会问：治疗几次会好啊？快速康复这是医患双方共同努力的结果，治疗次数的多少取决于患肌的消除情况。按照经验来说，首诊疗效好，预后常常会不错；首诊疗效不理想，预后也会较差。

治疗结束后要提前沟通好下次就诊的时间，如果病情较重，就可以连续治疗；如果已经控制好转中的慢性病痛，就可以适当延长间隔时间，给机体一个修复的过程。如股骨头坏死、强直性脊柱炎病情稳定好转时，就可以逐渐延长间隔时间，虽然浮针的效率要高很多，面对一些疑难杂病，医患双方都要有长期抗战的心理准备。

浮针的疗程和传统针灸有所不同，传统针灸一个疗程动辄10天或半月，浮针一般以3次为一个疗程，大部分病痛经过3次治疗就会有变化，甚至病情不太重的就会好转很多。如果经过一个疗程治疗，仍然没有效果，就要考虑是否适应证对路或者还有其他影响因素。

第三节　浮针的临床诊疗思路

浮针医学来源于传统中医学，发展于现代基础医学，是守正融新的典范。守正是坚守那些临床上反复证实了的中医学观点、方法和理论；融新是指从这些观点理论出发，不断融合现代基础医学新观念、新发现，从而形成新的中医方法、观念和理论。

从中医角度出发，尤其是从它的整体观念出发，浮针临床诊疗思路可以归纳为一个辨病、辨肌和辨势的连贯过程，这是浮针思维的重要体现。临床上面对疾病时，要逐步深入，分清矛盾主次，这样才能直奔主题又不遗漏“敌人”。

一、辨病

辨病就是辨敌（如果把疾病当作敌人的话），孙子曰：“知己知彼，百战不殆。”在治疗疾病的过程中无疑也要遵循这套法则。

首先是“知己”。就像一把枪有其射程一样，浮针虽效宏但非万能，是有其明确的适应证的。而所有的适应证都有一个共同的前提——临床症状都是相关患肌引起的。浮针不擅长治疗真正的神经病变的问题，如运动神经元疾病、帕金森综合征等，当然临床会有不少伪神经痛，如坐骨神经痛其实是肌肉的问题；浮针不擅长治疗内分泌疾病，如糖尿病、甲亢等；浮针禁忌治疗具有明显外科指征的病症，如宫外孕、胃肠穿孔等。

其次是“知彼”。就是通过问诊、体格检查、辅助检查，判定敌方的性质，如疼痛患者来诊，要问疼痛性质，比如酸痛胀痛多是肌肉的问题，而火烧样、刀割样多为神经痛；如果急性的剧烈的胸痛、背痛和腹痛，一定要谨慎对待，要借助辅助检查排除一些心梗、主动脉夹层等心血管等凶险的内科疾病，不要贸然下针。我们还要问病情加重或减轻的原因，很多人描述阴天下雨加重，劳累后加重，休息减轻，保暖理疗减轻，这些大多是浮针的适应证。当然我们也不要忘记患者的职业和喜好，排除机械性的持续因子存在；病情反复也要注意是否存在血环境不良，比如血糖偏高、甲状腺功能低下、贫血等，要对疾病和预后有一个大体的评估。

再次，对于特殊病种的评估。如面瘫，如肩周炎，要知晓疾病的发展规律。如果在急性期或上升期，可能病情还会进展，要提前告知，不要让患者误会是治疗导致症状加重的。如遇到顽固性呃逆，也要格外小心，要注意排除消化道出血和消化道恶性肿瘤；如果腹腔术后顽固性呃逆，也要注意膈下脓肿的可能性。遇到关节腔积液的患者，不管是肩部、肘部、膝关节还是髓关节，治疗时都要提前告知，医患双方都要降低期望值。

最后，要提出的就是如果疾病模糊难明时，可以运用浮针诊断性治疗，这是浮针临床的一大特色，也是浮针疗法成为浮针医学的重要原因之一。因浮针治疗反馈速度极快，如果有效就会即刻反馈给医生，所以浮针医学把“即时疗效”作为浮针适应证的金标准。一般情况下，即时疗效越好的，远期疗效也越好；即时疗效差的，预后也不甚理想（前提是相关患肌处理彻底）。因浮针的作用层次单一，如果即时疗效好的就可以诊断是肌肉的问题，如果不好，则要怀疑非肌肉病变。临床上明确诊断比盲目治疗要有意义，浮针治疗 1～3 次没有一点即时疗效，建议放弃浮针治疗，转至他科或他院，以明确诊断。即时疗效良好，就开始流程下一步：辨肌。

二、辨肌

当明确是浮针的适应证，就要寻找浮针的唯一敌人——患肌。找到相关患肌，将其消灭，是浮针治疗的核心内容。

（一）如何寻找患肌

（1）围绕主诉，结合诱发、加重动作，评估关节活动度。缩小嫌疑肌范围后有针对性地触摸患肌。

（2）触摸方法：如右手为扫散手，左手中间三指（食指、中指、无名指）并拢，掌指关节稍屈曲，用指腹触摸，偶尔会运用大拇指。

（3）触摸力度：指甲前缘出现挤压性白痕。

（4）触摸患肌要明确肌肉的起至附着处，有方向性和顺序性触摸，以免遗漏患肌。

（5）患肌手下感觉：紧僵硬滑。

（6）要明确患肌的轮廓和方向，有利于确定患肌功能，设计合理的再灌注活动；还有利于评估疗效。

（7）正在治疗的患肌消除后，才能进行下一组患肌的治疗。

(二)如何选择相关患肌进针

选择进针点要遵循浮针治疗五部曲原则(远程轰炸—局部相关肌肉—拮抗肌—肌筋膜链—抽血化验)。当患肌较多时,如颈部、肩部、上臂、前臂有明显患肌,可以首先选择远程轰炸,在前臂选择合适的进针点,运用灵活的再灌注活动,全方位消除患肌。就像打仗一样,通过飞机和导弹的远程轰炸把大部分重要的战略设施和据点解决掉,如意志比较薄弱的敌人,就缴械投降了;如果敌人实力和意志都比较强大,或持续的轰炸会导致人道主义灾难,这时就需要上以装甲部队和狙击手为主的地面部队,从某种意义上来说,地面部队是控制局势的核心力量。浮针也是如此,局部治疗的主动肌、协同肌是浮针治疗的核心,我们要根据患者的主诉和关节活动度评估结合肌肉的功能解剖,去触摸、寻找、选择相关的患肌。

远程轰炸和局部处理彻底后,症状还没有改善或者还有残余不适,就要考虑拮抗肌了。打个比方,主动肌是执政党,拮抗肌是在野党,我们不要把拮抗肌当作主动肌的死对头,其实拮抗肌更多的功能是约束主动肌的专断,让动作来得更精准,更完美。更何况不少主动肌和拮抗肌浑然一体,如竖脊肌、腰方肌参与脊柱伸展,腹直肌、腹斜肌参与脊柱屈曲,它们通过胸腰筋膜有机结合一体。远程轰炸、局部主动肌协同肌、拮抗肌处理彻底,症状还没有改善或者还有残余不适,那还要找远房亲戚,可以理解为远方的协同肌或拮抗肌,如膝关节疼痛,甚至可以向上逐步找到臀部、腰腹部。

(三)治疗结束以何为度

曾经有人问:浮针扫散多少次为宜?答:患肌消除为度。我们扫散不要看表几分钟,或者口中数数几百下。标准的操作是(以右手为扫散手为例),右手浮针扫散,左手患肌评估,一边扫散,一边评估。注意左手不要闲着,要么做再灌注活动,要么患肌评估。患肌消除,症状改善,治疗结束;患肌消除症状依旧或尚遗留不适,那就按照找患肌的程序,继续治疗下一组患肌。

三、辨势

浮针临床疗效大部分立竿见影,但是疾病康复不是像开关一样,一下子就关住了,有的还需要过程。一般情况下浮针首诊有效,说明大方向没有明显偏差,剩下的就是修复时间了。大部分浮针治疗会有反复现象,我们如何看待呢?

(1)首诊即时效果良好,第二天反复,总体比治疗前好转。这是疾病康复的正常规律,少安毋躁。

(2)首诊即时效果良好,半天后反复,最大的可能性是医嘱执行不到位,长时间保持一个姿势。

(3)首诊即时效果良好,很快反复,或者下半场明显反复,要注意责任患肌处理不彻底或者没有处理,即时疗效有可能是浮针的手电筒效应或者再灌注活动时影响到了。当然也不能忘记感冒发烧、血环境不良等影响因素。

(4)没有即时疗效,有可能不是浮针的适应证,也有可能血环境不良明显。

总之医生要对疾病有整体的评估,治疗时要以谨慎敬畏的心态去面对疾病,不要好高骛远,盲目地向患者承诺疗效。只有这样,我们才能使用好浮针,发展浮针。

第四节　浮针治疗骨科疾病

一、颈椎病

(一)分理论阐述

1.概念

现代医学对颈椎病定义的论述已基本统一,即颈椎病是指颈椎间盘退行性变,及其继发性椎间关节退行性变所致脊髓、神经根、椎动脉、交感神经等邻近组织受累而引起的相应临床症状和体征。

2.临床表现

目前,学者们对颈椎病的分型一直存在争论,临床上常见的分型如下:

(1)颈型颈椎病:颈部疼痛,活动受限;颈部肌肉僵硬,有压痛点。

(2)神经根型颈椎病:颈肩部疼痛,伴一侧上肢的放射性疼痛麻木。

(3)椎动脉型颈椎病:位置性眩晕,因颈椎活动至某一位置而诱发或加重。

(4)交感神经型颈椎病:以交感神经兴奋的症状为主,主要有头痛、视物模糊、视力减退、耳鸣、心前区痛、心律不齐等症状。

(5)脊髓型颈椎病:以慢性进行性四肢瘫痪为特征,有下肢麻木无力、步态不稳有踩棉花感,手部无力、持物不稳,甚至四肢瘫痪等表现。

3.常规认知

现代医学认为,颈椎间盘退行性改变是导致颈椎病发生发展的最基本的原因。

(1)颈椎的退行性变:认为颈椎间盘、椎体、椎间小关节等的退行性改变,是颈椎病发生的主要原因。颈椎间盘退变,进而形成突出物,如向椎体侧方突出,则刺激压迫椎动脉,造成供血不足,产生椎动脉型颈椎病;如向后外侧突出,则使椎间孔变窄,造成颈神经根和交感神经的挤压,发生神经根型或交感神经型颈椎病;如向椎体后方突出,则压迫脊髓,造成脊髓型颈椎病。

(2)颈部损伤:分为急性损伤和慢性劳损两种,以慢性劳损引起颈椎病者多见。主要认为是由于长时间低头工作、平时姿势不良、枕头和睡姿不当等造成颈部劳损,使颈椎生理曲度改变,颈椎间盘退变过程加速,促进小关节的增生,从而造成压迫症状而发病。

(二)浮针医学阐述

1.浮针认知

我们在临床上发现,这些不同类型的颈椎病仅仅是因为患肌的不同或者是不同的患肌影响了不同的周边器官而引发的一系列临床症状。我们观察,肌肉在其发病过程中未得到足够重视,睡姿不良、长时间低头等行为,使颈椎长时间处于屈曲状态,颈后肌肉及韧带组织长时间负荷,引起劳损,导致颈部肌肉酸痛,最终导致解剖结构发生变化,从而对邻近结构如神经、血管产生不良刺激,引发一系列症状。为了表达简便起见,我们把骨质增生、颈椎间盘突出、颈椎曲度改变、前后纵韧带钙化的变化称为骨性变化。我们认为骨性变化不是造成疼痛、头昏等诸多症状的原因。患肌(在放松状态下,全部或部分依旧处于紧张状态的肌肉)是原因,疼痛和骨性变化是由于患肌造成的结果,疼痛和骨性(良性)变化这两者之间没有因果关系。患肌出现后,迅速出现疼痛等症状,患肌长时间附着的骨骼承受应力刺激，产生骨性变化。

2.常见患肌

常见患肌有斜方肌、肩胛提肌：夹肌（头夹肌、颈夹肌）、胸锁乳突肌、斜角肌、三角肌、肱桡肌等。

（1）胸锁乳突肌

位置：颈部前外侧。

起止点：上方：附着于上项线外1/2，颞骨乳突；下方：胸骨头：胸骨柄上方；锁骨头：锁骨上缘内1/3。

功能：单侧收缩：同侧侧头；下颌转向对侧。双侧收缩：下颌抵近胸骨（低头）。

（2）斜方肌、斜角肌

1）斜方肌

位置：位于项部和背部皮下6部分：上、中、下三部分。内侧：枕外隆凸、上项，线、项韧带、全部胸椎棘突。外侧：锁骨的外侧端，肩峰和肩胛冈。

功能：耸肩；单侧收缩：侧头；双侧收缩：仰头。

2）斜角肌

位置：分为前、中、后斜角肌，前斜角肌被胸锁乳突肌覆盖，后斜角肌被斜方肌覆盖，锁骨上窝触摸到的斜角肌多为中斜角肌。起止点：上方附着几乎所有颈椎横突，下方附着在第一、二肋骨。

功能：单侧收缩：同侧侧头，下颌转向同侧肩膀；双侧收缩：下颌靠近胸骨（低头）。

（3）夹肌（头夹肌、颈夹肌）

位置：斜方肌的和菱形肌的深层，分为头夹肌和颈夹肌两部分。

起止点：头夹肌：上方为乳突、上项线外1/3，下方为第3颈椎棘突至第3胸椎棘突。颈夹肌：上方为第1～3颈椎横突的后结节，下方为胸3～6棘突。

功能：单侧收缩：侧头，下颌转向同侧肩头；双侧收缩：下颌远离胸骨（仰头）。

（4）肩胛提肌

位置：肩胛提肌上方附着于上四位颈椎横突，下方附着于肩胛内上角的内源侧。

功能：单侧收缩可使耳朵靠近同侧肩膀，下巴转向同侧肩头；双侧收缩可以仰头。

3.再灌注活动

如图5-1，图5-2，图5-3，图5-4。

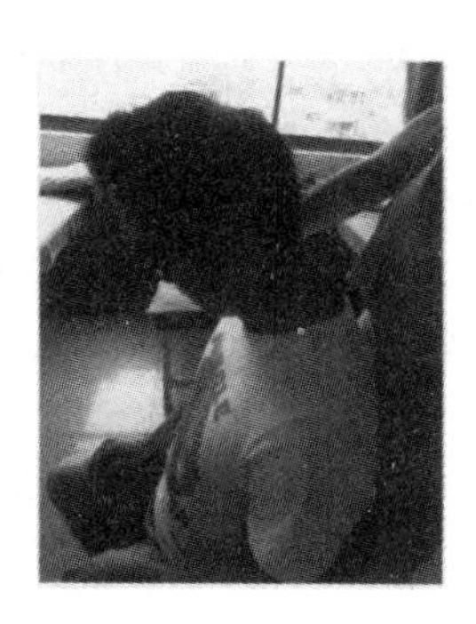

图5-1　坐位低头抗阻（胸锁乳突肌）

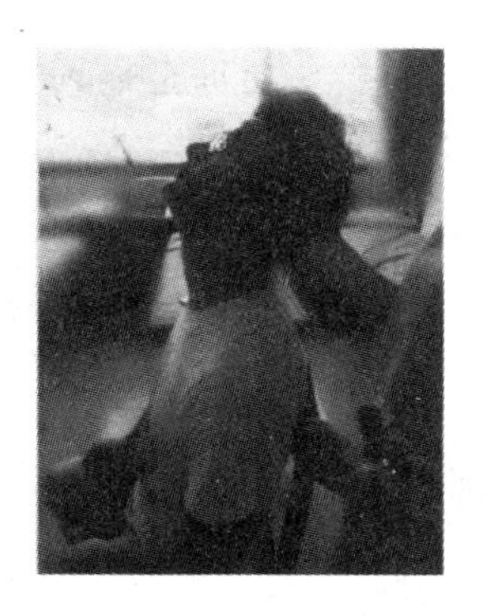

图5-2　坐位仰头抗阻（头颈夹肌、斜方肌、肩胛提肌）

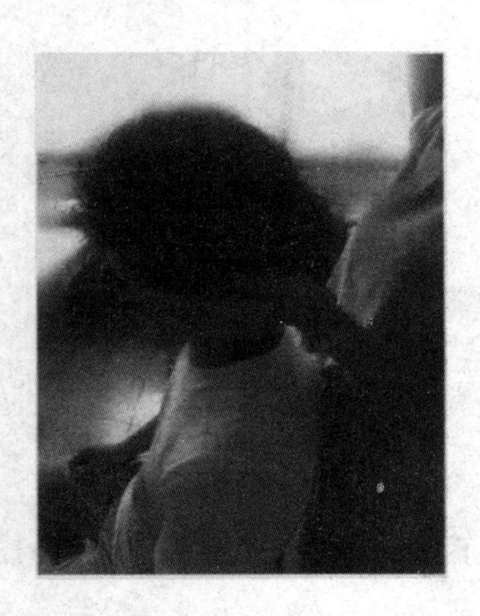

图 5-3　同侧侧头抗阻(胸锁乳突肌、斜方肌、斜角肌、头颈夹肌)

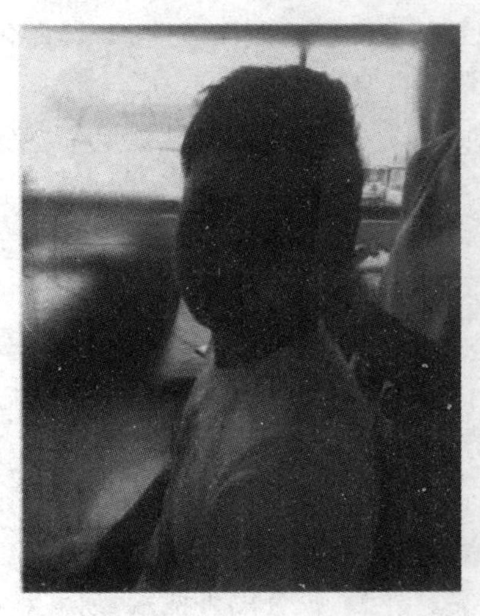

图 5-4　同侧转头抗阻(斜角肌、头颈夹肌、肩胛提肌)

4.注意事项

(1)注意休息,避免长时间保持固定姿势,如:低头伏案工作、低头玩手机、卧床看电视、长时间散步等。

(2)加强颈项部肌肉的锻炼。

(3)注意颈肩部保暖,避免受凉。

(4)避免过度锻炼,防止头颈部的外伤。

(5)保持良好的睡眠卧姿,使用枕垫高度、质地软硬要合适。

(6)做颈椎保健操。

准备姿势:站立位,两脚分开与肩同宽,双臂自然下垂,全身放松,双眼平视,均匀呼吸。

1)左右旋转:头部先向左侧旋转到最大幅度,停留片刻后返回中位;然后再向右侧旋转到最大幅度,重复 5 次。

2)左右侧屈:头部缓缓向左肩屈曲,使左耳贴于左肩,停留片刻后返回中位;然后再换右侧,重复 5 次。

3)前俯后仰:先抬头后仰至最大幅度,双眼望天,停留片刻后返回中位;然后缓慢向前胸低头,下颌紧贴胸壁,双眼看地,重复 5 次。

4)双手托天:双手上举过头,掌心向上,仰视手背 5 秒钟后返回中位,重复 5 次。

5)旋肩舒颈:双手置两侧肩部,掌心向下,两臂先由后向前旋转 20～30 次,再由前向后旋 20～30 次。

二、弹响指

(一)理论阐述

1.概念

弹响指又叫扳机指、手指屈指肌腱腱鞘炎。它是由于手指在弯曲及伸直的交替动作中,肌腱在手掌和手指相连的关节处受到束缚，产生弹响声的疾病。常见部位依次为拇指、食指、中指、环指的屈指肌腱鞘。

2.临床表现

(1)手掌部疼痛，晨起或活动时加重。患指伸屈活动障碍。

(2)手掌面患指掌骨头处可摸到一结节状物，手指屈伸时可感到结节状物滑动，压痛明显。

(3)如已有狭窄，手指屈伸时有发生扳机样动作或弹响。严重者手指交锁于屈曲位不能伸直或伸直位不能屈曲。

3.常规认知

人的手指肌肉主要有两种：屈肌和伸肌。这些肌肉都通过肌腱附着在骨骼上，其方向与骨骼的长轴相一致。腱鞘是与肌腱长轴相垂直的环形韧带，套在肌腱的外面，对肌腱起固定作用。当手指弯曲或伸直时，肌腱就会在腱鞘内穿梭，并与腱鞘相摩擦。时间久了，腱鞘韧带就会发生水肿、增生和粘连，形成慢性炎症，造成腱鞘肥厚，管腔变窄。此时肌腱在管内滑动时就会很困难，有时还可以被卡住而不能伸直或屈曲，需要借助外力才能正常活动。每当手指屈伸时，肌腱勉强滑过环形狭窄的腱鞘环，就会产生扳枪机样的“咯嗒”声。

(二)浮针医学阐述

1.浮针认知

弹响指是肌肉病变引起的疾病，是典型的过劳使用肌肉而引起的，是由于负责手指屈伸的肌肉重复用力而引起的，局部肌肉紧张、劳损，形成患肌，导致手指屈指肌腱附着处的轻微撕裂，产生疼痛。浮针治疗效果很好，无论是近期还是远期效果都较为可靠。

2.常见患肌

主要在前臂肌群，以支配手指的屈肌、伸肌为主，包括拇长屈肌、指浅屈肌、指深屈肌、拇长伸肌、拇长屈肌、拇短伸肌等。

3.再灌注活动

图 5－5，图 5－6。

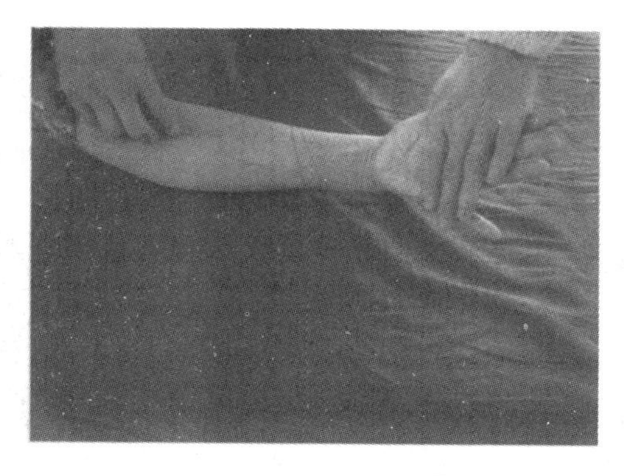

图 5－5　手指屈曲抗阻

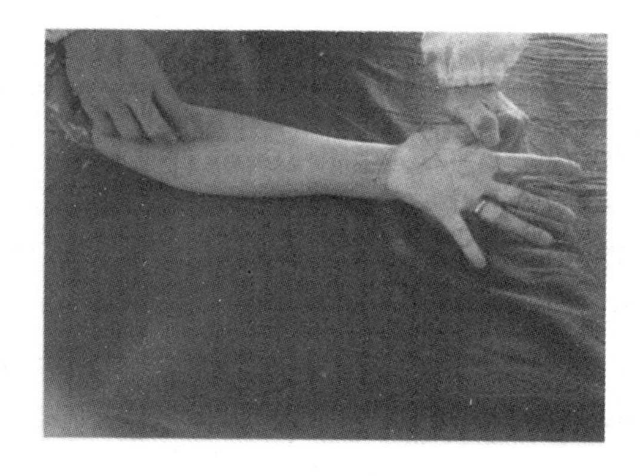

图 5－6　拇指屈曲阻抗

4.注意事项

预防本病的关键在于避免手指活动过度和掌部受伤。在平时的生活和工作中，注意劳逸结合，尽量避免手指长时间的活动。

三、桡骨茎突狭窄性腱鞘炎

(一)理论阐述

1.概念

桡骨茎突狭窄性腱鞘炎是由于拇指关节或腕关节频繁活动,使腕背第一伸肌间隔内的拇短伸肌和拇长展肌腱在桡骨茎突部腱鞘内反复摩擦,导致该处肌腱与腱鞘接触局部出现渗出、水肿和纤维化,鞘管壁变厚,肌腱增粗,肌腱在腱鞘内的滑动受阻而引起的临床症状。

2.临床表现

临床表现主要为桡骨茎突部局限性疼痛,常伴局部软组织肿胀和小的硬结突起,局部有压痛,腕和拇指活动时疼痛加重,可向手部及前臂放射,拇指活动无力。

该病好发于家庭妇女和手工操作者(如纺织工、木工和记录员),此类患者多长期使拇长展肌处于紧张状态。发病者女性多于男性(约 6∶1),哺乳期及更年期妇女更易患本病。

握拳尺偏试验阳性:患者握拳(拇指握于掌心),使腕部尺偏,若桡骨茎突出现疼痛为阳性,提示桡骨茎突狭窄性腱鞘炎。

3.常规认知

桡骨茎突狭窄性腱鞘炎可由以下几种情况导致:拇短伸肌和拇长展肌在腱鞘内长期反复活动产生的慢性损伤;暴力作用于腱鞘引起的腱鞘局部损伤;结核、类风湿性或风湿病,先天性肌腱异常等因素导致的腱鞘病变。

拇短伸肌和拇长展肌越过桡骨茎突的骨沟时,上方的腕背侧韧带形成一个骨纤维性管道,两条肌腱被包裹在同一纤维腱鞘内,以将肌腱约束在桡骨茎突上。

早期肌腱和腱鞘反复摩擦出现局部水肿渗出,日久则局部出现结缔组织增生、肥厚,肉芽组织形成,透明性变和粘连等病理变化。腱鞘局部的增生使骨性纤维隧道狭窄,进一步压迫水肿和增生的肌腱,限制肌腱的滑动。

(二)浮针医学阐述

1.浮针认知

桡骨茎突狭窄性腱鞘炎属于肌肉病痛,传统观点认为是由于拇长展肌腱及拇短伸肌腱与腱鞘反复摩擦,肌腱增生肥大,纤维鞘管内壁增厚,肌腱在腱鞘内滑动受阻,长期磨损中产生了该病。浮针并不直接处理已经增生变厚的肌腱腱鞘部分,但通过灭活拇长展肌、拇短伸肌、肱桡肌等第一现场的患肌后,肌腱腱鞘区域的疼痛常能立即见到明显的改善,而我们处理的通常仅仅是患肌肌腹,这说明疼痛的腱鞘区域只是第二现场,患肌的肌腹才是真正产生问题的来源。

该病往往坚持治疗一段时间才能得到好的效果,每次治疗后疼痛大幅减轻,患肌触摸改善或消失后就可以收功。部分患者在腱鞘区域合并有水肿,要给予其足够时间吸收才能继续改善,此类患者无须一味追求治到疼痛当场全部消失,可延长治疗间隙缓缓图之。治疗期间要给予患肌充分休息,避免患肌加重或再次形成,才能取得满意的远期效果。

2.常见患肌

常见患肌有肱桡肌、拇短伸肌、拇长展肌等。

(1)拇短伸肌:起点起于桡骨后面远端 1/3 骨间膜,止点止于第一指近节指骨底背侧。

功能：在腕掌关节和掌指关节处伸展拇指，在腕掌关节处外展拇指；轻微桡偏（外展）腕部。

（2）拇长展肌：起点起于尺骨和桡骨后面中间1/3骨间膜，止点止于第一掌骨底背侧。

功能：外展第一腕掌关节，伸展第一腕掌关节，桡偏（外展）腕部，轻微屈腕。

3.再灌注活动

根据患肌的不同功能和其特有的功能活动，在腕关节桡屈，拇指关节外展、背伸、屈曲等功能活动中选择相应的灌注方式，改善腱鞘局部的血液循环，促进水肿渗出的吸收（图5－7，图5－8）。

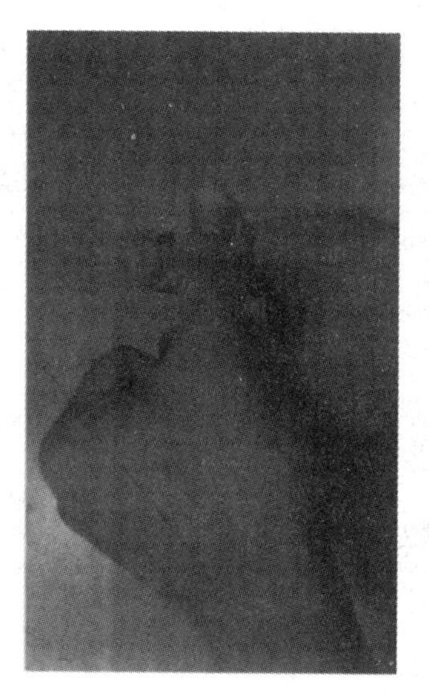

图5－7　拇短伸肌再灌注活动在掌指关节处背伸拇指（上方拇指为医者拇指，令患者做抗阻力背伸动作）

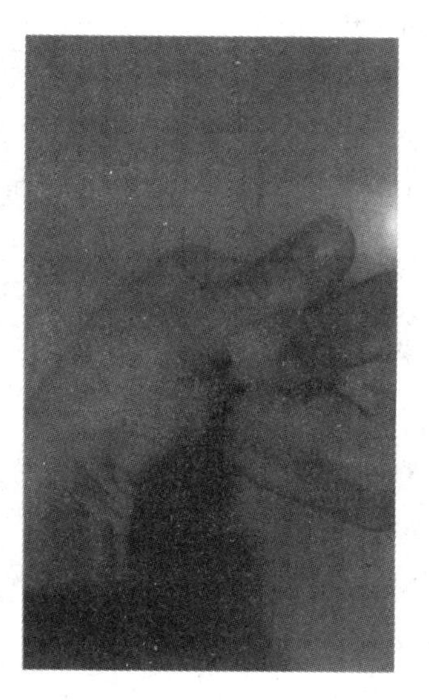

图5－8　拇长展肌：向桡侧外展拇指（上方拇指为医者拇指，令患者做抗阻力外展动作）

4.注意事项

治疗中的桡骨茎突狭窄性腱鞘炎患者和临床治愈者，都要告知患者一段时间内避免频繁使用拇指和腕关节，如母亲抱新生儿哺乳、长辈抱孩子戏耍、洗衣服等动作。如有必要亦可短期或长期佩戴支具控制关节活动。

四、肱骨外上髁炎

（一）理论阐述

1.概念

肱骨外上髁炎，也称为网球肘，是指手肘外侧发生软组织疼痛或者酸胀。网球肘是因最先发现网球运动员经常发生肘关节外侧疼痛而得名，但几乎所有的劳动者都有可能罹患该病。疼痛的产生主要是由于前臂伸肌重复用力引起的前臂肌腱附着处的微小撕裂。患者会在用力抓握或提举物体时感到患部疼痛。

2.临床表现

本病多数发病缓慢,症状初期,患者只感到肘关节外侧酸痛,自觉肘关节外上方活动痛,疼痛有时可向上或向下放射,感觉酸胀不适,不愿活动。手不能用力握物,提壶、拧毛巾、打毛衣、抱小孩等动作可使疼痛加重。一般在肱骨外上髁处有局限性压痛点,有时压痛可向下放射。局部无红肿,肘关节屈伸不受影响,但前臂旋转活动时可有疼痛感。严重者伸指、伸腕或执筷动作时即可引起疼痛。少数患者在阴雨天时自觉疼痛加重。

3.常规认知

现代医学认为可能存在如下原因:肘关节处于半屈位时,前臂做过度的旋前或旋后;腕部伸屈运动过多过重,伸腕肌或屈腕肌的起点处受到过度牵拉;局部直接的外伤性炎症;退化性改变或纤维钙化。鉴于上述原因,最终导致:伸(屈)肌腱附着点骨膜下出血,进而血肿,血肿逐渐机化,导致骨膜炎性反应;伸(屈)肌腱附着点部分纤维的撕裂;外伤性炎症后,造成损伤的纤维疤痕化;局部粘连和无菌性的炎症。

(二)浮针医学阐述

1.浮针认知

网球肘是肌肉病变引起的疾病,是典型的过度使用肌肉而引起的,是由于负责手腕及手指背向伸展的肌肉重复用力而引起的。手腕伸展肌,特别是桡侧腕短伸肌,在进行手腕伸直及向桡侧用力时,张力较大,最终导致前臂肌腱附着处轻微撕裂,产生疼痛。但要是颈椎病引发的肘痛,如果不处理颈肩部肌肉,效果将大大下降。

浮针治疗效果很好,无论是近期还是远期效果都较为肯定。

2.常见患肌

肱桡肌、肱三头肌、腕伸肌群等。

(1)肱桡肌

位置:前臂外侧皮下。起止点:上方附着在肱骨外上髁上方,下方附着在桡骨茎突外侧。

功能:中立位时屈肘,使外旋和内旋的前臂恢复到中立位。

(2)肱三头肌

起止点:上方三个头:长头附着在肩胛骨的盂下结节,外侧头附着在肱骨桡神经沟外上,内侧头位于桡神经沟内下方。下方附着在尺骨鹰嘴。

功能:伸肘;长头附着在肩胛骨的盂下结节,还可使肩关节外展、后伸。

3.再灌注活动

图5-9,图5-10。

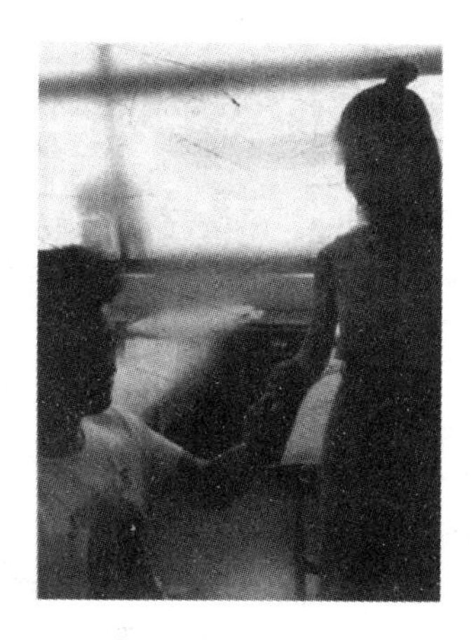

图 5－9　中立位屈肘抗阻(肱桡肌)

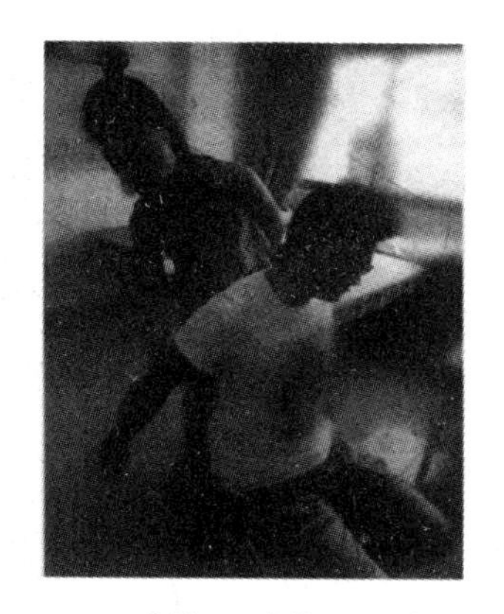

图 5－10　后伸上臂抗阻(肱三头肌)

4.注意事项

(1)从事腕力劳动较多的患者,可根据情况改变原有劳动姿势,利于本病的康复。

(2)治疗期间尽量多休息,避免任何重复的搬运或推拉重物。

(3)用支撑力较强的护腕和护肘,把腕、肘部保护起来。症状严重者需要短期内限制腕、肘部活动,利于恢复。

五、肱骨内上髁炎

(一)理论阐述

1.概念

肱骨内上髁炎,又称高尔夫球肘,主要是因为前臂屈肌和旋前圆肌的过度使用导致肌腱细微撕裂引起的;有时是因为单纯性的创伤,如直接撞击或突然急骤的离心运动,也可能导致肱骨内上髁炎。

2.临床表现

肘关节内侧持续疼痛,活动受限,此类患者常因肘部反复的屈曲活动引发,如高尔夫球、网球、保龄球、举重运动等,亦有因从事木工、铅管工及切肉工等肘关节活动频繁的职业而引发者。

该病疼痛区域通常无红肿,关节功能常不受限或受限较轻,肱骨内上髁有明显的压痛点,有时可在局部附近触及一硬性条索。在患者肘关节伸直,腕关节处于过伸位的情况下,抓住患者手指嘱其抗阻屈腕,常能诱发内上髁部疼痛。

3.常规认知

肱骨内上髁是腕屈肌总腱和旋前圆肌的附着点,在肱骨内上髁后内侧的前沟有尺神经走行。而肘关节内侧的扭挫伤和积累性损伤,可引起局部出血、肿胀和增生刺激或挤压尺神经而引起疼痛。

(二)浮针医学阐述

1.浮针认知

肱骨内上髁炎属于肌肉病痛,浮针通过处理尺侧腕屈肌、尺侧腕伸肌、肱三头肌、肱二头肌、旋前圆肌、冈下肌、小圆肌等患肌,患者内上髁上的疼痛常立即大幅度减轻或消失,而浮针并没有处理内上髁局部。大量的案例可以说明,内上髁疼痛的部位只是第二现场,并不是产生疼痛的源头,源头应归咎于触摸到的上述患肌。对于急性期局部有水肿的患者,应嘱其注意休息,等待水肿的肌腱恢复,再行治疗。

浮针治疗该病通常预后较好,但必须严格执行医嘱,注意休息,避免治疗后进行反复屈曲肘关节或抗阻屈肘等活动。如哺乳期的母亲长期抱婴儿哺乳,或做端锅、挥球拍等动作,这些屈肘的活动会导致新的患肌形成。

肱骨内上髁痛要全面触摸嫌疑患肌,除了肘关节附近的患肌外,还需要考虑冈下肌、小圆肌等肩胛带的患肌,以及颈部患肌的影响,临床上亦常见到颈源性肘痛。

2.常见患肌

常见患肌有尺侧腕长屈肌、尺侧腕长伸肌、肱三头肌、肱二头肌、冈下肌、小圆肌等。

(1)尺侧腕屈肌:起止点:肱骨头起点起自肱骨内上髁,尺骨头起点起自鹰嘴内侧面及尺骨后缘近端2/3;止点止于豌豆骨、钩骨和第五掌骨基底掌侧。

功能:屈腕,尺侧(内收)腕关节,轻微屈肘。

(2)肱三头肌:长头起点:长头附着在肩胛骨盂下结节;外侧头起点:肱骨干后部的近侧半;内侧头起点:肱骨干后部的近侧半止点:附着于尺骨鹰嘴。

功能:伸展肘关节,伸展和外展肩关节(长头)。

3.再灌注活动

图5-11,图5-12。

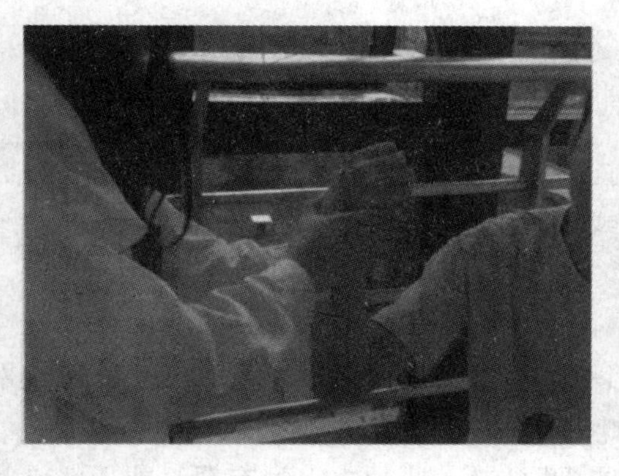

图5-11　肱三头肌:屈肘位伸展肘关节

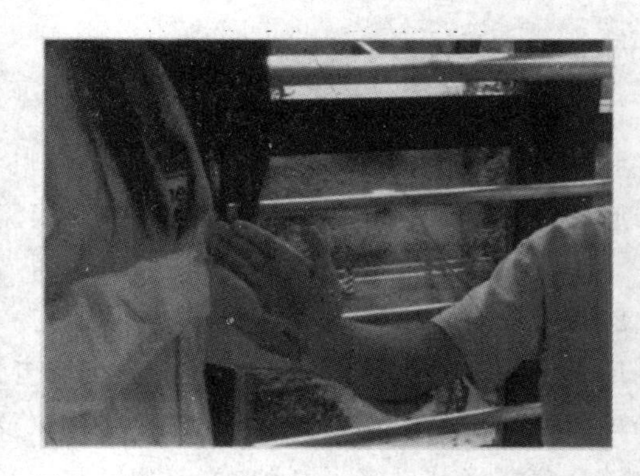

图5-12　尺侧腕屈、腕伸肌再灌注活动:向尺侧屈曲腕关节

4.注意事项

(1)治疗期间尽量避免肘关节反复活动和抬举重物。

(2)如患者难以遵守上条医嘱,可用护腕和护肘短期制动腕、肘关节,有利于病情恢复。

六、肩痛(肩周炎)

(一)理论阐述

1.概念

通常把肩关节(及其周围区域)的疼痛称为肩痛。国内常把肩痛称作肩周炎,实际上,肩周炎只是肩痛的一种。

肩周炎，俗称冰冻肩、五十肩、漏肩风等。据统计，肩周炎的发病率约为 3%，40～70 岁的人为高发人群，女性发病率更高。另外，颈椎病、糖尿病、甲状腺相关疾病、心脏病和帕金森病患者更容易罹患该病，外伤后影响肩关节活动的患者患该病的可能性大大增加。

2.临床表现

肩痛的疼痛主要出现在肩关节及其周围区域，疼痛常可连及肩胛、后背、手臂等部位，疼痛性质和发病特点差异较大。

对于真正的肩周炎，疼痛初起通常出现在肩关节周围，以肩关节前外侧痛居多，疼痛有时可向肩胛、肘、手部放射。性质主要为钝痛或刀割样痛，在发病后一段时间内，疼痛往往逐渐加重，且呈昼轻夜重。

肩周炎患者可有肩关节多个方向的活动严重受限，逐渐丧失肩关节的主动运动和随着病情被动运动范围。严重者难以完成梳头、解胸罩扣、穿衣、洗脸、叉腰等动作，影响日常生活。有些患者即使在夏天，肩部亦觉得恶风怕凉，多数患者在肩关节周围可找到广泛的压痛。长期肩周炎患者，可出现肌肉萎缩，以三角肌最为明显。

3.常规认知

肩痛的原因较多，如类风湿性关节炎等关节疾患、颈椎病的牵涉痛、肩周炎、神经根炎症、脊髓病变、各种内脏牵涉痛等都可以导致肩痛。肩周炎是诸多肩痛当中为我们最常谈及的一种。

病理方面，曾经有两种说法：软组织退变说和无菌性炎症说。支持退变学说的人认为：肩周炎在 40～50 岁以上中老年人中多发，因此该病和年龄高度相关，且肩周炎发病时，关节软骨、滑囊、腱鞘及肱二头肌长头腱均可出现不同程度的退行性改变。

软组织退变说可能有些牵强，因为该病能自愈。无菌性炎症是个比较明确的病理结果，因为炎症的渗出，造成肌肉相互之间粘连，妨碍肌肉的滑行，从而限制了肌肉的活动范围。但什么原因造成了这个炎症，为什么可以自愈，没有明确的说法。

近年来有人认为肩周炎的发生发展与自身免疫相关。肩周炎好发于 50 岁以上的老年人，原因可能是中老年人免疫力下降，清除衰老和受损细胞的能力受影响，机体会长期产生自身抗原，当与抗体结合形成免疫复合物时，会诱发多种自身免疫反应，肩周炎的症状是其中反应之一。中老年人由于免疫清除能力下降，自身抗体在体内持续存在，而肩关节的局部血管通透性和血流动力学因素都较差，免疫复合物会沉积在肩关节滑囊和毛细血管基底膜上，当补体被激活时，趋化作用促使中性粒细胞吞噬免疫复合物，在这一过程中，释放出溶酶体酶，该物质会破坏血管及血管周围结缔组织，使正常组织出现炎症坏死，而使肩关节软组织粘连水肿、肌肉萎缩、关节囊破损等。

我们支持这种观点，因为肩周炎和一般的骨骼肌肉疼痛发病原因不同：首先，一般的颈腰痛常由不良生活习惯和工作方式引发，而肩周炎常仅是因为年龄的缘故；其次，肩周炎常有粘连的现象，而颈腰痛看不到粘连状况；再次，肩周炎是自限性的疾病，自限性的疾病多与自身免疫有关联。

(二)浮针医学阐述

1.浮针认知

我们日常处理的肩痛大部分都属于患肌病痛。比如慢性运动损伤性肩痛或颈肩综合征，这类肩痛都由患肌直接导致，浮针处理起来效果往往比较快捷；而肩周炎是一个患肌前病痛，肩周炎的患肌是由于自身免疫机制的影响而形成，浮针可以改善其疼痛，提高生活质量，缩短疾病病程，但无法直接打断自身免疫机制，治疗周期往往较长。因此处理肩周炎，其病程转归和治疗方案与前者截然不同。

肩周炎的发病很有规律，大体上可以分三个阶段：上升期、平台期和下降期。如果在上升期治疗，各种方法都很难取得理想的疗效，这一阶段不是最佳的介入时机。如果在下降期治疗，临床症状则容易改善，这是由肩周炎的发病机制和转归规律决定的。因此，治疗前，医生需要判断患者现在处于哪一期，来充分把握预后。和处理普通肩痛不一样，肩周炎要做好长期治疗的准备，治疗次数和时间会比较长，在患者生活质量明显改善的前提下，可适当把治疗的间隔时间延长，3～5天治疗1次，直到患者的疼痛和功能彻底改善，这需要和患者充分沟通，以及富有耐心的治疗。

2.常见患肌

常见患肌有肱二头肌、肱三头肌、三角肌、喙肱肌、冈上肌、冈下肌、小圆肌、大圆肌、肩胛下肌、背阔肌等。

(1)冈下肌

起止点：起自肩胛骨的冈下窝，止于肱骨大结节。

功能：外旋、内收、伸展，水平外展肩关节。

(2)小圆肌

起止点：起自肩、胛骨的上外侧缘，止于肱骨大结节。

功能：外旋、内收、伸展和水平外展肩关节。

(3)肩胛下肌

起止点：起自肩胛骨的肩胛下窝，止于肱骨小结节。

功能：内旋肩关节。

(4)三角肌

起止点：内侧，至锁骨外1/3，肩峰外侧缘，肩胛冈下缘。外侧，至肱骨干外侧中部稍上(三角肌粗隆)。

功能：外展、屈曲、伸展和旋转上臂。

(5)肱二头肌

起止点：长头起自肩胛骨盂上结节，短头起自肩胛骨喙突；止于桡骨粗隆和覆盖于屈肌总腱上的肱二头肌腱膜。

功能：屈曲、外展(肱二头肌长头)和内收(肱二头肌短头)肩关节。

3.再灌注活动

图5-13，图5-14，图5-15。

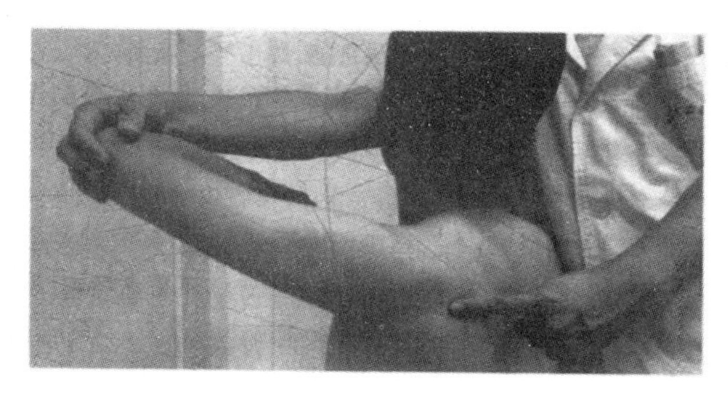

图 5－13　冈下肌、小圆肌再灌注活动：水平外展抗阻

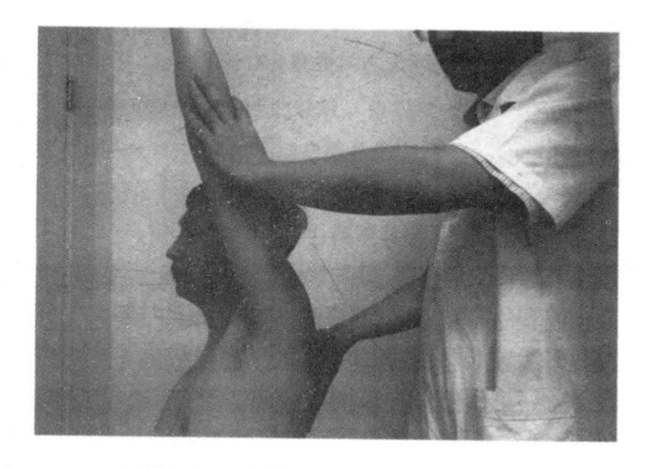

图 5－14　肩胛下肌再灌注活动，肩关节内收位外展加压

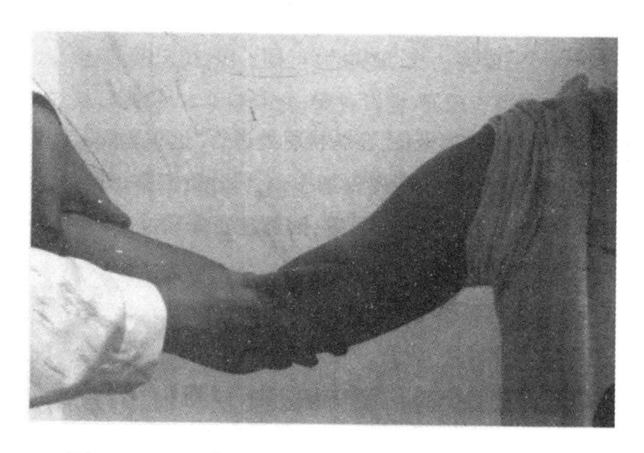

图 5－15　肱二头肌再灌注活动，屈肘关节

4.注意事项

平时应进行肩关节的功能锻炼，幅度宜柔和轻缓，旨在促进粘连的渗出液吸收。如面壁爬墙，脑后拉手，体后拉伸等锻炼。做被动锻炼时，勿使用蛮力，或在患者忍痛的情况下强行拉开粘连。

还要注意避免肩关节受凉，不要在空调冷气下直吹。睡觉时尽量采取健侧卧位，避免压到患侧肩膀，部分患者觉得压着患肩睡痛得不那么厉害，实际上因为血液循环受压变差的缘故，第二天起床后患肩会痛得更厉害。

特别要注意的是，目前有臂丛神经麻醉下行肩关节撕开术的治疗方法，我们觉得这不是明智的选择，即使当时抬肩活动回复正常，麻醉效果过去后患者也会因疼痛难以活动，很快又粘连上，甚至比之前更重。

第五节　浮针治疗内科疾病

一、头痛

（一）理论阐述

1.概念

头痛是临床常见的症状，通常指局限于头颅上半部，包括眉弓、耳轮上缘和枕外隆突连线以上部位的疼痛。引起头痛的病因众多，大致可分为原发性和继发性两类。前者不能归因于某一确切病因，也可称为特发性头痛，常见的如偏头痛、紧张型头痛、丛集性头痛等；后者病因可涉及各种颅内病变，如脑血管疾病、颅内感染、颅脑外伤，全身性疾病如发热、内环境紊乱以及滥用精神活性药物等。

2.临床表现

现代医学把原发性头痛做如下分类：

(1)偏头痛：是临床常见的原发性头痛，其特征是发作性、多为偏侧、中重度、搏动样头痛，一般持续4～72小时，可伴有恶心、呕吐，光、声刺激或日常活动均可加重头痛，安静环境、休息可缓解头痛。偏头痛是一种常见的慢性神经血管性疾患，患病率为5%～10%，分为无先兆偏头痛和有先兆偏头痛。

(2)丛集性头痛：是一种原发性神经血管性头痛，表现为一侧眼眶周围发作性剧烈疼痛，有反复密集发作的特点，伴有同侧眼结膜充血、流泪、瞳孔缩小、眼睑下垂，以及头面部出汗等自主神经症状，常在一天内固定时间发作，可持续数周至数月。

(3)紧张型头痛：以往称为肌收缩性头痛，是双侧枕部或全头部紧缩性或压迫性头痛，约占头痛患者的40%，是临床最常见的慢性头痛。

3.常规认知

头痛的发病机制复杂，现代医学认为，主要是由于颅内、外痛敏结构内的痛觉感受器受到刺激，经痛觉传导通路传导到达大脑皮层而引起。颅内痛敏结构包括静脉窦（如矢状窦）、脑膜前动脉及中动脉、颅底硬脑膜、三叉神经（Ⅴ）、舌咽神经（Ⅳ）和迷走神经（Ⅹ）、颈内动脉近端部分及邻近Wills环分支、脑干中脑导水管周围灰质和丘脑感觉中继核等；颅外痛敏结构包括颅骨骨膜、头部皮肤、皮下组织、帽状键膜、头颈部肌肉和颅外动脉、第2和第3颈神经、眼、耳、牙齿、鼻窦、口咽部和鼻腔黏膜等。机械、化学、生物刺激和体内生化改变作用于颅内、外痛敏结构均可引起头痛。如颅内、外动脉扩张或受牵拉，颅内静脉和静脉窦的移位或受牵引，脑神经和颈神经受到压迫、牵拉或炎症刺激，颅、颈部肌肉痉挛、炎症刺激或创伤，各种原因引起的脑膜刺激，颅内压异常，颅内5－羟色胺能神经元投射系统功能紊乱等。

(二)浮针医学阐述

1.浮针认知

(1)分类:我们把头痛大体上分为颅内头痛、颅外头痛、五官头痛。颅内头痛即由颅内疾病引起的头痛,如脑出血、脑膜炎等。五官头痛即由五官疾病引起的头痛,如青光眼、鼻窦炎等。颅内头痛和五官头痛不属于浮针治疗范畴。颅外头痛即由头部肌肉病理性紧张所引发的头痛,通常所说的偏头痛、紧张型头痛、丛集性头痛都属于此类,均是浮针的适应证。

(2)病因:我们认为,所有的颅外头痛的直接原因都是患肌,只是额肌、颞肌、枕肌这些头部肌肉都是扁、平、薄,难以触摸感觉出来。理由如下:

1)这些症状往往与天气变化有关,只有具有收缩功能的器官或组织才与天气变化有关,肌肉是人体唯一有收缩、舒张功能的组织。

2)受凉劳累后常加重。

3)绝大多数的头痛部位都在头部肌肉处,头顶几乎很少见到有慢性头痛。

4)浮针、针灸、推拿等有效,我们认为这些方法主要作用的就是肌肉。

在没有进一步的证据之前,我们把所有的颅外慢性头痛都归因于肌肉,主要是额肌、颞肌、枕肌。当然,颈项部、肩部、头部其他肌肉,甚至背上部肌肉病理性紧张也会间接或直接引发头痛。

2.常见患肌

常见患肌有主要包括枕额肌、颞肌、胸锁乳突肌、斜方肌、颈夹肌、肩胛提肌、斜角肌、竖脊肌等。

(1)颞肌:起自颞窝,肌束如扇形向下会聚,通过颧弓的深面,止于下颌骨的冠突,作用是颞肌是休息状态下保持下颌位置稳定的主要肌肉;颞肌整体收缩,将协助提下颌向上表现为咬合运动;一侧颞肌后束收缩可协助下颌向肌肉收缩侧运动,双侧颞肌后束收缩可协助下颌向后运动。

(2)枕肌:起始于上项线的外侧与乳突。

(3)额肌:起始于额状缝附近的颅顶腱膜,止端是枕部皮肤、额部皮肤及帽状腱膜。

3.再灌注活动

头部肌肉的再灌注活动可以用被动再灌注活动,如大把抓住患者头发,沿着相关肌肉的额方向和缓拉扯。

4.注意事项

(1)房间应安静、整洁、空气新鲜、光线充足。

(2)注意保持心情舒畅,避免情绪激动,保证充足的睡眠。

(3)饮食以清淡、易消化为原则,适量补充 B 族维生素和钙,身体补充足够的钙可以止痛。食勿过饱,忌食肥腻、酸性食品。

(4)平时听舒缓的轻音乐,以便放松身心,减轻头痛。

(5)每晚热水泡脚 20～30 分钟,并按摩双脚,可放松身体,缓解疲劳,从而减轻头痛。

(6)每天适当参加有氧运动 20～30 分钟。

二、失眠

(一)理论阐述

1.概念

失眠通常指患者对睡眠时间和(或)质量不满足并影响白天社会功能的一种主观体验。失眠的定义很简单,但临床上具体诊断却包含以下几点:

(1)失眠是一种主观体验。

(2)失眠的本质是患者对睡眠时间和(或)质量不满意。

(3)患者白天社会功能受损,例如次日有头昏、精神不振、嗜睡、乏力、记忆力减退等问题。患者白天社会功能是否受损是决定患者诊断失眠的最重要的依据,如果白天社会功能不受损,即使患者的失眠指标达到一定标准,也不能诊断失眠。同时由于失眠是一种主观体验,这就决定了临床上所见失眠患者主诉程度与患者的实际情况可能不符合。

2.临床表现

(1)入睡困难。

(2)不能熟睡,睡眠时间减少。

(3)早醒、醒后无法再入睡。

(4)频频从噩梦中惊醒,自感整夜都在做噩梦。

(5)睡过之后精力没有恢复。

(6)发病时间可长可短,短者数天可好转,长者持续数天难以恢复。

(7)容易被惊醒,有的对声音敏感,有的对灯光敏感。

(8)很多失眠的人喜欢胡思乱想。

(9)长时间的失眠会导致神经衰弱和抑郁症,而神经衰弱患者的病症又会加重失眠。

3.常规认知

失眠的病因非常复杂,目前主要有以下几种情况:

(1)因身体疾病造成的失眠。

(2)因生理造成的失眠。

(3)心理、精神因素导致的失眠。

(4)服用药物和其他物质引起的失眠。

(5)对失眠的恐惧引起的失眠。

(二)浮针医学阐述

1.浮针病理

我们原先以为失眠是神经系统的问题,后来我们发现浮针在治疗很多因患肌引起的病症的同时,对失眠也确实有效,在颈项部、上背部、胃部治疗,发现效果很不错。我们推测,可能是因为人类在睡眠时肌肉是最大限度地处于休息状态,如果存在患肌,这些处于病理性紧张状态的肌肉,而且如果体重也压迫到这些患肌,会造成躯体的各种不适症状,如疼痛、麻木、酸胀、胸闷等,从而需要不断地调整睡姿,对睡眠造成了干扰。

2.常见患肌

常见患肌有主要包括枕肌、颞肌、胸锁乳突肌、斜方肌、斜角肌、竖脊肌、冈下肌、腹直肌等。经过临床观察，浮针对轻中度的失眠效果不错，若失眠症状较重，同时伴有抑郁等精神症状，建议浮针治疗的同时配合相关药物治疗；如果症状逐渐好转，可以建议患者药物减量，直至完全停药。

(1)竖脊肌

起止点：由三组平行的肌肉组成，从外向内为髂肋肌、最长肌、棘肌；下方附着于骶骨背面和髂嵴后面，上方止于枕后和颞骨乳突。

功能：使脊柱伸展、侧屈、旋转；是重要的姿势肌，是核心肌群的重要组成部分。

(2)腹直肌

部位：腹前壁正中线两侧。起点：耻骨上缘。止点：胸骨剑突及第5～7肋软骨前面。

功能：上固定时，两侧收缩，使骨盆后倾。下固定时，一侧收缩，使脊柱向同侧屈；两侧收缩，使脊柱屈。还可降肋助呼气。

3.再灌注活动

见图5-16，图5-17，图5-18。

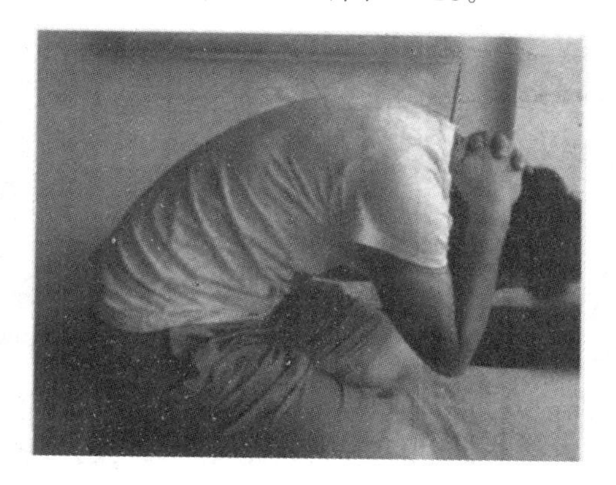

图5-16　跪位抱头弯腰(竖脊肌)

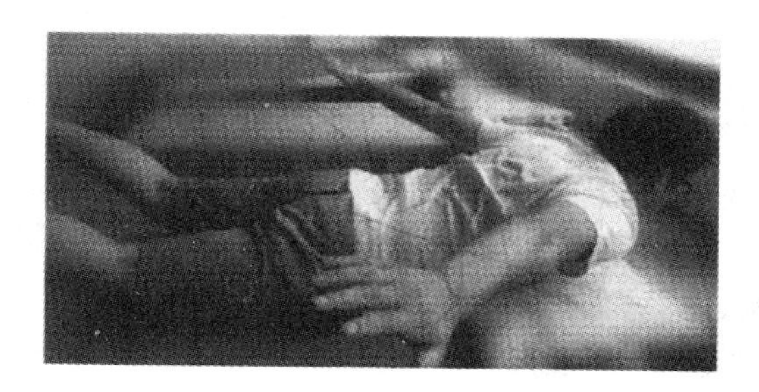

图5-17　小燕飞(竖脊肌)

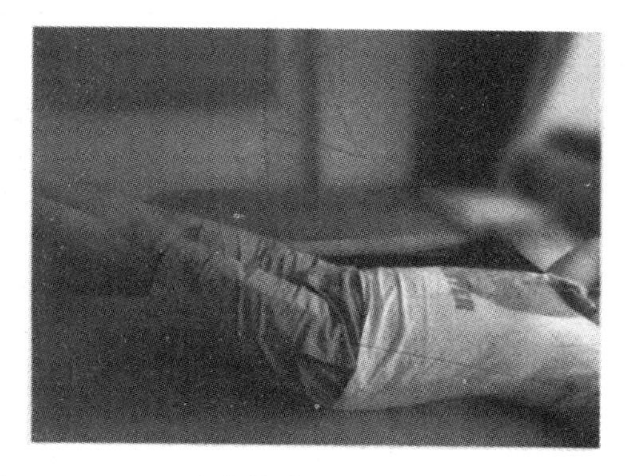

图5-18　双下肢伸直并拢屈髋30°(腹直肌)

4.注意事项

(1)坚持有规律的作息时间，养成按时就寝和起床的良好习惯，尽量不熬夜。

(2)养成良好的睡前饮食习惯，避免饱腹，尽量不吃东西，特别是不能喝咖啡、酒精、浓茶等，不吸烟。

(3)选择合适的锻炼时间。睡前应避免过于剧烈的体力活动,例如打球、跑步等。下午锻炼是帮助睡眠的最佳时间,而有规律的身体锻炼能提高夜间睡眠的质量。

(4)卧室环境应安静、阴凉、避光,床垫舒适,枕头高低适中。

(5)提倡睡前洗温水澡、泡脚或听舒缓音乐等,使身心放松。

(6)睡前避免使用手机、电脑、看电视。

三、慢性咳嗽

(一)理论阐述

1.概念

慢性咳嗽是指病程>8周,以咳嗽为唯一或主要的,胸部体格检查和X线片未见明显异常的临床症状。

2.临床表现及常规认知

现代医学对于慢性咳嗽的主要分类如下:

(1)上气道咳嗽综合征:鼻部疾病引起分泌物倒流至鼻后和咽喉等部位,直接或间接刺激咳嗽感受器,导致以咳嗽为主要表现的综合征称为鼻后滴流综合征(PNDS)。临床表现除咳嗽、咳痰外,还可表现为鼻塞、鼻腔分泌物增加、频繁清嗓、咽后黏液附着、鼻后滴流感。

(2)咳嗽变异性哮喘(CVA):是一种特殊类型的哮喘,以慢性咳嗽为唯一临床症状,也是慢性咳嗽的常见病因。主要表现为刺激性干咳,通常咳嗽比较剧烈,夜间咳嗽为其重要特征。感冒、冷空气、灰尘、油烟等容易诱发或加重咳嗽。

(3)嗜酸粒细胞性支气管炎(EB):占慢性咳嗽病因的10%~30%。EB的临床特点是嗜酸性粒细胞性气道炎症和慢性咳嗽,但无气道高反应性,支气管扩张药物治疗无效,对糖皮质激素治疗反应良好。临床表现:主要症状为慢性刺激性咳嗽,常是唯一的临床症状,干咳或咳少许白色黏液痰,可在白天或夜间咳嗽。部分患者对油烟、灰尘、异味或冷空气比较敏感,常为咳嗽的诱发因素。

(4)胃食管反流性咳嗽(GERC):是因胃酸和其他胃内容物反流进入食管,导致以咳嗽为突出表现的临床综合征。典型反流症状表现为胃灼烧(胸骨后烧灼感)、反酸、嗳气等。部分胃食管反流引起的咳嗽伴有典型的反流症状,但也有不少患者以咳嗽为唯一的表现。咳嗽大多发生在白天和直立位。

(5)其他慢性咳嗽的病因:

1)变应性咳嗽。

2)慢性支气管炎。

3)支气管扩张症。

4)气管-支气管结核。

5)血管紧张素转化酶抑制剂(ACEI)诱发的咳嗽。

6)支气管肺癌。

7)心理性咳嗽。

(二)浮针医学阐述

1.浮针认知

浮针擅长治疗的慢性咳嗽,我们称之为慢性病理性咳嗽(肌源性咳嗽)。我们认为慢性病理性咳嗽(肌源性咳嗽)病变在胸廓周围或者气管、咽喉周围的肌肉,这些部位肌肉因各种原因形成患肌,表现为紧张、痉挛。紧张的患肌对位于气管壁、胸膜上的咳嗽感受器形成机械性刺激,传导至咳嗽中枢,反射性引起呼吸肌剧烈收缩形成咳嗽。而长期的咳嗽也能形成患肌,由此进入一个恶性循环,浮针治疗可有效地阻断这一恶性循环。

主要表现如下:

(1)经胸片或肺部CT检查无实质性病变。

(2)与天气变化有一定关联性,当天气转为阴雨天气时,咳嗽表现较明显,有加重趋势,当天气好转时,咳嗽减轻;其次在冬天遇到冷空气或夏天使用空调时,咳嗽会加重。

(3)触摸相关患肌,如触摸下段的胸锁乳突肌时,患者常有瘙痒感,会诱发刺激性连续性干咳;相关患肌解除掉,再施加同等压力,咳嗽较前好转,不易激发出来。

2.常见患肌

常见患肌有胸锁乳突肌、胸小肌、竖脊肌、锁骨下肌等。找患肌,是治疗的关键,多数可以立竿见影。

胸小肌

起止点:位于胸大肌的深部,上方附着在肩胛骨喙突,下方附着在第3～5肋骨。

功能:可将肩胛骨向前、向下拉,固定肩胛骨;还是呼吸的相关肌肉,提肋助吸气。

3.再灌注活动

见图5-19。

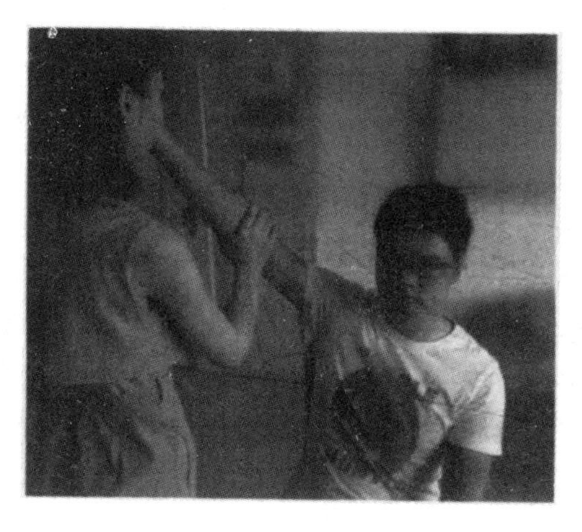

图5-19　肩关节外展120°向下抗阻

4.注意事项

(1)针对相关患肌嘱咐患者注意事项:勿进食生冷食物;劳逸结合,养成良好习惯。

(2)保持乐观平和的心态,练习腹式呼吸。

(3)加强体育锻炼,有助于适应季节转换及天气变化。

（4）戒烟，远离粉尘污染的环境。

四、慢性胃炎

（一）理论阐述

1.概念

慢性胃炎是指各种病因引起的胃黏膜慢性炎症或萎缩性病变。其实质是胃黏膜上皮遭受反复损害后，由于黏膜具备特异的再生能力，黏膜会发生改建，最终可出现不可逆的固有腺体的萎缩，甚至消失。

本病十分常见，占接受胃镜检查患者的80%～90%，男性多于女性，随年龄增长发病率逐渐增高。

2.临床表现

慢性胃炎缺乏特异性症状，症状的轻重与胃黏膜的病变程度并非一致，通常可表现为中上腹不适、食欲减退、饱胀憋闷感、钝痛或烧灼痛、恶心、反酸、嗳气等症状。该病病程较长，发作时疼痛能持续数日或数周之久，多餐后出现，受凉和气温下降时症状常更为明显。

3.常规认知

慢性胃炎最初可见淋巴细胞和浆细胞的慢性炎症细胞浸润黏膜表层，可逐渐蔓延至黏膜全层；长期慢性炎症可使胃黏膜表层上皮和腺上皮被杯状细胞和幽门腺细胞取代，称为胃腺化生，也分为肠上皮化生和假幽门腺化生。病变累及腺体深层，腺体破坏，数量减少，固有层纤维化，黏膜变薄，此时就会形成萎缩性胃炎。当细胞在再生过程中，过度增生和分化缺失，就会出腺体结构紊乱的异性增生，也叫上皮内瘤变。

（二）浮针医学阐述

1.浮针认知

浮针治疗慢性胃炎效果比较理想。相对来说呢，浮针治疗浅表性胃炎疗效要更快、更好一点，萎缩性胃炎较浅表性胃炎所花的时间和次数会多一些，这是由胃黏膜表面发生的病理改变的程度决定的。

胃炎患者的胃黏膜表面乃至胃平滑肌和腺体，处于缺少血液供应的状态，就很难得到充分修复和再生。浮针通过处理腹部患肌，使该区域的供血增加，在血液供给充分的情况下，会动员胃黏膜修复能力发挥作用，胃炎的症状就随之改善。随着慢性胃炎的加重，逐渐出现黏膜壁增厚、黏膜变薄，腺体减少乃至肠上皮细胞化生等病理变化。胃黏膜病理改变越严重，胃黏膜自我修复所需要的时间就越长，浮针治疗的时间就越长。值得指出的是，浮针不光能处理所谓慢性胃炎的一系列胃痛，腹胀，食欲减退的症状，对于患肌引起的其他消化道功能症状，浮针疗效也很不错，如腹部发凉、慢性腹泻、便秘等。

2.常见患肌

常见患肌有胫骨前肌、股四头肌、腹直肌、膈肌等。

（1）胫骨前肌

起止点：起自胫骨外侧髁和胫骨近侧半及小腿骨间膜，止于内侧楔骨跖面和第一跖骨底。

功能：踝背屈，足内翻。

(2)腹直肌

起止点:起自耻骨、髂嵴和耻骨联合;止于第5～7肋骨、肋软骨和胸骨剑突。

功能:脊柱前屈(双侧收缩),脊柱侧屈(单侧收缩)。

(3)竖脊肌

起止点:起自骶骨嵴背面和髂嵴后部,向上分出三群肌束,沿途于椎骨和肋骨,向上可达颞骨乳突。

功能:单侧收缩使脊柱侧屈,双侧同时收缩使脊柱后伸和仰头。

(4)腹内斜肌

起止点:起自胸腰筋膜、髂嵴、腹股沟韧带外侧半,止于第10～12肋骨的内面、耻骨内侧肌线、腹白线。

3.再灌注活动

见图5-20,图5-21,图5-22,图5-23。

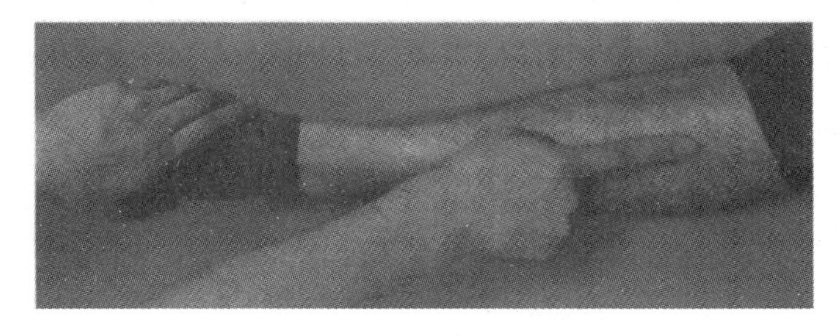

图5-20　胫骨前肌再灌注活动:踝关节背屈(或内翻)

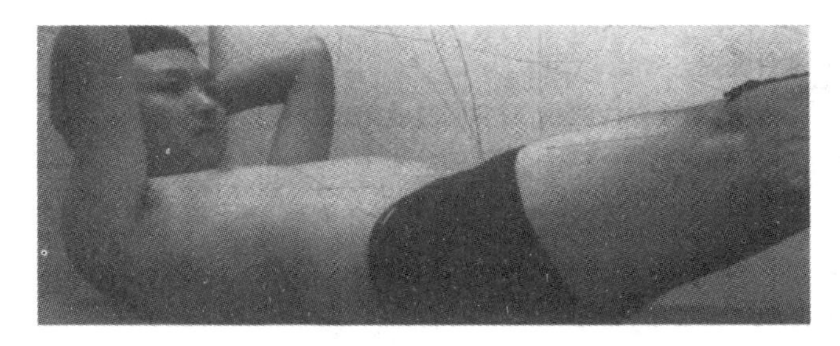

图5-21　腹直肌再灌注活动:上身和下肢同时上抬

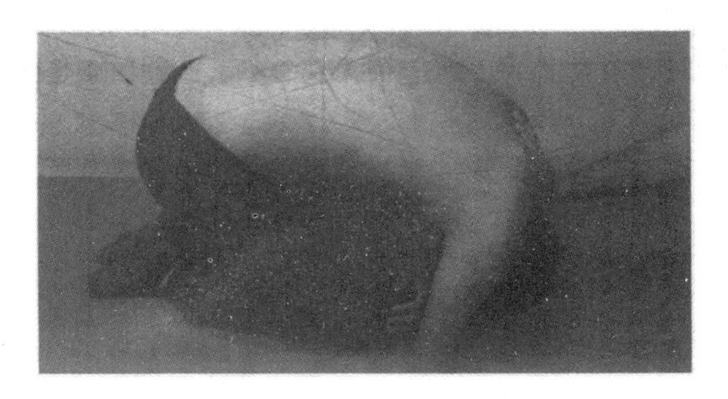

图5-22　竖脊肌再灌注活动:跪坐位起身伸展脊柱

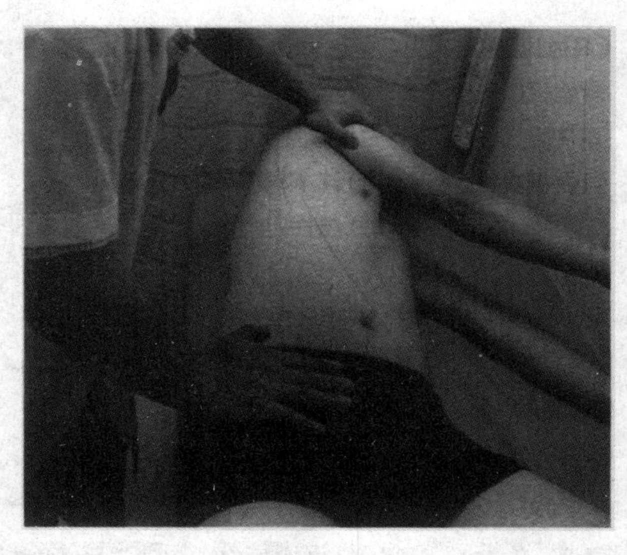

图 5-23　腹内斜肌再灌注活动：下半身固定，上身向同侧翻身

4.注意事项

(1)保持精神愉快，避免情绪紧张，保证充足的睡眠。

(2)戒烟忌酒：酒精可以刺激胃黏膜；尼古丁会促使幽门括约肌松弛，促进十二指肠液反流。

(3)忌用对胃黏膜有损伤的药物，如 NSAIDs 类药物，慎用阿司匹林或氯吡格雷等药物。

(4)注意饮食：纠正不良饮食习惯，应定时定量进食，饮食清淡，少食肥甘生冷及刺激性食物。饮食宜软、温、暖，少吃坚硬、粗糙的食物，进食时细嚼慢咽。

五、慢性胆囊炎

(一)理论阐述

1.概念

慢性胆囊炎是由急性或亚急性胆囊炎频发引起的，或长期存在的胆囊结石等原因所致的胆囊持续的、反复发作的炎症过程。

2.临床表现

慢性胆囊炎多表现为右上腹持续性隐痛或胀痛，可放射到右肩胛区，常在饮食过饱、进食高脂肪食物后加重；可伴有嗳气、反酸、腹胀、恶心等消化不良症状。腹部检查可无体征，部分患者在腹直肌外缘和肋弓交界处的胆囊点，有按压痛或叩击痛。

辅助检查：白细胞计数可不升高，少数患者转氨酶升高。

腹部超声可帮助明确诊断慢性胆囊炎。需要注意的是，合并胆囊结石且发生过黄疸、胰腺炎的患者，应行 MRCP 或 CT 等检查了解胆总管情况。

3.常规认知

大部分慢性胆囊炎患者伴有胆囊结石，根据患者胆囊内是否存在结石，分为结石性胆囊炎与非结石性胆囊炎。

通常认为，慢性结石性胆囊炎主要由胆囊结石和细菌感染导致，慢性非结石性胆囊炎主要由胆囊动力学异常、胆囊缺血、病毒、寄生虫感染、长期饥饿、暴饮暴食等原因导致。

由于炎症、结石的反复刺激，使胆囊内壁的黏膜下和浆膜下的纤维组织增生，单核细胞浸润这一区域，出现黏膜萎缩、囊壁增厚，与周围组织粘连并瘢痕化，进而出现胆囊萎缩。胆囊会逐渐失去收缩和浓缩胆汁的功能。

（二）浮针医学阐述

1.浮针认知

浮针治疗慢性胆囊炎效果很不错，通常可以立即改善慢性胆囊炎的疼痛不适和腹胀恶心等症状。慢性胆囊炎的原因有很多，对结石性胆囊炎，浮针不能排石，也不能碎石，也没有供结石排出体外的渠道，为什么能治好慢性胆囊炎呢？对于寄生虫感染导致的非结石性胆囊炎，浮针又不能祛虫，为什么能治好慢性胆囊炎呢？

浮针明确不能排出胆囊内的结石和驱除寄生虫，然而浮针通过在皮下进行扫散并配合腹部患肌的再灌注活动，可以迅速改变内脏平滑肌的痉挛状态，从而解除疼痛。胆囊炎的疼痛，实际是来自于胆囊壁平滑肌的痉挛状态，炎症和结石本身不会直接导致疼痛。临床上也常观察到，患者行、B超检查提示胆囊或胆管内有结石，但完全不痛，又称为“安静性胆囊结石”，这部分无症状患者比例还不少。老年慢性胆囊炎患者炎症反应剧烈程度和年龄呈负相关，可能也与机体对结石反应程度轻有关。对于结石性胆囊炎，浮针通过缓解平滑肌痉挛，也常能使相当一部分结石性胆囊炎的疼痛缓解，使结石不再激惹胆囊壁平滑肌。对于寄生虫感染导致的非结石性胆囊炎，浮针发生疗效的原理亦然。患者需要通过3～5次的治疗，才能获得比较理想的效果。

2.常见患肌

常见患肌有胫骨前肌、腹直肌、腹内外斜肌、膈肌、竖脊肌、腰方肌等。

（1）膈肌

起止点：起点起自第7～12肋骨内面和肋软骨、胸骨剑突，第1～2腰椎体；止点止于中心腱。

功能：吸气时使胸腔扩大。

（2）腹外斜肌

起止点：起自第5～12肋骨外面，止于髂嵴前部、腹股沟韧带和腹白线。

功能：脊柱前屈（双侧收缩）、脊柱侧屈（单侧收缩）；向对侧旋转脊柱（单侧收缩）；压缩和支撑腹内脏器。

3.再灌注活动

见图5-24，图5-25。

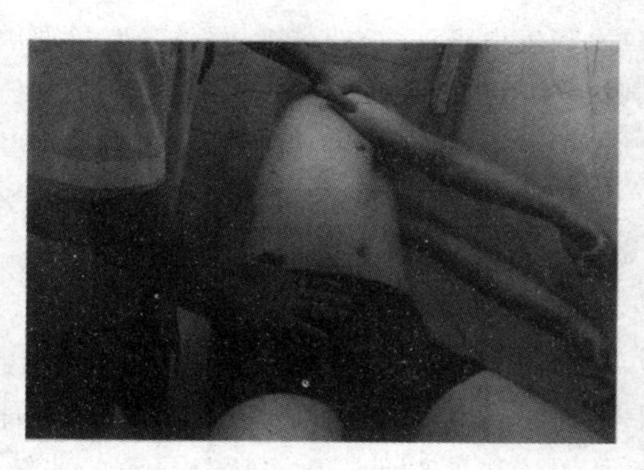

图 5－24　腹外斜肌再灌注活动：下半身固定，上身向对侧翻身

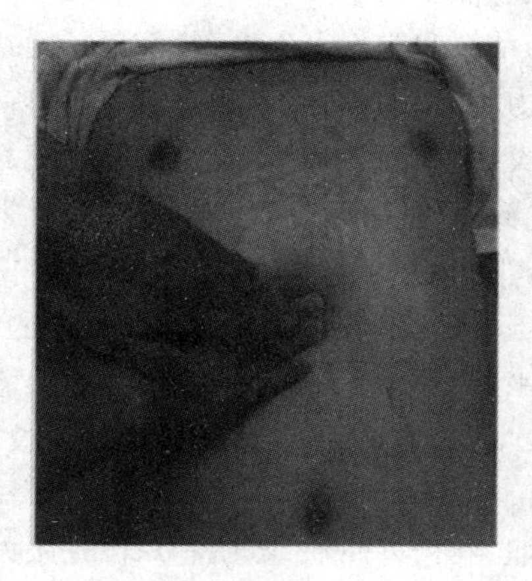

图 5－25　膈肌再灌注活动：吸气抗压鼓腹

4.注意事项

要按时定量进食，不可过饥或暴饮暴食。注意膳食结构，摄入适量的蛋白质，建议规律、低脂、低热量饮食。要注意饮食卫生，防止肠道蛔虫的感染。保持心情舒畅，意志通达。

第六章　头皮针

第一节　头皮针的起源与发展

头皮针疗法是在头部特定的穴位进行针刺以防治疾病的一种方法，具有简便易行、疗效显著、安全可靠等优点。现代头皮针理论肇始于20世纪50年代，当时只是称作头皮针，此后因其取穴位置主要在头部覆有毛发的头皮部位，故改称头针。头皮针是在中国传统针灸学理论基础上形成的，其起源和发展与针灸疗法的起源和发展密不可分。现代头皮针理论则在传统脏腑经络理论基础上，又结合了大脑皮质功能投影定位的原理以及生物全息理论，逐渐形成、发展。为了掌握与学好头皮针技术，我们还应了解现代大脑解剖学、神经病理学、生物全息论等相关知识。

一、针灸的起源与头部腧穴

根据古文献记载，针灸起源于新石器时代的晚期，以砭石的产生为主要标志。现代考古研究中可以发现，在远古时代，中国古人就已经开始使用骨锥、骨钉形器和木锥、木钉形器等不同的针刺工具治疗疾病。

早在成书于两千年前西汉年间的《黄帝内经》中，针灸理论就已经成形。《黄帝内经》已经形成了经络体系中的“十二正经体系”，并初步形成“奇经八脉”体系。在经络体系中，头部具有重要的地位。《灵枢・邪气脏腑病形》记载：“十二经脉，三百六十五络，其血气皆上于面而走空窍”，《素问・脉要精微论》则云“头者精明之府”，提出头部在人体整体调控中的重要地位。诸阳经中，手足阳明经分布于前额及面部，其中足阳明经“循发际，至额颅”；手足少阳经分布于头侧部，手少阳三焦经“从耳后入耳中，出走耳前”，足少阳胆经“起于目锐眦，上抵头角，下耳后，循颈”；手足太阳经分布于颈颊部，足太阳膀胱经“起于目内眦，上额交巅……其直者，从巅入络脑，还出别下项”。诸阴经以足厥阴肝经与头部的联系最为紧密，“连目系，上出额，与督脉会与巅”。奇经八脉又以督脉与头部关系较为紧密，“上至风府，入于脑，上巅，循额，至鼻柱”。

如果我们认为针灸穴位是从少到多一点点积累的，在经络穴位发明的早期，头部穴位就已经占有很大比例。常用的360多个国际标准穴位中，头面部穴位就有70个，几乎占其中的五分之一。其中十四经有头面部穴位55个，经外奇穴有头面部穴位15个。头面部穴位较多的经脉有：足阳明胃经（8个），足太阳膀胱经（10个），手少阳三焦经（7个），足少阳胆经（20个），督脉（14个）。以上提示，人体头部对身体的调控作用与这些经脉密切相关。头面部的穴位较多，这些穴位的应用则更为重要。这些头部穴位中最有名的，就是人体大穴“百会”。

二、古代头皮针疗法

在古代，通过头部腧穴来治病的记载也是很多的。《史记》中就有用“百会穴”治病的记载。《扁鹊仓公列传》记载：扁鹊路过虢国，正值虢太子暴死，正在举行葬礼，扁鹊自荐给太子诊治，并说太子没有死，他命令弟子在太子的三阳五会穴进行针刺后，太子就苏醒了。“三阳五会”即现今称之的百会穴。《素问·骨空论》:“汗出头痛,身重恶寒,治在风府”,《灵枢·五乱》:“乱于头,则为厥逆,头重眩仆……取之天柱大杼”。晋代《针灸甲乙经》用头部穴位治疗疾病有很多记载,治疗范围也扩大了许多,如:“咽肿难言,天柱主之”,“癫疾大瘦,脑空主之”,“小便黄赤,完骨主之”,可见,这一时期运用头穴治病已相当盛行了。

在以后的各个朝代,相当多的医家继续对用头穴治疗疾病进行了深入探索。唐代孙思邈著《备急千金要方》曾记载:“脑户、通天、脑空主头重痛”,“风池、脑户、玉枕、风府、上星,主目痛不能视”。唐代针灸家秦鸣鹤治唐高宗患头风眩,病双目不能视,秦诊为风毒上攻,为刺百会及脑户出血,豁然眼明。

宋代王唯一的《铜人腧穴针灸图经》记载:“曲差治心中烦满”,“承光疗呕吐心烦”。明代《针灸大成》记载有完骨“主痿失履不收”等,说明,此时头穴运用成为临床的常用方法,且治疗的疾病种类已经不限于局部疾病,而开始了头穴治疗全身疾病的探索。但显然,这些探索都是零散的,也未出现系统的专以头部穴位治疗全身疾病的记载。

任何一种学术的研究都是从简单到复杂,从零星到系统。中医则在学术传承中逐步理解深化了整体与局部的密切关系,并在此过程中形成了脉诊、面诊等独特的诊疗方案。针刺理论在明朝即形成了“子午流注”这样“窥一斑而知全豹”的知识。清朝因太医院废止针灸一科,使针灸理论的研究全面陷入低谷。新中国成立后,针灸学术从理论到临床都有了长足发展。而一大批具有西医背景医生的加入,更加速了针灸学术的发展。头皮针理论,正是在这种情况下发展起来的。

三、现代头皮针的发展

随着现代医学的发展,针灸疗法的发展更上一层楼,微针疗法也开始发展盛行,为当代头皮针疗法开创了新阶段。特别是耳针疗法的兴起,耳郭倒胎儿形状的提出,为针灸工作者提供了有益的启示,有人开始根据头皮和大脑皮质的特殊关系,着意探讨头皮覆盖区与全身各部分的对应关系,并产生了利用头皮针治疗疾病的设想。

1953 年 10 月,黄雪龙在《针灸新疗法与生理作用》中介绍了人体头部与大脑皮质的关系,20 世纪 50 年代,陕西方云鹏发现头部新的穴位区,提出了伏象与伏脏学说,总结出 7 个穴位区。60 年代初,上海汤颂延在头皮上确定若干点、线、区,开始用头皮针治病。70 年代初,山西的焦顺发根据头颅标志设立标志线,确定 16 线。1983 年中国针灸学会组织有关专家,以传统针灸体系与大脑解剖为基础,拟定了“中国头皮针施术部位标准化方案”。该方案于 1984 年得到世界卫生组织的认可,定名为《头皮针穴名国际标准化方案》,这就是俗称的“头皮针国标方案”。从此头皮针理论从中国国内大踏步走向国际。

《头皮针穴名国际标准化方案》的制定推广了头皮针的应用,但并未限制头皮针的发展。一方面,之前的方云鹏等固有的方案,在不断的临床实践中得到进一步的发展。另一方面,20 世纪 80 年代末,北京的朱明清提出了进气法、抽气法等新手法,将治疗线简化为 8 条治疗带,丰富了头皮针的内容。头皮针疗效确切,在脑源性疾病的治疗中具有独到的优势。一些新兴的针灸治疗方案,如“颞三针”等也借鉴了头皮针的治疗思路。不可否认的是,这些不同的治疗方案,出于不同的角度切入头皮针研究领域,积累了不同的经验。这些头皮针领域不同的风格流派,各有优势,互有短长。本书从汇聚精华、各取所长出发,力求给读者一个全景式的视角。

第二节　头皮针与头部经络腧穴

一、头部经络

《素问·脉要精微论》指出："头者精明之府"，《灵枢·大惑论》曰："五脏六腑之精气，皆上注于目而为之精……与脉并为系，上属于脑。"《灵枢·邪气脏腑病形》曰："十二经脉，三百六十五络，其气血皆上注于面而走空窍。"说明头部与人体内的各脏腑器官的功能有密切的关系。

头为诸阳之会，手足六阳经皆上循于头面。手足阳明经分布于前额及面部，足阳明胃经"起于鼻，交頞中，旁纳太阳之脉，下循鼻外……上耳前，过客主人，循发际，至额颅……"手足少阳经分布于头侧部。手少阳三焦经"……其支者，从耳后入耳中，出走耳前，过客主人前，交颊，至目锐眦。"足少阳胆经"起于目锐眦，上抵头角，下耳后，循颈，行手少阳之前……其支者，从耳后入耳中，出走耳前，至目锐眦后……"手足太阳经分布于头颊、头颈部。足太阳膀胱经"起于目内眦，上额，交巅；其支者，从巅至耳上角；其直者，从巅入络脑，还出别下项……"

督脉"上至风府，入于脑，上巅，循额，至鼻柱"。

六阴经中则有手少阴与足厥阴经直接循行于头面部，尤其是足厥阴肝经："循喉咙之后，上入颃颡，连目系，上出额，与督脉会于巅；其支者，从目系下颊里，环唇内……"

除手少阴与足厥阴经脉直接上行头面之外，所有阴经的经别合入相表里的阳经之后均到达头面部。因此，人体的经气通过经脉、经别等联系集中于头面部。在气街学说中"头之气街"列为首位，其原因也在于此，并因此有"气出于脑"的阐述。这些都说明头面部是经气汇集的重要部位，针灸治疗非常重视头部腧穴的重要作用。

二、头皮针治疗线与头部经络的关系

头皮针刺激区分布在头部，十二经脉、奇经八脉、十二经筋等也从不同的部位走向或经过头部。因此，在人体的头部区域，既有头皮针的刺激区分布，也有经络、经筋及腧穴分布。

（一）头皮针刺激区与经络相互交叉或相互平行

在头的前面，足三阳的路线皆经过发际，其中足阳明经走前部，足太阳经走中部，足少阳经走发际外部。足阳明胃经沿着发际到达前额，头皮针的胃区是从瞳孔直上发际处为起点，肝胆区是从胃区下缘开始，胸腔区是在胃区与前后正中线之间发际为起点，生殖区是以额角处为始点。方氏头皮针的伏脏主要分布在前额发际的周围，方氏头皮针伏脏代表着人体一身之脏腑及感觉。这些刺激区均在发际处开始向下或向上延伸，与足三阳经及督脉相互交错。

在头顶部，分布着朱氏头皮针的额顶带及顶枕带，国际标准头皮针顶中线、顶旁线，焦氏头针震颤区，方氏头皮针的伏象。伏象主一身之运动，其中央为一身之脊椎，正对矢状缝，与督脉重合。足太阳膀胱经、足少阳胆经的线路皆不同程度与伏象相交。头侧部分布着运动区、感觉区及各语言区，头后部分布着视觉、平衡区，均不同程度与督脉、膀胱经、胆经相互交叉。

（二）头皮针治法与经筋左右交叉取穴相类似

头皮针之运动区与感觉区分别是大脑皮质中央前回与中央后回的投影，相当于国际标准之顶颞前、后斜线，朱氏头皮针之顶颞带，方氏头皮针之倒象、倒脏，其治疗脑源性病变所引起的肢体瘫痪的具体方法是左侧肢体瘫痪取右侧的刺激区进行针刺治疗。反之，右侧肢体瘫痪则取左侧的刺激区进行针刺治疗。这主要是根据大脑皮质功能定位及锥体束左右交叉的实际情况来确定的。经筋左右交叉的记载，具体见《灵枢·经筋》："足少阳之筋……循耳后，上额角，交颠上，下走颔，上结于頄；支者，结于目眦为外维，其病……从左之右，右目不开，上过右角，并跷脉而行，左络于右，故伤左角，右足不用，命曰维筋相交"。《黄帝内经太素》注解说："跷脉至于目眦，故此筋交巅，左右下于目眦，与之并行也，筋既交于左右，故伤左额角，右足不用，伤右额角，左足不用，以此维筋相交故也。""伤左额角，右足不用，伤右额角，左足不用"的经筋左右相交现象与方氏头皮针锥体束左右交叉的实际情况十分吻合。类似于经筋相交的治疗方法，还有《灵枢》的"左取右，右取左"的巨刺，《黄帝明堂灸经》灸治中风瘫痪亦是"风在左灸右，在右灸左"。古人这些治病方法与方氏头皮针治中风瘫痪的方法，基本上是相似的。

三、头部穴位以及与头皮针的关系

（一）督脉

1.哑门（DU15）

定位：在后发际正中直上 0.5 寸处。

解剖：皮肤、皮下组织、项韧带、棘韧带、黄韧带；穴区内伴行动脉，深层有枕大神经和枕动脉，再深层有硬脊膜和脊髓。

主治：暴喑，舌强不语，癫狂痫，头痛，项强。

2.风府（DU16）

定位：在后发际正中直上 1 寸处。

解剖：同哑门穴。

主治：头痛，项强，眩晕，咽喉肿痛，失音，癫狂，中风。

3.脑户（DU17）

定位：在后发际正中直上 2.5 寸（风府穴上 1.5 寸）处。

解剖：皮肤、皮下组织、枕额肌枕腹；穴区内有枕大神经，深层有面神经耳后支和枕动脉分布。

主治：头痛，头晕，项强，失音，癫狂。

与头皮针关系：

国际标准：枕上旁线——在后头部，由枕外隆凸督脉脑户穴旁开 0.5 寸（1.5cm）起，向上引一直线，长 4cm。

焦氏：视区——从枕外隆凸顶端旁开 1cm 处，向上引平行于前后正中线的 4cm 直线。

方氏：视觉——视觉穴区在枕外隆凸尖上 2cm、向左右各旁开 1cm 处，每侧 1 穴，共 2 穴。

朱氏：顶枕带——自百会穴至脑户穴连线为中线，左右各旁开 0.5 寸的 1 寸带状区域，属督脉和足太阳经。

4.强间（DU18）

定位：在后发际正中直上 4 寸（脑户上 1.5 寸）处。

解剖：皮肤、皮下组织、帽状腱膜；穴区内有枕大神经和枕动脉分布。

主治：头痛，目眩，项强，癫痫。

与头皮针关系：

国际标准：枕上正中线——强间—脑户。主治眼病。

5.后顶(DU19)

定位：在后发际正中直上5.5寸(脑户穴上3寸)处。

解剖：同强间穴。

主治：头痛，眩晕，癫狂痫。

6.百会(DU20)

定位：在后发际正中直上7寸处。简易取穴法：两耳尖连线中点，头顶正中是穴。

解剖：皮肤、皮下组织、帽状腱膜；穴区内有滑车上神经和颞浅动脉分布。

主治：头痛，眩晕，中风失语，癫狂，脱肛，泄泻，阴挺，健忘，不寐。

与头皮针关系：

朱氏：额顶带——自神庭穴至百会穴左右各旁开0.5寸的1寸宽的带状区域；顶枕带——百会至脑户旁开0.5寸。

国际标准：顶中线——在头顶部，督脉百会穴至前顶穴之间的连线。主治腰腿足病，如瘫痪、麻木、疼痛，以及皮质性多尿、脱肛、小儿夜尿、高血压、头顶痛等。

顶旁1线——在头顶部，督脉旁1.5寸，从膀胱经通天穴向后引一条长1.5寸的线。主治腰腿病证，如瘫痪、麻木、疼痛等。

顶旁2线——在头顶部，督脉旁开2.25寸，从胆经正营穴向后引一条长1.5寸的线到承灵穴。主治肩、臂、手等病证，如瘫痪、麻木、疼痛等。

焦氏：顶颞后斜线(中央后回)——百会—曲鬓。

方氏：伏象腰部——冠矢点沿冠状缝向后8cm处，可向前后及左右各延伸2cm。

7.前顶(DU21)

定位：在前发际正中直上3.5寸(百会前1.5寸)处。

解剖：同百会穴。

主治：头痛，眩晕，鼻渊，癫痫。

与头皮针关系：

国际标准：顶中线(旁中央小叶肛门、膀胱括约肌中枢)——前顶—百会。主治腰腿足的瘫痪、麻木、疼痛，性功能减退、夜尿、遗尿、皮质性多尿、子宫下垂。

朱氏：顶颞带——自前顶穴至头维穴，向前后各旁开0.5寸的带状区域，属督脉、足太阳经和足少阳经。

8.囟会(DU22)

定位：在前发际正中直上2寸(百会穴前3寸)处。

解剖：同百会穴。

主治：头痛，眩晕，鼻渊，癫痫。

与头皮针关系：

方氏：冠矢点——人体头颅冠状缝与矢状缝的交会点。

9.上星(DU23)

定位:在前发际正中直上1寸处。

解剖:皮肤、皮下组织、枕额肌额腹;穴区内有滑车上神经,深层有面神经颞支和眶上动脉分布。

主治:头痛,目痛,鼻渊,鼻衄,癫狂,疟疾,热病。

10.神庭(DU24)

定位:在前发际正中直上0.5寸处。

解剖:同上星穴。

主治:头痛,眩晕,失眠,鼻渊,癫痫。

与头皮针关系:

国际标准:额中线——神庭向前引1寸直线。主治神志病、鼻病。

方氏:伏脏头顶——头部前额前正中线,发际线下0.5cm到发际线上1cm的区间。

(二)足阳明胃经

头维(ST8)

定位:在头侧部,当额角发际上0.5寸,头正中线旁开4.5寸处。

解剖:皮肤、皮下组织、帽状腱膜;穴区内有眶上神经和耳颞神经分布。

主治:头痛,目眩,目赤肿痛,迎风流泪,眼睑∫动,视物不明。

与头皮针关系:

朱氏:额旁2带——自本神穴向头维穴方向旁开0.25寸,上下各0.5寸,左右各旁开0.25寸的带状区域。

国际标准:额旁3线(生殖区、肠区)——在头前部,从胃经头维穴内侧0.75寸起向下引一直线,长1寸(3cm)。

焦氏:生殖区——从额角处向上引平行于前后正中线的2cm长的直线。

朱氏:顶颞带定位——自前顶穴至头维穴,向前后各旁开0.5寸的带状区域,属督脉、足太阳经和足少阳经。

方氏:对应伏象膝部——沿发际,前正中线旁开6.5cm,发际上2cm。

(三)足太阳膀胱经

1.眉冲(BL3)

定位:在攒竹直上入发际0.5寸,神庭与曲差连线之间。

解剖:皮肤、皮下组织、额肌;穴区内有滑车上神经和动脉的分支,深层有面神经颞支和额动脉分支分布。

主治:头痛,眩晕,目视不明,鼻塞,癫痫。

与头皮针关系:

国际标准:额旁1线(胸腔区)——在头前部,从膀胱经眉冲穴向下引一直线,长1寸(3cm)。

焦氏:胸腔区——在胃区与前后正中线之间,从发际向上下各引2cm长的平行于前后正中线的直线。

方氏头皮针:对应伏脏上焦。

2.曲差(BL4)

定位:在前发际正中直上0.5寸,旁开1.5寸,即神庭与头维连线的内1/3与中1/3交点上。

解剖:皮肤、皮下组织、额肌;穴区内有眶上神经和动脉的分支,深层有面神经颞支和眶上动脉分支分布。

主治:头痛,头晕,目视不明,目痛,鼻塞,鼽衄。

3.五处(BL5)

定位:在前发际正中直上1寸,旁开1.5寸处。

解剖:同曲差穴。

主治:头痛,目眩,目视不明,癫痫,鼻衄。

4.承光(BL6)

定位:在前发际正中直上2.5寸,旁开1.5寸处。

解剖:皮肤、皮下组织、帽状腱膜;穴区内有颞浅动脉和耳颞神经的分支分布。

主治:头痛,目眩,呕吐心烦,目视不明,鼻塞多涕,癫痫。

5.通天(BL7)

定位:在前发际正中直上4寸,旁开1.5寸处。

解剖:皮肤、皮下组织、帽状腱膜;穴区内有颞浅动脉和耳颞神经分支分布。

主治:头痛,头重,眩晕,鼻塞,鼻渊。

与头皮针关系:

国际标准:顶旁一线——顶中线旁开1.5寸,通天穴向后引1.5寸直线。主治腰腿的瘫痪、麻木、疼痛。

方氏:倒象下部——以眉顶枕线的中点旁开1～3cm之间的部分。下部包括:躯干、髋、膝、踝、趾、肛门等。

6.络却(BL8)

定位:在前发际正中直上5.5寸,旁开1.5寸处。

解剖:同通天穴。

主治:眩晕,耳鸣,目视不明,鼻塞,癫狂痫证。

7.玉枕(BL9)

定位:在后发际正中直上2.5寸,旁开1.3寸处。

解剖:皮肤、皮下组织、枕肌;穴区内有枕大神经和枕动脉分支分布。

主治:头项痛,目痛,鼻塞,呕吐。

与头皮针关系:

方氏:视觉穴区在枕外隆凸尖上2cm,向左右各旁开1cm处,每侧1穴,共2穴。

8.天柱(BL10)

定位:在后发际正中直上0.5寸(哑门穴)旁开1.3寸,当斜方肌外缘凹陷处。

解剖:皮肤、皮下组织、斜方肌、头半棘肌;穴区内有第3颈神经后支和枕动脉分支,深层有枕大神经和枕动脉干经过。

主治:头痛,项强,眩晕,目赤肿痛,肩背痛,鼻塞。

(四)足少阳胆经

1.颔厌(GB4)

定位:在头维与曲鬓弧形连线的上 1/4 与下 3/4 交点处。

解剖:皮肤、皮下组织、颞肌;穴区内有上颌神经颧颞支和颞浅动脉,深层有面神经颞支和下颌神经肌支分布。

主治:偏头痛,目眩,耳鸣,齿痛,癫痫。

与头皮针关系:

国际标准:颞前线——在头的颞部,从胆经颔厌穴至悬厘穴连一直线。

2.悬颅(GB5)

定位:在头维与曲鬓弧形连线的中点处。

解剖:皮肤、皮下组织、颞肌;穴区内有上颌神经颧颞支、耳颞神经和颞浅动脉,深层有面神经颞支和下颌神经肌支分布。

主治:偏头痛,目赤肿痛,齿痛。

3.悬厘(GB6)

定位:在头维与曲鬓弧形连线的上 3/4 与下 1/4 交点处。

解剖:同悬颅穴。

主治:偏头痛,目赤肿痛,耳鸣。

与头皮针关系:

国际标准:颞前线——颔厌－悬厘。主治头面颈病症:瘫痪、麻木、疼痛,失语、齿病、眼病。

顶颞前斜线(中央前回)——前神聪－悬厘。主治对侧下肢、上肢、面部瘫痪,流涎、发音障碍。

方氏:倒象上部——眉耳枕线中点前 2.5cm,向上 4cm 始斜向后上延伸 3cm 的区间。

4.曲鬓(GB7)

定位:在耳前鬓角发际后缘的垂线与耳尖水平线交点处。

解剖:皮肤、皮下组织、耳上肌、颞肌;穴区内有耳颞神经和颞浅动脉,深层有耳后神经、面神经分支和下颌神经肌支分布。

主治:头痛,齿痛,牙关紧闭,暴喑。

与头皮针关系:

国际标准:顶颞后斜线(中央后回)——百会－曲鬓。主治对侧下肢、上肢、头面部疼痛、麻木、感觉异常,偏头痛、颞颌关节炎。

颞后线(颞横回/颞上回,听觉中枢)——率谷－曲鬓。主治颈项病、耳病、眩晕。

方氏:嗅味——嗅味穴区在耳尖前 3cm 处。

5.率谷(GB8)

定位:在耳尖直上,入发际 1.5 寸处。

解剖:皮肤、皮下组织、颞肌;穴区内有耳颞神经、枕大神经和颞浅动脉分布,深层有下颌神经肌支分布。

主治:偏头痛,眩晕,小儿急、慢性惊风。

与头皮针关系:

国际标准:颞后线——在头的颞部,从胆经的率谷穴向下至曲鬓穴连一直线。

焦氏:晕听区——从耳尖直上 1.5cm 处,向前及向后各引 2cm 的水平线,共长 4cm,即为本区。

方氏:倒脏上焦——耳尖直上 4cm 处,管理对侧面部感觉器官和腹内消化道器官。

6.天冲(GB9)

定位:在耳根后缘直上,入发际 2 寸,率谷穴后 0.5 寸处。

解剖:皮肤、皮下组织、帽状腱膜;穴区内有枕小神经和耳颞神经,深层有耳后神经和耳后动脉分布。

主治:头痛,牙龈肿痛,癫疾。

7.浮白(GB10)

定位:在天冲与完骨弧形连线的中 1/3 与上 1/3 交点处。

解剖:皮肤、皮下组织、帽状腱膜;穴区内有枕小神经和耳大神经,深层有耳后神经和耳后动脉分布。

主治:头痛,耳鸣,耳聋,目痛,瘿气。

8.头窍阴(GB11)

定位:在乳突的后上方,当天冲与完骨连线的下 1/3 与上 2/3 交点处。

解剖:同浮白穴。

主治:头痛,耳鸣,耳聋。

9.完骨(GB12)

定位:在乳突的后下方凹陷处。

解剖:皮肤、皮下组织、胸锁乳突肌;穴区内有枕小神经、耳大神经和耳后动脉,深层有副神经、颈神经丛肌支和枕动脉分布。

主治:头痛,颈项强痛,齿痛,口渴,疟疾,癫痫。

10.本神(GB13)

定位:在前发际正中向上 0.5 寸(神庭)再向外旁开 3 寸处。

解剖:皮肤、皮下组织、额肌;穴区内有眶上神经和颞浅动脉,深层有面神经颞支和眶上动脉分布。

主治:头痛,目眩,癫痫,小儿惊风。

11.阳白(GB14)

定位:在前额部,当瞳孔直上,眉上 1 寸处。

解剖:同本神穴。

主治:头痛,目眩,目痛,视物模糊,眼睑动。

12.头临泣(GB15)

定位:在阳白穴直上,入前发际 0.5 寸处。

解剖:同本神穴。

主治:头痛,目眩,流泪,鼻塞,小儿惊痫。

与头皮针关系:

朱氏:额旁 1 带——以头临泣穴为中点,上下各 0.5 寸,左右各旁开 0.25 寸的带状区域。

国际标准:额旁 2 线(胃区、肝胆区)——在头前部,从胆经头临泣穴向下引一直线,长 1 寸

(3cm)。

焦氏:胃区——从瞳孔直上的发际处为起点,向上引平行于前后正中线2cm长的直线。

方氏头皮针:对应伏脏中焦。

13.目窗(GB16)

定位:在头临泣穴后1寸处。

解剖:皮肤、皮下组织、帽状腱膜;穴区内有眶上神经、耳颞神经和眶上动脉、颞浅动脉分布。

主治:头痛,目赤肿痛,青盲,鼻塞,癫痫,面部浮肿。

14.正营(GB17)

定位:在目窗穴后1寸处。

解剖:皮肤、皮下组织、帽状滕膜;穴区内有枕大神经、耳颞神经、眶上神经和颞浅动脉分布。

主治:头痛,目眩,唇吻强急,齿痛。

与头皮针关系:

国际标准:顶旁二线——正营穴向后引1.5寸的直线。主治肩臂手的瘫痪、麻木、疼痛。

15.承灵(GB18)

定位:在正营穴后1.5寸处。

解剖:皮肤、皮下组织、帽状腱膜;穴区内有枕大神经和枕小神经、枕动脉和耳后动脉分布。

主治:头痛,眩晕,目痛,鼻塞,鼽衄。

与头皮针关系:

方氏头皮针:伏象的上肢部——沿冠状缝,冠矢点旁开2~5.5cm的区域。

16.脑空(GB19)

定位:在风池穴直上1.5寸处。

解剖:皮肤、皮下组织、枕肌;穴区内有枕大神经和枕动脉,深层有耳后神经分布。

主治:头痛,目眩,颈项强痛,癫狂痫。

17.风池(GB20)

定位:在胸锁乳突肌与斜方肌上端之间凹陷中,与风府穴相平处。

解剖:皮肤、皮下组织、头夹肌、头半棘肌;穴区内有枕小神经,深层有枕大神经和枕动脉分布。

主治:头痛,眩晕,目赤肿痛,鼻渊,鼻衄,耳鸣,耳聋,颈项强痛,感冒,癫痫,中风,热病,疟疾,瘿气。

(五)经外奇穴

1.四神聪(EX-HN1)

定位:在百会穴前、后、左、右各1寸处,共4穴。

解剖:皮肤、皮下组织、帽状腱膜;穴区内有滑车上神经、枕大神经、耳颞神经,并有额动脉、颞浅动脉、枕动脉的吻合网分布。

主治:头痛,眩晕,失眠,健忘,癫痫。

与头皮针关系:

国际标准:顶颞前斜线(中央前回)——前神聪-悬厘。主治对侧下肢、上肢、面部瘫痪,流涎、发音障碍。

2.鱼腰(EX－HN4)

定位:在瞳孔直上,眉毛中心。

解剖:皮肤、皮下组织、眼轮匝肌;穴区内有眶上神经,深层有面神经颞支和额动脉分布。

主治:眉棱骨痛,眼睑动,眼睑下垂,目赤肿痛,口眼㖞斜,目翳。

第三节　头皮针治疗原理

头皮针治疗线(带、区)的选取,其理论依据可从经络系统原理、神经系统原理、生物全息学原理三方面阐述。

一、经络系统原理

经络是人体气血运行的通路,内属于脏腑,外布于全身,将各部组织、器官联结成为一个有机整体。它包括十二经脉、奇经八脉、十五络脉、十二经别、十二经筋、十二皮部以及难以计数的浮络、孙络。在正常情况下,经络运行气血,协调阴阳;在疾病情况下,则抗御病邪,反映全身或局部证候;在防治疾病时,起着传导感应、调整虚实的作用。针灸治疗疾病是通过体表腧穴来影响经络,经络接受来自体表的刺激,传导于有关的脏腑,达到疏通气血和调整脏腑功能的目的,以治疗疾病。头皮针疗法正是基于这一原理,刺激头部的经络腧穴,来调节气血运行和脏腑功能状态。

(一)头部经络生理学

头部经络是全身经络系统的一部分,其生理学是在经络形态学(循行与分布)的基础上,研究其对生命活动的生理作用、功能表象的一门学科。

1.十二经脉与头部的联系

手足经脉标于头面部的有:足太阳标于命门(目);足少阳标于窗笼之前(两耳);足阳明标于人迎,颊挟颃颡(颃颡指咽上下腭骨的上窍);足少阴标于背俞与舌下两脉;足太阴标于背俞与舌本;手少阳标于耳后上角、下外眦;手阳明标于颜下合钳上。

足六经结于头部的有:足太阳结于命门(两目);足阳明结于颡大(钳耳);足少阳结于窗笼(耳中)。

2.头皮针与标本、根结学说

标为末梢,本为根本;本,犹如树木之根干;标,犹如树木之枝梢。两者相互联系,有了根干才有枝梢,有了枝梢,根干才能发挥作用。标本一词,在中医学中可指运气学说的六气标本;还可指发病先后的病候标本。在这里指的是经络学的六经标本,亦指经脉之气集中与扩散的关系。本是经气汇聚的重心,标是经气扩散之区域,主要用来阐明六经脉气的弥散影响。

《灵枢·根结》指出,足六经的“根”在四肢末端井穴,“结”则在头、胸、腹的一定部位,窦汉卿《标幽赋》则进一步指出十二经脉的“四根”、“三结”,即十二经脉以四肢为“根”,以头、胸、腹三部为“结”。可见,头部为三结之一。

根结与标本都是阐明经络活动的功能,前者主要阐明在结构上的联系;后者主要表现在功能上的作用。从而使我们理解气血营卫在人体中的升降出入、贯通上下,体现出机体功能的多样性运动变化。

标本根结理论补充说明了经气流注运行情况。《灵枢·经脉》、《灵枢·逆顺肥瘦》、《灵枢·营气》所阐述的十二经脉循环传注体系，使气血环流不息，营养全身；而标本根结理论不仅说明了人体与头身的密切关系，而且更强调四肢为经气的根与本。在临床上，针刺这些部位的腧穴易于激发经气、调节脏腑经络的功能。所以，四肢肘膝关节以下的腧穴主治病症的范围大，不仅能治局部病，而且能治疗脏腑病、头面五官病。因此，了解头部在标本根结学说中的关系与地位，对于运用头皮针疗法有重要的指导作用。

（二）头部经络病理学

经络病理学是在经络循行与表象以及经络生理学的基础上，研究其患病时机体的变化和症候表现，从而阐明疾病发生的原因和条件，疾病的经过和结局等各式各样的病理过程，为疾病的诊断与治疗奠定基础。头部经络是全身经络的一部分，其病理学内容完全隶属于经络病理学。

病邪侵入人体可有两种方式：第一种是逐级式传导，即皮部→孙络→络脉→经脉→腑→脏；第二种是直中式传导，即皮部→脏腑。头部也是病邪易于侵入的部位之一，这时可通过经络联系反映到五官七窍上，如大肠病者齿痛，脾病者舌本强，心主病者目黄、掌中热等。此外，经络是运行气血，传递体内外各种信息的通道，从而保持了机体的各个部分之间平衡协调，也就是调节阴阳，以达到“阴平阳秘，精神乃治”的目的，一旦经络的这种生理作用失调，就会导致各种各样的病理证候，出现经络闭阻不通的临床表现。经络系统中各部分均有其证候。

（三）头部经络诊断、治疗学

经络诊断疾病目前已有深入的研究，并有望诊、触诊及电测法等多种方法。但头部经络，特别是有毛发覆盖部位，因其特殊性，目前用头部有毛发的部位及头皮针治疗线诊断疾病的报道极少，有待于发展和研究。

头部经络治疗疾病古代早已有大量记载，现代实验研究也取得丰硕成果。而头皮针治疗线（区、带）的主治范围，有不少也与头部经络、腧穴的主治相吻合，有的虽无直接对应关系，但也可通过经络交会和循行分布去解释。可见，头皮针治疗线（刺激区）的部位和主治都可用经络原理来阐明。

二、神经系统原理

在头皮针各大流派中，焦氏头针主要是根据神经系统功能原理来取定头皮针刺激区的。焦氏将这些头皮针刺激区称为运动区、感觉区、运用区、言语区等，认为大脑皮质功能定位的对应头皮区即是头皮针刺激区，可以治疗由该部大脑皮质受损所导致的病症。如运动区对应于中央前回，是对侧肢体的运动中枢，可以治疗肢体运动障碍由大脑中动脉出血或缺血所致者；感觉区对应于中央后回，是对侧肢体的感觉中枢，可用以治疗肢体感觉异常，如此等等。

实际上，方氏头皮针在取穴定位时，常常大量使用大脑功能定位原理。如中央前回（运动中枢）、中央后回（感觉中枢）、角回（记忆中枢）、颞上回后1/3处（信号中枢）等的对应头皮区，分别称为倒象、倒脏、记忆、信号等，用以治疗运动障碍、感觉障碍、失读症和感觉性失语等。取穴方法根据大脑皮质定位可以采取对侧取穴，也有同侧取穴，一切以患者的感受为主。

此外，根据神经生理学原理，中枢性瘫痪的产生不仅与产生定位症状的大脑皮质功能区有关，还与不出现明确定位症状的皮质受损区（如额上、中、下回的前部，颞上、中、下回的后部）有关。因此，有人主张头皮针取穴不仅要针刺运动区、感觉区等，还必须配合额、顶、颞部的非功能定位对应的头皮区。在留针的同时，嘱患者进行相应的肢体活动和言语训练等，可使各种传入的神经冲动不断到达大脑皮质，从而提高大脑皮质的敏感性，以利于神经功能的不断恢复和巩固。

三、生物全息学原理

“生物全息律”是张颖清教授所倡导与创建的新兴学科，它可能成为打开中医药学大门的钥匙。在当今时代，它已经为众多的中医爱好者耳熟能详。但在1984年《生物全息诊疗法》正式出版以前，它还是鲜为人知。在这本书中，张教授提出了生物全息律在人体上的特例“穴位全息律”，即：“人体任一节肢或其他较大的相对独立的部分的穴位，如果以其对应的整体上的部位的名称来命名，则穴位排布的结果使每一节肢或其他较大的相对独立部分，恰像是整个人体的缩小”。我们可以看到这个缩小的人形恰成为全息生物学原则的特征。

如果仅仅是关注于缩小人形的存在，可以看到几乎所有的头皮针体系，都有一个特定的类于缩小人形的治疗区，这就是中央前回与中央后回的投影区。现代解剖学与心理学告诉我们，由于运动与感觉存在的重要性，人体的大脑中有独立的大脑皮质来处理相关的问题。大脑皮质的中央前回是处理运动相关信息的高级中枢，中央后回则是处理感觉相关信息的高级中枢。人的运动能力具有连贯性，感觉能力具有连续性，所以，中央前回与中央后回相关区域的分布都表现为一个倒立的小人。如果，人们将自己的治疗穴位定于这两个高级中枢的投影区上，显然，这并不能成为生物全息律的充分条件。因为它并不能成为整体在部分之上的投影。

头皮针体系中的汤氏头针通过建立点、线、区的方式，建立了意象头针。它以百会为交界点，分成仰卧与俯卧两个人体，体现出全息的特点。

作为生物全息律在人体表现早期证据之一的方氏头皮针，明确提出与生物全息律的相关性并具有自己的特点。从方氏头皮针的示意图可以看到，伏象穴区与伏脏穴位具有缩小人形的特征。从部位看伏象穴区以颅骨的骨缝为核心展开，而伏脏则以前额发际线为核心展开。在使用上，也可以将这两个穴区按人体投影，寻找疾病的对应点做针对性的治疗。由于方氏头皮针的形成先于生物全息律的提出，故也有自己的特点：方氏认为伏象穴区属于人体的“阳中枢”，主要用于对运动相关疾病的治疗；而伏脏穴区属于人体的“阴中枢”，主要用于感觉相关疾病及脏腑功能的调节。

第四节　头皮针治疗技术

头皮针治疗技术主要指头皮针的进针、针刺手法、针刺感应、留针、出针及其他针法，包括梅花针、三棱针、艾灸、电针、药物穴位注射和磁疗等。在临床上，根据具体情况进行运用，同样可以收到良好疗效。

一、进针法

（一）进针前准备

1.选择针具

头皮针针具一般选用0.5～1.5寸毫针，由于头皮针操作的需要，对针具的选择非常严格，要求毫针针尖锋利，针身光滑挺直、无锈蚀及松动，针柄牢固，以免给患者造成不必要的痛苦。

2.选择体位

患者一般采取坐位，这样不但便于头部针刺的操作，而且也有利于观察患者面部表情和治疗效果。对于体弱者及不能采取坐位的患者，可采取半坐卧位或者仰卧位。婴儿患者可让家长怀抱正坐。对于一些有特殊需求的，可灵活掌握体位方式。

3.选择治疗部位

在针刺前，分开局部头发，暴露头皮，这样首先是便于正确取穴，其次是可以防止针尖刺入发囊引起疼痛。同时，对局部有感染、瘢痕等情况，要避开进针。在选定治疗部位后，要进行常规消毒后方可施术。

(二)进针法

1.快速进针

用一手摊指、食指持捏针具，针尖对准进针点，手指尖距离头皮5～10cm，然后以肩带肘，以肘带腕，使针尖冲进头皮或肌层。

2.快速推进

(1)单手推进法：在针刺进入头皮后，一手拇指、食指捏持针柄(或将中指扶靠住针体末端)沿头穴方向推入。

(2)双手推进法：持针的拇指、食指捏持针柄下半部(或将中指扶靠住针体末端)，另一手拇指、食指轻轻捏持针体近头皮处，然后以持针的手推入。

3.针刺的角度和深度

一般情况下，宜在毫针与头皮呈15°～30°角，即沿头皮刺入和推进，针刺深度一般为1～1.5寸，小儿0.5～1寸，婴幼儿在0.1～0.2寸(点刺)。亦有垂直90°进针，深度直达骨膜。

4.进针注意事项

(1)进针尽量避开发囊，避免疼痛。

(2)额、颞部头穴痛感较强，进针时可嘱患者屏息，进针时可减低疼痛。

(3)对头皮坚韧者，推进针体时可稍做捻转，以助进针。

(4)向里推进针体时，如发生疼痛或抵抗感，应停止继续推进，可将针体退出少许，改变针体角度和方向，再行推进。

二、针刺手法

针体刺入帽状腱膜下层后，医者可通过特殊手法操作，激发针感，达到治疗刺激量，一般可采用以下针刺手法。

(一)快速捻转手法

在针体达到一定深度后，术者肩、肘、腕关节和拇指必须固定，以保持针体不能上下移动。食指第1、2节呈半屈曲状，用食指第1节的桡侧面与拇指第1节的掌侧面捏持针柄，然后以食指掌指关节的不断屈伸使针体快速捻转。

要求捻转频率能在200次/分钟以上，持续1分钟左右。该手法容易激发针感。可在5～10分钟后再按上述方法行针1次，共3次后出针。

(二)小幅度提插手法

以“上提针”动作为主者为抽气法,以“下插针”为主的手法为进气法。前者为补法,后者为泻法。

抽气法:手持毫针沿头皮刺入帽状腱膜下层,将针向内推进1寸左右处,.保持针体平卧,用拇指、食指紧持针柄,以爆发力向外迅速抽提针体3次,每次至多提出1分许,再缓慢将针向内插至1寸处。如此反复行针,持续1分钟左右。间歇10分钟以后,再按上法行针。共行针3次。

进气法:手持毫针沿皮刺入帽状腱膜下层,将针向内推进至1寸左右处,保持针体平卧,用拇指、食指紧捏针柄,以爆发力向内迅速进插针体3次,每次至多插入1分许,再缓慢将针向外提至1寸处。如此反复行针,持续1分钟左右。间歇10分钟以后,再按上法行针。共行针3次。

上述手法的关键,一是术者的提力,二是行针的速度。要求术者用爆发力向内插针或向外提针,速度要快。同时,要求每次抽提或进插针体的幅度要小,因此称为“小幅度提插”。该法的特点是患者无痛苦,术者省力、省时,而能达到较大的刺激量。

(三)徐疾补泻手法

头皮针所应用的徐疾补泻手法,是通过进针与退针过程中,两者的相对速度比较来实施的。

补法:缓慢而用力将针体向内插至一定深度,然后紧压进针点半分钟,再迅速出针。

泻法:快速将针体向内插至一定深度,然后缓慢而用力地将针上提,使针孔处的皮肤由于针体的上提而呈丘状,出针亦较补法缓慢。

以上手法可反复多次。

(四)震动手法

将针体刺入帽状腱膜下层1寸左右,得气后留针1分钟,将针体提出1/3,轻轻旋捻提插使针体微微震动9次,每隔3～4分钟重复行针1次。共行针9次。此手法适用于外伤性截瘫的治疗。

(五)弹拨针柄手法

在头皮针留针期间,可用手指弹拨针柄,用法宜适度,速度不宜太快。一般可用于不宜过强刺激之患者,如老人、小儿、体弱者。

三、多针刺法

多针刺法是指用2支以上毫针同时针刺某一个头穴(标准治疗线或刺激区),以加强刺激量的方法。

(一)对刺法

用2支毫针相向针刺同一头穴治疗线。如额中线可以从神庭穴向下刺1寸,另用1针由前额发际下0.5寸处向上刺1寸;顶中线可从百会穴向前顶穴透刺1针,再由前顶穴向百会穴透刺1针。必须注意的是,这两针并不相抵。

(二)齐刺法

用3支毫针集中针刺同一头穴治疗线及其邻近处,并同时行针的方法。

额中线:正中1针,由神庭穴进针向下透刺;左右两旁各1针,由神庭穴旁开0.5寸处进针,向下透刺。3针同时行针,治疗头面五官疾病。

顶中线:正中1针,由前顶穴向百会穴透刺;左右两旁各1针,由前顶穴旁开0.5寸处进针,向百会穴透刺。3针同时行针,治疗高血压、头痛、梅尼埃病、帕金森病等。

枕上正中线:正中1针,由强间透刺至脑户穴;左右两旁各1针,即针刺枕上旁线,由上而下透刺。3针同时行针,治疗背痛、目病。

(三)接力刺法

用3支毫针分别从顶颞前(后)斜线的起点、第1和第2等分点进针,一次从上而下沿皮透刺,3针刺入该线,犹如接力赛跑,然后分别用快速捻转或小幅度提插手法。一般用治中风偏瘫。

(四)交叉刺法

用2支毫针刺入,在皮下相互交叉(但不相抵),其针方向不同者。如偏头痛、面痛等可取头维穴,1针由上而下,另1针由前向后,呈十字交叉状。中风偏瘫,可在上述顶颞前斜线接力刺的基础上,再从第1、2个等分点再加刺两针,由前向后,向顶颞后斜线方向透刺。

四、留针与出针

(一)留针

将针迅速刺入腧穴行针施术后,使针留置在穴内称之为留针。留针是针刺过程中的重要步骤,其目的是为了加强针刺的作用和便于继续行针施术。

1.留针的方法

(1)静留针:在留针期间不再施行任何针刺手法,让针体安静自然地留置在头皮内。《素问·离合真邪论》:"静以久留,以气至为故",即静留针法。一般情况下,头穴留针时间在30~60分钟之间。如症状严重、病情复杂、病程较长者,可留针6~12小时,甚至24小时。头穴长期留针,并不影响肢体活动和正常生活,在留针期间可嘱患者正常活动和生活,有提高临床疗效的作用。

(2)动留针:在留针期间内,间歇重复施行有关手法,以加大刺激量,在较短时间内取得即时疗效。一般情况下,可在30~60分钟以内,间歇行针3~4次,每次2~3分钟。

2.注意事项

(1)体弱者留针时间较短,体壮者可适当延长留针时间。婴幼儿和严重精神病患者,以及其他难于合作者,不宜留针。

(2)夏季天气炎热,不宜久留针;冬季气候寒冷,适宜久留针。

(3)病情重、症状顽固者适宜久留针,病情轻、症状经治疗已消失者可以不留针或者短时间留针。

(4)留针期间要嘱咐患者及家属注意安全,不要碰撞留置在头皮下的毫针,以免折针、弯针。对需要长期留针而又有严重心脑血管疾病的患者,必须加强监护,以免发生意外。

(5)留针时宜将针体稍露出头皮,如局部不适,也可稍稍退出1~2分。

(二)出针

头皮针的出针比较简单。一般需要将针缓慢退至皮下,然后迅速拔出,拔针后必须迅速用干洁棉球或者棉签按压针孔,防止出血。头发密布处较易遗忘所刺入毫针,须认真检查,以免后患。

临床上,出针前若配合按摩、导引等治疗,常可提高疗效。

五、头皮针取穴原则

头皮针的临床取穴，除方氏头皮针有着特殊的取穴方法外，主要从以下三个方面进行。

（一）辨病取穴

根据病变部位、性质，选取相对应的头穴针刺，是目前头皮针取穴的主要原则。

以中枢神经系统为例，中风偏瘫其病灶部位在大脑皮质中央前回、后回者，分别取用运动区（或顶颞前斜线）、感觉区；中风引起的失语、运动性失语取言语1区（即运动区下2/5），感觉性失语取言语3区，命名性失语取言语2区，舞蹈病、帕金森综合征则取舞蹈震颤区等。

对于癫痫患者则可根据脑电图显示确定其病变部位，来选用相应头皮针穴位。如额叶癫痫取额区头穴（额中线、额旁1线或胸腔区），顶叶癫痫取顶区头穴（顶中线或足运感区），颞叶癫痫取颞区头穴（颞后线或晕听区），枕叶癫痫取枕区后头穴（枕上正中线等）。

根据神经生理学观点，以及脑功能与血流的关系，取用相应的头皮针穴位，也属于辨病取穴范畴。如小儿脑瘫，病变不仅影响中央前回和中央后回，也影响额上回及颞上回后部，因此在取穴时除取用运动区、感觉区以外，还必须配合额、顶、颞部的头皮针穴位。

（二）辨证取穴

根据临床表现，采取循经取穴和脏腑功能取穴的临床处方，属于辨证取穴范畴。

头皮针穴位有不少与头部经络相重叠。如在该经脉沿线出现病变，则可选取与该经脉在头部循行线相重叠的头部治疗线（刺激区）。如急性腰扭伤和慢性腰背痛，病变属于督脉与足太阳经，头皮针取穴则以枕上正中线（督脉）、枕上旁线（足太阳经）为主，即为循经取穴。

又如，心主血脉，心主神明，心开窍于舌，根据脏腑功能取穴，血脉病、神志病、舌病都可取与心相应的头皮针穴位，如额旁1线（右）或胸腔区。肺主呼吸，开窍于鼻，外合皮毛。因此，与呼吸、鼻、毛皮有关的病症，如哮喘、胸闷、感冒、鼻塞流涕、皮肤瘙痒等则可选用额旁1线或胸腔区。这就是脏腑功能取穴的原则。

（三）对症取穴

根据临床实践积累，头皮针取穴还可选用对症取穴的形式。如肩痛（肩关节周围炎等）选取顶结后线（络却至百会的连线），腰腿痛（坐骨神经痛）取顶结前线（通天至百会的连线），对疼痛的缓解效果明显，即为对症取穴。

附：方氏头皮针的取穴与配穴

1.取穴方法

方氏头皮针是以经络学说、藏象学说，结合大脑生理解剖学理论为基础而发展起来的。它的取穴方法，基本上分为四种：

（1）相应取穴法：即身体某个部位有病，可以在“伏象”、“伏脏”、“倒象”、“倒脏”相应的部位进行取穴。这就相当于体针阿是穴的取穴法。如臂痛，针“伏象”臂部；腿痛，针“伏象”下部的腿穴；心绞痛，针“倒脏”上焦。一般相应取穴，只针单侧。为了加强疗效也可以针刺双侧。

（2）仿体针取穴法：仿体针取穴法，就是根据中医学经络、藏象，以及辨证取穴的理论，模仿体针取穴的种种方法，在“伏象”、“伏脏”、“倒象”、“倒脏”寻找相应穴进行治疗的方法。比如，胃脘胀痛，呕逆不下，可在“伏脏”中焦胃部取穴扎针，也可以在“伏脏”上焦的手腕内关、手三里部位选取穴位。

当下肢后侧患有痛痹难立时，不仅可以选取“伏象”下肢相应的病痛处针治，还可以取用“伏象”的胯部环跳穴位进行针治。

(3)特定取穴法：即根据其他中枢穴位所具有的治疗作用、独特性能，按照某一种疾病，必须选定某一部位的要求，进行取穴的方法。例如，语言运动障碍，取“说话”、“书写”；眼部疾患，取“视觉”；耳聋、耳鸣，取“听觉”；眩晕难行，取“平衡”、“运平”等。

(4)“米”式取穴法：就是左、右肢体对称取穴，上、下肢体重叠取穴，左上、右下，左下、右上肢体交叉取穴，躯体折叠取穴。这种取穴法，相当于传统针灸中缪刺法在头皮针仿体针取穴法中的具体应用。

2.配穴方法

为了加强针疗效果，不仅要选准主要的穴位，还要进行合理的配穴，如头部不同全息系统之间的配穴，头皮针及其他针灸体系或全息系统体系之间的配穴。

(1)“伏象”和“伏脏”相配合：头部“伏象”总管全身的运动，“伏脏”总管全身的感觉。若运动系统有病，主要针刺“伏象”，也可在“伏脏”的相应部位取穴。

(2)“倒象”和“倒脏”的配合：“倒象”主管对侧运动，“倒脏”主管对侧感觉。若是感觉系统有病，主要针刺“倒脏”，可配“倒象”；反之亦然。

(3)“伏象”与“倒象”相配合：“伏象”通管全身，“倒象”主管对侧。如人体肩部有病，可针刺“伏象”患侧肩部，同时，还可在健侧“倒象”肩部相应部位选穴，以加强疗效。

(4)“伏脏”与“倒脏”相配合：与“伏象”与“倒象”配合法相同。

(5)“伏象”、“伏脏”与其他中枢相配合：如脑血栓形成的患者，出现语言和运动障碍，可针刺“伏象”，同时针刺“说话”等中枢。

(6)“伏象”、“伏脏”、“倒象”、“倒脏”，以及其他中枢的穴位，也可与头部在经腧穴、经外奇穴、体针所有穴位配合取用。

第五节　头皮针治疗骨关节软组织疼痛疾病

一、肌筋膜综合征

(一)概述

肌筋膜综合征又称肌纤维组，是指因寒冷、潮湿、慢性劳损而使腰部肌筋膜及肌组织发生水肿、渗出及纤维性变，而出现的一系列临床症状。该病是身体白色纤维组织，如筋膜、肌膜、韧带、肌腱、腱鞘、骨膜及皮下组织的一种非特异性变化，临床常见而又常被忽略或误诊的痛症。

(二)诊断依据

(1)可有外伤后治疗不当、劳损或外感风寒等病史。

(2)多发于老年人，好发于两肩胛之间，尤以体力劳动者多见。

(3)背部酸痛，肌肉僵硬发板，有沉重感，疼痛常与天气变化有关，阴雨天及劳累后可使症状加重。

(4)背部有固定压痛点或压痛较为广泛。背部肌肉僵硬，沿骶棘肌走行方向常可触到条索状的改变，腰背功能活动大多正常。X线摄片检查无阳性征。

肌筋膜综合征主要表现为弥漫性钝痛。局部疼痛、发凉、皮肤麻木、肌肉痉挛和运动障碍。疼痛特点是晨起痛，日间轻，傍晚复重，长时间不活动或活动过度均可诱发疼痛，病程长，且因劳累及气候变化而发作。查体时患部有明显的局限性压痛点，触摸此点可引起疼痛和放射。有时可触到肌筋膜内有结节状物，此结节称为筋膜脂肪疝。

（三）辨证分型

1.风寒湿邪

背痛板滞，后项、肩部牵拉性疼痛，甚者痛引上臂，伴恶寒怕冷。舌淡苔白，脉弦紧。

2.气血凝滞

晨起背部板硬刺痛，活动后减轻。舌黯苔少，脉涩。

3.气血亏虚

肩背隐痛，时轻时重，劳累后疼痛加剧，休息后缓解。舌淡苔少，脉细弱。

（四）取穴方法

处方1

标准头皮针：顶颞前斜线（运动区）、顶颞后斜线（感觉区）。

处方2

方氏头皮针：伏象躯干部（患处相对应处）、伏脏中焦、下焦。

处方3

焦氏头针：运动区、感觉区。

处方4

朱氏头皮针：顶颞带、额顶带、顶枕带。

二、纤维肌痛综合征

（一）概述

纤维肌痛综合征是一种以广泛的肌肉骨骼慢性疼痛为主要表现，可伴疲劳、睡眠障碍、晨僵、焦虑、抑郁及头痛等症状的风湿病。本病并非罕见病，美国的患病率为2%，其中男女患病率分别为0.5%和3.4%，患病率随年龄增长而升高。

（二）临床表现

纤维肌痛综合征主要表现为全身广泛性慢性疼痛。一般起病隐匿，劳累、应激及寒冷等诱因下出现全身弥漫性疼痛，尤以中轴骨骼（颈椎、胸椎、下背部）及肩胛带、骨盆带等处常见，呈对称性和持续性，疼痛性质多样，酸痛、刺痛、灼痛甚或撕裂样痛，程度时轻时重，休息不能缓解，不适当活动可使上述症状加重。查体有特殊压痛点，而压痛点邻近区正常。患者对压痛点的按压敏感，出现痛苦表情或拒压、后退等动作。9对（18个）压痛点分布呈现弥散性和对称性，多位于肌腱附着处，具体位置为：枕骨下肌肉附着点两侧、第5～7颈椎横突间隙前面的两侧、两侧斜方肌上缘中点、两侧肩胛棘上方近内侧缘的起始部、两侧第2肋骨与软骨交界处的外上缘、两侧肱骨外上髁远端、两侧臀部外上象限的臀肌前皱襞处、两侧大转子后方、两侧膝脂肪垫关节褶皱线内侧。检查时医生用右手拇指平稳按压压痛点几秒钟即可出现疼痛，同时对照性按压前额中部、前臂中部、手指中节指骨、膝关节内外侧等部位没有疼痛，以排除患者的“伪痛”。

（三）取穴方法

处方 1

标准头皮针：顶颞前斜线（运动区）、顶颞后斜线（感觉区）。

处方 2

方氏头皮针：伏象躯干部（患处相对应处）、伏脏中焦、下焦。

处方 3

焦氏头针：运动区、感觉区。

处方 4

朱氏头皮针：顶颞带、额顶带、顶枕带。

三、多发性肌炎

（一）概述

多发性肌炎是一组病因不清，主要临床表现以对称性四肢近端、颈肌、咽部肌肉无力，肌肉压痛，血清酶增高为特征的弥漫性肌肉炎症性疾病。多数学者认为本病与自身免疫紊乱有关。也有部分学者认为与病毒感染或遗传因素有关。多为亚急性起病，任何年龄均可发病，中年以上多见，女性略多。部分病者病前有恶性肿瘤，约 20％患者合并红斑狼疮、硬皮病、类风湿关节炎、干燥综合征等其他自身免疫性疾病。

临床表现：由于受累范围不同，伴发病差异较大，因而本病临床表现多样。通常本病在数周至数月内达高峰，全身肌肉无力，严重者呼吸肌无力，危及生命。因此，及早诊断和治疗十分重要。只要及时应用激素或免疫抑制剂治疗，单纯多发性肌炎可望预后良好，伴发恶性肿瘤和多种结缔组织病者，预后较差。

（二）取穴方法

处方 1

标准头皮针：顶颞前斜线（运动区）、顶颞后斜线（感觉区）。

处方 2

方氏头皮针：伏象躯干部、患处相对应处，伏脏中焦、下焦。

处方 3

焦氏头针：运动区、感觉区。

处方 4

朱氏头皮针：顶颞带、额顶带、顶枕带。

四、软组织损伤

（一）概述

软组织损伤是指各种急性外伤或慢性劳损以及自身疾病病理等原因造成人体的皮肤、皮下浅深筋膜、肌肉、肌腱、腱鞘、韧带、关节囊、滑膜囊、椎间盘、周围神经血管等组织的病理损害，称为软组织损伤。临床常表现为疼痛、肿胀、畸形、功能障碍。

（二）诊断依据

（1）有外伤史。

（2）局部疼痛、肿胀，或见皮肤青紫瘀斑。

（3）必要时X线摄片，以排除骨折。

临床表现：

1）疼痛：与暴力的性质和程度，受伤部位神经的分布及炎症反应的强弱有关。

2）肿胀：因局部软组织内出血或（和）炎性反应渗出所致。

3）功能障碍：引起肢体功能或活动的障碍。

4）伤口或创面：据损伤的暴力性质和程度可以有不同深度的伤口或皮肤擦伤等。

（三）辨证分型

1.气滞血瘀

局部疼痛，弥漫性肿胀，偶见瘀斑，局部压痛。舌可见瘀点，脉弦紧。

2.虚寒

多见于后期，局部酸胀疼痛，劳累后疼痛加重，畏寒喜温。舌质淡，苔薄白，脉细。

（四）取穴方法

处方1

标准头皮针：顶颞前斜线（运动区）、顶颞后斜线（感觉区）。

处方2

方氏头皮针：伏象躯干部、患处相对应处，伏脏下焦。

处方3

焦氏头针：运动区、感觉区。

处方4

朱氏头皮针：顶颞带、额顶带、顶枕带。

五、痛风性关节炎

（一）概述

痛风性关节炎是嘌呤代谢障碍、血尿酸增高所致反复发作的关节炎症。人体尿酸是由细胞代谢分解的核酸和其他嘌呤类化合物以及食物中的嘌呤分解而来。尿酸的生成增多和排泄减少都可使尿酸蓄积而产生高尿酸血症。尿酸盐沉积于关节、关节周围组织和皮下组织，引起关节炎的反复发作，有急性红、肿、剧痛，逐渐产生骨与关节破坏、畸形、关节强直和功能障碍。痛风可有原发性和继发性两类。原发性痛风可与遗传因素有关。继发性痛风可发生于肾功能减退、尿酸排泄减少患者；也可发生于白血病、骨髓瘤以及恶性肿瘤经化疗、放疗后核酸分解增多的患者。

（二）诊断依据

（1）多以单个趾指关节，猝然红肿疼痛，逐渐痛剧如虎咬，昼轻夜甚，反复发作。可伴发热、头痛等症。

（2）多见于中老年男子，可有痛风家族史。常因劳累、暴饮暴食、吃高嘌呤食物、饮酒及外感风寒等诱发。

(3)初起可单关节发病,以第一跖趾关节为多见。继则足踝、跟、手指和其他小关节出现红肿热痛,甚则关节腔可渗液。反复发作后,可伴有关节周围及耳郭、耳轮及趾、指骨间出现“块瘰”(痛风石)。

(4)血尿酸、尿尿酸增高。发作期白细胞总数可增高。

(5)必要时做肾B超探测、尿常规、肾功能等检查,以了解痛风后肾病变情况。X线摄片检查:可示软骨缘邻近关节的骨质有不整齐的穿凿样圆形缺损。

临床分为三期:

1)无症状期:仅有高血尿酸。血尿酸增高至关节症状发作时间可达数年。

2)急性发作期:常于夜间突然发作,首先发生于第一跖趾关节,剧痛,于数小时内达到顶点,明显肿胀发红,压痛明显,功能障碍。可伴有发热,高达38～39℃,乏力、厌食、头痛等症状。经1～2周后症状缓解,间歇数月至数年后复发。其他关节如趾、拇指、掌指关节、踝、腕、膝、肩等也可发生。饮酒、暴食、疲劳、创伤或精神刺激等均可诱发关节炎发作。

3)慢性关节炎期:关节炎频繁发作,间歇期变短、关节肿胀、关节骨端破坏和增生而致畸形。于耳廓或关节部位出现痛风石。位于皮下,呈淡黄色之结节。痛风石破溃时可流出石灰状物,窦道难以愈合,可继发化脓性感染。10％～20％患者发生尿酸盐结石,并可引起血尿、肾绞痛症状。可发生高血压、冠心病等并发症。

(三)辨证分型

1.湿热蕴结

下肢小关节猝然红肿热痛、拒按,触之局部灼热,得凉则舒。伴发热口渴,心烦不安,溲黄,舌红,苔黄腻,脉滑数。

2.瘀热阻滞

关节红肿刺痛,局部肿胀变形,屈伸不利,肌肤色紫黯,按之稍硬,病灶周围或有块瘰硬结,肌肤干燥,皮色黯黧。舌质紫黯或有瘀斑,苔薄黄,脉细涩或沉弦。

3.痰浊阻滞

关节肿胀,甚则关节周围漫肿,局部酸麻疼痛,或见“块瘰”硬结不红。伴有目眩,面浮足肿,胸脘痞闷。舌胖质黯,苔白腻,脉缓或弦滑。

4.肝肾阴虚

病久屡发,关节痛如被杖,局部关节变形,昼轻夜重,肌肤麻木不仁,步履艰难,筋脉拘急,屈伸不利,头晕耳鸣,颧红口干。舌红少苔,脉弦细或细数。

(四)取穴方法

处方1

标准头皮针:额中线,顶颞后斜线的中2/5,顶中线。

处方2

方氏头皮针:伏象患处相对应处,伏脏中焦、下焦。

处方3

焦氏头针:运动区、感觉区。

处方 4

朱氏头皮针：顶颞带、额顶带、顶枕带。

六、骨关节炎

(一)概述

骨关节病又称骨关节炎、增生性关节炎、老年性关节炎、退化性关节炎、肥大性关节炎等，是一种慢性关节疾病，其主要改变是关节软骨退行性病及继发性骨质增生。根据发病因素分为原发性骨关节病和继发性骨关节病。在我国，以继发性骨关节病较多见，原发性骨关节炎较少见。凡正常的关节无明显原因而逐渐发生退行性变，称为原发性骨关节病；若因某种已知原因导致软骨破坏或关节结构改变，日后因关节面摩擦或压力不平衡等因素而造成退行性变者称为继发性骨关节病。

(二)诊断依据

(1)初起多见关节隐隐作痛，屈伸、俯仰、转侧不利，轻微活动稍缓解，气候变化加重，反复缠绵不愈。

(2)起病隐匿，发病缓慢，多见于中老年。

(3)局部关节可轻度肿胀，活动时关节常有“咔咔”声或摩擦声，严重者可见肌肉萎缩。关节畸形，腰弯背驼。

(4)X 线摄片检查：骨质疏松，关节面不规则，关节间隙狭窄，软骨下骨质硬化，以及边缘唇样改变，骨赘形成。

(5)查血沉、抗“O”、黏蛋白、类风湿因子等与风湿痹、尪痹相鉴别。

骨关节炎主要症状是关节疼痛，疼痛于活动时发生，休息后消失或好转。急性发作时，疼痛加剧，同时可有关节肿胀、关节僵硬、关节内摩擦音等。有的患者关节处于一定位置过久，或晨起下地，便感到关节疼痛，即所谓休息痛。此类患者逐渐活动关节一定时间后，疼痛消失，关节可感到松快。增生之骨赘刺激或压迫邻近神经而发生放射性疼痛，如颈椎增生引起上肢疼，腰椎增生造成下肢痛，髋关节增生所致的股前内侧痛等。脊椎严重增生可压迫脊髓和神经根，出现感觉、运动、大小便障碍、神经刺激征，甚至截瘫。早期关节外形和活动无异常，晚期膝、手指等周围软组织较少的关节可看到骨性增粗、关节肿胀、肌肉萎缩及关节变形，关节有压痛，活动受限，活动时有摩擦感。

(三)辨证分型

1.肾虚髓亏

关节隐隐作痛，腰膝酸软，腰腿不利，俯仰转侧不利。伴有头晕，耳鸣，耳聋，目眩。舌淡红，苔薄白，脉细。

2.阳虚寒凝

肢体关节疼痛，重着，屈伸不利，天气变化加重，昼轻夜重，遇寒痛增，得热稍减。舌淡，苔白，脉沉细缓。

3.瘀血阻滞

关节刺痛，痛处固定，关节畸形，活动不利，或腰弯背驼，面色晦暗。唇舌紫暗，脉沉或细涩。

(四)取穴方法

处方 1

标准头皮针:额中线。上肢痛加顶颞后斜线的上 1/5,下肢痛加顶颞后斜线的中 2/5,踝关节痛加顶中线,腰背痛加枕上正中线。

处方 2

方氏头皮针:伏象患处相对应处、伏脏下焦。

处方 3

焦氏头针:运动区、感觉区。

处方 4

朱氏头皮针:顶颞带、额顶带、顶枕带。

七、创伤性关节炎

(一)概述

创伤性关节炎又称外伤性关节炎、损伤性骨关节炎,是由创伤引起的以关节软骨的退化变性和继发的软骨增生、骨化为主要病理变化的一种疾病,临床主要表现为关节疼痛、活动功能障碍等。创伤性关节炎在中医文献中并无与之相应的病名。但因其属于骨病,主要症状是关节疼痛,故当属于中医骨痹的范畴。现代文献中有的将其归属于关节痹证。

(二)诊断依据

(1)有慢性积累性关节损伤史或有明显的外伤史,发病过程缓慢。

(2)早期受累关节酸痛,运动僵硬感,活动后好转,但过劳后症状又加重。

(3)后期关节疼痛与活动有关,活动时可出现粗糙摩擦感,可出现关节交锁或关节内游离体,关节变形。

(4)X 射线检查可见关节间隙变窄,软骨下关节面硬化,关节边缘有程度不等骨刺形成。晚期可出现关节面不整,骨端变形,关节内有游离体。

关节内骨折,属关节囊内骨折涉及关节最多见的是肘关节,包括了肱骨内外髁或髁间骨折。其次为踝关节,包括踝和距骨骨折。再次为膝关节,包括股骨髁、胫骨髁和髌骨骨折等。造成关节软骨的损伤是发生创伤性关节炎最常见原因之一。由于肥胖或骨折畸形愈合,发生膝内外翻畸形,则负重线内移或外移,而使关节面有效负重面积减少,关节单位面积内的骨小梁压力增高,可发生骨小梁微小骨折,而发生骨质塌陷,同时也出现软骨下骨硬化现象,晚期则膝内侧关节间隙消失,骨硬化区扩大,外侧关节间隙增宽。最后内侧平台骨质吸收导致外侧副韧带松弛及膝关节半脱位。先天性畸形属继发性骨关节炎是指有某些病变存在,如髋关节先天性脱位、髋臼先天发育不良、扁平髋等。

(四)取穴方法

处方 1

标准头皮针:额中线。上肢加顶颞后斜线的上 1/5,下肢加顶颞后斜线的中 2/5,踝关节加顶中线,腰背加枕上正中线。

处方 2

方氏头皮针:伏象患处相对应处。

处方 3

焦氏头针:运动区、感觉区。

处方 4

朱氏头皮针:顶颞带、额顶带、顶枕带。

八、滑囊炎

(一)概述

滑囊炎是指滑囊的急性或慢性炎症。滑囊是结缔组织中的囊状间隙,是由内皮细胞组成的封闭性囊,内壁为滑膜,有少许滑液。少数与关节相通,位于关节附近的骨突与肌腱或肌肉、皮肤之间。凡摩擦力或压力较大的地方,都可有滑囊存在,其作用主要是有利于滑动,从而减轻或避免关节附近的骨隆突和软组织间的摩擦和压迫。许多关节的病变都可以引起该病。

(二)诊断依据

(1)有损伤或劳损史。

(2)局限性肿胀,疼痛,活动不利。

(3)有与滑囊解剖位置相一致的压痛、波动性肿胀,可艰如囊状或豆粒状物。

(4)血白细胞总数和中性粒细胞升高,提示为感染性滑囊炎。

临床表现:中急性滑囊炎的特征是疼痛、局限性压痛和活动受限。如为浅部滑囊受累(髌前及鹰嘴),局部常红肿,化学性(如结晶所致)或细菌性滑囊炎均有剧烈疼痛,局部皮肤明显发红、温度升高,发作可持续数日到数周,而且多次复发。异常运动或用力过度之后能出现急性症状。

慢性滑囊炎是在急性滑囊炎多次发作或反复受创伤之后发展而成。由于滑膜增生,滑囊壁变厚,滑囊最终发生粘连,形成绒毛、赘生物及钙质沉着等。因疼痛、肿胀和触痛,可导致肌肉萎缩和活动受限。在痛风的炎症急性发作期,鹰嘴和髌前滑液囊中可析出结晶。

(三)辨证分型

1.瘀滞型

多见于早期,局部肿胀,疼痛拒按,夜间疼痛尤为明显,局部可触及波动感之肿块。舌质黯红,苔薄黄,脉弦。

2.虚寒型

多见于后期,局部酸胀疼痛,劳累后疼痛加重,畏寒喜温,神疲乏力可触及质软之肿块。舌质淡,苔薄白,脉沉细。

(四)取穴方法

处方 1

标准头皮针:顶颞前斜线(运动区)、顶颞后斜线(感觉区)。

处方 2

方氏头皮针:伏象患处相对应处。

处方 3

焦氏头针:运动区、感觉区。

处方 4

朱氏头皮针:顶颞带、额顶带、顶枕带。

第六节 头皮针治疗内科疾病病证

一、感冒

(一)概述

感冒是常见的外感病,以发热、恶寒、头痛、鼻塞流涕为主证。一年四季都可发生。本病的病因是感受外界风邪所致。但风邪多与寒热暑湿之气夹杂为患,秋冬多感风寒,春夏多患风热,长夏多夹暑湿之气。

(二)诊断依据

(1)鼻塞流涕,喷嚏,咽痒或痛,咳嗽。

(2)恶寒发热,无汗或少汗,头痛,肢体酸楚。

(3)四时皆有,以冬春季节为多见。

(4)血白细胞总数正常或偏低,中性粒细胞减少,淋巴细胞相对增多。

(三)辨证分型

1.风寒感冒

恶寒重发热轻,头痛,无汗,鼻塞流涕,咳嗽,咯痰清稀,或周身酸痛,苔薄白,脉浮紧。

2.风热感冒

恶寒轻发热重,有汗,头痛,鼻塞而干,少涕,口渴、咳嗽,咽喉肿痛,咯痰量少黄稠,苔薄黄,脉浮数。

3.暑湿感冒

头重如裹,肢体关节酸痛困重,身热不畅,恶寒少汗,咳嗽不甚,痰白而黏,胸闷,脘痞,呕恶,甚则腹胀便溏,小便短赤,口不渴,舌苔厚或黄腻,脉缓或浮数。

(四)取穴

1.风寒及风热感冒

处方 1

标准头皮针:额旁 1 线,顶中线,枕上旁线。

处方 2

方氏头皮针:伏象头部,伏脏上焦,嗅味。

2.暑湿感冒

处方 1

标准头皮针:额旁 2 线,额旁 3 线,顶中线,枕上旁线。

处方 2

方氏头皮针:伏象头部,伏脏上焦,伏脏中焦,呼循。

二、咳嗽

(一)概述

咳是指肺气上逆作声,嗽是指咳吐痰液。故有声有痰称为咳嗽。它是肺脏疾患的主要症状之一。咳嗽多见于急、慢性气管炎,支气管扩张,上呼吸道感染等。

本病有外感和内伤之分。外感多属实证,内伤久病多属虚证,但也有虚实夹杂者。

(二)诊断依据

(1)咳逆有声,或伴咽痒咳痰。

(2)外感咳嗽,起病急,可伴有寒热等表证。

(3)内伤咳嗽,每因外感反复发作,病程较长,可咳而伴喘。

(4)急性期查血白细胞总数和中性粒细胞增高。

(5)两肺听诊可闻及呼吸音增粗,或伴散在干、湿性啰音。

(6)肺部 X 线摄片检查正常或肺纹理增粗。

(三)辨证分型

1.外感咳嗽

(1)风寒证:咳嗽有力,喉痒,痰液稀白,咯吐不畅,伴有恶寒发热,无汗,肢体酸楚,头痛,鼻塞流涕,舌苔薄白,脉浮紧。

(2)风热证:频频咳嗽,气粗,咽痛口干,咯痰不爽,痰黄质稠,身热恶风,有汗不畅,口渴,苔薄黄,脉浮数。

2.内伤咳嗽

(1)痰湿犯肺:晨起咳嗽较重,咳声重浊,痰多色白。伴有胸闷脘痞,食少,疲倦,舌苔白腻,脉濡或滑。

(2)肝火灼肺:咳嗽阵作,气逆而咳,痰少质稠,咳时胸胁引痛,面颊略红,咽喉干痒,口苦,舌尖偏红,舌苔薄黄,脉滑数。

(四)取穴

1.处方 1

标准头皮针:

外感咳嗽:额旁 1 线,顶中线,枕上旁线。

痰湿犯肺:额旁 1 线,额旁 2 线,顶中线。

肝火灼肺:额旁 1 线,额旁 3 线,颞后线。

2.处方 2

方氏头皮针:伏脏上焦,呼循,伏象颈、大椎,倒脏下焦。

三、哮喘

(一)概述

哮指喉中有痰鸣音,喘指呼吸困难而急促。哮喘多见于支气管哮喘、喘息性支气管炎、阻塞性肺气肿等。哮喘是因痰饮内伏,复感外邪或饮食失调,或情志、劳累所伤而发生。本病有反复发作的特点,一年四季均可发生。

哮喘初期多属实证,如反复发作,则转为虚证。虚证在急性发作时,可出现气郁痰阻等本虚标实证候。

(二)诊断依据

(1)发作时喉中哮鸣有声,呼吸困难,甚则张口抬肩,不能平卧,或口唇指甲发绀。

(2)呈反复发作性,常因气候突变、饮食不当、情志失调、劳累等因素诱发。发作前多有鼻痒、喷嚏、咳嗽、胸闷等先兆。

(3)有过敏史或家族史。

(4)两肺可闻及哮鸣音,或伴有湿啰音。

(5)血嗜酸性粒细胞可增高,痰液涂片可见嗜酸性粒细胞。

(6)胸部X线检查一般无特殊改变,久病可见肺气肿征。

(三)辨证分型

1.实证

(1)寒饮伏肺:多在冬季感寒发作,症见呼吸困难,喉中有痰鸣音,咳逆痰稀色白,或带泡沫,形寒无汗,或有头身疼痛、舌苔白滑,脉紧或浮紧。

(2)痰热阻肺:咳痰稠黏色黄,咯痰不爽,咳喘气粗,面赤,身热有汗,口渴,烦躁,舌苔黄腻,脉浮洪或滑数。

2.虚证

(1)肺气虚:气息短促,语言无力,动则汗出,面色㿠白,舌质淡或微红,脉细数无力。

(2)肾气虚:面色黧黑,气急急促,动则更剧,头晕耳鸣,腰酸膝软,下肢清冷,舌淡,脉沉细无力。

(四)取穴

1.处方1

标准头皮针:

主穴:额旁1线,顶中线。

配穴:肾虚者加额旁3线,痰多者加额旁2线,烦躁失眠者加额中线。

2.处方2

方氏头皮针:书写,呼循,伏象大椎、列缺、背部。

四、胃痛

(一)概述

胃痛,又称“胃脘痛”,是指剑突下至脐上部位发生的疼痛。本病可见于消化性溃疡、急性胃炎、慢性胃炎、胃神经官能症等,寒邪、湿热、饮食劳倦、忧思恼怒均可引发胃痛。

(二)诊断依据

(1)胃脘部疼痛,常伴宿闷或胀满、嗳气、泛酸、嘈杂、恶心呕吐等症。

(2)发病常与情志不畅、饮食不节、劳累、受寒等因素有关。

(3)上消化道钡餐 X 线检查、纤维胃镜及组织病理活检等,可见胃、十二指肠黏膜炎症、溃疡等病变。

(4)大便或呕吐物隐血试验强阳性者,提示并发消化道出血。

(5)B 超、肝功能、胆道 X 线造影有助于鉴别诊断。

(三)辨证分型

1.寒邪犯胃

胃痛暴作,畏寒喜暖,温熨脘部可使痛减,口不渴或渴喜热饮,苔白,脉弦紧。

2.肝气犯胃

胃脘胀痛,攻痛连胁,嗳气频频,每因情志因素而发,苔多薄白,脉弦。

3.脾胃虚寒

胃痛绵绵,泛吐清水,喜暖喜按,食少纳呆,神疲乏力,大便溏薄,舌质淡,脉弱缓。

4.胃阴虚胃

痛有灼热感,口干而苦,渴不多饮,舌红少苔,舌质多皱纹。

(四)取穴

1.处方 1

标准头皮针:

主穴:额旁 2 线,顶颞后斜线的中 1/5。

配穴:寒邪犯胃及脾胃虚寒者加顶中线,肝气犯胃加颞后线。

2.处方 2

方氏头皮针:伏脏中焦相应胃部,伏象中、下背、足三里,倒脏下焦。

五、呕吐

(一)概述

呕吐系因胃失和降,胃气上逆,而出现以胃内容物从口吐出为主要临床表现的病症。

(二)诊断依据

(1)呕吐食物残渣,或清水痰涎,或黄绿色液体,甚则兼夹少许血丝,一日数次不等,持续或反复发作。

(2)伴有恶心,纳谷减少,胸脘痞胀,或胁肋疼痛。

(3)多有骤感寒凉,暴伤饮食,劳倦过度及情志刺激等诱发因素。或有服用化学制品药物,误食毒物史。

(4)上腹部压痛或有振水声,肠鸣音增强或减弱。

(5)呕吐控制后,胃肠 X 线摄片及内镜检查可明确病变部位及性质。

(6)肝、肾功能,电解质,血气分析,B 超探查肝、胆、胰等有助于鉴别诊断。

(三)辨证分型

1.寒邪犯胃

呕吐食物残渣,量多如喷,胸脘满闷,可伴有恶寒发热,头身疼痛。苔白腻,脉浮滑。

2.食滞胃肠

呕吐酸腐食物,吐出为快,大便秘结或秽臭不爽,嗳气厌食,脘痞腹胀。苔厚腻或垢,脉滑或沉实。

3.痰饮停胃

呕吐清水痰涎,脘闷痞满,口干不欲饮,饮水则吐,或头眩心悸。苔白滑或腻,脉弦滑。

4.肝气犯胃

呕吐泛酸,口苦嗳气,脘胁烦闷不适,嘈杂。舌边红,苔薄腻或微黄,脉弦。

(四)取穴

1.处方 1

标准头皮针:

主穴:额中线,额旁 2 线,顶颞前斜线中 1/5。

配穴:外感呕吐加顶中线,肝气呕吐加颞后线。

2.处方 2

方氏头皮针:伏脏中焦相应胃部,伏象内关、足三里,伏脏上焦。

六、便秘

(一)概述

便秘是指单纯的大便干燥,排便困难,秘结不通,超过 2 天以上者。便秘有虚实寒热之分,但以热秘、虚秘为多见。

(二)诊断依据

(1)排便时间延长,2 天以上一次,粪便干燥坚硬。

(2)重者大便艰难,干燥如栗,可伴少腹胀急,神倦乏力,胃纳减退等症。

(3)排除肠道器质性疾病。

(三)辨证分型

1.热秘

大便干燥不通,腹部胀满,按之有块而痛,身热口渴,口臭,苔黄燥,脉滑实。

2.虚秘

患者平素气血虚弱,症见唇爪面色无华,头晕心悸,神疲气怯,舌淡苔薄,脉虚细。

3.寒秘

大便秘结,腹中冷痛,面色白,小便清长,四肢欠温,腰冷酸软。舌淡苔白,脉沉迟。

(四)取穴

1.处方 1

标准头皮针:

主穴:额旁 1 线,额旁 3 线。

配穴：虚秘、寒秘加顶中线。

2.处方 2

方氏头皮针：伏脏中、下焦，倒脏下焦，伏象梁丘。

七、心悸

（一）概述

心悸是由心失所养或邪扰心神，致心跳异常，自觉心慌悸动不安的病症，多见于心神经官能症及心律失常。

（二）诊断依据

（1）自觉心搏异常，或快速或缓慢，或跳动过重，或忽跳忽止。呈阵发性或持续不解，神情紧张，心中不安。

（2）伴有胸闷不适，心烦寐差，颤抖乏力，头晕等症。中老年患者，可伴有心胸疼痛，甚则喘促，汗出肢冷，或见晕厥。

（3）可见数、促、结、代、缓、迟等脉象。

（4）常有情志刺激、惊恐、紧张、劳倦、饮酒等诱发因素。

（5）血常规、血沉、抗“O”及心电图，X 线胸部摄片，测血压等检查，有助明确诊断。

（三）辨证分型

1.心虚胆怯

心悸因惊恐而发，悸动不安，气短自汗，神倦乏力，少寐多梦。舌淡，苔薄白，脉细弦。

2.心脾两虚

心悸不安，失眠健忘，面色㿠白，头晕乏力，气短易汗，纳少胸闷。舌淡红，苔薄白，脉弱。

3.阴虚火旺

心悸不宁，思虑劳心尤甚，心中烦热，少寐多梦，头晕目眩，耳鸣，口干，面颊烘热。舌质红，苔薄黄，脉细弦数。

4.心血瘀阻

心悸怔忡，胸闷心痛阵发，或面唇紫黯。舌质紫或有瘀斑，脉细涩或结代。

5.水气凌心

心悸怔忡不已，胸闷气喘，咳吐大量泡沫痰涎，面浮足肿，不能平卧，目眩，尿少。苔白腻或白滑，脉弦滑数疾。

6.心阳虚弱

心悸动则为甚，胸闷气短，畏寒肢冷，头晕，面色苍白。舌淡胖，苔白，脉沉细迟或结代。

（四）取穴

1.处方 1

标准头皮针：

主穴：额中线，额旁 1 线，顶中线。

配穴：血瘀心悸加血管舒缩区。

2.处方 2

方氏头皮针：伏脏上焦，呼循，倒脏心点，记忆，思维，人字缝尖。

八、不寐

(一)概述

不寐是指脏腑功能紊乱，气血亏虚，阴阳失调，导致不能获得正常睡眠。

(二)诊断依据

(1)轻者入寐困难或寐而易醒，醒后不寐，重者彻夜难眠。

(2)常伴有头痛，头昏，心悸，健忘，多梦等症。

(3)经各系统和实验室检查未发现异常。

(三)辨证分型

1.肝郁化火

心烦不能入睡，烦躁易怒，胸闷胁痛，头痛面红，目赤，口苦，便秘尿黄。舌红，苔黄，脉弦数。

2.痰热内扰

睡眠不安，心烦懊恼，胸闷脘痞，口苦痰多，头晕目眩。舌红，苔黄腻，脉滑或滑数。

3.阴虚火旺

心烦不寐，或时寐时醒，手足心热，头晕耳鸣，心悸，健忘，颧红潮热，口干少津。舌红，苔少，脉细数。

4.心脾两虚

多梦易醒，或蒙眬不实，心悸，健忘，头晕目眩，神疲乏力，面色不华。舌淡，苔薄，脉细弱。

(四)取穴

1.处方 1

标准头皮针：

主穴：额中线，颞后线。

配穴：心脾两虚加顶中线，阴虚火旺加枕上旁线，肝郁化火加额旁 3 线，痰热内扰加额旁 2 线。

2.处方 2

方氏头皮针：伏象头部，思维，伏脏、倒脏上焦。

九、郁病

(一)概述

郁病因情志不舒，气机郁滞而致病。以抑郁善忧，情绪不宁，或易怒善哭为主症。多见于神经官能症、癔症。

(二)诊断依据

(1)忧郁不畅，精神不振，胸闷胁胀，善太息。或不思饮食，失眠多梦，易怒善哭等症。

(2)有郁怒、多虑、悲哀、忧愁等情志所伤史。

(3)经各系统检查和实验室检查排除器质性疾病。

(4)应与癫病、狂病鉴别。

（三）辨证分型

1.肝气郁结

精神抑郁，胸胁作胀，或脘痞，嗳气频作，善太息，月经不调。舌苔薄白，脉弦。

2.气郁化火

急躁易怒，胸闷胁胀，头痛目赤，口苦，嘈杂泛酸，便结尿黄。舌红，苔黄，脉弦数。

3.忧郁伤神

神志恍惚不安，心胸烦闷，多梦易醒，悲忧善哭。舌尖红苔薄白，脉弦细。

4.心脾两虚

善思多虑不解，胸闷心悸，失眠健忘，面色萎黄，头晕，神疲倦怠，易汗，纳谷不馨。舌淡，苔薄白，脉弦细或细数。

5.阴虚火旺

病久虚烦少寐，烦躁易怒，头晕心悸，颧红，手足心热，口干咽燥，或见盗汗。舌红，苔薄，脉弦细或细数。

（四）取穴

1.处方 1

标准头皮针：额旁 1 线，额旁 3 线，顶颞后斜线的中 1/5。

2.处方 2

方氏头皮针：伏象头部、长强，倒象上部，思维，伏象内关、脊中，信号，记忆。

十、急性脑血管疾病

（一）概述

急性脑血管疾病是指一组起病急骤的脑部血管循环障碍的疾病，它可以是脑血管突然血栓形成，脑栓塞致缺血性脑梗死，也可以是脑血管破裂产生脑出血，常伴有神经系统症状，肢体偏瘫，失语，精神症状，眩晕，共济失调，呛咳，严重者可致昏迷甚至死亡，临床上又称脑血管意外、卒中或中风。中风是由于气血逆乱，导致脑脉痹阻或血溢于脑，以昏仆、半身不遂、肢麻、舌謇等为主要临床表现，属于脑血管病范围。

（二）诊断依据

(1)以半身不遂，口舌歪斜，舌强言謇，偏身麻木，甚则神志恍惚、迷蒙、神昏、昏愦为主症。

(2)发病急骤，有渐进发展过程。病前多有头晕头痛、肢体麻木等先兆。

(3)常有年老体衰、劳倦内伤、嗜好烟酒、膏粱厚味等因素。每因恼怒、劳累、酗酒、感寒等诱发。

(4)做血压、神经系统、脑脊液及血常规、眼底等检查。有条件做 CT、磁共振检查，可有异常表现。

（三）辨证分型

1.中经络

(1)肝阳暴亢：半身不遂，舌强语謇，口舌歪斜，眩晕头痛，面红目赤，心烦易怒，口苦咽干，便秘尿黄。舌红或绛，苔黄或燥，脉弦有力。

(2)风痰阻络：半身不遂，口舌歪斜，舌强言謇，肢体麻木或手足拘急，头晕目眩。舌苔白腻或黄腻，脉弦滑。

(3)痰热腑实：半身不遂，舌强不语，口舌歪斜，口黏痰多，腹胀便秘，午后面红烦热。舌红，苔黄腻或灰黑，脉弦滑大。

(4)气虚血瘀：半身不遂，肢体软弱，偏身麻木，舌歪语謇，手足肿胀，面色淡白，气短乏力，心悸自汗。舌质黯淡，苔薄白或白腻，脉细缓或细涩。

(5)阴虚风动：半身不遂，肢体麻木，舌强语謇，心烦失眠，眩晕耳鸣，手足拘挛或蠕动。舌红或黯淡，苔少或光剥，脉细弦或数。

2.中脏腑

(1)风火蔽窍：突然昏倒，不省人事，两目斜视或直视。面红目赤，肢体强直，口燥，项强，两手握紧拘急，甚则抽搐，角弓反张。舌红或绛，苔黄而燥或焦黑，脉弦数。

(2)痰火闭窍：突然昏倒，昏愦不语，躁扰不宁，肢体强直。痰多息促，两目直视，鼻鼾身热，大便秘结，舌红，苔黄厚腻，脉滑数有力。

(3)痰湿蒙窍：突然神昏迷睡，半身不遂，肢体瘫痪不收。面色晦垢，痰涎涌盛，四肢逆冷。舌质黯淡，苔白腻，脉沉滑或缓。

(4)元气衰败：神昏，面色苍白，瞳神散大，手撒肢逆，二便失禁，气息短促，多汗肤凉。舌淡紫或萎缩，苔白腻，脉散或微。

(四)取穴方法

1.处方 1

方氏头皮针：

主穴：伏象头部、对应患肢的伏象上下肢，患肢对侧的倒象(下取上、上取下)。

配穴：失语加说话，共济失调加平衡、运平、思维，眩晕加听觉。

2.处方 2

标准头皮针：顶颞前斜线(运动区)、顶颞后斜线(感觉区)。

3.处方 3

焦氏头针：运动区。

4.处方 4

朱氏头皮针：顶颞带、额顶带、顶枕带。

十一、吉兰—巴雷综合征

(一)概述

吉兰—巴雷综合征(GBS)，又称脱髓鞘多发性神经炎，是一种自身免疫疾病，以神经根、外周神经损害为主，伴有脑脊液中蛋白—细胞分离，影响末梢神经系统。发病率很低，约为 1～2/10 万。任何年龄、性别均可得病，但以男性青壮年为多见。中医学认为本病属于“痿证”范畴。其病因多由于暑湿、湿热；病机乃湿热浸淫经脉，筋脉弛缓，日久伤及肝、肾、脾三脏，致使精血亏损，肌肉筋骨失常，其治疗多以清热利湿，润燥舒筋，活血通络，益气健脾，滋补肝肾，布精起痿等方法。

（二）诊断依据

1.运动障碍

四肢和躯干肌瘫是本病的最主要症状。一般从下肢开始，逐渐波及躯干肌、双上肢和脑神经，可从一侧到另一侧。通常在1～2周内病情发展至高峰。瘫痪一般近端较远端重，肌张力低下。如呼吸、吞咽和发音受累时，可引起自主呼吸麻痹、吞咽和发音困难而危及生命。

2.感觉障碍

一般较轻，多从四肢末端的麻木、针刺感开始。也可有袜套样感觉减退、消失或过敏，以及自发性疼痛，压痛以腓肠肌和前臂肌较明显。偶尔可见节段性或传导束性感觉障碍。

3.反射障碍

四肢腱反射多是对称性减弱或消失，腹壁、提睾反射多正常。少数患者可因锥体束受累而出现病理反射征。

4.自主神经功能障碍

初期或恢复期常有多汗、汗臭味较浓，可能是交感神经受刺激的结果。少数患者初期可有短期尿潴留，可由支配膀胱的自主神经功能暂时失调或支配外括约肌的脊神经受损所致；大便常秘结；部分患者可出现血压不稳、心动过速和心电图异常等。

5.脑神经症状

半数患者有脑神经损害，以舌、咽、迷走神经和一侧或两侧面神经的外周瘫痪多见。其次为动眼、滑车、展神经。偶见视神经盘水肿，可能为视神经本身炎症改变或脑水肿所致，也可能和脑脊液蛋白的显著增高，阻塞了蛛网膜绒毛、影响脑脊液吸收有关。

（三）辨证分型

1.肺热津伤

发热多汗，热退后突然出现肢体软弱无力，皮肤干燥，心烦口渴，呛咳咽燥，便干，尿短黄。舌质红，苔黄，脉细数。

2.湿热浸淫

肢体逐渐痿软无力，下肢为重，麻木不仁。或发热，小便赤涩热痛。舌红，苔黄腻，脉濡数。

3.脾胃虚弱

起病缓慢，渐见下肢痿软无力，时好时差，甚则肌肉萎缩。神倦，气短自汗，食少便溏，面色少华。舌淡，苔白，脉细缓。

4.瘀阻脉络

四肢痿软，麻木不仁，肌肤甲错，时有拘挛疼痛感。舌质紫黯，苔薄白，脉细涩。

5.肝肾亏虚

病久肢体痿软不用，肌肉萎缩，形瘦骨立，腰膝酸软，头晕耳鸣，或二便失禁。舌红绛，少苔，脉细数。

（四）取穴方法

1.处方1

方氏头皮针：以伏象、伏脏为主。

主穴：伏象躯干部、对应肌肉萎缩的伏象上下肢，对应感觉障碍的伏脏区域。

配穴:吞咽困难者加说话,有脑神经症状者加伏象头部。

2.处方 2

标准头皮针:顶颞前斜线(运动区)、顶颞后斜线(感觉区)。

3.处方 3

焦氏头针:运动区。

4.处方 4

朱氏头皮针:顶颞带、额顶带、顶枕带。

十二、多发性神经炎

(一)概述

多发性神经炎是由于众多全身性原因,引起肢体远端多发性神经为主的轴突变性和节段性髓鞘脱失,主要表现为肢体远端对称性感觉、运动和自主神经障碍的临床综合征。本病由于病因不同,病程可有急性、亚急性、慢性、复发性之别。该病可发生在任何年龄。大部分患者的症状在数周到数月内发展。本病的治疗方法及预后可因病因、病程、治疗是否及时正确以及患者配合程度的不同而异,如慢性酒精中毒性多发性神经炎,患者若能彻底禁酒(这是治疗的关键),并供给足量的维生素药物,配合对症及营养支持治疗等,轻型病例的症状可在数周内消失,而重者常需数月才能恢复。

(二)诊断依据

(1)感觉障碍:四肢末端呈“手套”、“袜套”形感觉减退或过敏,可有肢端疼痛、烧灼或麻木感。

(2)运动障碍:四肢远端肌力减退,引起垂腕、垂足,久病者肌肉萎缩。

(3)反射障碍:四肢腱反射减低或消失。

(4)自主神经障碍:肢体远端皮肤发凉、干燥、脱屑、变薄光亮、指(趾)甲松脆、多汗或无汗等。

(5)各种致病原因的原发性症状、体征及实验室检查所见,如营养代谢障碍,感染性疾病,中毒,变态反应,物理性创伤,结缔组织疾病,癌性及遗传性疾病等。

(三)取穴方法

1.处方 1

方氏头皮针:对应患肢的伏象及伏脏的上、下肢。伏象肢体以远端为主,伴随感觉障碍的需配合伏脏。

2.处方 2

标准头皮针:顶颞前斜线(运动区)、顶颞后斜线(感觉区)。

3.处方 3

焦氏头针:运动区。

4.处方 4

朱氏头皮针:顶颞带、额顶带、顶枕带。

十三、糖尿病性周围神经病

（一）概述

糖尿病性周围神经病（DPN）是糖尿病最常见的慢性并发症之一，是一组以感觉和自主神经症状为主要临床表现的周围神经病。它与糖尿病肾病和糖尿病视网膜病变共同构成糖尿病三联征，严重影响糖尿病患者的生活质量。

（二）诊断依据

（1）明确的糖尿病病史或至少有糖代谢异常的证据。

（2）在诊断糖尿病时或之后出现的神经病变。

（3）临床症状和体征与 DPN 的表现相符。

（4）以下 5 项检查中如果有 2 项或 2 项以上异常则诊断为 DPN：

1）温度觉异常。

2）尼龙丝检查，足部感觉减退或消失。

3）振动觉异常。

4）踝反射消失。

5）神经传导速度有 2 项或 2 项以上减慢。

（5）排除其他病变如颈腰椎病变（神经根压迫、椎管狭窄、颈腰椎退行性变）、脑梗死、吉兰一巴雷综合征、严重动静脉血管病变（静脉栓塞、淋巴管炎）等，尚需鉴别药物尤其是化疗药物引起的神经毒性作用以及肾功能不全引起的代谢毒物对神经的损伤。

（三）取穴方法

1.处方 1

方氏头皮针：

主穴：伏象手、足，伏脏手、足。

配穴：伴糖尿病肾病者加伏象腰部及记忆，伴糖尿病视网膜病变者加视觉。

2.处方 2

标准头皮针：顶颞前斜线（运动区）、顶颞后斜线（感觉区）。

3.处方 3

焦氏头针：运动区。

4.处方 4

朱氏头皮针：顶颞带、额顶带、顶枕带。

十四、急性脊髓炎

（一）概述

急性脊髓炎是指各种自身免疫反应（多为感染后诱发，个别为疫苗接种后或隐源性原因）所致的急性横贯性脊髓炎性改变，引起脊髓脱髓鞘病变或坏死，病变常局限于脊髓的数个节段，主要病理改变为髓鞘肿胀、脱失，又称急性横贯性脊髓炎，是临床上最常见的一种脊髓炎。该病是由非特异性炎症引起的脊髓急性进行周围淋巴细胞显著增生、轴索变性、血管周围炎症细胞浸润。胸髓最常受累，以病损水平以下肢体瘫痪、传导束性感觉障碍和尿便障碍为临床特征。急性脊髓炎可见于任何年龄，但以青壮年居多，在10～19岁和30～39岁有两个发病高峰。其年发病率在1～4/100万。男女发病率无明显差异，各种职业均可发病，以农民多见，全年散在发病，冬春及秋冬相交时较多。

(二)诊断依据

(1)进展性的脊髓型感觉、运动、自主神经功能障碍。

(2)双侧的症状或体征(不一定对称)。

(3)明确的感觉平面。

(4)影像学除外压迫性病变(MRI或脊髓造影，如条件不具备可行CT检查)。

(5)提示脊髓炎症的表现：脑脊液淋巴细胞增高、IgG合成率升高或增强扫描可见强化；如果初期无上述表现，可在第2～7天复查MRI及腰穿。

(6)起病后4小时到21天内达到高峰。

(三)取穴方法

1.处方1

方氏头皮针：主穴：伏象躯干部(常以胸髓为主)、下肢，对应感觉障碍的伏脏区域。

2.处方2

标准头皮针：顶颞前斜线(运动区)、顶颞后斜线(感觉区)。

3.处方3

焦氏头针：运动区。

4.处方4

朱氏头皮针：顶颞带、额顶带、顶枕带。

十五、外伤性截瘫

(一)概述

外伤性截瘫是指脊柱由于受外力而导致脊髓损伤部位以下的肢体发生瘫痪的病症。多因直接或间接暴力引起，损伤部位易发生在脊柱活动频繁的节段或生理弧度转换处。

(二)临床表现

1.脊髓休克

此为脊髓受伤以后所表现的在损伤节段以下继发的完全性弛缓性瘫痪，伴有各种反射、感觉、括约肌功能丧失的临床现象。轻伤病例这一表现可于数小时或数日内恢复，不留后遗症。若损伤程度较重，这一表现可能持续时间较长，常需3～6周后才逐渐出现损伤节段以下的脊髓自主活动。

2.感觉障碍

在损伤平面以下各种感觉均丧失。需待脊髓休克恢复后，感觉才能逐渐出现。有时在脊髓休克期中肛门及会阴部可有部分感觉保留，表示脊髓损伤是不完全性的。

3.运动功能

横贯性损伤时在脊髓休克期消失后，损伤节段以下的运动功能完全消失，但肌张力逐渐增高，反射亢进。部分损伤者在脊髓休克期恢复后可逐步出现肌肉的自主活动，但相当于损害节段所管辖的肌群可表现为张力松弛、萎缩、腱反射消失等。

4.反射

休克期消失以后瘫痪肢体的反射逐渐变得亢进，肌张力由弛缓转为痉挛。

5.膀胱功能在

不同时期的脊髓损伤中可出现不同类型的神经源性膀胱功能障碍。在脊髓休克期中表现为无张力性膀胱，休克逐渐恢复时，表现为反射性膀胱和间歇性尿失禁。当脊髓恢复到出现反射时，刺激下肢皮肤即可产生不自主的反射性排尿。晚期则表现为挛缩性膀胱。

6.自主神经系统功能紊乱

如高热、无汗、肠蠕动减慢、大便秘结等。

（三）取穴方法

处方 1

方氏头皮针：伏象躯干部，对应患肢的伏脏、伏象区域。

处方 2

标准头皮针：顶颞前斜线（运动区）、顶颞后斜线（感觉区）。

处方 3

焦氏头针：运动区。

处方 4

朱氏头皮针：顶颞带。

十六、脊髓压迫症

（一）概述

脊髓压迫症是一组具有占位效应的椎管内病变。脊髓受压后的变化与受压迫的部位、外界压迫的性质及发生速度有关。随着病因的发展和扩大，脊髓、脊神经根及其供应血管受压并日趋严重，一旦超过代偿能力，最终会造成脊髓水肿、变性、坏死等病理变化，出现脊髓半切或横贯性损害及椎管阻塞，引起受压平面以下的肢体运动、感觉、反射、括约肌功能以及皮肤营养功能障碍，严重影响患者的生活和劳动能力。

（二）临床表现

根据病程的发展，脊髓压迫症可分为三类，其临床表现也不同：

1.急性脊髓压迫症

数小时至数日出现脊髓横贯性损害，表现为病变平面以下迟缓性截瘫或四肢瘫。

2.亚急性脊髓压迫症

介于急性与慢性之间，出现持续性神经根痛，侧索受压出现锥体束征、感觉障碍及括约肌功能障碍。

3.慢性脊髓压迫症

缓慢进展，临床上髓外与髓内病变表现不同。髓外压迫病变通常表现根痛期、脊髓部分受压期及脊髓完全受压期，三期出现的症状体征常相互叠加。髓内压迫病变神经根刺激不明显，可早期出现尿便障碍和受损节段以下分离性感觉障碍。

（三）取穴方法

1.处方 1

方氏头皮针：伏象躯干部（对应脊髓压迫部位），对应患肢的伏脏、伏象区域。

2.处方 2

标准头皮针：顶颞前斜线（运动区）、顶颞后斜线（感觉区）。

3.处方 3

焦氏头针：运动区。

4.处方 4

朱氏头皮针：顶颞带、额顶带、顶枕带。

十七、假性球麻痹

（一）概述

球麻痹即延髓麻痹。因为延髓又叫延髓球，所以，把延髓麻痹称为球麻痹，又叫真性球麻痹。延髓内的运动神经核团，或来自延髓的脑神经（包括舌咽神经、迷走神经和舌下神经），因病引起麻痹时，就会出现一组症状群。主要表现饮水进食呛咳，吞咽困难，声音嘶哑或失音等。所以，凡是病变直接损害了延髓或相关的脑神经者，称为真性球麻痹。而病变在脑桥或脑桥以上部位，造成延脑内运动神经核失去上部之神经支配，而出现的延髓麻痹，称为假性球麻痹。

（二）临床表现

（1）三个困难：

1）言语困难：其本质是构音障碍，主要由口唇、舌、软腭和咽喉的运动麻痹和肌张力亢进造成的，是一种语音模糊。

2）发声困难：很具特征，患者所具有的个人特色消失，声音单调、低哑、粗钝，或者相反。

3）进食困难：如果食物进入咽腔则仍能顺利完成吞咽。

（2）病理性脑干反射：由于是上运动神经元麻痹，除生理性脑干反射活跃和亢进外，还出现一些病理性脑干反射，这些反射大多是一些在婴儿期存在长大后被皮质抑制的一些原始反射。这些原始反射又出现叫作病理性脑干反射，临床常见的是吸吮反射、掌颏反射、仰头反射、角膜下颌反射。

（3）情感障碍。

（三）取穴方法

1.处方 1

方氏头皮针：以伏象头部，伏脏头部，倒象、倒脏下部、说话、信号为主。

2.处方 2

标准头皮针：顶颞前斜线（运动区）、顶颞后斜线（感觉区）。

3.处方 3

焦氏头针：言语二区、言语三区。

4.处方 4

朱氏头皮针：颞前带。

十八、帕金森病

(一)概述

帕金森病(PD)是一种常见的神经系统性病变,老年人多见,平均发病年龄为60岁左右,40岁以下起病的青年帕金森病较少见。我国65岁以上人群PD的患病率大约是1.7%。大部分帕金森病患者为散发病例,仅有不到10%的患者有家族史。帕金森病最主要的病理改变是大脑黑质多巴胺(DA)能神经元的变性死亡,由此而引起纹状体DA含量显著性减少而致病。导致这一病理改变的确切病因目前仍不清楚,遗传因素、环境因素、年龄老化、氧化应激等均可能参与PD多巴胺能神经元的变性死亡过程。

帕金森病起病隐匿,进展缓慢。首发症状通常是一侧肢体的震颤或活动笨拙,进而累及对侧肢体。临床上主要表现为静止性震颤、运动迟缓、肌强直和姿势步态障碍。近年来,人们越来越多的注意到抑郁、便秘和睡眠障碍等非运动症状也是帕金森病患者常见的主诉,它们对患者生活质量的影响甚至超过运动症状。

(二)诊断依据

(1)根据隐匿起病、逐渐进展的特点,单侧受累进而发展至对侧,表现为静止性震颤和行动迟缓,排除非典型帕金森病样症状即可做出临床诊断。对左旋多巴制剂治疗有效则更加支持诊断。

(2)常规血、脑脊液检查多无异常。头CT、MRI也无特征性改变。嗅觉检查多可发现PD患者存在嗅觉减退。

(3)以^{18}F—多巴作为示踪剂行多巴摄取功能PET显像可显示多巴胺递质合成减少。以^{125}I—β—CIT、^{99}mTC—TRODAT—1作为示踪剂行多巴胺转运体(DAT)功能显像可显示DAT数量减少,在疾病早期甚至亚临床期即可显示降低,可支持诊断。

(三)取穴方法

1.处方1

方氏头皮针:伏象、伏脏头部,书写,平衡,运平。

2.处方2

焦氏头针:舞蹈震颤控制区。

十九、舞蹈症

(一)概述

舞蹈症是肢体及头部迅速的不规则、无节律、粗大的不能随意控制的动作,如转颈、耸肩、手指间断性屈伸(挤牛奶样抓握)、摆手、伸臂等舞蹈样动作,上肢重,步态不稳或粗大的跳跃舞蹈样步态,重时可出现从一侧向另一侧快速粗大的跳跃动作(舞蹈样步态),随意运动或情绪激动时加重,安静时减轻,睡眠时消失,面部肌肉可见扮鬼脸动作,肢体肌张力低等。常见于小舞蹈病、亨廷顿舞蹈症及应用神经安定剂等。偏侧舞蹈症局限于人身体一侧,常见于脑卒中、脑肿瘤等。

(二)临床表现

1.早期

精神易激动、易怒、情感淡漠、焦虑、异常眼球运动、抑郁等。

2.中期

肌肉延长收缩引起的面部、颈部和背部的异位;不自主运动;走路、平衡出现障碍;舞蹈样动作、扭动扭体动作、抽搐、摇摆不稳不连贯的步态;做需要手灵巧度高的活动困难;不能控制动作的速度和力量;反应迟钝;全身无力;体重减轻;语言障碍、脾气倔强。

3.晚期

身体僵直;运动徐缓,起发或持续运动困难;剧烈的舞蹈症;体重严重下降;不能行走;不能说话;吞咽困难,有气哽的危险;生活完全不能自理。

(四)取穴方法

1.处方1

方氏头皮针:以伏象头部、书写、运平、平衡为主。

2.处方2

焦氏头针:舞蹈震颤控制区。

二十、颈型眩晕

(一)概述

颈性眩晕,中医称"项痹",有痹阻不通之意。临床症状一般有头晕,恶心,呕吐,耳鸣,视物不清等,最突出的特点为体位性眩晕,即当改变体位尤以扭转头部时眩晕加重,严重者可发生猝倒,但一般不伴有意识障碍。

(二)诊断依据

(1)眩晕:可为运动错觉性眩晕,也可为头晕、晃动、浮沉感,多在颈部运动时发生;有时呈现坐起或躺卧时的变位性眩晕,少数可出现耳蜗症状。

(2)颈和(或)枕痛:多在晨起时发生。

(3)颈神经根压迫症状:手臂麻木、感觉异常、无力、持物不自主地坠落。

(4)可有咽异物感,视觉症状。

(三)辨证分型

1.风阳上扰

眩晕耳鸣,头痛且胀,易怒,失眠多梦,或面红目赤,口苦。舌红,苔黄,脉弦滑。

2.痰浊上蒙

头重如裹,视物旋转,胸闷作恶,呕吐痰涎。苔白腻,脉弦滑。

3.气血亏虚

头晕目眩,面色淡白,神倦乏力,心悸少寐。舌淡,苔薄白,脉弱。

4.肝肾阴虚

眩晕久发不已,视力减退,少寐健忘,心烦口干,耳鸣,神倦乏力,腰酸膝软。舌红,苔薄,脉弦细。

(四)取穴方法

1.处方1

方氏头皮针:以伏象颈项区、百会、听觉为主。

2.处方 2

标准头皮针：颞前线、颞后线。

3.处方 3

焦氏头针：晕听区。

4.处方 4

朱氏头皮针：颞后带。

二十一、多发性硬化

（一）概述

多发性硬化是一种中枢神经系统脱髓鞘疾病，青、中年多见，临床特点是病灶播散广泛，病程中常有缓解复发的神经系统损害症状。神经系统的症状因累及部位不同而颇为多样。

此病的症状视其影响的神经组织而定，患者可能出现视力受损、视神经病变、肢体无力、平衡失调、行动不便、麻木、感觉异常、口齿不清、眩晕、大小便功能失调等症状，这些症状因人而异，严重程度也不尽相同。这些症状可能会减轻或消失，消失后也可能再发作。是否会产生新的症状或是产生新症状的时机则无法加以预测。

（二）临床表现

1.年龄和性别

起病年龄多在 20～40 岁，10 岁以下和 50 岁以上患者少见，男女患病之比约为 1∶2。

2.起病形式

以亚急性起病多见，急性和隐匿起病仅见于少数病例。

3.临床特征

绝大多数患者在临床上表现为空间和时间多发性。空间多发性是指病变部位的多发，时间多发性是指缓解一复发的病程。少数病例在整个病程中呈现单病灶征象。单相病程多见于以脊髓征象起病的缓慢进展型多发性硬化和临床少见的病势凶险的急性多发性硬化。

4.临床症状和体征

由于多发性硬化患者大脑、脑干、小脑、脊髓可同时或相继受累，故其临床症状和体征多种多样。多发性硬化的体征常多于症状，例如主诉一侧下肢无力、麻木刺痛的患者，查体时往往可见双侧皮质脊髓束或后索受累的体征。

（四）取穴方法

1.处方 1

方氏头皮针：以伏象头部、躯干部，对应感觉障碍的伏脏部为主。

配穴：平衡失调加平衡、运平，口齿不清加说话，眩晕加听觉等。

2.处方 2

标准头皮针：顶颞前斜线（运动区）、顶颞后斜线（感觉区）。

3.处方 3

焦氏头针：运动区。

4.处方 4

朱氏头皮针:顶颞带。

二十二、遗传性共济失调

(一)概述

遗传性共济失调(HA)是一组以共济失调为主要临床表现的神经系统遗传性病变。病变部位主要在脊髓、小脑、脑干,故也称脊髓-小脑-脑干疾病,也称为脊髓小脑共济失调(SEAs)。多于成年发病(大于 30 岁),表现为平衡障碍、进行性肢体协调运动障碍、步态不稳、构音障碍、眼球运动障碍等,并可伴有复杂的神经系统损害,如锥体系、锥体外系、视觉、听觉、脊髓、周围神经损害,亦可伴大脑皮质功能损害如认知功能障碍和(或)精神行为异常等。也可伴有其他系统异常。

(二)临床表现

遗传性共济失调的典型临床表现包括运动障碍、认知功能及精神障碍,以及其他非特异性症状。

1.运动障碍

(1)共济运动障碍:步态异常是遗传性共济失调最为常见的首发症状,表现为醉酒样或剪刀步态,道路不平时步态不稳更加明显。随着病情的进展,可出现起坐不稳或不能坐,直至卧床。构音障碍为遗传性共济失调的特征之一,患者主要表现为发音生硬(暴发性言语)、缓慢,单调而含糊,构音不清,音量强弱不等,或时断时续,呈呐吃语言或吟诗样语言;病情进展至晚期时,几乎所有患者均出现运动失调性构音障碍。书写障碍为上肢共济失调的代表症状,患者常继下肢共济失调症状后随病情进展而发生,表现为字线不规则、字行间距不等,字越写越大,称为"书写过大症",严重者无法书写。

(2)眼球震颤及眼球运动障碍:可表现为水平性、垂直性、旋转性或混合性眼球震颤,部分患者可出现不协调性眼震、周期交替性眼震或分离性眼震等;眼球运动障碍多见于核上性眼肌麻痹,或注视麻痹、眼球急动缓慢、上视困难等。

(3)吞咽困难和饮水呛咳是由于脑干神经核团受损所致,随着病情的进展,临床表现逐渐明显且多见。

(4)震颤主要表现为运动性震颤、姿势性震颤或意向性震颤,若伴有锥体外系损害,也可出现静止性震颤。

(5)痉挛状态:由锥体束受损所致,表现为躯干及肢体肌张力增高、腱反射活跃或亢进、髌踝阵挛、BabinSki 征阳性等,行走时呈明显的痉挛性步态。

(6)锥体外系症状:部分患者由于基底节受损,故可伴发帕金森病样表现,或出现面、舌肌搐颤,肌阵挛、手足徐动症、扭转痉挛、舞蹈样动作等锥体外系表现。

2.认知功能及精神障碍

表现为注意力、记忆力受损,任务执行能力下降,其中抑郁、睡眠障碍、精神行为异常、偏执倾向是临床常见的精神障碍。

(四)取穴方法

1.处方 1

方氏头皮针：

主穴：伏象头部，书写，运平，平衡。

配穴：伴吞咽困难者加说话，伴精神障碍者加信号。

2.处方 2

标准头皮针：枕下旁线。

3.处方 3

焦氏头针：平衡区。

4.处方 4

朱氏头皮针：顶枕带。

二十三、神经症

(一)概述

神经症旧称神经官能症，是一组主要表现为精神活动能力下降、烦恼、紧张、焦虑、抑郁、恐惧、强迫、疑病症状、分离症状、转换症状或神经衰弱症状的精神障碍。随着对神经症认识的深入，其概念也发生了一系列的演变，这种演变的总趋势是内涵变得越来越深化并不断异化，结果是在国际疾病分类－10 中几乎完全抛弃了神经症这一概念，将这类疾病分解为七种不同的障碍，称之为神经症性、应激相关和躯体形式障碍，大多属于中医学的郁病范畴。郁病是因情志不舒，气机郁滞而致病，以抑郁善忧，情绪不宁，或易怒善哭为主症。

(二)诊断依据

(1)忧郁不畅，精神不振，胸闷胁胀，善太息。或不思饮食，失眠多梦，易怒善哭等。

(2)有郁怒、多虑、悲哀、忧愁等情志所伤史。

(3)经各系统检查和实验室检查可排除器质性疾病。

(三)辨证分型

1.肝气郁结

精神抑郁，胸胁作胀，或脘痞，嗳气频作，善太息，月经不调。舌苔薄白，脉弦。

2.气郁化火

急躁易怒，胸闷胁胀，头痛目赤，口苦，嘈杂泛酸，便结尿黄。舌红，苔黄，脉弦数。

3.忧郁伤神

神志恍惚不安，心胸烦闷，多梦易醒，悲忧善哭。舌尖红，苔薄白，脉弦细。

4.心脾两虚

善思多虑不解，胸闷心悸，失眠健忘，面色萎黄，头晕，神疲倦怠，易汗，纳谷不馨。舌淡，苔薄白，脉弦细或细数。

5.阴虚火旺

病久虚烦少寐，烦躁易怒，头晕心悸，颧红，手足心热，口干咽燥，或见盗汗。舌红，苔薄，脉弦细或细数。

（四）取穴方法

1.处方 1

方氏头皮针：以思维、信号、伏象躯干、伏象手足掌为主。

2.处方 2

标准头皮针：顶颞前斜线（运动区）、顶颞后斜线（感觉区）。

3.处方 3

焦氏头针：运动区。

4.处方 4

朱氏：顶颞带。

二十四、神经衰弱

（一）概述

神经衰弱的名称是由美国的格·姆·比尔德首先提出来的，他认为神经衰弱是与神经系统器质性疾患不同的一种功能性疾病，患者大都具有神经质素质。目前认为神经衰弱是指由于某些长期存在的精神因素引起脑功能活动过度紧张，从而产生了精神活动能力的减弱。主要表现为容易兴奋和迅速疲劳，如头昏脑涨、头痛、失眠、多梦，近事记忆减退，注意力不集中，工作效率低下，烦躁易怒，疲乏无力，怕光，怕声音，耳鸣、眼花、精神萎靡等，并常常有各种躯体不适感，如心跳、气急、食欲不振、尿频、遗精等。

（二）诊断依据

（1）存在导致脑功能活动过度紧张的社会心理因素。

（2）具有易感体质或性格特点。

（3）临床症状以易兴奋，脑力易疲乏，头痛，睡眠障碍，继发焦虑等为主。

（4）病程至少 3 个月，具有反复波动或迁延的特点，病情每次波动多与精神因素有关。

（5）全面体格检查，包括神经精神检查或其他必要的各项检查，确能排除其他躯体疾病或早期精神病者。

（三）取穴方法

1.处方 1

方氏头皮针：

主穴：思维、信号、伏象躯干。

配穴：伴耳鸣加听觉，伴头昏头胀加伏象头部。

2.处方 2

标准头皮针：额中线。

3.处方 3

焦氏头针：言语三区。

4.处方 4

朱氏头皮针：顶颞带。

第七节　头皮针治疗妇科疾病病证

一、痛经

（一）概述

痛经是指月经期或行经前后，出现周期性小腹疼痛，或痛引腰骶，甚则剧痛昏厥者，又叫"经行腹痛"。本病以青年女性为多见。多因气血瘀滞，寒凝血阻，血行不畅，或由气血虚弱，肝肾亏损，冲任胞脉失于濡养而发。亦有少数痛经由于湿热下注引起。

（二）诊断依据

（1）经期或经行前后小腹疼痛，痛及腰骶，甚则昏厥。呈周期性发作。

（2）好发于青年未婚女子。

（3）排除盆腔器质性疾病所致腹痛。

（三）辨证分型

1.气滞血瘀

每于月经前1～2日或经期小腹胀痛、拒按，或兼胸胁乳房作胀，或经量少，或经行不畅，经色黯红有块，血块排出后痛减，经净后疼痛消失，舌紫黯，脉弦或弦滑。

2.寒凝胞中

经前或经期小腹冷痛，按之痛甚，得温痛减，经量少，色黯黑有块，或畏寒身痛，苔白腻，脉浮紧。

3.胞宫虚寒

经期或经后小腹冷痛，喜按，得温则舒，经量少，色黯淡，质稀，腰腿酸软，小便清长，苔白润，脉沉。

4.气血虚弱

经期或经后1～2日小腹隐隐作痛，或小腹、会阴部空坠，喜揉按，月经量少，色淡质薄，或神疲乏力，气短懒言，或食少便溏，面色萎黄，舌质淡，脉细弱。

5.肝肾虚损

经行后1～2日内小腹绵绵作痛，腰酸胀，膝软无力，经色黯淡，量少，质稀薄，或有潮热耳鸣，苔薄白或薄黄，脉细弱。

6.湿热下注

经前小腹痛，拒按，有灼热感，或伴腰骶疼痛；或平时少腹疼痛，经来疼痛加剧。低热起伏，经色黯红，质稠有块，带下多而黄黏，小便短赤，舌红苔黄腻，脉滑数或濡数。

（四）取穴

处方1

标准头皮针：

主穴：额旁3线、顶颞后斜线的上1/5；

配穴：寒证、无热象的虚证，加顶中线，血瘀有块者，加血管舒缩区。

处方 2

方氏头皮针:人字缝尖,冠矢点,伏脏、倒脏下焦。

二、闭经

(一)概述

女性年逾 18 岁月经尚未初潮,或月经中断 3 个月以上者,称为“闭经”。妊娠期、哺乳期暂时性的停经,绝经期的绝经,或有的少女初潮后,一段时间内有停经现象,也有妇女因生活环境的突然改变,偶见 1～2 次月经不潮,又无其他不适,均不作闭经论治。至于先天性生殖器官发育异常,或后天性器质性损伤而无月经者,非针药所能奏效,亦不应用头皮针治疗。本病可分虚实两类。虚者,因精血不足,无血可下;实者,邪气阻隔,脉道不通,发为此病。

年逾 18 周岁女子,月经尚未初潮者,属原发性闭经;女子已行经而又中断 3 个月以上者,属继发性闭经。此病须与妊娠期、哺乳期、绝经期等生理性停经相鉴别。

(三)辨证分型

1.肝肾不足

年逾 18 周岁尚未初潮;或患“月经后期”而经量少逐渐发展为“闭经”。素体虚弱,腰膝酸软,头晕耳鸣,舌淡红,少苔,脉沉弱或沉细。

2.气血虚弱

月经逐渐向后延,量少,色淡而质薄,继而经闭不行,心悸眼花,头晕气短,神疲体倦,或食少纳呆,毛发不泽或易脱落,面色萎黄,舌淡苔少,脉沉缓或虚弱。

3.阴虚血燥

经血由少而逐渐停闭,五心烦热,两颧潮红,或骨蒸潮热,盗汗,或咳嗽咯血,舌红苔少,脉细数。

4.气滞血瘀

月经数月不行,精神抑郁,烦躁易怒,胸胁胀满,或乳房、胁肋胀痛,或小腹胀痛拒按,舌边紫黯或有瘀斑,脉沉弦或沉涩。

(四)取穴

1.处方 1

标准头皮针:

主穴:生殖区,血管舒缩区。

配穴:肝肾不足、气血虚弱者加顶中线,气滞血瘀者加感觉区的上 1/5。

2.处方 2

方氏头皮针:伏脏下焦,倒脏下焦,思维。

三、绝经前后诸症

(一)概述

绝经前后诸症是肾气渐衰,天癸将竭,阴阳失衡而致妇女在绝经前后出现月经紊乱,烘热汗出,潮热面红,情志异常等多种症状。相当于更年期综合征。

(二)诊断依据

(1)发病年龄一般在45～55周岁绝经前后。

(2)常有月经紊乱，潮热面红，烘热汗出，情绪激动，情志异常，皮肤感觉异常等症。

(三)辨证分型

1.肝肾阴虚

经行先期，量多色红或淋漓不绝。烘热汗出，五心烦热，口干便艰，腰膝酸软，头晕耳鸣。舌红少苔，脉细数。兼肝旺者多见烦躁易怒；心火旺者可见心悸失眠。

2.肾阳亏虚

月经后愆或闭阻不行，行则量多，色淡质稀或淋漓不止。神萎肢冷，面色晦暗，头晕目眩，腰酸尿频。舌淡，苔薄，脉沉细无力。兼脾阳虚者可见纳少便溏，面浮肢肿；兼心脾两虚者，可见心悸善忘，少寐多梦。

(四)取穴

1.处方1

标准头皮针：额旁3线，顶中线，额中线。

2.处方2

方氏头皮针：思维，伏脏下焦，倒脏下焦，伏象三阴交。

四、产后缺乳

(一)概述

产后缺乳是指产后乳汁分泌量少，甚则无乳，不能满足婴儿需要的一种病症。临床中较为常见，古人又称其为“乳汁不通”或“乳少”。本病可因先天禀赋不足，产后气血虚弱，或情志不舒，肝气郁滞而引起。

(二)诊断依据

(1)产后排出的乳汁量少，甚或全无，不够喂养婴儿。

(2)乳房检查松软，不胀不痛，挤压乳汁点滴而出，质稀。或乳房丰满乳腺成块，挤压乳汁疼痛难出，质稠。

(3)排除因乳头凹陷和乳头皲裂造成的乳汁壅积不通，哺乳困难。

(三)辨证分型

1.气血虚弱

产后乳汁量少或哺乳期中乳汁日见减少，不能满足婴儿需要，乳房无胀满感，面色少华，心悸气短，神疲乏力，食少便溏，舌质淡，脉细弱。

2.肝气郁结

产后乳汁不通，或受精神刺激后突然无乳，乳房胀痛，精神抑郁，胸闷胁痛，舌质舌苔正常，脉弦而有力。

(四)取穴

1.处方1

标准头皮针：

主穴：额旁1线。

配穴：气血虚弱者加顶中线、顶旁2线，肝气郁滞者加额旁3线、顶旁2线。

2.处方2

方氏头皮针：伏脏上焦，伏象背部。

第七章　针灸的治疗作用

一、调和阴阳

阴阳学说在祖国医学中的应用非常广泛。从经络脏腑到病因病机以至于辨证论治，无一不包含着阴阳对立统一的规律。《灵枢·根结》说："用针之要，在于知调阴与阳，精气乃光，合形与气，使神内藏。"阐明了针灸治疗疾病具有调和阴阳的作用。人体在正常的情况下，保持着阴阳相对平衡的状态。如果因七情六淫以及跌仆损伤等因素使阴阳的平衡遭到破坏时，就会导致"阴胜则阳病，阳胜则阴病"等病理变化，而产生"阳盛则热，阴盛则寒"等临床症候。针灸治病的关键就在于根据证候的属性来调节阴阳的偏盛偏衰，使机体转归于"阴平阳秘"，恢复其正常的生理功能，从而达到治愈疾病的目的。

针灸调和阴阳的作用，基本上是通过经穴配伍和针刺手法来完成的。例如：由肾阴不足，肝阳上亢而引起的头痛，治当育阴潜阳，可取足少阴经穴针以补法，配足顾阴经穴针以泻法。又如阳气盛、阴气虚可导致失眠，阴气盛、阳气虚则可引起睡。两者都可以取阴晓的照海和阳晓的申脉进行治疗，但失眠应补阴泻阳，嗜睡应补阳泻阴。还有从阳引阴，从阴引阳等法，都具有调和阴阳的作用。

二、扶正祛邪

扶正，就是扶助抗病能力；祛邪，就是祛除致病因素。疾病的发生、发展及其转归的过程，即正气与邪气相互斗争的过程。《素问·刺法论》说："正气存内，邪不可干。"《素问·评热病论》说："邪之所凑，其气必虚。"说明疾病的发生，是正气处于相对劣势，邪气处于相对优势而形成的。如果正气旺盛，邪气就不足以致病。假使正气虚弱，邪气就会乘虚侵入而致病。

既病之后，机体仍然会不断地产生相应的抗病能力，与致病因素做斗争。若正能胜邪，则邪退而病向愈；若正不敌邪，则邪进而病恶化。因此，扶正祛邪是保证疾病趋向良性转归的基本法则。针灸治病，就在于能够发挥其扶正祛邪的作用。大凡针刺补法和艾灸有扶正的作用；针刺泻法和放血有祛邪的作用，但在具体运用时必须结合腧穴的特殊性来考虑。例如：膏肓、气海、命门等穴，多在扶正时用之；而十宣、中极、水沟等穴，多于祛邪时用之。

此外，还要根据邪正消长的转化情况，区别病症的标本缓急，随机应用扶正祛邪的法则。否则，就不能取得预期的疗效，甚至造成不良后果。所以，《素问·离合真邪论》说："用实为虚，以邪为真，用真无义，反为气贼，夺人正气，以从为逆，荣卫散乱，真气已失，邪独内著，绝人长命，予人天职。"

三、疏通经络

人体的经络"内属于脏腑，外络于肢节"。十二经脉的分布，阳经在四肢之表，属于六府；阴经在四肢之里，属于五脏。并通过十五络的联系，沟通表里，组成了气血循环的通路，它们"内溉脏腑，外泄滕理"，维持着正常的生理功能。

就病理而言，经络与脏腑之间也是息息相关的。病起于外者，经络先病而后可传于脏腑；病生于内者,脏腑先病而后可反应于经络。例如,太阳伤寒,首先出现头项腰背疼痛的经络证候,然后出现脏腑证候。又如阑尾炎、胆囊炎在腹痛、胁痛的同时,都可在其下合穴附近找到压痛点。这些病症的由来,就是因为某些致病罔素导致经络脏腑的气血偏虚偏实的结果。

针灸治病就是根据经络与脏腑在生理病理上相互影响的机制,在腧穴部位进行针刺或艾受,取得“通其经脉,调其血气”的作用,从而排除病理因素,治愈疾病。所以《灵枢·刺节真邪》说:用针者,必先察经络之实虚,经实下虚而不通者,此必有横络盛加于大经,令之不通,视而肖之,此所谓解结也。“解结”,就是疏通经络的意思。

第八章　针灸的治疗原则

针灸治疗原则是针灸治疗疾病必须遵循的基本法则，是确立治疗方法的基础。在应用针灸治疗疾病时，具体的治疗方法多种多样，而从总体上把握针灸的治疗原则具有化繁就简的重要意义。针灸的具体治疗原则可概括为补虚泻实、清热温寒、治病求本和三因制宜。

一、补虚泻实

补虚泻实就是扶助正气，祛除邪气。《素问·通评虚实论》说："邪气盛则实，精气夺则虚。""虚"指正气不足，"实"指邪气旺盛。虚则补，实则泻，属于中医正治法则。正如《灵枢·经脉》说"盛则泻之，虚则补之………..陷下则灸之，不盛不虚以经取之"。《灵枢·九针十二原》云："虚则实之，满则泄之，宛陈则除之，邪盛则虚之"。这些都是针对虚证和实证制订的治疗原则。针灸治疗补虚泻实原则有其特殊的含义。

1.虚则补之，陷下则灸之

"虚则补之"就是虚证采用补法治疗。针刺治疗虚证用补法主要通过针刺手法的补法、穴位的选择和配伍等来实现。如采用提插补法、抢转补法等，在有关脏腑经脉的背俞穴、原穴，施行补法，可改善脏腑功能，补益阴阳气血等的不足；另外，应用偏补性能的脸穴如关元、气海、命门、肾俞等穴，也可起到补益正气的作用。"陷下则灸之"属于"虚则补之"的范畴，是指气虚下陷证的治疗原则以灸治为主。对于因脏腑经络之气虚弱、中气不足而出现的气虚下陷的一系列病症，如久泻、久痢、遗尿、脱肛、阴挺等，常在百会、气海、关元等穴应用温灸方法，可起到温补阳气，升提举陷的作用。

2.实则泻之，宛陈则除之

"实则泻之"就是实证采用泻法治疗。针刺治疗实证用泻法主要通过针刺手法的泻法、穴位的选择和配伍等来实现。如在穴位上施行拾转、提插，或三棱针放血，或皮肤针重即出血等，可以起到祛除病邪的作用；应用偏泻性能的愉穴如十宣、水沟、塑料、丰隆、血海等，也可起到祛邪的目的。

"宛陈则除之"是实证用泻法的一种。"宛"同"擦"，有擦结、擦之义。"陈"即"陈旧"，引申为时间长久。《素问·针解》说："苑陈则除之者，出恶血也。"就是对络脉擦阻不通引起的病证，宜采用三棱针点刺出血，达到活血化癌的目的。如病情较重者，可点刺出血后加拔火罐，这样可以排出更多的恶血，促进病愈。

3.不盛不虚以经取之

"不盛不虚"并非指病症本身无虚实可言，而是脏腑、经络的虚实表现不甚明显或一时难以辨别，或仅为病变脏膀、经脉本身的病变，而不涉及其他脏腑、经脉，属本经自病。治疗应按本经循经取穴，同时在针刺时，多采用平补平泻的针刺手法，使本经的气血调和，脏功能恢复正常。

二、清热与温寒

清热，指热证用"清"法。温寒，指寒证用"温"法。这与治寒以热、治热以寒的意义是一致的。《灵枢·经脉》说："热则疾之，寒则留之"。《灵枢·九针十二原》说："刺诸热者，如以手探汤，刺寒清者,如人不欲行。""疾之"和"如以手探汤",是指治热病宜浅刺而疾出;留之和"如人不欲行",是指治寒病宜深刺而留针。

凡热邪在表,或热闭清窍而致神昏不省人事等,针刺应浅而疾出,如用三棱针在大椎或井穴点刺出血少许,确有清热泄毒,醒神开窍之效。假使热邪人里,即"阴有阳疾",亦可采用深刺久留的方法,直到热退为止,如热未退,还可反复施术。

凡寒邪入里,或寒邪内生之疾,针刺应深而留针,并可加艾灸以扶正壮阳,温散寒邪。

假使寒邪在表,垂遇络脉而肢体痹痛,亦可浅刺疾出,用三棱针点刺放血。此外,热证可用"透天凉"法;寒证可用"烧山火"法。

三、治病求本

标本的含义颇广。要之,内为本,外为标;正气为本,邪气为标;病因为本,症状为标;先病为本,后病为标。《素问·标本病传论》说:"知标本者,万举万当,不知标本,是谓妄行。"这是强调标本在辨证论治中的重要性。应用治标与治本的原则是:缓则治其本、急则治其标和标本兼治。缓则治本。在一般情况下,病在内者治其内,病在外者治其外。正气虚者扶正,邪气盛者祛邪。治其病因,症状自解。治其先病,后病可除。这与"伏其所主,先其所因"、"治病必求其本"的道理是一致的。急则治标。在特殊情况下,标与本在病机上往往是相互夹杂的,因此,论治时必须随机应变,即根据标本证候的缓急,来决定施治的先后步骤。当标病急于本病时,则可先治标病,后治本病。例如,由于某些疾病引起的大小便不通,则当先通其大小便,然后治其本病。张景岳说:"盖二便不通,乃危急之候,虽为标病,必先治之。此所谓急则治其标也"。

标本兼治。当标病与本病处于俱缓或俱急的状态时,均可采用标本兼治法。例如,由肝病引起的脾胃不和,可在治肝的同时兼调脾胃。又如,正虚邪实的鼓胀病,单纯扶正或单纯祛邪都是片面的,唯有攻补兼施,才有可能获得比较理想的疗效。

四、同病异治与异病同治

同病异治,即同一疾病用不同的方法治疗。异病同治,即不同疾病用同一的方法治疗。这一原则是以病机的异同为依据的,即《素问·至真要大论》所谓"谨守病机,各司其属"之意。同病异治。某些疾病,受病部位和症状虽然相同,但因其具体的病机不同,所以在治法上亦因之而异。例如,同是胃病,又属肝气犯胃者,治宜疏肝和胃,行气止痛,取足顾阴、足阳明经穴和有关募穴组成处方,针用泻法,亦可少灸。有属脾胃虚寒者,治宜补脾健胃,温中散寒,取足太阴、足阳明经穴和有关背俞组成处方,针用补法,并可多灸。异病同治。许多疾病,受病部位和症状虽然不同,但因其主要的病机相同,所以可以采用同一的方法治疗。例如,肝胆之火上逆的头痛,和肝胆之气郁结的胁痛,都可以取足顾阴、足少阳的经穴和有关俞募穴治疗。又如直肠、子宫、胃等内脏下垂病变,尽管它们的发病部位和具体症状迥然不同,但它们的病机均属中气虚陷,因而在治法上都可以针灸百会、中脘、气海等穴,以益气升阳。

五、局部与整体

（一）局部治疗

一般指针对局部症状的治疗而言。例如，口噤取地仓、颊车，鼻塞取迎香、鼻塞可见于多种全身性疾患，解除这些症状，将有助于全身性疾患的治疗。

（二）整体治疗

一般指针对某一疾病的原因疗法。例如，肝阳上亢的眩晕，取太冲、照海滋肾平肝，肝风平息则头晕目眩等证自可向愈。风寒外束的感冒头痛，取合谷、外关发汗解表，表邪的解则头痛恶寒等证可除。

（三）局部与整体兼治

既重视原因治疗，又重视症状治疗，将两者有机地结合起来，则有利于提高疗效。例如，脾虚泄泻，既取天枢、足三里止泻，又取三阴交、脾俞补脾，等等。

但从穴位的主治作用来看，有些穴位只主治局部病证，例如承泣治目疾，颜髎治面痛等。有些穴位不仅能治局部病，而且能治全身疾病，例如气海治少腹痛，大椎治项背痛，但它们对全身性疾病亦有主治作用。

因此，针灸治病，要善于掌握局部与整体的关系，从证论治的整体观念出发，选配穴位，进行治疗，才能避免头痛医头、脚痛医脚的片面性。

第九章　中医康复疾病

第一节　偏瘫的中医治疗

一、中医辨证要点

中医学认为，脏腑功能失调，气血亏虚是发病的基础，劳倦内伤、忧思恼怒、饮食不节、用力过度或气候骤变等多为发病诱因。在此基础上痰浊、瘀血内生，或阳化风动，血随气逆，导致脑脉痹阻或血溢脑脉之外，脑髓神机受损而发为中风病。

基本病机为阴阳失调，气血逆乱，上犯于脑。若肝风夹痰，横窜经络，血脉瘀阻，气血不能濡养机体，则见中经络之证，表现为半身不遂，口眼㖞斜，不伴神志障碍；若风阳痰火蒙蔽神窍，气血逆乱，上冲于脑则见中脏腑重证，络损血溢，瘀阻脑络，而致猝然昏倒，不省人事。本病多属于本虚标实之证，肝肾阴虚，气血衰少为致病之本，风、火、痰、气、瘀为发病之标。

中风病的中医辨治原则，应注意急性期、恢复期和后遗症期的标本缓急，择不同治则治法方药。急性期标实症状突出，急则治其标，治疗当以祛邪主，中经络者常以平肝熄风、化痰通腑、活血通络为法；中脏腑闭证当以通腑醒神、化痰开窍为法，脱证则宜救阴回阳固脱为法。恢复期和后遗症期多为虚实夹杂，邪实未清而正虚已现，当标本兼治、扶正祛邪，用育阴息风、益气活血等法。

偏瘫的临床常见证候、治法、代表方剂如下：

1.风痰瘀血，痹阻脉络治宜活血化瘀，化痰通络。方选半夏白术天麻汤加减。

2.肝阳暴亢，风火上扰治宜平肝泻火通络。方选天麻钩藤饮加减。

3.痰热腑实，风痰上扰治宜化痰通腑。方选星蒌承气汤加减。

4.气虚血瘀治宜益气活血，扶正祛邪。方选补阳还五汤加减。

5.阴虚风动治宜滋养肝肾，潜阳息风。方选镇肝息风汤加减。

6.络脉空虚，风邪入中治宜祛风通络，养血和营。方选大秦艽汤加减。

7.痰热内闭清窍治宜清热化痰，醒神开窍。方选羚羊角汤配合安宫牛黄丸。

8.痰湿蒙塞心神治宜温阳化痰，醒神开窍。方选涤痰汤配合苏合香丸。

9.元气败脱，神明散乱治宜益气回阳固脱。方选参附汤、独参汤等加减。

二、中医康复治疗思路

1.中药汤剂：中风偏瘫大多为本虚标实，虚实夹杂。气血失调为本，痰瘀互结为标。遵循中医“急则治其标，缓则治其本”的原则，对于急性发作，以治痰、息风为主，且活血化瘀宜早用。不论出血中风、缺血中风，发病后其基本病理为脑脉瘀滞不畅，活血化瘀可改善脑组织血管微循环，有利于功能恢复；偏瘫后期，多以“本虚”为主，兼以“标实”，多见为气虚血瘀，治当以补阳还五汤加减治疗。兼肝肾阴虚者加滋肝肾、填精髓、强筋骨之品，兼阳虚者加温阳通经之品。兼有痰者，合半夏白术天麻汤加减；若久病不愈，加虫类药搜风通络。

2.注意区分软瘫还是硬瘫。一般来说,软瘫者多气虚、阳虚,治宜加大补气药量,并加附子、巴戟天、淫羊藿等;而硬瘫则多肝肾阴亏虚,引起内风,治疗以滋肝肾、舒筋骨、息风止痉之品。

3.针灸对于偏瘫有很好疗效。根据虚实给予选穴针刺。急性期中脏腑者常用醒神开窍法促醒,中经络及恢复期能促进肢体功能恢复,可获显效。

三、中医康复治疗方案

1.辨证论治

(1)风痰瘀血,痹阻脉络

主症:以半身不遂,口舌斜,舌强言謇或不语,偏身麻木,头晕目眩。舌质黯淡,舌苔薄白或白腻,脉弦滑为主症。

治则:息风涤痰,活血通络。

方药:半夏白术天麻汤加减。

法半夏 12g,茯苓 15g,白术 12g,胆南星 9g,天竺黄 12g,天麻 12g,香附 12g,丹参 15g,大黄 6g(后下)。

临证参考:本证以标实为主,临证时应针对风、痰、瘀各证候要素的权重,可以调整处方药物或剂量。一般发病早期,风象突出者,可以加重平肝熄风之力,如选用钩藤、石决明等。病情平稳后,以痰瘀阻络为主,重在活血化瘀,可选用鸡血藤、伸筋草、地龙等。若进入恢复期,渐显气虚之象时,注意及早使用甘平益气之品,如:太子参、茯苓、山药等,此方选用酒大黄是以涤除痰热积滞为目的,用量宜轻,不可过量,若确有腑气不通,可改用生大黄。风痰互结,瘀血阻滞,日久易从阳化热,故临床上用药不宜过于温燥,以免助热生火。

(2)肝阳暴亢,风火上扰

主症:半身不遂,偏身麻木,舌强言謇或不语,眩晕头痛,面红目赤,口苦咽干,心烦易怒,尿赤便干。舌红或红绛,舌苔薄黄,脉弦有力。

治则:平肝泻火通络。

方药:天麻钩藤饮加减。

天麻 15g,钩藤 15g,生石决明 30g(先煎),川牛膝 18g,黄芩 12g,山栀 12g,夏枯草 12g,益母草 15g,海藻 15g,全蝎 6g。

临证参考:此证见于中风急性期,往往病情迅速变化,需根据症候演变及时调整治疗方案,若症见神志恍惚、迷蒙者,为风火上扰清窍,由中经络向中脏腑转化,配合灌服牛黄清心丸或安宫牛黄丸以开窍醒神;若风火之邪挟血上逆,加用凉血降逆之品以引血下行。如出现大便秘结,腑气不通,应及时通腑泄热。如喉中有痰,舌苔黄腻,可加用胆南星、天竺黄、瓜蒌等清热化痰之品。如出现呕血,可加用凉血降逆之品。

(3)痰热腑实,风痰上扰

主症:半身不遂,口舌斜,言语謇涩或不语,偏身麻木,便干便秘,头晕目眩,咳痰或痰多。舌质黯红,苔黄或黄腻,脉弦滑或偏瘫侧脉弦滑而大。

治则:清热涤痰,通腑泄热。

方药:星蒌承气汤加减。

大黄10～15g(后下),芒硝10g(分冲),全瓜蒌15～30g,胆南星6～10g。

临证参考:中风病急性期常因中焦气机不利,痰热壅滞,腑实不通而见痰热腑实之证。及时运用化痰通腑法治疗,一可通畅腑气,祛痰通络,敷布气血,促进上身不遂等症的恢复;二可清除肠胃痰热积滞,使浊邪不得上扰神明;三可急下存阴,以防阴劫于内,阳脱于外。正确运用化痰通腑法,掌握通下的时机,是治疗痰热腑实的关键。如热象明显者,加山栀子、黄芩清热泻火;加强清热之力;年老体弱津亏者,加生地黄、麦门冬、玄参以增液行舟。

(4)气虚血瘀

主症:半身不遂,口舌斜,言语謇涩或不语,偏身麻木,面色㿠白,气短乏力,口角流涎,自汗出,心悸便溏,手足肿胀。舌质黯淡,舌苔薄白或白腻,脉沉细、细缓或弦细。

治则:益气活血,扶正祛邪。

方药:补阳还五汤加减。

黄芪30～120g,当归12g,赤芍15g,川芎15g,桃仁12g,红花9g,地龙12g。

临证参考:本证多见于中风恢复期,如气虚明显者,可加党参、太子参以益气通络;如肢体麻木者,可加木瓜、伸筋草、防己以舒筋活络;上肢偏废者,可加桂枝以通络;下肢瘫软乏力者,加续断、桑寄生、杜仲、牛膝以强壮筋骨;若急性期气虚伴血瘀,有主张不宜过早重用黄芪者,以免助热生火,加重病情。如中风后逐渐出现健忘、神情呆滞者,可加石菖蒲、郁金、远志等化痰开窍。

(5)阴虚风动

主症:半身不遂,口舌斜,舌强言謇或不语,偏身麻木,失眠,手足心热。舌质红绛或黯红,少苔或无苔,脉细弦或细弦数。

治则:滋养肝肾,潜阳息风。

方药:镇肝息风汤加减。

川牛膝30g,代赭石30g(先煎),龙骨30g(先煎),牡蛎30g(先煎),龟甲20g(先煎),白芍15g,玄参15g,天门冬12g,川楝子10g,茵陈20g,麦芽15g,钩藤15g,菊花10g。

临证参考:本证多见于中风恢复期患者,常与素体阴虚有关,在救治中风急症时应注意顾护阴津,祛邪而不伤正。对于阴虚阳亢明显者,也可以选用镇肝息风汤加减。为防滋阴碍胃,可加健脾益胃之品。若心烦失眠者,可加栀子以清心除烦,加珍珠母以镇心安神;头痛重者,可加夏枯草以清肝息风,加川芎、白芷、全虫等以祛风活血止痛。

(6)络脉空虚,风邪人中

主症:手足麻木,肌肤不仁,或突然口眼㖞斜,语言不利,口角流涎,甚则半身不遂。舌苔薄白,脉浮弦或弦细。

治则:祛风通络,养血和营。

方药:大秦艽汤。

秦艽12g,当归12g,细辛3g,羌活6g,防风6g,白芷6g,川芎9g,白芍12g,独活9g,生地黄12g,甘草6g。

临证参考:本证以急性期多见,如有风热表证者,可去羌活、防风、当归等药,加桑叶、薄荷、菊花以疏风清热;若仅见口眼斜而无半身不遂等症者,可用牵正散加荆芥、防风、白芷以散风祛邪;兼表热者加金银花、连翘、薄荷以疏散风热;必要时加红花以活血化瘀。

(7)痰热内闭清窍

主症：起病骤急，神昏或昏愦，半身不遂，鼻鼾痰鸣，肢体强痉拘急，项背身热，躁扰不宁，甚则手足厥冷，频繁抽搐，偶见呕血。舌质红绛，舌苔黄腻或干腻，脉弦滑数。

治则：清热化痰，醒神开窍。

方药：羚羊角汤加减。

羚羊角骨 30g(先煎)，珍珠母 30g(先煎)，竹茹 15g，天竺黄 15g，石菖蒲 10g，远志 5g，夏枯草 15g，牡丹皮 15g，配合灌服或鼻饲安宫牛黄丸。

临证参考：本证多见于中风重症患者，其症候演变迅速，治疗当以祛邪为先，重在清热化痰、醒神开窍，并注意通畅腑气，升清降浊。患者神昏而口噤不开、吞咽困难者，应选用静脉注射液治疗，同时可鼻饲中药，或灌肠给药等。如痰多者，可加竹沥、胆南星以清热涤痰；热甚者，可加黄芩、栀子加强清热；神昏重，加郁金以醒神开窍。

(8)痰湿蒙塞心神

主症：素体阳虚，湿痰内蕴，发病神昏，半身不遂，肢体松懈，瘫软不温，甚则四肢厥冷，面白唇黯，痰涎壅盛。舌质黯淡，舌苔白腻，脉沉滑或沉缓。

治则：温阳化痰，醒神开窍。

代表方剂：涤痰汤加减。

法半夏 15g，陈皮 10g，茯苓 15g，胆南星 15g，竹茹 15g，石菖蒲 10g，郁金 15g，远志 5g，配合灌服或鼻饲苏合香丸。

临证参考：本证属阴闭证，多与患者素体心脾气虚、痰湿内蕴有关，治疗应针对痰湿之症候要素，选择燥湿化痰之品；邪入腑脏，窍闭神昏，当以配开窍醒神之品。因药性多辛温、苦温，应注意避免温燥太过，耗伤津液，需根据症候的演变随时易法更方，如出现化热征象，当佐以清热之剂。

(9)元气败脱，神明散乱

主症：突然神昏或昏愦，肢体瘫软，手撒肢冷汗多，重则周身湿冷，二便失禁。舌痿，舌质紫黯，苔白腻，脉沉缓、沉微。

治则：益气回阳固脱。

方药：参附汤、独参汤等加减。

人参 5～10g(另炖，兑服)，制附子 10～15g(久煎)。

临证参考：本证属于中风危候，多因邪热亢盛，正气大伤，脑髓受损，神匿不用，元气衰败，腑脏功能衰竭所致，此时，应采取综合救治措施。汗出不止者，应加山茱萸、黄芪、煅龙骨、煅牡蛎以敛汗固脱。

2.中成药治疗

(1)静脉给药

1)清开灵注射液：40～60mL 加入 5%～10%葡萄糖 500mL 静脉滴注，每日 1～2 次。适用于肝阳暴亢，痰热腑实证。

2)醒脑静注射液：10～20mL 加入 5%葡萄糖 250～500mL 静脉滴注，每日 1～2 次。适用于肝阳暴亢，痰热腑实证；或中脏腑实证。

3)血塞通注射液：200～400mg 加入 25%～50%葡萄糖 40～60mL 静脉注射或加入 5%～10%

葡萄糖 250～500mL 静脉滴注，每日 1 次。适用于各种证型。

4)丹参注射液或复方丹参注射液：20～40mL 加入 5%～10%葡萄糖 250mL 中静脉滴注，每日 1～2 次。适用于各种证型。

5)盐酸川芎嗪注射液：80～120mg 加入 5%～10%葡萄糖 250～500mL 中静脉滴注，每日 1 次。适用于瘀血阻络证。

6)疏血通注射液：4～6mL 加入 5%～10%葡萄糖 250～500mL 静脉滴注，每日 1～2 次。适用于各种证型。

7)参麦注射液：20mL 加入 50%葡萄糖 40mL 中静脉注射，或 40～60mL 加入 10%葡萄糖 250mL 静脉滴注，每日 2 次。适用于中风之脱证，或由闭而脱，气阴俱伤的危急证。

8)参附注射液：5～20mL 加入 50%葡萄糖 40mL 静脉注射，或 20～100mL 加入 5%～10%葡萄糖 500mL 静脉滴注，每日 1～2 次。适于用脱证或由闭而脱，阳气暴脱之危急证。

9)灯盏花素注射液：8～16mL，或灯盏细辛注射液，20～40mL，加入 5%葡萄糖 250～500mL 静滴，用于各期各型中风。

(2)口服制剂：急性期随证选用安宫牛黄丸、苏合香丸、紫雪丹、新雪丹、至宝丹。

1)脑栓通胶囊，每次 3 粒，每日 3 次。适用于各种证型。

2)复方丹蛭片，每次 5 片，每日 3 次。用于气虚血瘀或痰瘀阻络之偏瘫。

3)步长脑心通胶囊，每次 3 片，每日 3 次。用于气虚血瘀之偏瘫。

4)华佗再造丸，每次 8g，每天 2 次。用于气虚血瘀或痰瘀阻络之中风偏瘫、失语、口眼㖞斜、肢体拘挛麻木。

5)中风回春丸，每次 3 片，每天 3 次。用于气虚血瘀或痰瘀阻络之中风偏瘫，口，失语。

6)大活络丸，每次 1 丸，每天 2 次。用于气虚血瘀或痰瘀阻络之中风后遗症、偏瘫、麻木、肢体拘挛。

【应用注意】

以上所列药物，原则上每一种类选用 1 种，根据病情虚实程度，选择一类或两类合用。

3.针刺治疗

(1)常规针刺治疗

1)中经络

治则：疏通经络，行气活血，以针刺为主，平补平泻。

处方：内关，极泉，尺泽，委中，三阴交，足三里。

方义：心主血脉，内关为心包经络穴，可调理心气，促进气血的运行；三阴交为足三阴经交会穴，可滋补肝肾；极泉，尺泽，委中，足三里疏通肢体经络。

加减：肝阳暴亢加太冲、太溪镇肝潜阳；风痰阻络加丰隆、合谷化痰息风；痰热腑实加曲池、内庭、丰隆清热豁痰；气虚血瘀加气海、血海益气活血；阴虚风动加太溪、风池滋阴潜阳；口角斜加地仓、颊车；上肢不遂加肩髃、曲池、手三里、合谷；下肢不遂加环跳、阳陵泉、阴陵泉、风市；足内翻加绝骨、纠内翻、丘墟透照海；足外翻加中封、太溪、纠外翻；足下垂加解溪、胫上；便秘加丰隆、支沟；尿失禁、尿潴留加中极、曲骨、关元。

操作：内关用捻转泻法，持续运针 1～3 分钟；三阴交、足三里用提插补法；刺极泉时，在原穴位置下 2 寸心经取穴，避开腋毛，直刺进针，用提插泻法，以患者上肢有麻胀和抽动感为度；尺泽、委中直刺，提插泻法，使肢体有抽动感。

2)中脏腑

治则：醒脑开窍，闭证兼开窍启闭，只针不灸，泻法；脱证兼回阳固脱，重用灸法，补法。

处方：以督脉腧穴为主，水沟、素髎、百会、内关。

方义：脑为元神之府，督脉入络脑，素髎、水沟为督脉穴，可醒脑开窍，调神导气；百会位于头顶，属督脉，内络于脑，醒脑开窍作用明显；心主血脉，内关为心包经络穴，可调理心气，促进气血的运行。

加减：闭证加十宣、合谷、太冲开窍启闭；脱证加关元、气海、神阙回阳固脱；呼吸衰竭加气舍益宗气而调呼吸。

操作：内关用捻转泻法，持续运针 1～3 分钟；素髎、水沟用雀啄法，以患者面部表情初夏发应为度；太冲、合谷用泻法，强刺激；关元、气海用大艾柱灸法，神阙用隔盐灸法，直至四肢转温为止。

(2)头针：头针治疗脑卒中具有较好的疗效，头针的取穴方法较多，常用的有头皮针标准线取穴法、头穴分区取穴法、头穴透刺取穴法、头穴丛刺取穴法，可根据临床症状选择相应的治疗区进行治疗。选择对侧运动区，感觉区，足运感区，进针后捻转 3 分钟。偏侧运动障碍，取对侧运动区；下肢瘫，取对侧运动区上 1/5，对侧足运区；下肢瘫，取对侧运动区是 2/5；头面部瘫痪，流涎，舌斜，运动性失语，取对侧运动区下 2/5；偏身感觉障碍，取对侧感觉区；下肢感觉障碍，取对侧感觉区上 1/5，对侧足感区；上肢感觉障碍，取对侧感觉区中 2/5；头面部感觉障碍，取对侧感觉区下 2/5；失语，选瘫痪对侧运动区下 2/5；精神障碍，强哭强笑，刺正中线两侧胸腔以上，横刺；肢体水肿，取对侧血管舒缩区。

(3)体针：①弛缓性瘫痪，治疗应尽快提高肌张力，促进肌力恢复，使患者及早摆脱弛缓状态。针刺时上肢以手阳明经穴为主，下肢以足阳明经穴为主，小腿部以足太阳、足少阳经穴为主。肩髃、曲池、手三里、外关、合谷、环跳、阳陵泉、足三里、解溪、昆仑。得气后连接脉冲针灸治疗仪，采用疏波，每次治疗 30 分钟，每日 1 次。②痉挛性偏瘫针刺以“拮抗肌取穴”为基本原则。选穴：上肢取肩髃、肩中(位于肩臂三角肌之中央，当后臂肱骨之外侧，去肩骨缝 2.5 寸)、手三里、外关、合谷；下肢取三皇穴(相当于脾经的阴陵泉、漏谷、三阴交)。③改善期：可按照“治痿独取阳明”理论选穴、针刺。选穴：上肢：肩髃透极泉(下 1 寸)、臂臑、曲池、外关、手三里、阳溪、合谷等。下肢：风市、伏兔、足三里、丰隆、解溪、阳陵泉、悬钟、申脉、三阴交、太冲。

(4)醒脑开窍针法

主穴：内关(手厥阴心包经)、人中(督脉)、三阴交(足太阴脾经)。

辅穴：极泉(手少阴心经)、委中(足太阳膀胱经)、尺泽(手太阴肺经)。

配穴：吞咽障碍加风池、翳风、完骨；手指握固加合谷；语言不利加上廉泉，金津、玉液放血；足内翻加丘墟透照海。

(5)电针：在患侧上下肢体各选 2 个穴位，针刺得气后接通电针仪，用疏密波中弱度刺激，以肌肉微颤为度。

(6)眼针疗法：治中风偏瘫取上、下焦区穴，可使患侧肢体逐渐恢复自主运动。

(7)刺血疗法：适用于瘀血较重或肝阳上亢或有疼痛者。刺太阳、曲泽、解溪出血；以上诸穴每个穴位出血量5～15mL,多者可达30mL。

(8)耳针:多选肾上腺、心、肝、脑干、皮质下、神门等部位。虚证多埋针,实证则强刺激。

(9)腹针:①处方:引气归元、滑肉门(患侧)、上风湿点、外陵(患侧)、下风湿点(患侧)、商曲(健侧)。②辨证加减:头痛、头晕加阴都(患侧)、商曲(双);语言不利加中脘上;面神经麻痹加阴都(患侧)、商曲(健);肩痛加商曲(健)、滑肉门三角(患侧);手功能障碍加上风湿上点(患侧)、上风湿外点(患侧);下肢无力加大巨(患侧)、气旁(健侧);足内翻加上风湿内点(患侧)、气旁(健侧);踝关节不利加下风湿下点(患侧)、大巨(患侧)。

4.推拿按摩治疗

(1)弛缓性偏瘫:①从远端至近端进行推拿,尤其要注意对患侧手、肩及下肢的推拿,这有利于改善血液循环,消除肿胀,缓解疼痛,预防压疮和静脉炎。②叩击法或拍法:作用于患侧,叩击或拍打时手掌应尽量放柔软,慢拍快提,顺序从下到上,频率约100次/分,以皮肤发热潮红为度。若伴有患侧上肢肿胀,可选用滚法治疗,顺序从下到上。

注意:各关节特别是肩关节、腕关节不宜使用拔伸法、扳法、抖法,以免造成韧带、肌肉损伤,甚至引起关节脱位。

(2)痉挛期偏瘫:不同的肌群部位采用不同的手法,可以调节患肢肌肉和神经功能,诱发正常运动模式的建立,有利于促进主动运动和分离运动的完成,提高整体功能的恢复。

1)弹拨法:①上肢:弹拨肱二头肌、肱桡肌、肱骨内上髁的肌腱附着处,以酸胀为度,每处1～2分钟,可以缓解优势侧的肌痉挛。②下肢:弹拨内收肌、股四头肌、小腿三头肌肌腱附着处,拇指深按肌腱,酸胀为度,每处1～2分钟,可以缓解优势侧的肌痉挛。

2)擦法:①上肢:用快速掌擦法擦上肢的后侧(相当于肱三头肌和前臂伸肌肌群),每处1～2分钟,频率为120次/分左右,局部发热为度。②下肢:用快速掌擦法擦大腿的后侧和外侧(相当于腘绳肌和阔筋膜张肌)、小腿前面(小腿前肌群),每处1～2分钟,频率为120次/分左右,局部发热为度。

3)运动关节法:①上肢:缓慢伸肘、伸腕和伸指关节后屈肘、屈腕和屈指关节,1～2分钟。②下肢:缓慢屈髋、屈膝和背屈踝关节后伸髋、伸膝和跖屈踝关节,1～2分钟。

(3)改善期:采用运动关节类手法及按揉法、拿法、搓法等以防止关节挛缩、解除功能锻炼或针灸后的肌疲劳、增强本体感觉的刺激,促进运动模式的改变。

5.刮痧疗法对中经络的患者,可取平脊穴、膀胱经及四肢诸阳经所过之外进行刮痧治疗,以疏畅气血,对血压偏高者可加取桥弓穴及足底(以涌泉为主)。

6.点舌疗法主要用于中风昏迷患者的救治。将紫雪丹、至宝丹或安宫牛黄丸,苏合香丸等药物用水化后,用消毒棉签蘸药液不停地点舌,以达到药物从舌下吸收的目的。

7.药枕疗法如清脑枕(由冬桑叶、冰片等组成,适用于肝阳暴亢、风火上扰型,痰热腑实、风痰上扰型,阴虚风动型,风火扰清窍型)、石膏枕(生石膏适量,打碎后装入枕芯,令患者枕之,用于脑出血急性期)、菊丹芎芷枕(菊花、牡丹皮、川芎、白芷共研末,装入枕芯,令患者枕之,用于脑梗死患者急性期热象明显)等。

8.敷贴疗法包括穴位敷贴疗法、脐疗法等,可用辨证选方药或单验方敷贴。

9.药氧疗法用辨证方制成药液,用医用纯氧在雾化器中充分混合后,以一定的流速将药液随氧气雾化吸入，治疗中风闭证或吞咽困难者。

【临床经验分享及注意事项】

1.益气法对中风患者的运动功能的影响在中风病康复过程中应重视对气虚证的干预治疗可提高患者运动功能的恢复。我们经数年的临床观察，缺血中风患者属中医气虚血瘀症患者，在康复训练的同时，给予口服补阳还五汤加减治疗，对气虚血瘀症患者的运动功能及ADL有积极的作用。

2.偏瘫肢体的迟缓与痉挛的中医辨证体会中风的肢体偏瘫可分为早期的迟缓性瘫痪（软瘫）及恢复期或后遗症期的痉挛性瘫痪（硬瘫）。针对此两种情况，我们总结了全国名老中医沈宝藩教授的经验，认为软瘫期延长的病机主要是以气阳不足，不能振奋，治疗当以辨证基础上加重补气及补阳之品，可配合电针针刺治疗，往往加快软瘫肢体肌张力恢复速度，取得良好效果。对于痉挛较重者，应为气血不足、肝肾阴亏、内风较甚，当在辨证基础上加用息风止痉、养血柔筋、滋补肝肾之品，同时配合中药舒筋活络之品局部或半身熏蒸，可取得较好疗效。同时无论是软瘫或是痉挛，均可在辨证基础上应用虫类药如地龙、全蝎、蜈蚣、水蛭、土元、乌梢蛇等，以加强搜风、止痉、通络之力，但用量宜轻并勿久用，以免耗气伤胃，必要时可与和胃之品合用。

3.中风后肩手痛的辨证治疗体会肩痛是中风患者常见的并发症，由于疼痛使患侧肩关节活动受限，各种康复手法较难实施，严重影响患侧上肢的功能恢复。我们的经验认为，在辨证方面，当以气虚痰瘀痹阻为主要病机，我们应用沈老师的补虚除痹方治疗中风后肩痛，取得了良好的疗效。方药组成：黄芪15g，桂枝10g，白芍10g，熟地10g，当归13g，秦艽10g，威灵仙10g，防风10g，桑枝13g，川断10g，海桐皮15g。功效：补气血，养肝肾，通经络。加减：气虚甚者加党参13g，白术10g；肝肾虚甚者加杜仲10g，桑寄生10g；患手红肿热痛者加络石藤20g，忍冬藤20g，毛冬青20g；若患肢肿胀发凉者加制川乌5g（先煎），细辛3g、片姜黄10g，并加重桂枝用量至15g；关节挛缩者加川木瓜15g、白芍15g、甘草10g及全蝎、蜈蚣、土元等虫类药。同时，根据中风后肩痛有软瘫期及硬瘫期之分，中医辨证方面也相应不同，治疗方法也有差异。如，软瘫期患肢局部肿胀发凉，软弱无力明显，以气虚阳虚为主，当以补气血、温经脉、化痰瘀、散寒止痛为法；而硬瘫期患肢拘急挛缩，以气阴两虚，肝肾亏虚为主，当以益气阴、滋肝肾、化痰瘀、通络止痛为法。我科使用腹针及腕踝针治疗中风后肩痛，也取得了良好的疗效。腹针取穴为中脘、健侧商曲、患侧滑肉门三角。腕踝针取穴以患肢上1、2、3区为主。

4.中药沐足疗法治疗中风后下肢远端肿胀及运动后疲劳中风患者肢体偏瘫后，尤其是肢体软瘫期，肢体肌肉对静脉、淋巴循环的挤压作用消失，导致静脉、淋巴循环不畅，极易导致患侧下肢肿胀的发生，特别是康复训练后较为明显，患者自觉胀麻不适，影响夜间休息。我们根据辨证，制订了不同的沐足中药方，对有足部肿胀的患者，用舒筋活络洗剂，在睡前行双足40℃温水中药沐足，临床研究表明可改善患者下肢的肿胀情况，有利于患者的肢体功能恢复。对运动后疲劳及肌肉酸痛的患者，给予益气活血，补肝肾，强筋骨，通络止痛之品，于睡前水煎后待温度降至40℃时，浸泡双足，可解除疲劳及肌肉酸痛，并有助睡眠之功。

5.温箱灸疗法治疗尿失禁及尿潴留中风后可导致尿失禁及尿潴留，影响患者的生活质量。我科采用艾条热敏灸疗法和温箱灸疗法，将艾条放置在患者气海、关元等穴位上艾灸，30分钟/次，2次/天，经临床观察，95%患者的尿潴留症状可得到改善。

6.住院患者突发偏瘫或偏瘫肢肢体肌力下降，应注意查明病因，必要时注意查MR以明确是否有再发脑梗或出血。

第二节　截瘫与四肢瘫的中医康复

一、中医辨证要点

截瘫属祖国医学"痿证"范畴，是由于外界暴力，损伤督脉，气乱血溢，血脉阻滞不通所致；又因日久卧床不起，致脾肾气血阴阳虚损，肢体不得濡养而成萎。"腰脊受伤是因，督脉受损是果，腰脊受损，督脉气乱血溢，血脉阻滞不通故肢瘫"。

中医理论认为，截瘫早期因经络不通，瘀血阻滞致肢体肿胀；瘀血阻滞日久致气血亏虚，脾为气血生化之源，后天之本，肾为人体生命之根本，脾肾亏虚则温煦运化失常，肢体肿胀，脘腹胀满，纳呆，便溏或便秘，小便潴留；脾肾亏虚日久，后天不养先天，致肝肾阴虚，精血不能濡养筋脉，髓海失养日久致筋废肉痉，肌肉瘦削，肢体痿废，便溏或便秘，小便潴留。

截瘫常见证型、治法、代表方如下：

1.气滞血瘀治宜活血祛瘀，疏通督脉。方选血府逐瘀汤加减。

2.脾肾亏虚治宜补肾壮阳，温经通络。方选补中益气汤加减。

3.肝肾阴虚治宜滋肾柔肝，强筋壮骨。方选虎潜丸加减。

4.湿热浸淫治宜清热化湿，疏经通络。方选加味二妙散加减。

二、中医康复治疗思路

1.截瘫的康复应尽早进行，患者只要神志清楚，生命体征平稳，病情不再发展，48 小时后即可进行，康复量由小到大，循序渐进。同时，截瘫的特点是"障碍与疾病共存"，采取个体化的方案，循序渐进。除运动康复外，尚应注意言语、认知、心理、职业与社会等的康复。

2.中药汤剂：截瘫大多为本虚标实，虚实夹杂。发作形式可为急性，也可为慢性过程，急性期多因外伤导致的气滞血瘀或湿热浸淫，临床上，遵循中医"急则治其标"的原则，应以活血祛瘀、清热化湿、疏通经络为主；截瘫后期多以本虚为主，多见为气血不足，尤其以中气不足为多见，故治当以补中益气为治疗大法加减治疗。兼阴虚者加滋补肾阴之品，兼阳虚者加补益阳气之品。若久病不愈，往往兼有瘀血，活血化瘀甚者酌加虫类药搜风通络。

3.针灸对于截瘫也有一定的疗效，特别是感觉障碍，可根据虚实给予选穴针刺。

三、中医康复治疗方案

1.辨证论治

(1)气滞血瘀

主症：双下肢或四肢功能障碍，肢体肿胀，麻木无感觉，二便困难，舌黯红，或有瘀斑，苔薄腻，脉弦或弦涩。

治则：活血祛瘀，疏通督脉。

方药：血府逐瘀汤加减。

当归 10g、红花 10g、枳壳 10g、柴胡 10g、川牛膝 15g、川芎 15g、赤芍 15g、地龙 10g、鸡血藤 30g、

生甘草10g。

临证参考：颈部损害加葛根、桂枝，胸部加桔梗，腰部加牛膝、杜仲以加强疗效。遇寒加重，得温则舒者加姜黄、桂枝；遇热痛重者加丹皮、苏木。

（2）脾肾亏虚

主症：肢体功能障碍，肢体肿胀或肢体萎缩、肌肉瘦削，面色苍白，四肢发凉，脘腹胀满，纳呆，便溏或便秘，小便潴留，舌质淡，苔白或白腻，脉沉细。

治则：补肾壮阳，温经通络。

方药：补中益气汤加减。

吉林参10g（另炖），黄芪30g，白术15g，陈皮10g，柴胡10g，升麻10g，甘草5g，当归10g，杜仲15g，穿山甲10g。

临证参考：若病久体虚，重用参、芪，加枸杞15g、龙眼肉15g气血两补；若动则气喘、四肢不温，加熟附子12g、肉桂3g（焗服）、核桃肉15g以温肾纳气；若肢痿不收，加木瓜10g、威灵仙12g舒筋通络；若心悸怔忡，加柏子仁12g、酸枣仁15g宁心安神。

（3）肝肾阴虚

主症：肌肉瘦削，肢体痿废，痉挛抽搐，肌肤甲错，便溏或便秘，小便潴留，纳呆，汗出，舌红少苔，脉细数。

治则：滋肾柔肝，强筋壮骨。

方药：虎潜丸加减。

知母15g，黄檗15g，熟地黄20g，龟甲20g，白芍12g，锁阳10g，枸杞15g，杜仲15g，牛膝15g，当归10g，鸡血藤10g，伸筋草15g，桑寄生20g，鹿角胶15g，牛骨20g。

临证参考：若久病阴阳俱虚，可加仙灵脾15g、补骨脂15g、巴戟天12g以温肾壮阳；若肌枯肢痿，加川芎10g、鳖甲15g滋阴活血通络；若兼气虚血少，可加黄芪20g、桂枝9g、大枣10g以补虚通脉，仿黄芪桂枝五物汤；若兼血瘀之象，可加桃仁6g、红花10g、川芎10g通络行瘀。

（4）湿热浸淫

主症：肢体痿软无力，以下肢为常见，或兼见微肿，手足麻木，喜凉恶热，身重面黄，小便赤涩热痛，舌苔黄腻，脉濡数。

治则：清热化湿，疏经通络。

方药：加味二妙散加减。

苍术15g，黄檗10g，萆薢15g，防己10g，牛膝15g，归尾10g，龟甲20g。

临证参考：若下肢浮肿明显，加泽泻15g、车前子10g、防己12g、木瓜10g利湿下达；若胸脘痞闷，加瓜蒌12g、枳壳10g、郁金15g宽胸理气；若时值夏暑，加藿香10g、佩兰10g宣化暑湿；若肢麻不遂、舌紫脉涩，加赤芍15g、川芎10g、桃仁6g活血通络。

【应用注意】

以上各证型，可单独出现，也可合和而病，故辨证时当需注意方剂的单用及联用。

2.中成药

（1）静脉给药

盐酸川芎嗪注射液：80～120mg加入5%～10%葡萄糖250～500mL中静脉滴注，每日1次。

适用于气滞血瘀证。

黄芪注射液：20～40mL，加入0.9%生理盐水250mL静脉滴注，每日1次，适用于脾肾阳虚证。

参麦注射液：20mL加入50%葡萄糖40mL中静脉注射，或40～60mL加入10%葡萄糖250mL静脉滴注，每日2次。适用于肝肾阴虚证。

血塞通注射液：200～400mg加入25%～50%葡萄糖40～60mL静脉注射或加入5%～10%葡萄糖250～500mL静脉滴注，每日1次。适用于各种证型。

丹参注射液或复方丹参注射液20～40mL加入5%～10%葡萄糖250mL中静脉滴注，每日1～2次。适用于各种证型。

血栓通注射液：4～6mL加入5%～10%葡萄糖250～500mL静脉滴注，每日1～2次。适用于各种证型。

(2)口服中成药

补中益气丸：适用于气虚证，每次6g，每日3次。

复方丹参片：用于气虚或血瘀证，每次3片，每天3次。

川芎嗪片：用于气虚或血瘀证，每次2片，每天3次。

大活络丸：用于气虚或血瘀证，每次1丸，每天2次。

健步虚潜丸：适用于肝肾亏虚证，每次1丸，每日2次。

血府逐瘀胶囊：适用于瘀阻脉络证，每次6粒，每日2次。

【应用注意】

以上所列药物，原则上每一种类选用1种，根据病情虚实程度，选择一类或两类合用。

3.针刺治疗

(1)常规针刺治疗：治则：疏通督脉，调和气血，针刺为主，平补平泻。处方：损伤脊柱上、下1～2个棘突的督脉穴及其夹脊穴、环跳、委中、阳陵泉、足三里、悬钟、三阴交。

加减：经脉瘀阻加合谷、太冲、膈俞加强活血通络之力；肝肾亏虚加肝俞、肾俞补益肝肾；上肢瘫痪加肩髃、曲池、手三里、合谷、外关疏通上肢经络之气；下肢瘫痪加秩边、风市、丰隆、太冲疏通下肢经络之气；二便失禁加长强、中极、关元、肾俞、膀胱俞、大肠俞补益肾气、调理肠道；小便不通加合谷、阴陵泉调理膀胱、利尿通便。操作：督脉穴用28号、2寸毫针，向上斜刺1.5寸左右，如进针有阻力突然减低的感觉，或出现触电样感向二阴及下肢放射，当终止进针，以免造成脊髓新的损伤；夹脊穴可刺向椎间孔，针感向脊柱两侧或相应肢体放射，或相应部位的体腔出现紧束感；关元、中极在排小便后针刺，使针感向外生殖器放射，若尿潴留则应注意针刺深度；其他穴位按常规操作。

(2)电针：参照常规针刺的穴位，选用损伤脊柱上、下1～2个棘突的督脉穴及其夹脊穴，环跳、委中行电针治疗，软瘫使用疏密波治疗，硬瘫不行电针治疗。

(3)穴位注射或者埋线：选用常规针刺穴位的2～4个穴位交替治疗。

4.推拿按摩治疗以温经通络、行气活血为原则，选穴参照针刺穴位，手法施以㨰法、按法、揉法、搓法、擦法等。

5.温箱艾灸法使用自制温箱，选择气海、关元、中极施灸，每次约30分钟，每日2次。治疗SCI后尿潴留情况。

6.舒筋活络洗剂熏蒸采用广东省中医院自制的舒筋活络洗剂，每晚熏蒸双足或双手，可以改善肢体疼痛、痉挛等。

7.中药外洗可使用温经通络之中药外洗双足或双手,可改善肢体痉挛疼痛。

【临床经验分享及注意事项】

1.脊髓损伤患者在度过水肿期后,应积极努力,进行各种中西医康复手段,以冀达到最大限度的功能恢复和生活自理,而对于完全性损伤的患者,则需给予辅助器具的训练及生活自理能力的训练。脊髓损伤的康复过程中,要重视预防和治疗各种并发症;同时,要做好患者的宣教,进行自助或辅助呼吸、二便及皮肤的终生管理。

2.脊髓损伤恢复过程中,会出现较长时间的疼痛,短则1～2个月,长可达数年,给患者带来了巨大的痛苦,严重影响了生活质量,各种中西医的止痛药、抗癫痫药效果均欠理想。可采用薄氏腹针疗法和活血止痛中药外洗,可取得一定的疗效。

四、康复护理

1.康复护理和安全护理

与患者及家属共同制订康复训练计划,提供必要的康复器械和安全防护设施,评估患者日常生活活动的依赖程度,指导患者早期康复训练包括体位变换、床上运动训练、转移训练等内容,指导患者配合针灸、按摩、药物熏洗及理疗的方法恢复肢体功能。

2.生活护理

卧气垫床或按摩床,指导舒适的床上卧位,保持肢体功能位置,协助被动运动和按摩,防止关节畸形和肌肉萎缩。指导患者学会配合和使用便器,将生活用品放于易取处,满足患者基本生活需要。协助皮肤护理和个人卫生处置,每天温水擦拭1～2次,定时翻身,保持床单位整洁;对于排便失禁或尿失禁者,及时清理排泄物,保持外阴和肛周皮肤清洁、干爽,观察皮肤有无发红、破溃。

3.病情监测

评估患者运动和感觉障碍的平面是否上升,观察患者是否存在呼吸费力、吞咽困难和构音障碍,注意有无药物不良反应,如消化道出血等。

4.预防并发症

由于患者感觉减退或缺失,不能感受疼痛的刺激,应注意防止烫伤和冻伤,保持床单位整洁干燥,避免皮肤的机械性刺激和骨突处受压,防止压疮;鼓励患者咳嗽和深呼吸,协助进食和饭后漱口,保持口腔清洁,预防口腔和肺部感染;加强二便护理,预防尿路感染。

5.情志护理

多与患者交流,鼓励患者表达自己的感受;给患者提供有关疾病、护治及预后的信息,鼓励患者正确对待疾病,消除不良情绪;关心、尊重患者,避免任何刺激和伤害患者自尊的行为,并取得家属的配合,帮助患者树立战胜疾病的信心,防止发生意外。

6.饮食指导

给予高蛋白、高纤维素且易消化的饮食,多食鲜紫河车、甲鱼、牛猪蹄筋等血肉有情之品,多吃瘦肉、豆制品、新鲜蔬菜、水果和含纤维素多的食物,供给足够的热量和水分,以刺激肠蠕动,减轻便秘和肠胀气。

第三节　单肢瘫的中医康复

一、中医辨证要点

中医学对于周围神经损伤的病理过程为损伤造成周围神经解剖生理结构的病理性改变，视为“筋伤”或“经筋伤”；损伤后早期即出现感觉功能障碍，出现麻木、疼痛、患肢不认等感觉过度、感觉过敏或感觉减退或消失的症状，视为“痹证”；失神经支配的肢体萎软无力，运动障碍，日久出现肌肉萎缩，视为“痿证”。李金明以中医理论解释了“痿”、“痹”的发生过程：损伤初始为“痹”症，神经受到牵拉、挤压、骨折端刺扎压迫或血肿压迫所致；若神经损伤日久，经脉痹阻不通，筋脉血肉失养，肢体痿软无力，长期废用，渐而伤及脾胃，形成“痿”证。

“痿证”其病机多为气滞血瘀，脉络不通或由于瘀血不去，新血不生，筋脉失养所致。其中外伤暴力是其重要发病基础，脾胃虚弱则是其进展的原因。由于受外来暴力撞击、牵拉、压乱，或不慎跌仆闪挫，或因劳倦损伤，使气血运行受阻，神经损伤日久，经脉痹阻不通，筋脉血肉失养，肢体痿软无力，长期废用，渐而伤及脾胃。

单瘫常见证型、治法、代表方如下：

1.肺热津伤治宜清热润肺，濡养筋脉。方选清燥救肺汤加减。

2.湿热浸淫治宜清热利湿，通利筋脉。方选加味二妙散化裁。

3.脾胃亏虚治宜补脾益气，健运升清。方选参苓白术散加减。

4.肝肾亏损治宜补益肝肾，滋阴清热。方选左归饮加减。

5.脉络瘀阻治宜益气养营，活血祛瘀。方选补阳还五汤加味。

二、中医康复治疗思路

1.中药汤剂：单瘫起病多为大多为本虚标实，虚实夹杂。临床上，遵循中医“急则治其标，缓其治其本”的原则，对于急性发作，以清热利湿、活血通络为主；在慢性过程中，多见为脉络瘀阻，脏腑亏损，故，治当以补脾益气，滋养肝肾，活血通络治疗。同时，应重视虫类药物通络的作用，反复发作，病程缠绵，久病入络者，可加入地龙、全蝎、蜈蚣等虫类搜剔，其效尤佳。

2.针灸推拿可及时通畅络脉，缓解疼痛，减轻筋脉拘挛，又能调畅气血，固护阴阳，扶助正气，另可减少各种内服毒药剂量。针灸推拿等外治法注意手足阳明经的选穴按摩。

三、中医康复治疗方案

1.辨证论治

(1)肺热津伤

主症：病起发热，或热退后突然出现肢体软弱无力，咽干呛咳，心烦口渴，小便黄少，大便干燥，舌质红，苔黄，脉细数。

治则：清热润肺，濡养筋脉。

方剂：清燥救肺汤加减。

人参 10g，麦冬 15g，桑叶 10g，石膏 15g，杏仁 10g，火麻仁 10g，枇杷叶 15g，阿胶 10g，甘草 5g。

临证参考：本证多为虚实夹杂，治疗应祛邪扶正兼顾，临床应在辨证的基础上除加沙参、玉竹、天花粉等药益胃生津润肺外，还可适量加用伸筋草、鸡血藤等舒筋活络药。

(2)湿热浸淫

主症：肢体痿软，困重，常伴有发热，胸闷脘痞，肢体麻木、微肿，足胫热蒸，尿短赤涩，舌质红，苔黄腻，脉濡数。

治则：清热利湿，通利筋脉。

方剂：加味二妙散加减。

黄檗 15g，苍术 10g，川萆薢 10g，防己 10g，牛膝 10g，当归 10g。

临证参考：本证以实证为主，其湿热浸淫四肢而成痿证，治疗应以清热祛湿为主，然用药应以中病即止为度，注意勿伐津液，另本证多见于肥胖湿热偏盛之人，多亦兼见脾虚，治疗中可加用茯苓、白术，以分健脾化湿。热盛伤阴者，可加生地、麦冬、玄参以养阴清热。

(3)脾胃亏虚

主症：肢体痿软无力，腹胀，面浮，面色不华，气短，神疲乏力，食少，便溏，舌质淡，苔薄，脉细弱。

治则：补脾益气，健运升清。

方剂：参苓白术散加减。

党参 15g，山药 10g，莲子 10g，白术 15g，茯苓 10g，薏苡仁 15g，白扁豆 15g，砂仁 10g，桔梗 10g，甘草 10g。

临证参考：此证多见于久病患者，其证以虚为主，治疗以健脾益胃为主，临床中还可适当加用一些益肾之药，则中气有源，脾胃有根，先后天同补，更易见效。痰多，脘腹胀闷者，加六君子汤健脾化痰；中气下陷，头晕气短，声低懒言者，加补中益气汤以益气升阳举陷。

(4)肝肾亏损

主症：本证起病缓慢，下肢痿软无力，腰脊酸软，不能久立，下肢痿软，甚则步履全废，腿胫大肉渐脱，目眩发落，耳鸣咽干，舌质红，少苔，脉细数。

治则：补益肝肾，滋阴清热。

方剂：左归饮加减。

熟地黄 20g，山茱萸 10g，山药 10g，枸杞子 15g，当归 10g，白芍 15g，黄檗 15g，知母 15g，桑寄生 15g，牛膝 15g。

临证参考：本证多为病久体虚，辨证治疗需注意有无虚热，有热者应加重滋阴清热药物的用量，无热者则可加重益肾填精药物的用量。如阴虚热甚，口干尿赤，胫热者，去锁阳、干姜，加鹿角胶、牛骨髓、猪骨髓以加强补肾填精。

(5)脉络瘀阻

主症：外伤病史或久病体虚，四肢痿软，肌肉瘦削，手足麻木不仁，肌肉活动时隐痛不适，舌质黯淡或青紫，瘀点或瘀斑，苔薄白或白腻，脉细涩。

治则：益气养营，活血祛瘀。

方剂：圣愈汤加味。

熟地黄 15g，当归 15g，白芍 15g，川芎 10g，黄芪 30g，党参 30g，桃仁 10g，红花 10g，牛膝 15g。

临证参考：本证病证多较长，久病入络，应重视虫类药物通络的作用可加入地龙、全蝎、蜈蚣等虫类搜剔,其效尤佳。

2.中成药

(1)静脉给药

黄芪注射液:20～40mL,加入0.9%生理盐水250mL静脉滴注,每日1次,适用于脾胃虚损证。

血塞通注射液:200～400mg加入25%～50%葡萄糖40～60mL静脉注射或加入5%～10%葡萄糖250～500mL静脉滴注,每日1次。适用于各种证型。

丹参注射液或复方丹参注射液:20～40mL加入5%～10%葡萄糖250mL中静脉滴注,每日1～2次。适用于各种证型。

盐酸川芎嗪注射液:80～120mg加入5%～10%葡萄糖250～500mL中静脉滴注,每日1次。适用于瘀血阻络证。

血栓通注射液:4～6mL加入5%～10%葡萄糖250～500mL静脉滴注,每日1～2次。适用于各种证型。

参麦注射液:20mL加入50%葡萄糖40mL中静脉注射,或40～60mL加入10%葡萄糖250mL静脉滴注,每日2次。适用于气虚或气阴两虚证。

(2)口服中成药

补中益气丸:适用于气虚证,每次6g,每日3次。

复方丹参片:用于气虚或血瘀证,每次3片,每天3次。

川芎嗪片:用于气虚或血瘀证,每次2片,每天3次。

大活络丸:用于气虚或血瘀证,每次1丸,每天2次。

健步虚潜丸:适用于肝肾亏虚证,每次1丸,每日2次。

血府逐瘀胶囊:适用于瘀阻脉络证,每次6粒,每日2次。

二妙丸:适用于湿热浸淫证,每次6g,每日2次。

【应用注意】

以上所列药物,原则上每一种类选用1种,根据病情虚实程度,选择一类或两类合用。

3.针刺治疗

常规针刺治疗:周围神经损伤在祖国医学中属于“痿证”等范畴。《内经》早有记述“(治痿)各补其荣而通其俞,调其虚实,和其逆顺;筋脉骨肉,各以其时受月,则病已矣”及“治痿者,独取阳明”,从选穴上看,多取损伤神经干两端、邻近部位及手足阳明经穴位。

(1)臂丛神经损伤:结合神经、肌肉解剖,按循经取穴和局部配穴的原则,主穴取缺盆、极泉、曲池、四渎和阳陵泉,配穴臂上部取肩髃、肩贞、天宗、阳谷等,臂下部取肩髃、肩臑、合谷、后溪、八邪等。

(2)桡、尺神经损伤:取三阳经肩髃、肩臑、风池、手三里、阳溪、合谷、支沟、外关、阳池、肩贞、养老等。

(3)臀上皮神经损伤:主穴取臀上穴(为臀上皮神经压痛点),配穴为足三里、梁丘等。

(4)坐骨神经损伤:取患侧L3～5夹脊,足太阳膀胱经承扶、殷门、承筋、承山、阿是穴,足阳明胃经足三里、上巨虚、条口、阿是穴等。

(5)腓总神经损伤:取环跳、阳陵泉、浮郄、足三里,配以下巨虚、悬钟、解溪、足临泣等。

(6)混合神经损伤:上肢神经损伤取极泉,臂丛神经损伤配扶突、曲池、外关,桡神经损伤配曲池、手三里、合谷,尺神经损伤配小海,正中神经损伤配曲泽、内关,下肢神经损伤取环跳、解溪等。

4.其他针刺治疗

(1)穴位注射疗法:是针灸治疗本病的一个主要环节,可取维生素 B_1,维生素 B_{12} 等神经营养药物,在针刺后,选择 1～2 个神经周围主穴进行施治,目的是直接对损伤神经起到营养康复的作用,也能加强穴位的治疗效果。

(2)梅花针叩刺疗法:也是一种较好的刺激神经疗法,施治的部位主要是末梢神经,对四肢近端神经意义不大。要求沿神经走向轻叩,并以皮肤潮红为度。

5.推拿治疗以祛瘀消肿、通经活络为原则,选穴参照针刺穴位,手法施以滚法、按法、揉法、搓法、擦法等。

【临床经验分享及注意事项】

1.临床经验表明,在临床用药中,可在以上分型的基础上,加入引经药,可达到事半功倍的效果。如上肢瘫可选羌活、防风、桂枝、桑枝、茯苓、陈皮、姜黄、白芍、鹿含草、银花藤、天仙藤。下肢瘫可选独活、牛膝、防己、木瓜、椿根、川太、五加皮、杜仲、白芍、小活络丹等。同时,根据部位不同,可选用不同的药物,如手背痛常加羌活、防风引经,肥人少佐附子,气滞血瘀加生姜黄,肾精亏虚,督脉失养须加狗脊;下肢及腰痛可选枸杞子、巴戟、鹿角胶、狗脊、杜仲、川断;腰骶部痛弯腰下蹲受限,加伸筋草、赤白芍等;此外,注重关节痛加松节、乳香。肌肉痛加桑枝、桑寄生。关节痛均可加藤枝类药,如忍冬藤、鸡血藤、伸筋藤、天仙藤、桑枝、桂枝等。骨痛加当归、威灵仙。另外,病位深浅用药有别,病在肌肤经络者,一般以防风、麻黄、桂枝、银花、连翘、青风藤等辛散之药;在筋骨者用白芥子、白附子、川芎、草乌、附子、马钱子及虫类之药;在脏腑者用补益之药。热在气分用生石膏、知母,在营血用生地、丹皮、玄参等。

2.本病多久病入络者,故可在辨证论证的基础上,加入地龙、全蝎、蜈蚣等虫类搜剔,以加强疗效。

3.因为是周围神经病变引起肢体瘫痪,单纯中医中药治疗难度较大,所以,临床上要与现代康复结合,方可取得良好疗效。

四、康复护理

1.早期康复护理措施

(1)用药护理:按医嘱用药,并及时评估药物的作用和副作用。

(2)保持良好体位防止挛缩变形:早期由于局部水肿而有纤维素渗出到组织间隙,导致肌肉萎缩、肢体变形,手指足趾发生挛缩。可将肢体用夹板固定于功能位,并抬高。

(3)被动活动与推拿:即使肢体肿胀、疼痛明显,早期也应做轻微运动,再由被动运动转为主动运动,以防止肌肉挛缩变形。主要做拮抗被动运动,以保持肌肉正常张力和活动范围。在活动中,切忌肌肉疲劳,尤其是麻痹肌不要过多伸展。

2.恢复期的康复护理措施

(1)指导患者积极配合物理疗法、运动疗法、作业治疗,根据病损神经支配的肌肉瘫痪程度,制订训练计划,运动循序渐进,动作应缓慢,范围应尽量大,根据功能障碍的部位及程度、肌力及耐力的检查结果，进行有关的作业治疗，上肢周围神经病损患者可进行编织、泥塑、打字、修配仪器等操作，下肢周围神经损伤患者可进行踏自行车、缝纫机等训练。

(2)矫形器的应用：神经麻痹后，肌力减弱或消失，造成肢体不能保持功能位，应使用矫形器矫治。如上肢腕、手指可使用夹板固定，足部可使用下肢短矫形器，大腿肌无力可使用下肢长矫形器。

3.疼痛和感觉障碍的护理

患者出现感觉功能障碍时，可分别用牙签、冷热、触摸灯来进行训练。用不同的物体放在患者手中而不靠视力帮助，进行感觉训练。开始让患者识别不同形状、大小的木块，然后用一些常用的家庭物品，如钥匙、别针、汤匙、铅笔等来练习；也可采用强剂量的感应电、电按摩、电针、超声波治疗等。对于周围神经损害引起的疼痛，针对病因治疗或采用药物缓解疼痛，采用直流电药物导入法、经皮神经电刺激疗法、中频电疗法、磁疗法等止疼；也可采用针灸、温热疗法和按摩治疗止痛。

4.心理护理

单肢瘫患者往往伴有心理问题，担心病后的经济负担，担心疾病不能回恢复，以及由此而发生的家庭问题和社会生活问题。护士可通过宣教、咨询、示范等方式来消除或减轻患者的心理障碍，使其发挥主观能动性，积极地进行康复治疗，也可通过作业治疗来改善患者的心理状态，如治疗性游戏等。

第四节　面瘫的中医康复

一、中医辨证要点

中医认为，面瘫好发于春秋两季，发病突然，各种年龄段均可发病，男性多于女性，多为单侧发病，本病病因为正气不足，络脉空虚，风邪乘虚入中。病机为人体正气不足，络脉空虚，风邪乘虚入中头面阳明脉络，使颜面一侧营卫不和，气血痹阻，经脉失养，肌肉弛缓不收而发病。病起以风邪为主，风邪为六淫之首，百病之长，风邪入中经络，易与寒、热、痰等邪兼夹，故初期病邪在络，夹寒热之邪，分为风寒、风热两证，中期病邪深入筋肉，与痰湿相杂，风痰互结，流窜经络。若久治不愈，正气亏耗，气虚痰瘀，颜面长期失去气血濡养则枯槁，难以恢复；若痰瘀不去，新血不生，则血虚不能濡养经脉、肌肉而成抽搐挛缩之内风之象。病程不可截然分开，虚实可互相兼夹。本病一般初期以邪实为主，病位多在经络；久病则正虚邪恋，虚实夹杂，以气血亏虚为本，并夹有痰瘀。

面瘫临床常见证候、治法、代表方剂如下：

1.风寒袭络治宜祛风散寒，通络和营。方选麻黄附子细辛汤加减。

2.风热袭络治宜祛风清热，活血通络。方选大秦艽汤加减。

3.风痰阻络治宜祛风化痰，通络止痉。方选牵正散加减。

4.气虚血瘀治宜益气活血，通络止痉。方选补阳还五汤加减。

二、中医康复治疗思路

1.中药汤剂面瘫的首要因素为风邪，然正气存内，邪不可干，虽然发病早期多为表证实证，风邪也多会乘虚入中，治疗早期，也得注意按证型选加补养气血或健脾化痰通络之品。同时，对于疾病早期，对明确有病毒感染病史的面瘫患者，可以根据中药药理选择具有抗病毒作用的中药如大青叶、板蓝根、黄连等药物提高疗效。面瘫早期风邪夹寒、痰、热邪入中脉络，阻滞经络，血凝而成瘀，瘀邪停滞不去，病程迁延，发展为后期出现新血不生，气血亏虚等表现，故面瘫全程均应重视活血祛瘀通络之法。后期气血亏虚，治疗虽以强筋益气、补养气血为主，但勿忘搜风化痰，活血通络。

2.针灸治疗的原则注意初起刺激强度不宜过大，防止局部肌肉兴奋性过强引起面肌痉挛，后期可以适当加大刺激强度，促进神经兴奋性恢复。同时辨证选穴时应注重阳明经穴，阳明为多气多血之经，阳明经血旺盛通畅，对于预后极为重要。

三、中医康复治疗方案

1.中医辨证论治

(1)风寒袭络

主症：以突然日眼喎斜，眼睑闭合不全，兼见面部有受寒史，舌淡苔薄白，脉浮紧。

治则：祛风散寒，温经通络。

方药：麻黄附子细辛汤加减。

炙麻黄 6g、熟附子 6g、细辛 3g、荆芥 10g、防风 10g、白芷 10g、藁本 10g、桂枝 10g、甘草 5g 等。

临证参考：本证发病初起为风寒表实，但要注意有无郁而化热之象，如有化热证候，可适加清热透邪之金银花、连翘、葛根之品。

(2)风热袭络证

主症：以突然口眼喎斜，眼睑闭合不全，继发于感冒发热，或咽部感染史，舌红苔黄腻，脉浮数。

治则：疏风清热，活血通络。

方药：大秦艽汤加减。

秦艽 15g、当归 10g、蝉蜕 10g、赤白芍各 15g、金银花 10g、连翘 10g、板蓝根 30g、地龙 10g、生地 15g、石膏 20g 等。

临证参考：风热盛者，应注意加玄参等清热解毒凉血之药，还应当适量加入护阴生津药物如芦根、沙参、麦冬等。

(3)风痰阻络证

主症：以突然口眼喎斜，眼睑闭合不全，或面部抽搐，颜面麻木作胀，或头重如蒙、胸闷或，呕吐痰涎，舌胖大，苔白腻，脉弦滑。

治则：祛风化痰，通络止痉。

方药：牵正散加减。

白附子 6g、白芥子 10g、僵蚕 10g、全蝎 6g、防风 10g、白芷 10g、天麻 15g、胆南星 6g、陈皮10g 等。

临证参考：本证治疗应注意健脾温脾阳加强祛痰之功。脾虚患者可加白术、薏苡仁、砂仁等以健脾燥湿利湿，同时行血药当多取温经活血通络药。

(4)气虚血瘀证

主症：以口眼㖞斜，眼睑闭合不全，日久不愈，面肌时有抽搐，舌淡紫，苔薄白，脉细涩或细弱。

治则：益气活血，通络止痉。

方药：补阳还五汤加减。

黄芪15g、党参15g、鸡血藤15g、当归10g、川芎10g、赤芍15g、桃仁10g、红花10g、地龙10g、全蝎6g、僵蚕10g。

临证参考：本证因病久未愈，气血渐伤，虚实夹杂，治当注意标本兼顾，通补兼施，补中寓通，通中寓补，故取补阳还五汤加减治疗。同时用药时可适当加醒脾和胃之品以免补益药碍脾胃之运化。

2.中成药治疗

(1)静脉给药

川芎嗪注射液：50～100mg加入5%葡萄糖注射液或生理盐水250mL中，每日1次，静脉滴注。功能活血通络。适用于风寒袭络证。

清开灵注射液：40～60mL加入5%～10%葡萄糖500mL静脉滴注，每日1～2次。适用于风热实证。

丹参注射液：20～40mL加入5%～10%葡萄糖250mL中静脉滴注，每日1～2次，功能活血化瘀，适用于各种证型。

疏血通注射液：每日1次，每次6mL，加于5%葡萄糖注射液(或0.9%氯化钠注射液)250～500mL中缓缓滴入，功能活血化瘀，适用于各种证型。

七叶皂苷钠注射液：20mg加入生理盐水250mL中，每日1次，静脉滴注。功能活血消肿止痛。适用于各种证型。

辨证选用以上静脉中成药，对加速炎症吸收和改善面神经功能有较好的效果。

(2)口服用药

通天口服液：每次10mL，每日3次。功能祛风散寒通络。适用于风寒袭络证。

羚羊角胶囊：每次2～4粒，每日3次。功能清热平肝熄风。适用于风热袭络证。

清热消炎宁胶囊：每次2粒，每日3次。功能清热解毒。适用于风热袭络证。

抗病毒口服液：每次10mL，每日3次。功能清热解毒。适用于风热袭络证。

全天麻胶囊：每次2粒，每日3次。功能平逆肝风、祛风通络。适用于风痰阻络证。

补中益气丸：每次8g，每日3次。功能健脾益气。适用于气虚血瘀证。

【应用注意】

以上所列药物，原则上每一种类选用1种，根据病情虚实程度，选择一类或两类合用。

3.针刺治疗

(1)体针

1)急性期

治法：祛风祛邪，通经活络。

主穴：攒竹，四白，阳白，太阳，颊车，承浆，地仓，翳风，合谷(面部穴位取患侧，循经取穴取双侧)。

配穴:风寒证者,配风池;风热证者,配曲池;风痰证者,配丰隆。

操作:在急性期,面部穴位手法不宜过重,针刺不宜过深,取穴不宜过多。面瘫早期治疗以浅刺轻刺为主,不宜使用电针,针刺量不宜过强。肢体远端的穴位行泻法且手法宜重。发病当日即可采用针灸治疗,可控制病情发展,缩短病程,使病情早日恢复。针刺每15分钟行针1次,留针30分钟,每日1次,连续治疗5次休息2日,10次一疗程。

2)恢复期及后遗症期

治法:活血化瘀,培补脾肾、舒筋养肌、息风止痉。

主穴:①阳白,四白,地仓,颊车,下关,太阳,牵正,合谷。②攒竹,瞳子髎,睛明,颧髎,迎香,禾髎,水沟,承浆,合谷(面部穴位取患侧,循经取穴取双侧)。

配穴:依据气虚、血瘀、痰瘀情况酌加足三里、三阴交、血海、丰隆,以及灸百会、气海、关元。

操作:交替使用两组穴位,面部穴位采用平刺或斜刺0.5~1.0寸,采用中等或较强的刺激量,可配合电针治疗。可于地仓、颊车、阳白、攒竹处加电针,选用疏密波或断续波,中等强度刺激,通电15分钟左右;足三里、三阴交穴采用补法,余穴均采用泻法,15分钟行针1次,留针30分钟,每日1次,连续治疗5次休息2日,10次一疗程。患病3个月以后,面部穴位刺激量宜轻,以防倒错和面肌痉挛,并可于下关、颧髎等穴施以温针灸。

(2)电针:一般选取阳白—太阳、下关—巨髎、颊车—地仓三对穴位。阴极在外周,阳极在中心部。波形为连续波,频率1~2Hz,输出强度以面部肌肉轻微收缩为度。电针时间约30分钟。

4.灸法适应于风寒袭络证者,选取太阳、下关、翳风、承浆、阳白、鱼腰、承泣、四白、地仓、颊车、印堂、巨髎、夹承浆等面部穴位,采用温和灸、回旋灸、雀啄灸、温针灸或者热敏灸等方法。每次施灸约20分钟。

5.拔罐适应于风寒袭络证各期患者。选取患侧的阳白、下关、巨髎、地仓、颊车等穴位。采用闪火法,于每穴位区域将火罐交替吸附及拔下约1秒钟,不断反复,持续5分钟左右,以患侧面部穴位处皮肤潮红为度。每日闪罐1次,每周治疗3~5次,疗程以病情而定。根据病情,亦可辨证选取面部以外的穴位,配合刺络拔罐治疗。

6.点穴按摩

(1)将大拇指置于眉毛上缘沿着枕额肌额腹向发际处按摩,按摩时嘱患者眉毛上抬,然后再从眉毛前面的攒竹穴开始按摩眉毛上的三个穴位,分别是攒竹、鱼腰和丝竹空。接着从眼内眦沿着上眼眶向外上方按摩,再轻轻地沿着眼皮向下按摩帮助眼睛闭合,向下时嘱患者将眼睛闭上。每个动作重复8~10次,穴位按摩每个穴位1分钟。

(2)将大拇指置于迎香穴沿着颧肌的走行方向按摩至耳门穴,再从口角旁的地仓穴沿着笑肌的走行方向按摩至耳前的听宫,再从颏唇沟处的承浆穴沿着口轮匝肌的走行按摩至口角旁的地仓穴,再从颊车穴沿咬肌按摩至耳前的听会穴,每两个穴位之间重复8~10次。

(3)用拇指按揉患者的鼻唇沟中点数秒,接着治疗师将其拇指轻按上提至患侧颧骨稍上方,按揉此处数秒,操作8~10次。

(4)用拇指按揉患侧颊车穴,按揉数秒后拇指轻按上提至耳前第三穴听会穴,按揉此处数秒,重复操作此步骤8~10次。

7.梅花针刺激

(1)取穴:患侧前额部、颞部、面部(包括眼眶周围、鼻部、口唇周围、颧部、颊部、颏部和下颌骨下缘)、耳垂前、乳突部周围区域之皮部。

(2)方法:取仰卧位或坐位,用75%乙醇棉球常规消毒上述部位,用梅花针直接叩刺,中度刺激,以微量点状渗血为度。操作时根据患侧面部表情肌肌纤维走向及面神经浅表分支的投影表面环状或辐射状叩刺。叩刺之后用冰袋快速的刺激,以防出血,同时还可以缩紧毛孔。

【临床经验分享及注意事项】

1.经多年的临床实践总结,对于面瘫的中药辨证治疗已逐渐形成一套较成熟的治疗原则:急性期以祛风为重,恢复期以养血为主;活血通络则可贯通于治疗的全过程。临证时多以牵正散为主方,早期有乳突压痛,舌质红者,予银翘散加板蓝根、柴胡、黄芩等以疏风清热解毒治其标;待舌质转淡红时,则需加养血祛风之品如与四物汤加鸡血藤等以治其本;若病情迁延不愈,往往伴有气虚,可加黄芪、党参以气血双补,同时加蜈蚣、乌梢蛇等搜风止痉通络之品。

2.针灸在本病治疗可以发挥重要作用,多主张早期局部浅刺,手法轻柔,时间宜短,或可远端取穴为主,避免发生面肌痉挛等并发症。如出现面肌痉挛时,针刺宜轻柔,主张远端取穴,减少局部痉挛处取穴。同时多配合灸法。应用钙离子导入疗法或直流电等物理治疗,对部分患者有一定的疗效。

3.临证时,若遇非面神经炎所致的周围性面瘫,需进一步检查,如头颅MRI+MRA等,以排除肿瘤或血管压迫面神经。此时治疗应以手术治疗为主。

四、康复护理

1.一般护理措施

(1)加强情志护理。面瘫患者精神压力很大,特别是年轻患者情绪易急躁,也有因性急不能配合治疗、影响疗效者。向患者说明病情,启发患者接受现实、面对现实,针对患者的心理状态应采取安慰疏导、精神转移法,如听音乐、交谈、放松训练(让患者处于舒适体位,深吸气后屏气数秒钟,然后缓缓呼气,同时放松全身,在放松全身的基础上想象自己治愈后的情形,以缓解其紧张情绪)等方法分散其注意力以减轻其焦虑情绪。面瘫后影响美观,给正常生活带来不便,要告诉患者容貌在治疗后可以恢复,鼓励患者谈自身的感受,倾听他们的想法,给予安慰,使患者正确对待疾病,积极与医护配合,增强战胜疾病的信心。

(2)由于眼睑闭合不全或不能闭合,瞬目动作及角膜反射消失,角膜长期外露,易导致眼内感染,损害角膜,因此眼睛的保护是非常重要的,减少用眼,外出时戴墨镜保护,同时滴一些有润滑、消炎、营养作用的眼药水,睡觉时可戴眼罩或盖纱块保护。

(3)面瘫患者应注意不能用冷水洗脸,避免直接吹风,注意天气变化,及时添加衣物,防止感冒。

(4)只要患侧面肌能运动就可自行对镜子做皱额、闭眼、吹口哨、示齿等动作,每个动作做2个八拍或4个八拍,每天2~3次,对于防止麻痹肌肉的萎缩及促进康复是非常重要的。

(5)因面神经麻痹所致咀嚼肌乏力,进食困难,应指导患者以健侧咀嚼食物,少量多餐,选用易消化、易咀嚼的食物,烹饪方法以煮、炖为好,避免食生冷硬、煎炸等食物。可增加新鲜蔬菜、水果等含维生素丰富的食物摄入,以促进神经功能的恢复。

(6)注意口腔卫生。一侧面肌瘫痪后,易致食物残留在口腔内,故进食后,要及时漱口,注意口腔卫生。

2.中医特色护理

(1)贴敷：以生姜末局部敷于面瘫侧，每日 30 分钟。

(2)湿热敷：用 40℃的温水热敷患侧面部 10～15 分钟，以促进局部血液循环。

(3)按摩：于早晚自行按摩患侧，按摩时力度要适宜、部位准确。

(4)高压氧治疗可缩短病程，减少后遗症，使疗效明显提高。

第五节　痉挛的中医康复

一、中医辨证要点

痉挛可归属于祖国医学中的“筋病”、“痉证”的范畴。中医学对脑卒中后痉挛性瘫痪的认识早已有之，认为痉挛的病位主要在“经筋”，经脉不通，气血运行失调，经脉失养，主“束骨而利关节”功能失调，经脉挛缩是造成痉挛的主要发病机制。如《景岳全书》中云：“偏枯拘急痿弱之类，本由阴虚……夫血非气不行，气非血不化。凡血中无气，则病为纵缓废弛。气中无血，则病为抽掣拘挛……故筋缓者，当责其无气。筋急者，当责其无血。”《难经・二十九难》曰：“阴跷为病，阳缓而阴急；阳跷为病，阴缓而阳急。”在治疗方面，强调疏通经络，恢复气血运行，缓筋解急在治疗痉挛中的重要性。如《灵枢・官针》则曰：“恢刺者，直刺傍之，举之，前后恢筋急，治筋痹也。……‘关刺者，直刺左右尽筋上，以取筋痹。”《伤寒论》曰：“胫尚微拘急，重与芍药甘草汤，尔乃胫伸”。现代研究认为痉挛多由虚、风、瘀、痰杂合为病。痉挛性瘫痪为疾病恢复期时出现，此时正气已虚，邪留不去，主要表现为阴液不足、痰瘀阻络，肢体筋脉失其濡养而导致痉挛性瘫痪，为虚、风、瘀、痰杂合为病的结果。其中之虚，主要为阴虚、气虚。阴血对人体具有凝聚、滋润等作用。肝主筋，为风木之脏，“木日曲直”，中风后阴血暗耗，肝肾阴虚之象更显，水不涵木，肝木失其柔润之性，则见痉挛拘急；另一方面，中风后耗气伤阴，气虚运血无力，血行不畅，滞而成瘀，使得新血不生，所行之肢体筋脉失去正常血液的濡养，故而肢体筋脉挛急。其中之风，主要指虚风内动。中风后由于气血不足，肝肾阴虚，肢体犹如久病之树木一样，失润枯急，甚则虚风引动内风，极易挛缩变形，正如《内经》所云：“诸痉项强，皆属于风”。其中之瘀和痰既是引起中风发病的直接致病因素，又是中风后机体失调产生的病理产物，它们往往相兼为患，为中风后肢体痉挛的重要原因。瘫痪之后，瘀血既成，肢体失去正常血液的濡养，成痿废痉挛等症，而瘀血内停，阻滞脉络，一可使血溢脉外而成离经之血，一可使新血不生，脉道失充。同时瘀血的生成必然导致水液运行不畅而蕴生痰浊，使津血互化、互渗的功能受阻，而成痰瘀交结之象。其瘀痰引起痉挛，为血脉痹阻不通，一为血不荣筋。虚、风、瘀、痰为中风后痉挛性瘫痪的发病因素，四者往往杂合为病，互为因果。中风之后，瘀痰之邪实已生，肝肾阴虚之本虚犹存，水不涵木，木少滋荣，虚风内动，引动痰瘀流窜经络，痹阻脉络，使所行之筋脉失去正常血液的濡养；同时肝主疏泄，调畅气机，肝肾亏虚，精、血、津液的输布代谢失于疏泄，气血受阻，滞而成瘀，水停成痰，痰瘀交结，加重气机不畅，进一步影响气血的生成，从而加重“虚”、“风”之象。另一方面，肝藏血，肾藏精，肝肾同源，精血相生，先天之本受损，则后天气血生化乏源，脉道失充，血滞成瘀，或血溢脉外，加重瘀血及痰浊生成，瘀血不去，新血不生，如此形成恶性循环，使阴血更加亏虚，脉络更加痹阻，筋脉更加拘急。而气虚卫外不固，易感外邪，如遇外风引动，则肢体挛缩愈显。故中风后痉挛性瘫痪的病机为肝肾阴虚，虚风内动，夹瘀痰流窜，痹阻脉络，筋失所养。

证候特征：痉挛性瘫痪为中风 2～4 周后出现，其临床表现为以患肢拘紧，活动不利伴肢体麻木、疼痛、乏力等症状。肝肾亏虚，虚风上扰清窍，故兼见头晕；髓海不足，肾所开之耳窍失于充养，故兼见耳鸣；"巅顶之上，唯风可到"，虚风夹痰瘀流窜头窍面络，故见口眼喎斜；痰湿不化，著于舌体，燥化烁筋，则见舌强言謇；风痰流窜肢体，血行不畅，滞而成瘀，肢体失于濡养，则麻木、乏力；痰瘀不化，阻于脉络，不通则痛，故部分患者还伴见疼痛不适。

因此，肢体痉挛性瘫痪多为气血亏虚、肝肾阴虚为主，兼有虚风内动、痰瘀阻络。所以，临床上治疗以补阳还五汤合地黄饮子加减治疗。

二、中医康复治疗思路

1.中药汤剂无论是截瘫、四肢瘫，还是偏瘫所致的痉挛，临证时均需辨证论治。临床多见气血亏虚、肝肾阴虚为主要病机兼夹瘀、痰、风者为多见，故中药以补阳还五汤合地黄饮子加减，同时注意加入血肉有情及虫类搜风通络止痉之品，往往可取良效。

2.中药外用如外敷、熏洗、熏蒸等，除药物本身的作用加上温热疗法，配合中药汤剂，可增加疗效。

3.针灸对于痉证有一定的疗效。根据虚实给予选穴针刺，可获显效。

4.其他可配合艾灸疗法、耳针法、电针法等中医传统治疗，在一定程度上可缓解痉挛。

5.因痉挛性瘫痪目前仍为一个治疗难题，所以需中西医结合治疗。

三、中医康复治疗方案

1.辨证施治

主症：肢体瘫痪拘挛甚则僵硬变形，活动不利常伴麻木不仁，舌淡红，苔薄白或少苔，脉细弦或沉细。

治则：益气血、补肝肾、通经脉。

中药汤剂基础方：黄芪 30～120g，当归 10g，桃仁 15g，红花 10g，怀牛膝 15g，熟地黄 20g，山萸肉 10g，麦冬 15g，石斛 10g，巴戟天 15g，肉苁蓉 15g，菖蒲 15g，茯苓 15g，鸡血藤 20g，木瓜 15g，白芍 15g，炙甘草 10g。

临证参考：兼痰者加法半夏、白术、胆南星；兼虚风内动者，加蜈蚣、全蝎、乌梢蛇等；兼阳虚肢冷者，加制附子、桂枝等。

2.针刺疗法

(1)体针疗法

原则：按痉挛的中医病机为阴急阳缓，根据"补缓泻急"原则，提出痉挛的治疗原则为"补阳泻阴"。

取穴：均以上星透百会、风池为基础；上肢痉挛性瘫痪取极泉、内关、肩髃透臂臑、曲池、手三里、合谷、八邪；下肢痉挛性瘫痪取环跳、血海、委中、三阴交、悬钟、复溜、丘虚。

刺法：上星透百会，高速捻转 3 分钟，风池用泻法，极泉、内关、血海、三阴交用泻法，肩髃透臂臑、曲池、合谷、八邪、环跳、委中、悬钟、丘墟用补法，留针 30 分钟，中间每 10 分钟施补泻手法一次。

(2)腹针疗法

原则:按薄氏腹针理论,根据肢体的痉挛情况,可个性化选择。

取穴:均以引气归元(中脘、下脘、气海、关元)法为基础,上肢痉挛性瘫痪取健侧商曲、患侧滑肉门、上风湿点、上风湿外点;下肢痉挛性瘫痪取健侧气旁、患侧外陵、下风湿点,下风湿下点。

3.其他治疗

(1)中药外用:可选用益气血、补肝肾中药熏蒸、热奄包或熏洗痉挛局部,有一定松解肌肉功效。

(2)艾灸疗法:艾灸具有散寒解痉的作用,在一定程度上可缓解痉挛。以患侧穴位为主,取穴为足三里、曲池、悬钟。肘关节:能屈不能伸者,可灸手三里、上肢井穴等;能伸不能屈者,可灸内关、曲泽、上肢井穴等。下肢:能伸不能屈者,可灸阴陵泉、太溪、下肢井穴等;能屈不能伸者,可灸阳陵泉、昆仑、下肢井穴等。

(3)耳针法:选肝、皮质下、脑干、神门、交感。每次选3～4穴,毫针刺,强刺激,留针30～60分钟,间歇行针数次。

(4)电针法:在上述体针的基础上,可于合谷、太冲、阳陵泉、四白等穴接通电针机输出电极,选用连续波、快频率,刺激20～30分钟。

【临床经验分享及注意事项】

1.痉挛性瘫痪是一个复杂疑难症,需综合治理。

2.中药治疗可以一个基础方为主,随症加减。

3.针灸治疗需注意阴经与阳经穴位的选择并注意补泻手法,避免刺激不当引起痉挛加重。

4.中药温热外用给药、艾灸及推拿按摩对痉挛有较理想的疗效,但因维持时间短,最好每天2次或以上。

四、康复护理

1.病情观察严密观察药物的疗效及副反应,如丹曲林副反应有无力、头晕、胃肠道反应、肝脏损害;巴氯芬副反应有头昏、乏力、恶心和感觉异常,告知患者留陪护,防跌倒。

2.被动运动及按摩嘱患者痉挛肌等长收缩,然后主动放松,再做被动牵引时,能显著减少牵引阻力。视患者情况可行1天多次进行被动运动及按摩,若有肌肉酸痛等症,可用热敷或擦红花油。

3.康复教育指导患者预防伤害性刺激,减轻或消除增强和加重痉挛的因素,如压疮、骨折、感染、焦虑或精神过度紧张、不良体位、便秘等;鼓励患者参加静止站立、踏车、散步等活动,以助于减轻肌肉强直。

4.生活起居护理病室应保持安静通风,光线柔和,避免噪音和强光刺激;痉挛症状明显,肌张力升高时宜卧床休息,待病情稳定后方可考虑下床适当运动;床铺要平整松软,加设护栏,以防患者坠床和跌倒;切忌强拉、强压和约束患者拘急挛缩的肢体,避免发生骨折;协助生活护理,满足患者生理所需。

第六节　平衡功能障碍的中医康复

一、中医辨证要点

中医古籍无平衡功能障碍一词，但从平衡功能障碍常见端坐或站立不稳，步态不稳，转动身体时尤甚，或伴肢体乏力等症状，可见于“风痱病”、“颤证”、“痿证”、“骨摇”等部分症状的描述。结合现代医学的病因病机，不外乎先天因素和后天因素两类。前者主要是禀赋不足，后者多为脑脉受损、久病劳损、年老体衰兼挟内风致病。所以，临床多从风、痰、虚三方面辨证治疗，因其与协调障碍(共济失调)病因及症状大致相同，故可共同辨证治疗。

临床常见证型、治法、代表方如下：

1.肾元不足，脑髓亏损治宜培补肾元，益养脑髓。方选地黄饮子加减。

2.肾阳虚损治宜温阳补肾。方选右归丸加减。

3.肝肾阴亏，虚风内动治宜滋肝肾息内风。方选左归丸合镇肝息风汤加减。

4.肾元不足，脾气虚弱治宜培补肾元，健脾益气。方选肾气丸合补中益气丸加减。

二、中医康复治疗思路

本病主要是由肝肾不足，肾元亏虚所致的慢性虚损性疾患，治疗宜在补肝肾填精髓的基础上各有侧重。

1.宜注意滋补、温养、固摄、健脾：滋补主要是滋补肾之阴精；温养主要是温补肾之阳气；固摄主要是固摄下元，使肾之精气不致漏泄；健脾乃使后天脾胃化源充足以滋养先天之肾。

2.临床应重视原发病的基础治疗，尤其适当的中西医的运动疗法和对患者的支持显得非常重要。

3.中药的应用，无论何种中医证型，病久均可兼见经脉不畅，血瘀络阻，筋脉失养，均可在辨证的基础上加用当归、白芍、鸡血藤以养血濡筋、缓急止颤；同时，应重视虫类药的运用，“虫类可搜风”，故可在辨证论证的基础上，加入地龙、全蝎、蜈蚣等虫类搜剔，以加强疗效。

三、中医康复治疗方案

1.辨证论治

(1)肾元不足，脑髓亏损

主症：腰膝酸软或疼痛，站立不稳，步履不正，行走摇摆，两手笨拙，发音难辨，甚则不能构音，耳鸣耳聋，阳痿遗精，经少经闭，二便异常，舌淡，两尺脉弱。

治则：培补肾元，益养脑髓。

方药：地黄饮子加减。

干地黄 15g，山茱萸 10g，肉苁蓉 10g，巴戟天 10g，肉桂 6g，熟附子 10g，石斛 10g，麦冬 10g，五味子 6g，石菖蒲 10g，茯苓 15g，远志 10g，薄荷后下 6g。

临证参考：本证为肾元亏虚，以致脑髓亏损，治疗时可酌加血肉有情之品，如龟甲胶、鹿角胶，食用动物脑、脊髓等。在疾病的发展过程中也可见虚实夹杂之候，此当兼顾祛邪，加用活血、化痰、理气之品，并且在整个治疗过程中注重顾护胃气。

(2)肾阳虚损

主症：腰膝酸软，肢体发凉，阳痿，大便泄泻，面色㿠白，精神萎靡，站立不稳，行走摇摆，两手笨拙，苔白水滑，脉沉迟。

治则：温阳补肾。

方药：右归丸加减。

肉桂 6g，熟附子先煎 15g，鹿角胶烊化 15g，熟地黄 15g，山茱萸 10g，山药 10g，枸杞子 10g，杜仲 10g，菟丝子 10g，当归 15g。

临证参考：阳虚则生寒，出现里虚寒的征象为特征。肾阳为人身之元阳，肾阳虚可累及脾阳，致化源不足。临床用药须酌加温养脾阳之品，如干姜、黄芪、砂仁、白豆蔻等。

(3)肝肾阴亏，虚风内动

主症：腰膝酸软，手足心热，咽干口燥，发音不利，失眠多梦，站立不稳，行走摇摆，经少经闭，遗精遗尿，舌红少苔，脉细数。

治则：滋阴补肾。

方药：左归丸合镇肝息风汤加减。

熟地黄 15g，山茱萸 10g，山药 10g，枸杞子 10g，鹿角胶烊化 10g，龟甲胶烊化 10g，菟丝子 10g，川牛膝 10g，白蒺藜 15g，钩藤 10g，白芍 15g，生牡蛎 30g，全蝎 5g

临证参考：肾阴虚者常以六味地黄丸、麦味地黄丸、大补阴丸、左归丸之类育阴清相火，填补肾精。阴虚之人，津液干涸，阳气相对亢盛，临床必须“壮水之主，以制阳光”，即使有气虚、气滞之象，也应当慎用补气、理气之品，恐伤津耗气。

(4)肾元不足，脾气虚弱

主症：腰膝酸软，站立不稳，行走摇摆，双手笨拙，少气懒言，神疲乏力，纳呆食少，智力低下，发音难辨，舌淡，脉弱。

治则：培补肾元，健脾益气。

方药：肾气丸合补中益气丸加减。

熟附子先煎 10g，肉桂 6g，干地黄 20g，山茱萸 10g，牡丹皮 10g，怀山药 10g，泽泻 10g，茯苓 10g，炙黄芪 30g，党参 15g，生白术 10g，炙甘草 6g。

临证参考：肾为先天，脾为后天。命门之火即是肾阳，脾为阴土，以阳为用。肾阳不足，不能温煦脾阳，以致脾阳不足。脾肾之间，互为因果，最终导致脾肾阳虚，脾失健运。脾肾阳虚之证，应从脾肾论治，且以治肾为主。脾肾阳虚者，宜选用红参、黄芪、补骨脂、杜仲、干姜、炮附片、巴戟天、肉苁蓉、鹿茸、鹿角胶、牛鞭、海狗肾、海马、蛤蚧、胡桃肉、仙茅根、葫芦巴、川续断、淫羊藿等。

2.中成药

(1)健步虎潜丸，每次 1 丸，每日 3 次，用温开水送服。适用于肝肾不足，筋骨痿软者。

(2)金匮肾气丸，每次 9g，每日 3 次。适用于肾阳虚者。

(3)六味地黄丸，每次 6g，每日 3 次。适用于肾阴亏损者。

(4)知柏地黄丸，每次 6g，每日 3 次。适用于肾阴亏损内热者。

(5)补中益气丸，每次 6g，每日 3 次。适用于有中气虚者。

3.针灸治疗

治法:培补肾元。取阳明经穴、督脉及夹脊穴为主。

主穴:肾俞、脾俞、肝俞、命门、关元、气海。

配穴:上肢笨拙者,配肩三针、曲池、合谷、外关;下肢走路不稳者,配环跳、委中、阳陵泉、解溪、承山、昆仑。阴虚明显者加太溪、照海、阴谷;阳虚明显者加合谷、足三里。

操作:毫针刺,按补法操作。

方义:取上、下肢阳明经穴位,阳明经多气多血,可疏通经络,调理气血。夹脊穴为督脉之旁络,通于膀胱经第1侧线之脏腑背俞穴,可调阴阳,行气血,疏调脏腑。

4.其他治法太极拳,八段锦:强调重心的转移、身体旋转的重复练习,锻炼了关节控制与肌肉协调能力。

【临床经验分享及注意事项】

1.治疗上在重视补肾的同时还强调补护脾胃,肾为先天,脾为后天。命门之火即是肾阳,脾为阴土,以阳为用。肾元不足,命门火衰,火不生土,不能温煦脾阳,以致脾阳不足,运化能力减弱;脾土不足,化生气血精微的能力减弱,以致不能充养先天之本,使肾元更亏。脾肾之间,相互影响,互为因果。

2.在滋补肾阴和温补肾阳方面,应从壮水制阳、益火消阴、阳中求阴、阴中求阳的方法入手。往往需阴阳双补方可取效,往往地黄饮子可有较好疗效。

3.肾元虚损、髓海亏虚者,脑为髓海,为清灵之府,既需保持阴阳平衡,又不能受内外邪气干扰,故用药既不能恣投辛燥,又不能滥用寒凉滋腻。可让患者使用一些填髓补脑药物作为药膳,如大枣、山药、芝麻、核桃、人乳、荔核、牛骨髓、羊骨髓、猪骨髓、猪肾、雀肉、雀卵、熟地黄、人参、枸杞子、山茱萸、肉苁蓉、何首乌、菟丝子等;还可用益智养心安神药物,如益智仁、桑葚子、茯苓、茯神、柏子仁、酸枣仁、五加皮、紫河车、远志、五味子、夜交藤、芡实、龙骨等。

4.本病因其动作不稳或不准确,往往兼有内风,主要是因肝肾之阴不足,致虚风内动,故治疗除滋补肝肾之阴的龟板、鳖甲等外,尚需酌加息风镇静之品如钩藤、白蒺藜、天麻、牡蛎等。

四、中西医康复护理

1.进行平衡和协调功能训练时,要求患者放松、消除紧张及恐惧心理。医护人员要时刻注意患者的安全,预防跌倒,避免造成患者再次损伤和心理负担。

2.训练必须由易到难,注意保护,并逐渐减少保护。

3.从静态平衡到动态平衡训练开始,逐步过渡到自动动态平衡,再过渡到他动动态平衡。

4.训练时所取的体位由最稳的体位,逐渐过渡到最不稳定的体位。逐步缩减患者的支撑面积和提高身体重心,在保持稳定性的前提下逐步增加头颈和躯干运动,由注意保持平衡到不注意也能保持平衡,由睁眼训练保持平衡过渡到闭眼的平衡训练。

5.指导患者利用一些生活动作来辅助强化协调动作,例如可采用作业疗法、竞赛等趣味性方法进行训练。

6.操练时切忌过分用力,以避免兴奋扩散,因为兴奋扩散往往会加重不协调。

7.所有训练要在可动范围内进行,医护人员要时刻注意保护患者,预防跌倒,避免再次受伤和增加心理负担。

第七节　肌肉萎缩的中医康复

一、中医辨证要点

肌肉萎缩在中医属“痿证”范畴，是因外感或内伤，使精血受损，肌肉筋脉失养，以致肢体筋脉弛缓，软弱无力，不能随意运动或伴有肌肉萎缩的一种病症。《素问·痿论》指出本病的主要病机是“肺热叶焦”，将痿证分为皮、脉、筋、骨、肉五痿。在治疗上，《素问·痿论》提出“治痿独取阳明”的基本原则。金·张子和《儒门事亲》强调“痿病无寒”，朱丹溪承张子和之说，在治法方面又提出“泻南方则肺金清而东方不实……补北方则心火降而西方不虚……”。《景岳全书》指出痿证并非尽是阴虚火旺，认为“元气败伤则精虚不能灌溉，血虚不能营养者，亦不少矣”。

肌肉失于濡养是痿病发病的主要病机。其发病原因与感受温热毒邪和湿热之邪有关，或素体脾胃虚弱、肝肾亏虚，因饮食不节、劳倦内伤而致；病位常涉及多个脏腑经络，主要与肺及脾胃肝肾有关；病性为本虚标实，起病急者多以邪实为主。病机重点为肺热叶焦、津液不布和湿热浸淫、经脉受阻，发病缓者多虚实互见，病久则以虚证多见，病机重点在脾胃肝肾亏虚。在病程中，因正气的盛衰和邪气的消长变化，常出现病机的转变，往往由实转虚或虚实夹杂，若毒邪炽盛，正不胜邪，可迅速出现脏气虚衰之证。

痿证常见证型、治法、代表方如下：

1.肺热津伤治宜清热润燥，养肺生津。方选清燥救肺汤加减。

2.湿热浸淫治宜清热利湿，通利筋脉。方选加味二妙散加减。

3.脾胃亏虚治宜补脾益气，健运升清。方选参苓白术散合补中益气汤加减。

4.肝肾亏损治宜补益肝肾，滋阴清热。方选虎潜丸加减。

5.脉络瘀阻治宜益气养营，活血行瘀。方选圣愈汤合补阳还五汤加减。

二、中医康复治疗思路

1.中药汤剂：痿证的治疗，虚证宜扶正补虚为主，肝肾亏虚者，宜滋养肝肾；脾胃虚弱者，宜益气健脾。实证宜祛邪和络，肺热伤津者，宜清热润燥；湿热浸淫者，宜清热利湿；瘀阻脉络者，宜活血行瘀。虚实兼夹者，又当兼顾之。《内经》指出“治痿者独取阳明”，是指从补脾胃、清胃火，祛湿热以滋养五脏的一种重要措施。

2.针灸对于痿证也有很好疗效。根据虚实给予选穴针刺。“各补其荥而通其俞，调其虚实，和其逆顺”是针刺治疗痿证的一个重要原则。

3.避居湿地，防御外邪侵袭，提倡适当锻炼，如太极拳、五禽戏等，注意精神饮食调养，清心寡欲，避免过劳，生活规律，饮食宜清淡富有营养，忌油腻辛辣，对痿证康复亦具有重要意义。

三、中医康复治疗方案

1.辨证论治

(1)肺热津伤

主症：肢体软弱无力，皮肤干燥，心烦口渴，溲短便燥，舌红苔黄，脉细数。

治则：清热润燥，养肺生津。

方药：清燥救肺汤加减。

桑叶 10g，麦冬 10g，石膏先煎 20g，沙参 15g，杏仁 10g，枇杷叶 10g，麻仁 20g，阿胶烊化 10g，甘草 5g。

临证参考：若身热未退，高热，口渴有汗，可重用生石膏，加银花、连翘、知母以清气分之热，解毒祛邪；咳嗽痰多，加瓜蒌、桑白皮、川贝母宣肺清热化痰；咳呛少痰，咽喉干燥，加桑白皮、天花粉、芦根以润肺清热。

(2)湿热浸淫

主症：四肢痿软，身体困重，胸痞脘闷，小便短赤涩痛，舌红苔黄腻，脉细数。

治则：清热利湿，通利筋脉。

方药：加味二妙散化裁。

黄檗 10g，苍术 15g，萆薢 10g，防己 10g，薏苡仁 20g，蚕沙 10g，木瓜 15g，牛膝 15g，龟板 15g。

临证参考：若湿邪偏盛，胸脘痞闷，肢重且肿，加厚朴，茯苓，枳壳、陈皮以理气化湿；夏令季节，加藿香、佩兰芳香化浊，健脾祛湿；热邪偏盛，身热肢重，小便赤涩热痛，加忍冬藤、连翘、蒲公英、赤小豆清热解毒利湿；湿热伤阴，兼见两足掀热，心烦口干，舌质红或中剥，脉细数，可去苍术，重用龟板，加元参、山药、生地；若病史较久，兼有瘀血阻滞者，肌肉顽痹不仁，关节活动不利或有痛感，舌质紫黯，脉涩，加丹参，鸡血藤、赤芍，当归，桃仁。

(3)脾胃亏虚

主症：肢体痿软无力，逐渐加重，食少，便溏，气短，面色不华，神疲乏力，舌淡，苔薄白，脉细。

治则：补脾益气，健运升清。

方药：参苓白术散合补中益气汤加减。

党参 20g，白术 15g，山药 15g，扁豆 15g，莲肉 10g，大枣 5g，黄芪 20g，当归 10g，薏苡仁 20g，茯苓 15g，砂仁后下 10g，陈皮 10g，升麻 10g，柴胡 10g，甘草 5g。

临证参考：脾胃虚者，易兼夹食积不运，当健脾助运，导其食滞，酌佐谷麦芽、山楂，神曲；气血虚甚者，重用黄芪、党参、当归，加阿胶；气血不足兼有血瘀，唇舌紫黯，脉兼涩象者，加丹参、川芎、川牛膝；肥人痰多或脾虚湿盛，可用六君子汤加减。

(4)肝肾亏损

主症：肢体痿软无力，腰脊酸软，不能久立，或伴目眩发落，咽干耳鸣，遗精或遗尿，或妇女月经不调，舌红少苔，脉细数。

治则：补益肝肾，滋阴清热。

方药：虎潜丸加减。

虎骨用狗骨、猫骨代 15g，牛膝 15g，锁阳 15g，当归 10，白芍 15g，熟地 15g，知母 15g，黄檗 10g，龟板 15g，陈皮 5g，干姜 5g。

临证参考：若病久阴损及阳，阴阳两虚，兼有神疲，怯寒怕冷，阳痿早泄，尿频而清，妇女月经不调，脉沉细无力，不可过用寒凉以伐生气，去黄檗、知母，加仙灵脾、鹿角霜、紫河车、附子、肉桂，或服用鹿角胶丸、加味四斤丸；若症见面色无华或萎黄，头昏心悸，加黄芪、党参、首乌、龙眼肉，当归以补气养血；腰脊酸软，加续断、补骨脂，狗脊补肾壮腰；热甚者，可去锁阳、干姜，或服用六味地黄丸加牛骨髓、鹿角胶、枸杞子滋阴补肾，以去虚火；阳虚畏寒，脉沉弱，加右归丸加减。

(5)脉络瘀阻

主症:四肢痿弱,肌肉瘦削,手足麻木不仁,四肢青筋显露,可伴有肌肉活动时隐痛不适,舌痿不能伸缩,舌质黯淡或有瘀点、瘀斑,脉细涩。

治则:益气养营,活血行瘀。

方药:圣愈汤合补阳还五汤加减。

人参15,黄芪20g,当归10g,川芎10g,熟地15g,白芍15g,川牛膝15g,地龙10g,桃仁10g,红花5g,鸡血藤20g。

临证参考:若手足麻木,舌苔厚腻者,加橘络、木瓜;下肢痿软无力,加杜仲、锁阳、桑寄生;若见肌肤甲错,形体消瘦,手足痿弱,为瘀血久留,可用圣愈汤送服大黄䗪虫丸,补虚活血,以丸图缓。

2.中成药

(1)中药注射液

1)活血化瘀类药

当归注射液:肌肉或穴位注射。肌内注射,每次2mL,1次/日;穴位注射,每穴0.3～0.5mL,每次2～6穴,每日或隔日1次。多用于痿证见脉络瘀阻者。

丹参注射液:肌内注射每次2～4mL,一日1～2次;静脉滴注,每次10mL,用5%葡萄糖注射液100～500mL稀释后应用,1次/日。

2)补益类

参麦注射液:肌内注射,2～4mL,1次/日。静脉滴注,10～60mL,用5%葡萄糖注射液250～500mL稀释后应用,1次/日。用于气虚或气阴两虚者。

参芪扶正注射液:静脉滴注,一次250mL,1次/日。用于气虚较甚者。

(2)口服中成药

虎潜丸:口服,成人每日3次,每次4～6粒,16岁以下儿童减半,饭后用温水吞服。作用:补益肝肾,滋阴清热。

3.针灸治疗

治则:肺热伤津、湿热浸淫者,清热祛邪、通行气血,只针不灸,泻法;脾胃虚弱、肝肾亏虚者,补益气血、濡养筋脉,针灸并用,补法。

取穴:处方:以手、足阳明经穴和夹脊穴为主。

上肢:肩髃、曲池、手三里、合谷、外关、颈、胸夹脊。

下肢;环跳、髀关、伏兔、足三里、丰隆、风市、阳陵泉、三阴交、腰夹脊。

加减:肺热津伤加鱼际、尺泽、肺俞清肺润燥;湿热浸淫加阴陵泉、中极利湿清热;脾胃虚弱加脾俞、胃俞、章门、中脘补益脾胃;肝肾亏虚加肝俞、肾俞、太冲、太溪补益肝肾。

操作:鱼际、尺泽针用泻法,或三棱针点刺出血;上肢肌肉萎缩手阳明经排刺;下肢肌肉萎缩足阳明经排刺;余穴均常规操作。

4.推拿按摩

(1)作用:促进气血运行,利于康复。适宜脾胃虚弱、肝肾亏虚、脉络瘀阻者。

(2)方法:上肢:拿肩井筋,揉捏臂臑、手三里、合谷部肌筋,点肩髃、曲池等穴,搓揉臂肌来回数遍。下肢:拿阴廉、承山、昆仑筋,揉捏伏兔、承扶、股门部肌筋,点腰阳关、环跳、足三里、委中、犊鼻、解溪、内庭等穴,搓揉股肌来回数遍。

5.其他

(1)穴位注射:取上述穴位2～4个交替治疗。适宜肌痿无力者。

(2)运动疗法:八段锦、太极拳、五禽戏、气功等。适宜肌痿无力者。

(3)电针:上肢取肩髃、手三里,下肢取环跳、足三里,使用疏密波治疗。适宜肌痿无力者。

【临床经验分享及注意事项】

1.痿证虽有内外邪之分,但临床上尤其是康复科门诊及住院患者多为内伤所致或外邪已久,入里转为内伤,且以虚损证候为主。所以,虽分四型,但以脾胃亏虚及肝肾不足两型多见,且两型多合和而病,故多从脾肾两脏论治。

2.针灸对虚损性病症具有良好疗效,可针刺艾灸脾肾二经以调理经脉之气。

3.推拿按摩对本病也有较好的疗效。可局部也可循经推拿,既调经气、通血脉,又可生肌。

4.内伤致病或慢性病例,病势缠绵,多需中西医结合康复治疗,适当主动及被动运动,对本症有较好的效果。

5.对于急性期患者有热象或有明显肌肉疼痛者,不宜手法太重及大运动量训练,以免加重病情。

四、中西医康复护理

1.肌肉萎缩患者的饮食保健

1)保持乐观愉快的情绪:较强烈的长期或反复精神紧张、焦虑、烦躁、悲观等情绪变化,可使大脑皮质兴奋和抑制过程的平衡失调,使肌萎缩病情加重。

2)合理调配饮食结构:肌萎缩患者需要高蛋白、高能量饮食补充,提供神经细胞和骨骼肌细胞重建所必需的物质,以增强肌力、增长肌肉,早期采用高蛋白、富含维生素、磷脂和微量元素的食物,并积极配合药膳,如山药、薏苡仁、莲子心、陈皮、太子参、百合等,禁食辛辣食物,戒除烟、酒。中晚期患者,以高蛋白、高营养、富含能量的半流食和流食为主,并采用少食多餐的方式以维护患者营养及水电解质平衡。

3)劳逸结合:忌强行功能锻炼,因为强行功能锻炼会因骨骼肌疲劳,而不利于骨骼肌功能的恢复、肌细胞的再生和修复。

4)严格预防感冒、胃肠炎:肌萎缩患者由于自身免疫功能低下,或者存在着某种免疫缺陷,肌萎缩患者一旦感冒,病情加重,病程延长,肌萎缩无力、肌跳加重,特别是延髓性麻痹患者易并发肺部感染,如不及时防治,预后不良,甚至危及患者生命。胃肠炎可导致肠道菌种功能紊乱,尤其病毒性胃肠炎对脊髓前角细胞有不同程度的损害,从而使肌萎缩患者肌力下降、病情反复或加重。肌萎缩患者维持消化功能正常,是康复的基础。

2.生活护理

1)指导和协助生活护理,如洗漱、进食、如厕、穿脱衣服及个人卫生,帮助患者翻身和保持床单位的整洁,满足患者基本生活需要;指导患者学会配合和使用便器,将生活用品放于易取处。

2)急性期或病情继续发展加重时应卧床休息,病情稳定或进入恢复期时应鼓励患者进行功能锻炼,其锻炼方式与活动量应根据患者体质和局部病变的程度等而定。对于肢体痿废不能自己活动者可加强被动功能锻炼;对于步态不稳者可选用三角手杖等合适的辅助工具,并有人陪伴,防止受伤。

3)对伴者有感觉障碍的患者,患部要注意保暖,要防止冻伤和烫伤。长期卧床患者要防止压疮、坠积性肺炎等并发症的发生。

3.情志护理:患者部分肢体丧失功能,失去正常人的活动功能,会产生绝望情绪,特别是青壮年患者思想负担更大,故要加强情志护理。多与患者交流,鼓励患者表达自己的感受;给患者提供有关疾病、护治及预后的信息,鼓励患者正确对待疾病,清除忧郁、恐惧心理和悲观情绪;关心、尊重患者,避免任何刺激和伤害患者自尊的行为,并取得家属的配合,帮助患者树立战胜疾病的信心,防止发生意外。

4.加强病情观察,观察痿软发生的部位,肌肉萎缩的进展情况,皮肤的感觉,肢体活动等,随时评估患者的躯体活动能力,了解患者的自理缺陷,并记录。

5.按医嘱进行针灸、理疗、推拿等治疗。

第八节　疼痛的中医康复

一、中医病因病机

痛证可发生在脏、腑、经、络等不同部位,多因外感六淫邪气致经脉闭阻,或因情志所伤所伤,跌扑损伤,气滞血瘀、脏腑壅滞,或因内脏气血亏虚,络脉空虚所致。

中医学认为,痛证的病机可归纳为"不通则痛"及"不荣则痛"两大方面。人身经脉流行,气血环转,上下内外,无有已时。若由于外感之邪、寒凝、气滞、痰阻、血瘀而致经脉闭阻,经脉之气不通,阴阳之气相搏,气血逆乱,攻冲经脉而出现疼痛,为不通则痛。各种内外因素导致的气、血、阴、阳虚损,使脏腑、经脉失于温煦、濡润、荣养、舒畅而发生的疼痛,为不荣则痛。

二、中医辨证用药

痛证的主要病机为"不通则痛"及"不荣则痛"。而治疗不外乎一个"通"字,此处"通"并非单指通下、破瘀散结之法,清·高士宗所论"通之三法,各有不同,调气以和血,调血以和气,通也。上逆者使之下行,中结者使之旁达,亦通之。虚者助之使通,寒者温之使通,无非通之之法也。若必以下泄为通者,则妄矣。"

辨证治痛:《灵枢·百病始生》说:"察其所痛,以知其应,有余不足,当补则补,当泻则泻。"明代张介宾《类经·诸卒痛》言:"然痛证亦有虚实,治法亦有补泻","凡痛而胀闭者多实,不胀不闭者多虚;痛而拒按者为实,可按者为虚;喜寒者多实,爱热者多虚;饱而甚者多实,饥而甚者多虚;脉实气粗者多实,脉虚气少者多虚;新病壮年者多实,愈攻愈剧者多虚;痛在经者脉多弦大,痛在脏者脉多沉微。必兼脉证而察之,则虚实自有明辨。"提示痛证当辨证治疗。

辨经治痛:在辨证论治基础上再根据疼痛部位的络属经脉与所过经脉而辨经选药施治。《素问·脏气法时论》曰:"肝病者,两胁下痛引少腹,令人善怒……取其经,厥阴与少阳。""心病者,胸中痛,胁支满,胁下痛,膺背肩胛间痛,两臂内痛……取其经,少阴太阳。""脾病者,身重,善饥肉痿,足不收，行善瘈，脚下痛，虚则腹满，肠鸣飧泄，食不化，取其经，太阴阳明。”“肾病者，腹大胫肿，喘咳身重，寝汗出……取其经，少阴太阳。”由此可见，痛证的诊疗应当首先辨别病变的经脉脏腑，然后据此辨经论治。如痛在头面，当选防风、葛根、藁本、白芷、桑叶、菊花、白蒺藜等；位于上肢及肩背者，可加姜黄、桑枝、桂枝；位于胸胁，以柴胡、郁金、橘络、苏梗、川楝子等为首选之引经药；痛居大腹，常用甘松、木香、陈皮、芍药、枳壳等；痛在下腹，多选乌药、橘核、小茴香、青皮等；腰部及下肢者，可加川牛膝、杜仲、海桐皮；如痛窜经络，可予以川乌、地龙、秦艽及藤类药物。清代张璐《张氏医通・诸痛门》曰：“腿痛亦属六经，前廉为阳明，白芷、升麻、干葛为引经；后廉太阳，藁本、羌活；外廉少阳，柴胡、连翘；内廉厥阴，青皮、吴茱萸；内前廉太阴，苍术、白芍；内后廉少阴，独活、泽泻。”

痛证的治疗可因病性、病位不同而用药各异，目前对于疼痛的辨证治疗尚无统一的分类，一般多从疼痛部位进行分述，如头痛、胁痛、腹痛、腰痛、肌肉关节痛等。就目前研究来看，实证以气滞、血瘀、寒凝、痰湿，虚证以气血亏虚、阴虚、阳虚等证型多见。下面作简单介绍：

1.气滞型胀闷而痛，时轻时重，痛无定处，可有嗳气频作，得嗳气而胀痛稍减，遇忧思恼怒则剧，舌红或黯红，苔薄白，脉弦。治法：行气止痛。常用方药：柴胡疏肝散加减。

2.血瘀型疼痛较剧，痛如针刺，痛处固定，经久不愈，舌质紫黯，或有瘀斑、瘀点，脉细涩。治法：活血止痛。常有方药：血府逐瘀汤加减、少腹逐瘀汤或通窍活血汤加减。

3.寒凝型痛势较甚，痛有定处，遇寒则痛甚，得温则痛减，局部皮肤或有寒冷感。舌质淡，苔薄白，脉弦紧。治法：散寒止痛。常用方药：乌头汤、良附丸、当归四逆汤或温经汤加减。

4.痰湿型酸重而痛，痛处固定，遇湿痛甚，缠绵不愈，可伴有神疲肢困、口中黏腻感、喉中异物感、脘腹胀满、纳呆便溏，舌质淡，苔腻，脉弦滑或濡缓。治法：化痰祛湿通络。常用方药：半夏白术天麻汤或二陈汤加减。

5.气血亏虚型空虚作痛，隐隐作痛，气短乏力，面色少华，易出汗，舌质淡，苔薄白，脉细弱。治法：益气养血，和营通络。常用方药：八珍汤加减。

6.阴虚型空虚作痛，干涩而痛，多半口干、五心烦热或午后潮热、盗汗、颧红、消瘦、舌红少苔，脉弦细。治法：滋阴止痛。常用方药：一贯煎或左归丸加减。

7.阳虚型空虚作痛，酸软而痛，面色㿠白，畏寒肢冷，舌淡胖，苔白，脉沉细。治法：温阳止痛。常用方药：保元汤、附子理中汤或右归丸加减。

三、针刺治疗

中医学认为，经络是人体运行气血、联系肢体、贯通上下、沟通内外的通路。当各种原因引起经络闭阻、气滞血瘀时，经络不仅能以疼痛等形式反映出来，而且通过针刺一定的腧穴，能使其疏通、濡养，以达到“通则不痛”、“荣则不痛”之目的。针灸镇痛重在“调气”，《灵枢・刺节真邪篇》云：“用针之类，在于调气。”《灵枢・九针十二原》云：“凡用针者，虚则实之，满则泄之，菀陈则除之。”由此可见，针灸可以使气血通达，从而取得治痛效果。如当阳气不足，气血运行无力时，针灸可以起到鼓舞阳气，促进气血运行；当脉道不通，气血运行受阻时，针灸可以通调脉道，使气血运行通畅；当气血运行瘀滞不行时，针灸可以活血化瘀，恢复气血运行。适用于各类虚性、实性疼痛治疗。

选穴基本原则，包括近部取穴、远部取穴、辨证取穴和对症取穴。近部选穴是指选取病变局部或邻近部位腧穴，是腧穴局部治疗作用的体现，多用于局部症状比较明显的病证。如肩痛取肩髃穴、膝痛取膝眼穴，胃痛取中脘穴等。远部取穴是指在病变部位所属和相关经络上，距病位较远的部位选取穴位，是“经络所过，主治所及”的治疗规律的体现。如胃痛选足阳明胃经的足三里，腰背痛选足太阳膀胱经的委中穴，上牙痛选足阳明胃经的内庭穴，下牙痛选手阳明大肠经的合谷穴等。辨证取穴：是指针对某些全身症状或疾病的病因病机而选取穴位。如风火牙痛选风池、外关，胃火牙痛选内庭、二间，肾虚牙痛选太溪、行间；刺痛多因瘀血，可刺膈俞、合谷、三阴交、血海；胀痛多因气滞、积滞，针气海、膻中；隐痛和绵绵作痛多因虚寒，刺灸中脘、关元、脾俞等穴。阿是穴也属于对症选穴范畴。

另外，目前研究表明配合安神穴位，如内关、神门等，可明显提高镇痛效果。按照中医理论，感觉属神的活动，神由心所生。《灵枢・本神》云：“所以任物者谓之心。”《素问・至真要大论》云：“诸痛痒症，皆属于心。”抑制疼痛反应，需要“心”对其病理变化一气血运行障碍有所感受。而针灸作用穴位，正是“神气之所游行出入”之所。针刺穴位，可以作用于心。所以，正如《素问・至真要大论》所云：“心躁则痛甚，心寂则痛微。”

针灸治疗疼痛已有循证医学的依据，临床上针刺方法较多，如体针（如上）、腹针疗法、脐针疗法、董氏奇穴、平衡针法、眼针疗法，等等。临证时可根据病情酌情选择。

四、灸法

灸法是指采用艾叶、艾绒等施灸材料，在穴位或者病变局部进行烧灼或熏熨，通过其温热刺激达到防治疾病的一种方法。目前常用的灸法有无瘢痕灸、温和灸、回旋灸、隔姜灸、实按灸、温针灸等。

灸法具有温经散寒、扶阳固脱、消瘀散结等作用，古云“寒者灸之，使其气复温也”、“陷下而灸之”、“脉中之血，凝而留止，弗之火调，弗能取之”，正是灸法功能的体现，适用于因感寒，而致阳气被遏，气滞血瘀，气血无法正常运行，阻塞不通，不通则痛的患者或虚性疼痛的患者。如颈肩痛患者可艾灸风池、颈夹脊穴、阿是穴、肩髃、大椎、肩井、天宗等穴；寒性腹痛患者可灸神阙。

灸法也有补泻之分，《针灸大成》曰：“以或补者，毋吹其火，须待自灭，即按其穴。以火泻者，速吹其火，开其穴也。”以艾炷灸为例，艾灸补法是：艾炷点燃置穴位，不吹其火，待其徐徐燃尽自灭，活力缓缓温和，灸治的时间较长，壮数可多，灸毕一炷用手指按一下施灸穴位，以使真气聚而不散；艾灸泻法是：艾炷点燃置穴位，用口速吹旺其火，使其快燃，活力较猛，快燃速灭，当患者感觉局部灼痛时，即迅速更换艾炷再灸，灸治时间较短，壮数较少，灸毕不按其穴，即开其穴，促使邪气消散。因此，必须根据患者病情辨证治疗。

五、推拿疗法

中医学认为，推拿手法通过推按皮肉、整复关节的操作技能可以疏通经络，开达抑遏，促进气血运行，调节脏腑功能，濡养皮肉筋骨，整复关节错位，并从总体上恢复阴阳动态平衡。推拿手法作用于经络穴位，激发其经气，以致经络通畅，疼痛缓解，即所谓“通则不痛”之理；同时具有补养气血、升提阳气、扶固正气作用，达到荣养筋脉的功效，即“荣则不痛”。《黄帝内经》就有载述推拿治痛作用的经文，如《素问・举痛论》云“按之则血气散，故按之痛止”，“按之则热气至，热气至则痛止”。

推拿适应证非常广泛，如颈椎病、落枕、颈椎间盘突出、肩周炎、急性腰肌扭伤、慢性腰肌劳损、腰椎间盘突出、梨状肌综合征、关节扭伤等骨伤疾病，胃脘痛、便秘卒中后遗症等内科疾病，产后身痛、痛经、慢性盆腔炎等妇产科疾病及肌性斜颈、小儿脊柱侧弯等儿科疾病。

推拿治疗有温、通、补、泻、汗、和、散、清八法。

1.温法即温热之法，有温经散寒、补益阳气的作用，多用于治疗虚寒证。多使用摩、擦、按、揉、一指禅推等手法；操作时多缓慢、柔和，时间较长；手法作用部位肾俞、命门、气海、关元、中脘等穴。

2.通法即疏通之法，有通壅滞、行气血的作用，多用于治疗经络不通、气血不畅之病。在四肢上多用推、拿、搓、揉等手法，以通其经脉；点按背俞穴可调畅脏腑之气血；摩擦胁肋以疏肝气；掐拿肩井以通气行血。手法之中以击法最有疏通效果，可以通调一身阳气，多施用于大椎、八髎、命门、腰阳关等处。

3.补法即补虚之法，有补气血津液之不足、脏腑功能之衰弱的作用，多用于治疗各种虚痛证。施法部位以督脉、膀胱经背俞穴、腹部特定穴为主，多使用一指禅推、按、揉、摩、擦等手法。气血双补，以健脾益气生血为主，增强脾胃功能、疏肝理气、促进气血化生，多采用摩揉中脘、关元、脾俞、胃俞、肾俞，揉膻中、膈俞等。补脾胃以健脾和胃，加强胃腑功能为主，多采用摩腹、揉脐、按揉足三里等。

4.泻法即泻实之法，多用于治疗各种实证。由于结滞实热，引起下腹胀满或胀痛、二便不通等皆可用本法治疗。推拿止泻，不同于药物之峻猛，故体质虚弱、津液不足、气虚无力之大便秘结者，亦有较好的效果。临床上多使用一指禅推、揉、摩、擦、按等手法。

5.汗法即发汗、发散之法，有祛风散寒的作用，多用于治疗表证。临床以肩井、风池为主穴，拿按等为主要手法。如外感风寒可用拿法，先轻后重，使汗逐渐透出，以祛风散寒。外感风热用轻拿法，使腠理疏松，汗毛竖起，微汗解表。可配合一指禅推风池、风府以疏风；按合谷、外关以祛风解表；按揉大椎、风门、肺俞以散热通经、祛风宣肺。

6.和法即和解、调和之法，有调和气血、调理脏腑的功效，多用于治疗气血不和、脏腑功能失调的病证。凡病在半表半里，且不宜汗、不宜吐、不宜下者可用此法。临床上多用推、揉、搓、按、拿、捏、运等手法，操作时平稳柔和，频率较慢，并注意经络的特性，以达到阴阳平衡的目的。如推揉膀胱经背俞穴可和脏腑阴阳；揉中脘、章门、期门，搓胁肋可和肝胃等。

7.散法即消散、疏散之法，有疏散血气、化除结聚之效，多用于治疗气滞、血瘀、积聚之证。多采用一指禅推、搓、摩等手法，操作时要轻快柔和。如肝气郁滞所致的胁肋部疼痛，常以搓抹双肋的方法散之；有形的凝滞积聚，可用一指禅推、摩、揉、搓等手法散之。

8.清法即清热之法，具有清热凉血、清热祛暑等作用，多用于治疗热病。手法以推、揉、掐等手法为主，操作时多快速、重施、具有爆发力，但要刚中带柔。推拿介质多用寒凉之水、滑石粉等。如表热证者，逆经轻推背部膀胱经，揉大椎；表虚热者，顺经轻推背部膀胱经，顺揉太阳穴等；血分实热者，逆经重推脊柱，退六腑等。

六、拔罐疗法

拔罐法是一种以罐为工具，利用燃烧、抽吸、蒸汽等方法在罐内形成负压，使罐吸附于腧穴或相应体表部位而产生良性刺激，达到防治疾病的目的。常用的拔罐法有留罐法、闪罐法、推罐法、针罐法、刺络拔罐法等。

拔罐法具有祛风除湿、温经散寒、活血通络、消肿止痛、清热降火、解毒泻浊、吸毒拔脓、益气温阳、扶正固本等作用，一般多用于风寒湿痹、腰背肩臂腿痛、关节痛、软组织挫伤、头痛、腹痛、痛经等痛证的治疗。

七、皮肤针法

皮肤针法是运用皮肤针扣刺人体一定部位或穴位，激发经络功能，调整脏腑气血，以防治疾病的一种方法。

皮肤针的扣刺部位，一般分为循经扣刺、穴位扣刺、局部扣刺。刺激强度分为轻、中、重 3 度。轻刺：用力较小，皮肤仅现潮红、充血为度。适用于头面部、老弱妇女患者，以及病属虚证、久病者。重刺用力较大，以皮肤有明显潮红、充血为度。适用于压痛点、背部、臀部、年轻体壮患者，以及病属实证、新病者。中刺介于轻刺与重刺之间，以局部有较明显潮红，但不出血为度，适用于一般部位，以及一般患者。

皮肤针的适用范围很广，各种临床病症均可应用。如头痛、偏头痛可选取头项部、侧头部、有关循行经脉进行弱一中强度的扣刺；腹痛可选取腹部、背俞穴、足阳明胃经进行中强度扣刺；痛经可选取下腹部、腰骶部、足三阴经脉进行中强度扣刺；肩周炎可在肩部（先扣刺后拔罐）进行中一重强度扣刺；急性腰扭伤可在脊柱两侧、阿是穴（先扣刺后拔罐）进行中-重强度扣刺；痹证可在局部取穴、有关经脉行中一重强度扣刺。一般每日或隔日治疗 1 次，10 次为 1 疗程，疗程间可间隔 3～5 日。

八、三棱针法

三棱针法，是用三棱针刺破血络或腧穴，放出适量血液，或挤出少量液体，或挑断皮下纤维组织，以达到治疗疾病目的的一种方法。

三棱针法一般分为点刺法、散刺法、刺络法、挑刺法四种。点刺法是点刺腧穴放出少量血液或挤出少量液体的方法，此法多用于四肢末端的十宣、十二井穴和耳尖及头面部的攒足、上星、太阳、印堂等穴。散刺法是在病变局部及其周围进行连续点刺以治疗疾病的方法，此法多用于局部瘀血、血肿或水肿等。刺络法是刺入浅表血络或静脉放出适量血液的方法，此法多用于委中、曲池等穴。挑刺法是用三棱针挑断穴位皮下纤维组织以治疗疾病的方法，此法常用于治疗肩周炎、颈椎病、胃痛、血管神经性头痛等。

三棱针放血疗法具有通经活络、调和气血、消肿止痛、开窍泻热等作用，适用于多种痛证的治疗。如头痛可在太阳、印堂进行点刺；咽痛可在少商进行点刺；肩周炎可在肩部阿是穴进行挑刺；关节肿痛可在关节周围进行散刺；急性腰扭伤可在委中、腰部阿是穴进行泻血。每日或隔日治疗一次，1～3 次为 1 疗程，出血量多者，每周 1～2 次。一般每次出血量以数滴至 3～5mL 为宜。

九、穴位注射

穴位注射又称为水针，是选用某些中药、西药注射液注入人体相关穴位进行治病的一种方法。

穴位注射的选穴常结合经络、腧穴触诊选取阳性反应点，选穴宜少而精，以 1～2 个腧穴为宜，最多不超过 4 个。注射剂量根据注射部位、药物的性质及浓度有所差异。一般耳穴每穴注射 0.1mL，面部每穴注射 0.3～0.5mL，四肢每穴注射 1～2mL，胸背部每穴注射 0.5～1mL，腰背部每穴注射 2～5mL；5%～10%葡萄糖注射液每次可注射 10～20mL，而刺激性较强的药物（如乙醇）和特异性药物（如抗生素、激素等）一般用量较少，每次用量多为常规剂量的 1/10～1/3。中药注射液的穴位注射常规剂量为 1～4mL。

穴位注射常用药物为中草药制剂（如复方当归注射液、丹参注射液、丹红注射液、川芎嗪注射液、柴胡注射液等）、维生素制剂（如 B 族维生素注射液、维生素 C 注射液、维丁胶性钙注射液等）、其他常用药物（5%～10%葡萄糖注射液、生理盐水、注射用水、三磷腺苷、辅酶 A、神经生长因子、盐酸普鲁卡因、利多卡因等）三类。

穴位注射的适用范围非常广泛，凡是针灸的适应证大部分都可以用本法治疗，如肩周炎、关节炎、腰肌劳损、关节扭伤、三叉神经痛、坐骨神经痛等。每日或隔日注射 1 次，治疗后反映强烈的也可以间隔 2～3 日注射 1 次。所选腧穴可交替使用。6～10 次为 1 疗程，每个疗程可休息 3～5 日。

十、中药熏蒸疗法

中药熏蒸是根据中药辨证论治的原则，选配一定的中药组成熏蒸方剂，将中药煎液趁热在皮肤或患处进行熏蒸，借助药力及热力透过皮肤而作用于机体的一种治疗方法。可分为全身熏蒸治疗及局部熏蒸治疗。

临床研究证明，中药熏蒸疗法具有祛风除湿、温通经络、调和气血、杀虫止痒和活血止痛等作用，广泛应用于治疗骨伤科疾患，如骨质增生症、颈椎病、风湿性及类风湿性关节炎、腰椎间盘突出症等多种病痛。具体熏蒸治疗方法如下：将浸泡过的原药倒入熏蒸容器中，加热，熏蒸患处；或将药物先煎煮后倒入熏蒸容器中熏蒸患处。可选用卧式中草药熏蒸治疗机或自行制作熏蒸设备进行中药熏蒸治疗，外阴部取坐浴盆，温度为 42℃左右，20 分钟/次，1 日或隔日 1 次，5 次 1 个疗程，可连续治疗 2 个疗程。

十一、中药外敷

中药外敷法是指将新鲜中草药切碎、捣烂，或将中药末加赋形剂调匀成糊状，外敷于患处或穴位，通过药物的局部渗透及对经络腧穴的刺激作用而达到治疗疾病的方法，又称敷药法。

中药外敷具有舒筋活络、祛瘀生新、消肿止痛、清热解毒、拔毒的作用，广泛用于各种痛证的治疗。现代中药临床研究证明，某些中药具有良好的止痛效果，如桂枝的挥发油具有表面麻醉的止痛作用；羌活水溶性成分提高痛阈，降低疼痛反应；防风、荆芥具有明显的中枢神经镇痛作用；大黄抑制炎性组织的组胺释放，降低毛细血管渗透性，减轻炎性反应；延胡索抑制炎细胞聚集；没药抑制炎性组织前列腺素 E 的释放；乳香改善微循环，促进粘连水肿的吸收等功效。

十二、中西医康复护理

1.康复护理措施

（1）用药护理：对麻醉性镇痛药，护士要了解患者以前的用药情况，适当限制药物的摄入量，防止药物成瘾；非麻醉性镇痛药一般在疼痛发作时应用，护士应该注意定时定量给药，并密切观察用药后的反应；镇静催眠药应掌握用药的时间和剂量，并观察患者有无成瘾性。芬太尼经皮贴剂已广泛用于临床，主要用于慢性疼痛尤其是癌性疼痛的治疗，副反应主要有恶心、呕吐、尿潴留和皮肤瘙痒，护士应加强观察及护理。

(2)松弛疗法

1)组织活动：转移患者对疼痛的注意力。如听音乐、做游戏、下棋、体育活动等，同时在患者疼痛部位或者其他部位的皮肤上做环形按摩。

2)做深呼吸：指导患者做有节奏的深呼吸，用鼻吸气，然后再慢慢地呼出气体。反复进行吸气、呼气，每次3～5分钟，每日进行2～3次。

3)指导想象：引导患者对特定事物的想象以达到特定的想象效果，从而达到减轻疼痛的效果。如回忆某一次有趣的活动、一次难忘的聚会、一次愉快的旅行等。

4)松弛术：首先让患者保持舒适的坐位或卧位，然后令其听从治疗者的指令从头到脚依次放松全身肌肉。

5)自我催眠法：通过自我暗示把意念集中指向某一目的的方法。如印度的瑜伽修行法、佛教的坐禅法、西欧的渐进松弛法、我国的内养气血法等。通过自我暗示，达到催眠的目的。

(3)病情观察：密切观察神志、瞳孔、血压、呼吸、脉搏、面色、四肢活动等变化，观察疼痛的部位、性质、程度、发作时间与气候、饮食、情志、劳倦等的关系，发现病情变化时，及时报告医生，并做好抢救的准备工作。

2.心理护理

(1)介绍疼痛知识：介绍疼痛的机制，疼痛的原因，如何面对疼痛，减轻疼痛的措施、方法。

(2)尊重患者反应：鼓励患者表达对疼痛的感受、对疼痛所做的努力；耐心倾听患者对疼痛的主诉；帮助患者及家属接受疼痛的行为反应，使他们达成对疼痛反应的共识。

(3)建立信赖关系：关心爱抚患者，与患者进行良好的情感交流，建立良好的信赖关系，借助情感支持协助患者克服疼痛。

(4)减轻心理压力：避免忧伤、紧张、焦虑、恐惧等情绪加重疼痛的程度。适时了解患者的情绪动态，用热心、耐心、细心、真心安慰关心患者，消除患者的焦虑和恐惧心理。

3.夜间疼痛护理技术

夜间疼痛护理技术室针对颈、腰椎病所致的疼痛患者的一套专科康复护理新技术，通过几年来的研究与临床应用取得良好效果。夜间疼痛护理技术通过湿热敷、中医局部放松、红外线照射、灸贴持续作用，能有效改善局部血液循环、缓解疼痛、改善患者睡眠，是值得推广的一项专科康复护理技术。

第九节　失语症的中医康复

一、中医辨证要点

早在《内经》时代，对于失语症的表现已有所认识，并赋予种种病名以称之，如“瘖痱”、“舌强”、“风喑”、“风懿”等，以后历代医家对此均有论述，如《千金方・论杂风状》云：“舌强不得言”，《医学正传・中风》云：“忽言不出”，《杂病证治准绳・中风》：“失音不语”，《医学纲目》之“舌瘖”等。古代医家如明朝楼英在《医学纲目》中就明确指出“邪入于阴，搏则为瘖，一日舌瘖，乃中风舌不转运之类，但舌本不能转运言语，而喉咽音声则如故也，二日喉瘖，乃劳嗽失声之类，但喉中声嘶，而舌本则能转运言语也”，对由于脑血管疾病所致的失语症与其他类型的失语症进行了初步鉴别。

古代文献记载关于失语病机的叙述多样，唐宋以前医家多以感受外风立论，强调外风入中引致失语，至明清之际着重强调内伤脏腑为本病发病关键，其病机大体可归纳为风、火、瘀、痰四邪伤及心、肝、脾、肾四脏。心主神明，心气通于舌，心神失养，故出现舌强、言语謇涩不利，脑为元神之府，风中脑络，致使脑脉淤阻，气血不通，或肾虚精亏，髓海空虚，风、火、瘀、痰流窜经络，上阻清窍，以致神昏失语。

失语症常见证型、治法、代表方如下：

1.风痰入络治宜祛风化痰通络。方选神仙解语汤加减。

2.痰热闭窍治宜清热化痰，芳香开窍。方选导痰汤加减。

3.气机郁结治宜疏肝理气，宣肺利咽。方选会厌逐瘀汤加减。

4.气虚血瘀治宜益气活血，化痰开窍。方选补阳还五汤加减。

5.肺肾两虚治宜益气养阴，滋补肺肾。方选地黄饮子加减。

6.阴虚风动治宜滋阴潜阳，息风通络。方选镇肝息风汤加减。

二、中医康复治疗思路

1.中药汤剂：脑损伤导致的失语症最常见的病因为中风，所以失语与偏瘫往往同时存在，中医辨证时多两者相兼。即在偏瘫辨证的基础上加化痰开窍之品如菖蒲、郁金、远志等或与上述中医证型及所选方药合和而治，以助言语功能恢复。

2.对于中风失语的治疗，针灸有其独特的优势，较好疗效，要注重针刺运动疗法的运用。失语症经常合并有构音障碍，必要时要辅以局部口颜面的针刺治疗。

3.对于合并有吞咽障碍留置胃管的患者，一般于拔除胃管后开始失语症治疗，有助于改善患者的心理和发声。

4.对于合并有痴呆、精神障碍、心理障碍以及不能配合失语症康复治疗的患者要先解决这些问题。

三、中医康复治疗方案

1.辨证论治

(1)风痰入络

主症:突然发生口眼㖞斜,语言不利,口角流涎,舌强语謇,肌肤不仁,手足麻木,甚则半身不遂,或兼见手足拘挛,关节酸痛等症,舌苔薄白,脉浮数。

治则:祛风化痰通络。

方药:神仙解语汤加减。

白附子 9g,炙南星 9g,木香 9g,甘草 6g,天麻 10g,全蝎 5g,羌活 15g,白僵蚕 30g,石菖蒲 30g,远志 15g。

临证参考:伴手足拘挛者,加白芍、签草柔筋通络;痰瘀交阻,舌紫有瘀斑,脉细涩者,可酌加丹参、桃仁、红花、赤芍等活血化瘀。

(2)痰热闭窍

主症:于中风急性期或恢复期,多见于肥胖者。突然发生口眼斜,言语不能或语謇,或伴神志不清,喉中痰鸣,呼吸急促,烦躁不安,口吐痰涎,小便黄,大便干,脉弦滑或滑数,苔黄腻或黑腻。

治则:清热化痰,芳香开窍。

方药:导痰汤加减。

胆星 12g,石菖蒲 10g,枳实 10g,远志 9g,川芎 15g,丹参 30g,红花 15g,杏仁 9g,生栀子 12g,土鳖 10g,橘红 10g,云苓 9g,半夏 15g。

临证参考:病情较重的送服安宫牛黄丸 1 丸。伴手足拘挛者,加白芍、稀签草柔筋通络;神志欠清伴大便不通者加大黄通腑醒神。

(3)气机郁结

主症:言语不能或语謇,更多不愿开口,神情淡漠,情志不舒,伴头痛、肢体疼痛,善太息,胸胁胀闷不舒,舌淡红或紫红,或有瘀点,苔薄。白或薄白而腻,脉三部皆弦。

治则:疏肝理气,宣肺利咽。

方药:会厌逐瘀汤加减。

柴胡 12g,枳壳 20g,赤芍 15g,桃仁 15g,红花 15g,甘草 9g,桔梗 9g,生地 12g,当归 6g,玄参 3g。

临证参考:郁郁寡欢者加合欢皮、郁金增强解郁之效,食欲缺乏者加防风、木香防木侮土,头痛、头晕者加石菖蒲、金铃子开窍行气,活血止痛。

(4)气虚血

主症:多见于卒中后遗症恢复期。言语不能或语謇,神疲乏力,语声低弱,含糊不清,伴肌肤不仁,肢体疼痛,或肢体拘挛,或口角流涎,小便频数或遗尿不止,舌暗淡,苔白,脉缓。

治则:益气活血通络。

方药:补阳还五汤加减。

黄芪 60g,当归尾 5g,赤芍 10g,红花 5g,桃仁 6g,川芎 8g,地龙 10g,牛膝 10g,石菖蒲 6g,胆星 10g,丹参 15g。

临证参考：痰浊阻窍者加石菖蒲、胆星化痰通络开窍，胃食欲缺乏者加白术、党参益气健脾；语声低微严重者加升麻、柴胡益气升阳。

(5)肺肾两虚

主症：语謇或言语不利，言语呼气时间缩短，气短心悸，精神恍惚，记忆力减退，或时有干咳，腰腿痿软，舌软无力，苔白，脉浮大，无力或细弱。

治则：益气养阴，滋补肺肾。

方药：地黄饮子加减。

生地 15g，熟地 15g，麦冬 12g，五味子 10g，山萸肉 15g，肉桂 6g，附子 6g，石菖蒲 10g，远志 9g，巴戟天 10g，云苓 12g，石斛 10g，川芎 15g，丹参 30g，红花 12g。

临证参考：病情加重，伴夜尿频清，面热，为肾阴亏虚，阴损及阳，去石菖蒲、远志等宣通开窍之品；痰火盛者，去附子、肉桂，酌加川贝母、竹沥、陈胆星、天竺黄等以清化痰热；兼有气虚者，适当加黄芪、人参以益气。

(6)阴虚风动

主症：平素头晕耳鸣，言语不利，腰酸，或时常嗳气，或肢体渐觉不利，甚或半身不遂，口角渐形喁斜，脑部胀痛，面色如醉，心中烦热，手指响动，舌质红，苔腻，脉弦细数。

治则：滋阴潜阳，息风通络。

方药：镇肝息风汤加减。

天麻 10g，钩藤 15g，白芍 15g，天冬 15g，当归 10g，玄参 20g，枸杞子 10g，生龙骨 30g(先煎)，生牡蛎 30g(先煎)，龟板 20g(先煎)，代赭石 20g(先煎)，牛膝 15g。

临证参考：心中热甚者，加生石膏 30g；痰多者，加胆星 6g，尺脉重按虚者，加熟地黄 24g，山萸肉 15g，大便不实者，去龟板、赭石，加赤石脂 30g。

2.针灸治疗

(1)舌针：舌与全身经脉，尤其是心肝肾脾关系密切，舌又为重要的言语器官，针刺舌体、舌根可加快局部血液循环，增强舌的活动功能，通窍利咽。舌部取穴，重点针刺舌体或周围穴位。主要适用于非流畅性失语，和构音障碍。

主穴：廉泉、开音穴(双侧下颌角直下 1cm 即是)；金津、玉液。

配穴：瘀血甚者加血海；肝阳上亢者加太冲；痰浊壅盛者加丰隆。伴有口颜面失用者用毫针在舌面进行点刺，稍感疼痛即止；伴流涎、口眼斜者加迎香、地仓、颊车等穴位。

刺法：针刺廉泉、开音穴时，针尖刺向舌根部，待患者舌体有酸、胀、麻、热感觉后留针 30min，并嘱患者每隔 5min 发出“啊”声 1 次；金津、玉液针刺时向舌根部方向，深度约为 1 寸左右，轻度捻转，以患者舌部出现酸麻胀感为宜，不留针。10 次为一个疗程。

(2)头针：头为诸阳之会，精明之府。十二经脉，三百六十五络，其气血皆上于面而走空窍。头针作用：大脑皮层的功能定位在头皮的投影区，可直接调节大脑皮层的功能；通过刺激头皮穴位，可以调节气血，疏通经络。

根据失语症的类型选取不同的言语区。

1)流畅性失语

主穴：病变侧言语三区

配穴：伴有颜面部感觉障碍者加大脑健侧感觉区下 2/5，伴言语失用者加运用区。

刺法：言语三区前端刺入，沿皮向后刺 1.33 寸(4cm)，行快速捻针手法。感觉区沿投影区下 2/5 点处进针，沿皮向下刺入 1 寸(3cm)，行快速捻针手法。运用区由顶结节进针，沿皮刺入 1 寸(3cm)，行快速捻针手法。上述区均留针 20min。

2)非流畅性失语

主穴：病变侧言语一区

配穴：伴有颜面部感觉障碍者加大脑健侧感觉区下 2/5，伴言语失用者加运用区。

刺法：言语一区上端刺入，沿皮向下刺 1 寸(3cm)，行快速捻针手法。感觉区沿投影区下 2/5 点处进针，沿皮向下刺入 1 寸(3cm)，行快速捻针手法。运用区由顶结节进针，沿皮刺入 1 寸(3cm)，行快速捻针手法。上述区均留针 20min。

(3)醒脑开窍针刺：有醒脑开窍作用，适用于各种证型失语症。

主穴：内关、人中、三阴交、涌泉。

配穴：上星、印堂、百会、四神聪、舌根。

刺法：内关取双侧内关，提插捻转泻法，约 1 分针，人中穴，雀啄泻法，以眼睛湿润或流泪为度；三阴交，45°角进针，以下肢抽动 3 次为度；涌泉穴以毫针刺之，提插泻法，以下肢抽动 3 次为度；舌根，以 3 寸针刺之，进针后直刺 2.5～3.0 寸，提针后分别向左右各次 2.5～3.0 寸后拔针；上星沿皮刺向百会，采用捻转泻法；百会，四神聪施捻转补法。

(4)腹针取穴

作用：引气归元。主要用于失语症气虚血瘀证和肺肾气虚证。

主穴：中脘、下脘、气海、关元。

配穴：舌部心穴、脾穴、肾穴、支脉。

刺法：取仰卧位，暴露腹部，以神阙为中心定位取穴，常规皮肤消毒，根据体型胖瘦选择针具，直刺轻轻捻转，缓慢进针，中脘、下脘、气海、关元深刺至地部，留针 30min。患者自然将舌伸出口外，如舌不能伸出者，由医者左手垫无菌纱布敷料固定舌体于口外，常规消毒，选用 28 号 2 寸毫针，快速进针，进针约 1 寸后拇指向顺时针方向大幅度捻转数次，不留针。每日 1 次，10 次 1 疗程。

四、临证经验

1.诊断明确：神经源性失语症最常见的原因是脑卒中(中风)，其他疾病导致的“语謇”大部分为构音障碍。同时伴随有痴呆、精神心理障碍症状的患者也会有类似“失语”表现，临床首先应进行鉴别。

2.经验穴的使用：失语症针灸治疗时常选取语门、开音、廉泉、人中和承浆穴，为经验用穴。

3.在失语症治疗时一般采用针刺运动疗法，即针刺头部穴位的同时进行语言功能训练：流畅性失语针刺言语三区，同时进行听理解的训练；非流畅性失语针刺言语一区，同时进行口语表达的训练。对于伴有口颜面失用的患者，如患者表现为不知如何伸舌运动，先进行舌面的点刺，后嘱患者进行舌运动的训练。

五、康复护理

1.护士可以在专业言语治疗师指导下，协助患者进行床旁言语康复训练，包括语音训练、听理解训练、口语表达训练、阅读理解及朗读训练、书写训练，指导患者非言语交流方式的利用和训练，并应用于实际生活。

2.指导患者循序渐进，训练由简到难，由浅入深，由少到多，根据患者的接受能力，不断增加或更新内容，切忌复杂化，多样化，使患者一开始就感到困难而失去治疗信心。避免疲劳，密切观察患者的行为变化，一旦有疲倦迹象应及时调整时间和变换训练项目或缩短训练。

3.加强心理护理，尽力去理解患者说的每一件事，像正常人一样对待他，关心、体贴、尊重患者，避免挫伤其自尊心的言行；鼓励患者克服羞怯心理，大声说话，当患者进行尝试和获得成功时给予肯定和表扬；鼓励家属、朋友多与患者交谈，并耐心、缓慢、清楚地解释每一个问题，直至患者理解、满意；营造一种和谐的亲情氛围和轻松、安静的语言交流环境。

4.加强病情观察，及时发现病情变化并立即报告医生协助处理，及时解决患者问题并满足患者所需，以免患者难以表达而耽误病情。

第十节　构音障碍的中医康复

一、中医辨证要点

构音障碍属中医学“喉痹”“喑痱”范畴，即声音不扬，嘶哑，甚则不能出声。如《诸病源候论》有“中风候、风癔候、风口噤候、风舌强不得语候、风失音不语候”。《灵枢·邪客篇》曰：“宗气积于胸中，出于喉咙，以贯心脉，而行呼吸。”指出肺的呼吸和心血运行主要依靠宗气推动而发挥作用，且会厌开合正常也是依赖宗气旺盛。《千金要方》曰：“治脾虚寒，厉风所伤，举体消瘦，语音沉涩如破鼓之声，舌强不转而好咽唾，口噤唇黑，四肢不举，身重，大小便利无度，依源麻黄汤主之。”《景岳全书》所云：“声音出于脏气，凡脏实则声宏，脏虚则声怯，故五脏之病，皆能为喑”。《直指方》云：“肺为声音之门，肾为声音之根”。《河间六书》云：“肾虚内夺则喑痱”。《黄帝素问宣明论方》曰：“喑痱证，内夺而厥，声喑不能言，二足废不为用，肾脉虚弱，其气厥不至，舌不仁。”纵观之，本病是在肺、肝、脾、肾四藏亏虚的基础上，产生风、火、痰、瘀，最终导致风痰瘀血阻痹脑络、舌本、窒塞咽喉，关窍阻闭，神气失导而发为本病。病变涉及脑、肝、脾、肾、肺任督二脉。

构音障碍常见证型、治法、代表方如下：

1.风痰入络治宜祛风化痰通络。方选神仙解语汤加减。

2.痰热闭窍治宜清热化痰，芳香开窍。方选导痰汤加减。

3.气虚血瘀治宜益气活血通络。方选补阳还五汤加减。

4.肺脾两虚治宜补土生金，健脾益气。方选补中益气汤加减。

5.肝肾阴虚治宜滋养肾阴。方选六味地黄丸加减。

二、中医康复治疗思路

1.中药汤剂：构音障碍是多种神经系统疾病都会出现的一种临床症状，辨证治疗及预后与疾病性质有很大关系，所以临床首先要辨病。如运动神经元病可归于中医的“痿证”，表现为构音相关肌肉萎缩无力、语声低微等，患者构音障碍会随着病情越来越严重，预后较差，辨证宜从脾肾入手。帕金森病导致的构音障碍多由于舌的震颤引起口咽不协调，多从肝肾入手。另外，其发作形式可为急性，也可为慢性过程。临床上，遵循中医“急则治其标”的原则，急性发作者以祛痰、息风为主；在构音障碍慢性过程中，多为气血不足，兼有瘀血。对于合并有痴呆、精神障碍、心理障碍以及不能配合失语症康复治疗的患者要先解决这些问题。

2.针灸对于构音障碍有很好疗效，尤其是局部针灸治疗效果不错，根据构音不同器官损伤情况给予选穴针刺，同时注重针刺运动疗法的运用。

3.对于合并有吞咽障碍留置胃管的患者，一般于拔除胃管后开始言语治疗，有助于改善患者的心理和发声。

三、中医康复治疗方案

1.辨证论治

2.中成药

3.针刺治疗

(1)醒脑开窍法

1)机制：神经源性疾病导致的构音障碍总的来说是关窍失用，为脑神之病，痰浊瘀血蒙闭脑窍，神不导气于口舌、咽喉等关窍，导致关窍痹阻而言语不利。本病病理机制为“痰闭神窍，神不导气，窍道痹阻”。治则“醒脑开窍，通利关窍，调神导气”。

2)主穴：内关(双)、人中、三阴交(患侧)。

3)配穴：风池(双)、翳风(双)、完骨(双)、廉泉、外金津、外玉液。

4)操作方法：患者仰卧位，选用30～50mm毫针，先刺双侧内关，直刺1～1.5寸，施提插捻转泻法，持续行针不少于1分钟，使针感向上传导；继刺人中，向鼻中隔方向斜刺0.3～0.5寸，施雀啄手法至患者眼球湿润。再刺患侧三阴交，沿胫骨后缘进针，针尖与皮肤呈45°斜刺1～1.5寸，施提插补法，持续行针不少于1分钟，至患侧下肢连续抽动1～3次。风池、完骨向喉结方向缓缓进针1.5～2寸，行每分钟200次的捻转补法，持续行针不少于1分钟。翳风向咽喉方向缓缓进针1.5～2寸，小幅度快速捻转至患者耳部有闷胀感。外金津、外玉液沿舌体水平刺向舌根，进针1～1.5寸，行捻转泻法0.5分钟，廉泉针刺向舌根部，进针1.5～2寸，施提插泻法1分钟。均留针30分钟，每日1次，一个半月为1个治疗周期。

(2)舌针

1)机制：《灵枢·脉度》曰：“心气通于舌，心和则舌能知五味矣。”手少阴心经之别系舌本。心主血脉，心主神明，舌脉络丰富，心血上荣于舌，舌体的运动又受心神的支配，因而舌体运动的灵活与否和语言的清晰与否和神志密切相关。同时舌为脾之外候，足太阴脾经连舌本、散舌下，脾又主肌肉，舌运动灵活性与脾经有关。所以治疗时选择心穴和脾穴，通过经络来达到沟通脏腑表里内外的作用。

2)主穴:心穴(位于舌尖部),脾穴(沿舌面前后正中线向后1寸,旁开0.4寸),廉泉穴。

3)操作方法:针刺前先给予银荷漱口液漱口,清洁口腔,嘱患者伸舌出口外,不能伸出者可由医生左手拿纱布将舌体拉出口外,常规消毒舌面各穴,选用26号毫针2寸快速刺入,大拇指向右大弧度捻转10次,最好可见舌体抽动,不留针。在舌针治疗后按常规体针要求消毒廉泉穴进行针刺,针用平补平泻,留针20分钟。

(3)颈项针疗法

1)主穴:风池(双)、哑门、天柱(双)、风府、翳风(双)、完骨(双)。

2)配穴:三阴交(双)、足三里(双)、丰隆(双)、中脘、脾俞(双)、肾俞(双)、太白(双)、太溪(双)。

3)操作方法:风池穴位于项部,当枕骨之下,与风府穴相平,胸锁乳突肌与斜方肌上端之间的凹陷处。风池风府,针尖向喉结方向直刺1.5～2寸,使针感到达喉结;哑门穴,用28号1.5寸毫针斜向下刺0.5～1寸,天柱、翳风、完骨穴均向喉结方向斜刺0.5～1寸,以咽喉麻胀为度;不施手法,留针30分钟。其他配穴辨证施针。

(4)电针:电针在构音障碍治疗中经常配合舌针、头针和体针来运用,针刺入腧穴得气后,在针具上通以接近人体生物电的微量电流,利用针和电两种刺激相结合,增强治疗效果。电针输出的电流为脉冲电,输出波形有断续波、疏密波和连续波三种,治疗失语症最常用的是疏密波,是疏波、密波自动交替出现的一种波形,疏、密交替持续的时间各约1.5秒,治疗时引起兴奋效应,能促进局部组织血液循环,改善局部组织营养状态。

电针使用时要注意刺激量不宜太大,防止晕针,防止触电。同时还要注意“针刺耐受”现象的发生,所谓“针刺耐受”就是长期多次反复应用电针,使机体对电针刺激产生耐受,而使其疗效降低的现象。

4.其他中医治疗方法

(1)艾灸:对于构音障碍下颌开合障碍的患者可选用艾柱直接灸耳前三穴:听宫、听会、耳门。每个穴位灸2～3分钟,每天1次。

(2)穴位按摩:针对有张口困难的患者进行听宫、听会、颊车、太阳等穴位的揉捏、分筋理筋等按摩,在按摩的同时嘱患者做张口、闭口的动作,并维持一定的时间,由被动转为主动训练。

(3)超声中频离子导入。

四、临证经验

1.明确诊断:与失语症不同的是多种神经系统疾病都可以出现构音障碍,了解疾病类型很重要,会涉及治疗方法的选择。如帕金森病患者在服用药物后进行训练效果较好。同时单纯构音障碍患者一般无神志、精神症状等。所以治疗方法相对简单。

2.构音障碍有时需利用现代医学检查进行详细评估,如颞颌关节X线、纤维喉镜检查等,从而利于选择最佳治疗方案。

3.在构音障碍治疗时采用针刺运动疗法,即针刺头部穴位的同时进行构音训练:一般针刺言语一区,留针30分钟,同时进行语音构音的训练;或者点刺经验穴后即进行舌的运动训练:拿3寸毫针于舌面前后线中点部位刺入1～1.5寸,进行捻转提插手法5次,不留针,然后给予患者舌的感知觉训练和运动训练。

4.构音障碍也是临床难治疗病。需中药、针灸、按摩及现代康复治疗综合治疗方可取效。

五、构音障碍的中西医康复护理

1.言语康复训练

构音障碍的康复训练以发音训练为主，遵循由易到难的原则。护士可以在专业言语治疗师指导下，协助患者进行床旁训练，包括肌群运动训练、发音训练、复述训练、命名训练、刺激法训练。

2.沟通方法指导

鼓励患者积极向医务人员或家属表达自己的需要，可借助卡片、笔、本子、图片、表情或手势等提供简单而有效的双向沟通方式。与患者沟通时，应减少外来干扰，除去患者视野中不必要的物品，避免患者精神分散，和患者一对一谈话；和患者沟通时说话速度要慢，应给予足够的时间作出反应。

3.心理护理

患者常因无法顺利表达自己的需要和感情而感到受挫、烦躁、自卑，护士应耐心解释说话不清楚的原因，关心、体贴、尊重患者，避免挫伤其自尊心的言行；鼓励克服羞怯心理，大声说话，当患者进行尝试和获得成功时给予肯定和表扬；鼓励家属、朋友多与患者交谈，并耐心、缓慢、清楚地解释每一个问题，直至患者理解、满意；营造一种和谐的亲情氛围和轻松、安静的语言交流环境。

4.康复护理指导原则

教育患者主动参与康复训练，积极配合治疗师进行康复训练，循序渐进，并持之以恒；指导患者有规律的生活，保持情绪稳定，避免不良情绪刺激，唤起患者对治疗的兴趣；获得有效的社会支持系统，包括家庭、朋友、同事、单位等社会支持。

第十一节　吞咽功能障碍的中医康复

一、中医辨证要点

关于“吞咽障碍”病名，在祖国医学尚无明确提出，但有“噎膈”“膈”“喉痹”的相类论述。关于本病病机临床有肝血肾精亏耗，经脉失于濡养而瘖而类噎者；有肝郁气滞、木旺克土加之元阳不足，釜底无薪致脾失健运，痰湿内蕴，闭阻颃颡而痦痱而类噎者；有肾亏于下，阳亢于上，水不涵木，肝风内动而类噎者；也有脏腑气血不合，阴阳平衡失调，气血冲逆，痰浊瘀血阻闭经络清窍。

古代医籍论述中很少提及吞咽困难，后人多从言语不利的描述中判断，并仿其病机证治。如现代著名老中医赵锡武在其经验辑中论述中风病时曾说：“凡中风之后出现舌謇、音、肢废、饮食作呛、反应迟钝均宜投‘地黄饮子’。与呛虽证异但其因均为舌僵不灵，其病在脑所致，故治法相同”。

吞咽障碍常见证型、治法、代表方如下：

1.风痰阻络治宜祛风化痰通络。方选半夏天麻白术汤加减。

2.痰热闭窍治宜清热化痰，芳香开窍。方选导痰汤加减。

3.气虚血瘀治宜益气活血，化瘀开窍。方选补阳还五汤加减。

4.肝肾阴虚治宜滋养肾阴，填精补髓。方选六味地黄丸加减。

5.脾肾两虚治宜温补肾阳。方选补益脾肾，强肌健力。方选右归丸加减。

二、中医康复治疗思路

1.中药汤剂：吞咽障碍是多种神经系统疾病都会出现的一种临床症状，辨证治疗及预后与疾病性质有很大关系，所以临床首先要辨病。如运动神经元病可归于中医的“痿证”，表现为肌肉萎缩无力、吞咽无力等，患者吞咽障碍会随着病情越来越严重，预后较差，辨证宜从脾肾入手。帕金森病导致的吞咽障碍多由于舌的震颤引起口咽不协调，多从肝肾入手。

另外，其发作形式可为急性，也可为慢性过程。临床上，遵循中医“急则治其标”的原则，急性发作者以治痰、息风为主；在吞咽慢性过程中，多为气血不足，兼有瘀血。

2.针灸对于吞咽障碍有很好疗效。根据不同分期吞咽障碍给予选穴针刺，对于长期吞咽障碍患者艾灸效果较好。

3.对于合并有言语障碍的患者，可增强化痰开窍之力，往往取得较好的效果。

三、中医康复治疗方案

1.辨证论治

(1)风痰阻络

主症：疾病突然发生，口角流涎，吞咽困难，喉中痰多，咳吐泡沫痰涎，口眼斜，语言不利，舌强语謇，肌肤不仁，手足麻木，甚则半身不遂，或兼见手足拘挛，关节酸痛等症，舌苔薄白，脉浮数。

治则：祛风化痰通络。

方药：半夏天麻白术汤加减。

半夏15g，白术20g，天麻15g，陈皮10g，茯苓15g，炙甘草6g，生姜2片，大枣3个。

临证参考：伴手足拘挛者，加白芍、荃草柔筋通络；痰瘀交阻，舌紫有痕斑，脉细涩者，可酌加丹参、桃仁、红花、赤芍等活血化瘀。

(2)痰热闭窍

主症：出现于疾病急性期或恢复期，多见于肥胖者。突然发生舌强，转动不灵，流涎，食物咽下困难，喉中如有滞留，口眼㖞斜，言语不能或语謇，或伴神志不清，喉中痰鸣，呼吸急促，烦躁不安，口吐痰涎，小便黄，大便干，脉弦滑或滑数，苔黄腻或黑腻。

治法：清热化痰，芳香开窍

方药：导痰汤加减。

胆星12g，石菖蒲10g，枳实10g，远志9g，川芎15g，丹参30g，红花15g，杏仁9g，生栀子12g，土鳖10g，橘红10g，云苓9g，半夏15g。

临证参考：病情较重的送服安宫牛黄丸1丸。伴手足拘挛者，加白芍、荃草柔筋通络；神志欠清伴大便不通者加大黄通腑醒神。

(3)气虚血瘀

主症：多见于卒中遗症恢复期及后遗症期。吞咽启动困难，喉部上抬无力，伴流涎，一侧面瘫，伴言语不能或语謇，神疲乏力，语声低弱，含糊不清，伴肌肤不仁，肢体疼痛，或肢体拘挛，小便频数或遗尿不止，舌黯淡，苔白，脉缓。

治法：益气活血，化痰开窍

方药：补阳还五汤加减。

黄芪45g，当归尾10g，升麻5g，柴胡5g，党参15g，白术15g，橘红10g，石菖蒲15g，川芎15g，赤芍10g，地龙15g，桃仁10g，红花10g。

临证参考：加入升麻、柴胡、党参、白术喻升陷汤之意，助黄芪大举元气，加橘红加强行气活血之效，加石菖蒲通络开窍。

(4)肝肾阴虚

主症：口干，唾液少，吞咽启动困难，食物难以咽下。面色潮红，伴形体消瘦、肌束震颤，肌萎肉削，头晕目眩，耳鸣，腰膝酸软，五心烦热，口干。重者筋骨拘挛，动作益衰，甚至步履全废。大便秘结。舌红，舌体萎软、薄瘦。苔少，脉细数。

治法：滋补肝肾。

方药：六味地黄丸加减。

熟地24g，山萸肉12g，山药12g，泽泻9g，丹皮9g，茯苓9g。

临证参考：若肝血虚，则加入当归、白芍；兼有咳嗽气促者，加入五味子、麦冬；夜寐不安者加龙骨、牡蛎。

(5)脾肾两虚

主症：舌肌萎缩，伸舌不能，伴语音含糊，吞咽困难，咳嗽无力，肢体萎软无力，肌肉时有颤动，腰酸颈垂，畏寒肢冷，呼吸气短，小便清长，食少纳呆，腹痛喜按。舌嫩淡胖，苔薄白，脉沉细。

治法：补益脾肾，强肌健力。

方药：右归丸加减。

熟地24g，山药12g，山萸肉10g，枸杞子12g，菟丝子12g，鹿角胶烊化12g，杜仲12g，肉桂5g，当归9g，熟附片6g。

临证参考：兼有气虚者加党参、白术补气健脾，腹泻气下陷者加升麻、柴胡。

以上各证型，可单独出现，也可合和而病，故辨证时当需注意方剂的单用及联用。

2.中成药

(1)静脉给药

1)补益类

A.黄芪注射液：20～40mL，加入0.9%生理盐水250mL静脉滴注，每日1次，适用于气虚血瘀证和脾肾两虚证。

B.参麦注射液：20mL加入50%葡萄糖40mL中静脉注射，或40～60mL加入10%葡萄糖250mL静脉滴注，每日2次。适用于气虚血瘀证或肝肾阴虚证。

2)活血化瘀类

A.血塞通注射液：200～400mg加入25%～50%葡萄糖40～60mL静脉注射或加入5%～10%葡萄糖250～500mL静脉滴注，每日1次。适用于各种证型。

B.丹参注射液或复方丹参注射液：20～40mL加入5%～10%葡萄糖250mL中静脉滴注，每日1～2次。适用于各种证型。

C.盐酸川芎嗪注射液：80～120mg加入5%～10%葡萄糖250～500mL中静脉滴注，每日1

次。适用于瘀血较重者。

D.血栓通注射液:4～6mL 加入 5%～10%葡萄糖 250～500mL 静脉滴注,每日 1～2 次。适用于各种证型。

3)清热化痰类

A.清开灵注射液:40～60mL 加入 5%～10%葡萄糖 500mL 静脉滴注,每日 1～2 次。适用于痰热闭窍证。

B.脉络宁注射液:10～20mL 加入 5%～10%葡萄糖 250～500mL 中静脉滴注,每日 2 次。适用于痰热闭窍证和风痰阻络证。

(以上静脉用药,糖尿病患者可以 0.9%生理盐水代替葡萄糖)

(2)口服中成药

1)补中益气丸:用于气虚证,每次 6g,每日 3 次日服。

2)复方丹参片:用于气虚或血瘀证,每次 3 片,每天 3 次日服。

3)大活络丸:用于气虚或血瘀证,每次 1 丸,每天 2 次口服。

4)脑血康口服液:用于各种证型。10mL,每日 3～4 次日服。

5)华佗再造丸:用于气虚血瘀或痰瘀阻络证。每次 8g,每天 2 次口服。

3.针灸治疗

(1)电针方案

1)准备期及口腔期吞咽障碍(因均与面、口腔、舌等相关,故治疗方法相同)

选穴:颧髎(患侧),下关(患侧);外金津,外玉液。

定位:颧髎穴在面部,当目外眦直下,颧骨下缘凹陷处;下关穴在面部耳前方,当颧弓与下颌切迹所形成的凹陷中,张口时隆起,正坐或仰卧,闭口取穴;外金津及外玉液穴在颈部中线甲状软骨与舌骨之间廉泉穴直上 1.5 寸,各旁开 0.3 寸处。

治疗方法:患者取坐位或卧位,颧髎,直刺 0.5～1 寸;下关,直刺 1.0～1.5 寸;外金津、外玉液针刺时针尖向舌根方向,刺入 1.5 寸。均于得气后接通 G6805 型电针治疗仪,采用疏密波,频率为 150Hz,20 分钟后出针。每日 1 次,10 次为一个疗程。

2)咽期吞咽障碍

选穴:外金津,外玉液;双吞咽穴。

定位:外金津、外玉液穴见上。吞咽穴位于舌骨与喉结之间,正中线旁开各 0.5 寸凹陷中。

治疗方法:外金津、玉液针刺时针尖向舌根方向,刺入 1.5 寸;双吞咽穴:押手轻向外推开颈总动脉,针刺向内侧 3 分。均于得气后接通 G6805 型电针治疗仪,采用疏密波,频率为 150Hz,20 分钟后出针。每日 1 次,10 次为一个疗程。

3)食管上括约肌失弛缓

选穴:双风池、双吞咽穴。

定位:吞咽穴定位见上;风池穴位于项部,当枕骨之下,与风府穴相平,胸锁乳突肌与斜方肌上端之间的凹陷处。

治疗方法:风池,针尖向喉结方向直刺 1.5～2 寸,使针感到达喉结;双吞咽穴:押手轻向外推开颈总动脉,针刺向内侧 3 分。均于得气后接通 G6805 型电针治疗仪,采用疏密波,频率为 150Hz,20 分钟后出针。每日 1 次,10 次为一个疗程。

(2)舌针方案

选穴:神根穴(定位)舌底舌下系带根部凹陷中;佐泉穴(定位)位于舌底下系带两侧肉阜近舌下腺导管开口处;液旁穴(定位)位于左右舌下静脉内侧,距舌根1/3处;支脉穴(定位)位于左右舌下静脉外侧距舌根部分处。

方法:医生治疗前应洁净双手,并以消手液消毒,患者先用漱口液清洁口腔。嘱患者张口,操作者用左手垫消毒纱布块挟舌体向外上方提拉以固定舌体,暴露穴位。不能张口配合的患者,可先按摩下关、颊车、合谷穴,并可选用开口器以便固定舌体。操作者右手持针向舌根方向呈“伞”形深刺1～1.5寸,针下有沉重感时采用捻转手法,不留针,自左向右依次针刺7个穴位。每天1次,12次为一疗程,之后可根据患者病情恢复情况及患者耐受情况决定治疗次数或隔日治疗一次。

(3)醒脑开窍针法

穴位:内关、人中、三阴交、风池、完骨、天柱。

操作方法:双侧三阴交直刺1.0～1.5寸,行提插补法1分钟;内关行提插捻转泻法1分钟;人中穴行雀啄手法,使眼球湿润或流泪为度;风池、完骨、天柱穴针向喉结,震颤徐入2.5～3.0寸,施小幅度高频率捻转补法1分钟,以咽喉麻胀为宜。每天1次。

(4)靳三针之舌三针

处方:第一针为上廉泉,在颌下正中1寸舌骨与下颌缘之间凹陷中,第二针、第三针在上廉泉旁开0.8寸。

操作:针刺舌三针时,患者最好取仰卧位,或坐位头微仰,选用0.35mm×40mm毫针,常规消毒,单手快速进针,针尖向舌根方向呈45°～60°斜刺入25～35mm(即1寸左右),在得气的基础上,行提插捻转手法20秒,使患者舌根有酸麻胀痛感并发出声音者佳,留针30分钟。

4.其他中医治疗方法

(1)艾灸:对于神经源性吞咽障碍的患者可选用艾柱直接灸。常用穴位有耳前三穴:听宫、听会、耳门;风池、风府、百会。每个穴位灸2～3分钟,每天1次。所选用穴位具有温经通络,祛风散寒,提升阳气的作用。对于张口不能的患者尤其适于耳前三穴艾灸。

(2)穴位按摩:一般针对有张口困难的患者进行听宫、听会、颊车、太阳等穴位的揉捏、分筋理筋等按摩,在按摩的同时嘱患者做张口、闭口的动作,并维持一定的时间,由被动转为主动训练。

(3)超声中频离子导入

1)设备:药物离子超声中频治疗机。

2)中频:4.5～7.0kHz;低频:1～10kHz;超声中频:800kHz。超声强度以患者能耐受为度。

3)治疗时间:每次25分钟,15次为一个疗程。

4)选穴及极板的设置:穴位:风府穴,廉泉穴;极板:风府－正极,廉泉－负极。

5)药垫:自制中药水(解语丹原方)煎浓缩剂,置于正负极板下。

6)机制:超声中频的作用机制是对运动神经和肌肉起兴奋作用,改善肌肉的血液循环和组织营养,调节神经肌肉的张力,止痛、消炎,对吞咽肌群起到兴奋作用,使神经功能恢复。离子导入药理作用是活血化瘀,通络开窍。所选风府穴为督脉穴,并与阴维脉交会,风府入脑,并总督一身之阳经。廉泉穴为任脉穴并与阴维脉交会。任脉直达咽喉,主一身之阴经。二穴后并用,标本兼治。

四、临证经验

1.诊断明确：引起吞咽障碍的疾病有很多，明确吞咽障碍的责任病灶非常重要。如鼻咽癌放疗术后的患者若干年后出现吞咽障碍，与其他神经系统疾病导致的吞咽障碍治疗方法有所不同，需要进行鉴别。

2.吞咽障碍有时需利用现代医学检查进行详细评估，如吞咽造影检查、食管测压、纤维喉镜检查等，从而利于选择最佳治疗方案。

3.对于中风患者，是以气血不足，肝肾亏虚为基础，而中风后瘫痪卧床，又可使已虚之气更虚，正所谓“久卧伤气”。气虚则鼓动无力，脏腑经络功能减退；气化无力则出现津液输布不利，聚而成痰。中气是指中焦脾胃之气和脾胃等脏腑对饮食的消化运输、升清降浊等生理功能，也可称脾气。脾气主升，主要是将化生的水谷精微升布至全身发挥营养作用，脾又可主肌肉。吞咽功能是在神经支配下，需口腔、咽喉及食管的肌肉有序、有力地舒缩才能顺利完成。整个吞咽过程与中医的“气”的虚实及气机（升降出入）密切相关，所以，若中气不足，一是肌肉消减无力，推动激发功能减退，使机体各种功能低下并肌肉无力；二是气化功能减退，使水液停而生痰；三是痰客于咽喉，阻碍气机升降出入。正如金代医家李杲在其著作《脾胃论》中所引用《内经》：“脾胃虚则九窍不通”。所以，我们认为气虚特别是中气不足与吞咽的关系最为密切。它的主要病机是中气不足，痰浊阻窍，气机升降不利。

我们经过多年临床实践，在总结学术带头人广东省名中医黄培新教授对中风后吞咽障碍独特认识和行之有效的中医药治疗方法的基础上，研究出益气化痰开窍法为主的经验方治疗中风后吞咽障碍，取得良好效果。其基本方为：北芪 45g、党参 30g、白术 30g、砂仁 10g（后下）、升麻 10g、当归 15g、天麻 15g、法半夏 15g、石菖蒲 15g、枳壳 10g、桔梗 15g、炙甘草 5g。方中重用黄芪为君补中益气、升阳固表；党参、白术、炙甘草甘温益气、健脾益胃，砂仁理气行滞；升麻协同黄芪、党参升举下陷之阳气，当归补血和营；天麻祛风清头目；法半夏、菖蒲燥湿化痰，开窍启闭，桔梗、枳壳一升一降，疏利气机，以利咽喉之升降。共奏补中益气，化痰开窍，调理气机升降之功。若伴阳气虚者加仙灵脾 15g、巴戟天 15g 以补肾阳；伴肾阴虚者加女贞子 15g、旱莲草 15g。

五、中西医康复护理

1.吞咽动作训练

（1）口腔运动训练：包括口唇和下颌开合练习和舌运动训练。

（2）咽部冷刺激与空吞咽训练：用冰棉棒轻刺激软腭、舌根及咽后壁，能有效刺激吞咽反射，然后嘱患者做空吞咽动作，以促进吞咽力度。

（3）呼吸、咳嗽训练：为了清除咽下过程中引起误咽、使残存在喉头周围的食物咳出口腔，可先让患者充分吸气憋住，做吞咽动作，再呼气，最后做咳嗽动作。

2.摄食动作训练

（1）合理摆放食物及餐具：将食物和餐具放在便于患者使用的位置上，碗、盘应用吸盘固定。

（2）选择合适体位：患者一般取半坐位或坐位，将身体靠近餐桌，患侧上肢放在桌子上。不能坐起的卧床患者采取 30°仰卧位，头部前屈。

(3)选择合适的食物:注意调配食物的软硬度和黏度,使之易于下咽,选择易于口腔运送和吞咽、不易在黏膜上残留的均质胶冻状或糊状食物,如蛋羹、果冻、香蕉等食物。训练从胶冻状、糊状食物逐步过渡到软食、普通食物。进食时细嚼慢咽,每日量不宜过多。

(4)协助进食:帮助患者将食物送至口腔健侧,一口进食量应从3~4mL开始。

(5)辅助器具:丧失抓握能力、协调性差或关节活动受限者,应将食具加以改良,使用加长加粗的叉、勺,又或将叉、勺用活套固定在手上。

(6)注意事项

1)为患者提供良好的进食环境,培养良好的进食习惯,避免分散注意力。

2)鼓励患者尽可能自己进食,必要时才给予帮助。

3)观察患者的咀嚼和吞咽能力,防止发生误吸,根据患者情况备好吸痰机等急救物品。

3.胃肠内营养的护理

根据评估结果不能经口喂养的患者,采用鼻胃管或鼻肠管进行肠内营养支持。

(1)肠内营养的原则:肠内营养原则是浓度从低到高、容量从少到多、速度从慢到快,即由半量逐渐增至全量(1000~2000mL)速度从80mL/h泵入开始,观察患者的耐受性,逐渐调至120~150mL/h泵入,鼻饲过程中需要注意鼻饲速度和每次鼻饲量。随时评价患者的胃肠功能,如是否有呕吐、腹泻、排便、未排气及肠鸣音异常、应激性溃疡出血量在50mL以上者,必要时应暂禁食。

(2)鼻饲法的护理要点

1)一般每2~4小时鼻饲一次,清醒的患者提出合理的进食需求时给予鼻饲,每次200~300mL;避免在呕吐、腹胀、腹泻、胃潴留时进行鼻饲。

2)了解上一次鼻饲的时间、进食量和未残液量,观察有无反流、呛咳、呕吐、腹胀、腹痛;固体药物充分碾碎,完全溶解后方可注入,鼻饲液的黏稠度以用注射器注入不困难为度,温度保持在38~40℃;鼻饲时抬高床头30°~45°,颈椎、胸椎、腰椎损伤患者不宜抬高床头。

3)确认鼻饲管在胃内方可鼻饲;鼻饲前用温开水20mL冲洗胃管,缓慢灌入鼻饲液,每次进食完毕用20~50mL温开水冲洗胃管,胃管末端返折,固定胃管;避免注入空气及速度过快,鼻饲过程中观察有无呛咳、呼吸困难、恶心、呕吐等情况,如出现上述情况应停止注入,并立即吸出口鼻腔及呼吸道的误吸物;鼻饲后观察有无腹胀、肠鸣音情况及大便性质。

4)准确记录鼻饲量、时间及胃残液量。

第十二节　大便控制障碍的中医康复

一、中医辨证要点

中医学认为便秘是大便秘结不通,排便时间延长,或欲大便而艰涩不畅的一种病症。祖国医学早在《内经》中就有关于便秘的记载。

古人对神经源性大肠功能障碍从督脉论病,《难经·二十八难》云:“督脉者,起于下极之俞,并于脊里,上至风府,入属于脑”,认为肾开窍于二阴而司二便,肾阳不足气化失司则致二便潴留或失禁。从经络-经络、脏腑-经络功能联系,督脉受损,则手足三阳经阳气不足,血化生缺乏,则足阳明胃经、足太阴脾经在腹部所过之处温煦、濡养皆不足，以致肠道气损津亏。或气虚血滞、气滞血瘀，血不行则为水，导致湿盛泄泻，甚至久泻伤气，气失固摄，造成滑脱。早期患者正气尚盛，气虚血滞，而“大肠主津”功能异常，津液代谢不利，故早期多为虚实夹杂，气虚血瘀，水湿内停。水湿内停者，久郁化火可转化为湿热，使秽浊之物不能排出。患病不久即元气大伤，气血亏虚，肠燥津亏，故中后期多为虚证。若正气已虚，水湿之邪留恋不去，仍可造成脾虚湿热的虚实夹杂证。此外，脊髓损伤对患者造成严重精神创伤，情志失调，肝气郁结，壅滞肠道，而形成便秘。病理因素则与气、血、湿、热、虚有关。证型实证以瘀热内结、气滞多见，虚证以气虚、血虚、阴虚多见，并相互转化。

便秘常见证型、治法及代表方：

1.瘀热内结攻下逐瘀，泄热通便方选大承汤加减。

2.气滞行气导滞：方选六磨汤加味。

3.气虚益气健脾升阳。方选补中益气汤加味。

4.阴虚滋阴润肠，温阳通便。方选增液承气汤加味。

二、中医康复治疗思路

1.中药汤剂本病以大便排出困难为主证，故以通便为其治疗大法，但通便当辨虚实、寒热，不可皆用硝黄。避免过度泻下、攻伐而损伤正气，耗伤津液。同时结合其他辨证(脏腑辨证、气血津液辨证)，多在疾病辨证的基础上选方用药，再在患者体质基础上做药味加减。

2.针灸采用多种形式的治疗，如电针、耳针、红外线穴位照射、经皮神经电刺激、新砭石疗法等，可通过电针、汤药、推拿综合管理，达到治疗方式上因人制宜。对于马尾神经损伤导致的迟缓性大肠，可采用针刺八髎穴加用电针刺激马尾神经，以引起膀胱直肠反射。

三、中医康复方案

1.中医辨证论治根据中医理论，将该病辨证分为4型，并给以相应的中药汤剂，每日1剂，水煎内服。

(1)瘀热内结

证候特点：骨折早期，伤处肿痛，腹部胀满疼痛，腹痛拒按，大便干结，小便短赤，舌质黯红，苔薄黄，脉滑数或弦数。

治法：攻下逐瘀，泄热通便。

代表方剂：大承气汤加减。

基本处方：大黄10g、芒硝10g、当归10g、枳壳15g、厚朴15g、麻仁20g、红花10g、陈皮10g、甘草5g。

(2)气滞

证候特点：骨折早期，腹部胀满如鼓，甚则胀痛，大便秘结，欲便不得，嗳气频作，纳食减少，舌苔薄白，脉弦。

治法：行气导滞。

代表方剂：六磨汤加味。

基本处方：木香10g、乌药10g、沉香10g、大黄10g、槟榔10g、枳实15g、川芎10g。

(3)气虚

证候特点:骨折后期或合并脊髓损伤,大便硬或不硬,虽有便意,努挣无力,腹部微胀,喜按喜揉,面色白,神疲肢倦,舌淡苔白,脉虚。

治法:益气健脾升阳。

代表方剂:补中益气汤加味。

基本处方:黄芪 20g、麻仁 20g、陈皮 10g、白术 15g、党参 15g、柴胡 5g、升麻 5g、蜂蜜 10g。

(4)阴虚

证候特点:骨折后期或老年患者,大便坚涩,排出困难,面色无华,或腰脊酸冷,舌淡苔薄白,脉细涩。

治法:滋阴润肠,温阳通便。

代表方剂:增液承气汤加味。

基本处方:玄参 15g、麦冬 10g、生地 20g、大黄 10g、芒硝 10g、肉苁蓉 20g、牛膝 15g、当归 10g。

2.中成药以口服中成药为主。

(1)补中益气丸:适用于气虚证,每次 6g,每日 3 次。

(2)四磨汤口服液:用于气滞证,每次 10～20mL,每天 3 次。

(3)通腑醒神胶囊:用于瘀热内结证,每次 3 粒,每天 3 次。

(4)血府逐瘀胶囊:适用于瘀阻脉络证,用法:每次 6 粒,每日 2 次。

3.针灸治疗

(1)普通针刺:治则:根据辨证选取以及配穴治疗。选穴:天枢、上巨虚、支沟透间使。方法:针刺得气后使用泻法,留针 30 分钟。配穴:热秘加二间穴以清利大肠湿热,气秘加足三里,冷秘加隔姜灸腰阳关,气秘加灸气海、关元。血秘加血海,阴秘加三阴交,阳明加隔附子灸腰阳关。

(2)电针:天枢穴使用电针治疗,疏密波,留针 30 分钟。

(3)穴位注射或者埋线治疗:小肠俞、大肠俞、三焦俞交替埋线治疗。

(4)耳穴压豆:将表面光滑近以圆球状或椭圆状的中药王不留行籽或小绿豆等,贴于 0.6cm×0.6cm 的小块胶布中央,然后对准耳穴贴紧并稍加压力,使患者耳朵感到酸麻胀或发热。耳穴压豆,主穴为胃、大肠、小肠、直肠、三焦、内分泌;配穴为脾、肾,随证选用。贴后嘱患者每天自行按压数次,每次 1～2 分钟,以酸胀痛为度,每次贴压后保持 3～7 天,两耳交替。

4.推拿治疗在腹部以神阙穴为中心用摩法进行环形顺时针按摩,配合点按天枢穴。每次 10～15 分钟,每日 1～2 次,以肠道有轻度受压感为度。中风后便秘患者多因气虚所致,用一指禅推中脘、天枢、关元、大横、大肠俞、八髎、长强,按揉足三里、支沟。

采用腹部脐周顺时针方向行掌揉法,天枢穴点按法,足阳明胃经循经点按以及循经擦法治疗。

5.中药外用必要时用大黄粉、大承气汤等保留灌肠。

6.足浴联合足部按摩按摩时取足部胃、小肠、大肠、结肠、腹腔、神经丛、十二指肠、肛门反射区为主反射区,肾、输尿管、膀胱反应区为辅反射区;可促进胃肠蠕动,减少便秘的发生。足浴是足底按摩的前期准备,通过浴液的温度刺激、手对足的揉搓,可增加足底反射区的刺激强度,进而提高临床疗效。该方法既节省费用,又方便易行。

四、康复护理

1.对于便秘的患者，观察大便的性状、次数，尤其是服用泻药者，需估计其排便时间，尽量避免污染衣物床单，减少患者局部皮肤的受损及避免清洗时的受凉。

2.皮肤护理：保持床单、被服干净，保持肛周、臀部皮肤清洁干燥，防破损。如出现肛周发红，可涂氧化锌油保护。

3.饮食指导：清淡、规律饮食，禁烟、酒、避免导致大便松散的食物，如辛辣食品等。

4.肠道护理的注意事项：无论是何种类型的神经源性大肠病变，在进行规律的肠道护理之前，应先将肠道中积存的粪便排清。肠道训练的时间要符合患者的生活规律，并根据患者情况进行调整和评价。当患者出现严重腹泻时，注意对肛周皮肤保护，防止肠液刺激皮肤发生破溃。室内应及时开窗通风，保持空气清新，去除不良气味。便秘也是导致脊髓损伤患者自主神经反射异常的主要原因之一，因此应监测脊髓损伤患者的自主神经反射异常的临床表现，并及时排除肠道原因。

第十三节　神经源性膀胱的中医康复

一、中医辨证要点

脊髓损伤所引起的一系列症状在中医属“痿证”、“痿躄”、“体惰”等范畴。尿潴留在中医属“癃闭”。《灵枢·本输》云：“三焦者，足少阳太阴之所将，太阳之别也，上踝五寸，别人贯腨肠，出于委阳，并太阳之正，入络膀胱，约下焦，实则癃闭，虚则遗溺，遗溺则补之，癃闭则泻之”。孙思邈在《千金要方》中载有治小便不通方剂十三首，并在该书中载有用鹅管导尿术治小便不通的方法。王焘在《外台秘要》中载有用盐及艾灸等外治法治疗癃闭的论述。明代张景岳把癃闭与淋证分开论治，并将癃闭的病因病机归为四个方面，即：热结膀胱，热闭气化，热居肝肾；败精槁血，阻塞水道；真阳下竭，气虚不化；肝强气逆，气实而闭。并对气虚不化及阴虚不能化阳所致癃闭的治法独有见解。

该病病位在膀胱，但与三焦、肺、脾、肾的关系密切。肺失其肃降，则不能通调水道，下输膀胱；脾气虚弱，则不能升清降浊；肾阳亏虚，气不化水，肾阴不足，湿热凝结，均可引起膀胱气化失常而形成癃闭。对癃闭的辨证首先要分清虚实，然后再权衡轻重缓急，进行治疗。脊髓损伤后尿潴留由外伤所引起，暴力伤及腰背，引起腰背气机逆乱，血溢脉外，膀胱气机阻滞，更兼督脉受伤，督脉主一身阳气，阳气不足，膀胱气化失司，见为排尿困难之实证；而损伤日久，肾气亏虚，精气生化乏源，不能温煦机体，更加重了尿潴留；且脾主运化水液，肺主通调水道，久卧伤脾，瘀血阻滞其运化和升清降浊，加之该病病程长，病情复杂致肝气不舒形成肝郁气滞，故该病后期多为以虚为主的虚实夹杂证型。

神经源性膀胱常见证型、治法及代表方：

1.膀胱湿热清热通淋。代表方剂：八正散加减。

2.气虚血瘀：益气活血。代表方剂：补阳还五汤加减。

3.肝肾亏虚：补益肝肾。代表方剂：六味地黄丸加减。

二、中医康复治疗思路

1.本证的中医辨证首先要判别病之虚实，其次要了解病情之缓急，病势之轻重。临证时，虽与中医隆闭症状相似，但其发生机制略有不同，治疗应以综合治疗为原则，必要时要给予导尿。

2.本证的治疗原则应以“腑以通为用”为原则。但通利之法，又因证候、虚实之不同而异。实证者宜清邪热，利气机，散瘀结；虚证者宜补脾肾，助气化。不可滥用通利小便之法。对于水蓄膀胱之急症，应配合针灸、取嚏、探吐、导尿等法急通小便。

3.针灸：以通调膀胱气化为主，选足太阳、足少阴、足太阴和任脉等经穴为主，如肾俞、膀胱俞、三焦俞、中极、气海、阴陵泉、三阴交、阴谷、委阳。肾气不足者，配合艾灸治疗，往往可取效。

三、中医康复治疗方案

1.中药辨证用药

(1)膀胱湿热

证候特点：发热，下腹胀满，可导出浑浊尿液，口干，舌红，苔黄腻，脉弦滑。

治法：清热通淋。

代表方剂：八正散加减。

基本处方：车前子15g，金钱草30g，通草10g，瞿麦15g，萹蓄10g，滑石30g，白茅根20g，海金沙30g，芍药15g，生甘草5g，生大黄10g。

(2)气虚血瘀

证候特点：神疲乏力，脸色苍白，气短，小便不出舌淡，苔薄白，脉弦细。

治法：益气活血。

代表方剂：补阳还五汤加减。

基本处方：黄芪30g、当归10g、赤芍15g、地龙10g、桂枝10g、白术15g、升麻5g、柴胡5g、山药15g、丹参20g。

(3)肝肾亏虚

症候特点：体倦，乏力，腰膝酸软，小便难解，舌红，苔少，脉细数。

治法：补益肝肾

代表方剂：六味地黄丸加减。

基本处方：熟地黄20g、山萸肉15g、怀山药15g、茯苓15g、泽泻1g、牡丹皮10g、黄芪20g、杜仲15g、桑寄生20g、怀牛膝20g。

2.中成药

(1)静脉给药

1)清开灵注射液：20～40mL加入5%～10%葡萄糖250～500mL中静脉滴注，每日1次。适用于膀胱湿热证。

2)黄芪注射液：20～40mL，加入0.9%生理盐水250mL静脉滴注，每日1次，适用于脾肾阳虚证。

3)参麦注射液：20mL加入50%葡萄糖40mL中静脉注射，或40～60mL加入10%葡萄糖

250mL 静脉滴注,每日 2 次。适用于肝肾阴虚证。

4)丹参注射液或复方丹参注射液:20～40mL 加入 5%～10%葡萄糖 250mL 中静脉滴注,每日 1～2 次。适用于各种证型。

(2)口服中成药

1)尿感宁颗粒:适用于膀胱湿热证,每次 6g,每日 3 次。

2)复方丹参片,用于气虚或血瘀证,每次 3 片,每天 3 次。

3)大活络丸,用于气虚或血瘀证,每次 1 丸,每天 2 次。

4)健步虚潜丸:适用于肝肾亏虚证,用法:每次 1 丸,每日 2 次。

5)血府逐瘀胶囊:适用于瘀阻脉络证,用法:每次 6 粒,每日 2 次。

3.针灸治疗近年来针灸治疗神经源性膀胱的临床研究文献表明,针灸已经成为神经源性膀胱治疗的主要手段,效果明确,安全性高,应用广泛。大部分研究文献采用督脉穴位及夹脊穴为主,三阴交、气海、关元配合阴陵泉,八髎穴配合会阳穴等。

4.点穴疗法

点穴疗法是中国传统医学遗产的一部分,具有手法强、力度大、刺激量足、易激发经气等特点,能在较短的时间内,达到疏通经络、行气活血、平衡阴阳、扶正祛邪的作用。

5.穴位注射

穴位注射是在针刺疗法及西医学封闭疗法的基础上形成的一种疗法,通过对特定穴位注射药物,能加强对穴位的刺激强度和作用时间而提高疗效。董新民选取三阴交、中极注射新斯的明,结果 15 例患者均穴注 1 次即能排尿。

6.温箱灸中医学认为脊髓损伤导致排尿障碍多因损伤阳气,久则肾元亏虚、膀胱失约、气化不利所致。脊髓损伤后尿潴留其疾病的形式主要责之膀胱,因此治疗上主要针对膀胱气化不利。温灸中极、关元、气海三穴以达到温化下焦、振奋肾阳、启闭通便之效。中极可以疏通膀胱、促进气化,通利小便;关元可以温补下元,鼓舞膀胱气化,以达启闭通便功效;气海可调一身之气,有强壮作用。通过艾灸此三穴,以发挥培元固本、调摄膀胱、通利气机的功效。

四、经验分享

1.本证在临床所见,大部分为虚证,以气虚、肾虚为主,兼有瘀血。故治疗多以补中益气、通督温肾为大法。即使有尿路感染,因其感觉缺失,往往仅有发热甚至高热寒战等证而无小便赤热涩痛感,故辨证时需注意。

2.人体脊髓位置与中医督脉类似,故脊髓损伤后,瘀血阻滞督脉,引起经行不畅,脏腑经络缺乏濡养,气血失调,致使筋骨失养,肢体失用产生萎痹,脏腑气血不通气化失司,致二便功能出现障碍,故治疗上要重视温通督脉,针刺选穴时当选督脉及夹脊穴来疏通督脉,往往取得较好效果。

3.中医八髎穴与会阳穴均属膀胱经,且位于骶尾神经所在,故针刺治疗时常常选用此穴,可调节膀胱气化功能、疏通经气,从而促进自主排尿的恢复。

4.中医艾灸对本证也有良好效果。常用穴位水分、神阙、中极、气海、关元等。且用温箱灸法,可使这几个穴位同时灸,效果更加理想。

5.本证部分患者治疗较难,当综合中西医各种方法方可,故要熟练掌握各种治疗的适应证及禁忌证，辨证治疗。

五、康复护理

1.膀胱管理方法

(1)仔细观察患者小便情况，并做好记录，即每天的次数、尿量、进食进水情况等。

(2)间歇导尿注意事项：①应指导患者严格的遵守饮水计划；②指导患者学会记录、观察自排尿液和导出尿液的性状；③当插入导尿管有困难或遇到阻力时，应稍候约5分钟，让膀胱的括约肌松弛，然后再尝试，若情况没有改善，应前往医院诊治；④理想情况下，导尿的尿量应控制在500mL以下；⑤指导患者如遇到下列情况应及时报告医护人员：发热、小便有血、混浊、有异味，下腹或背部疼痛，尿管插入时感觉有异常疼痛或遇阻力难以插入等。

(3)留置导尿注意事项：①每日2次消毒患者尿道口和导尿管接近患者尿道口部分，排便后清洗肛门及会阴部皮肤；②留置尿管期间应鼓励患者每日摄入水分在2000mL以上，包括口服和静脉输液等，以达到生理性膀胱冲洗的目的；③不常规行人工膀胱冲洗，应根据膀胱是否感染的情况来决定是否冲洗；④每周更换集尿袋，若有尿液性状、颜色改变，需及时更换；⑤频率根据导尿管产品说明书指导，一般1～4周更换1次。

(4)协助并指导患者进行膀胱功能训练：包括盆底肌训练、尿意习惯训练、代偿性排尿训练、反射性排尿训练等。

2.膀胱护理的注意事项

(1)膀胱护理前：要接受尿流动力学检查或进行简易膀胱测压法，以确定膀胱类型并制订安全的康复护理计划。

(2)预防自主神经反射异常：自主神经反射异常是伴有高血压的一种综合征，是由于不受控制的交感神经系统反射亢进引起的，大部分发生在T6水平以上的脊髓损伤的患者，经常是在损伤后2个月起病，表现为突发性血压升高、心跳过缓、搏动性头痛、面色潮红、视力模糊、鼻塞等，有可能威胁生命。尿潴留是导致自主神经反射异常的主要原因之一，因此，当患者出现以上临床表现和体征时，应及时检查膀胱情况，及时排除尿液，缓解压力。

(3)患者配合：实施清洁间歇导尿的患者应遵守饮水计划，并指导患者做好自我监控和并发症的监测、预防。

(4)因人而异：应根据患者的病情、日常生活活动能力、家庭支持情况等综合评估，选择合适的膀胱管理方法。

(5)保护患者：加强心理护理，消除患者焦虑和紧张情绪；保护患者隐私，提供隐蔽的排尿环境，请无关人员回避；导尿时必须严格遵守无菌操作原则，加强会阴部清洁护理，预防感染。

第十四节　眩晕的中医康复

一、中医辨证要点

中医自古即有“诸风掉眩，皆属于肝”、“无痰不作眩”、“无虚不作眩”的名言。认为眩晕的发生主要与以下病因有关；情志不遂，肝失调达；年高肾精亏损；饮食不节，痰湿内生；病后体虚，气血亏虚；久病入络，瘀血内阻。

眩晕基本病理变化，不外虚实两端，虚者为髓海不足，或气血亏虚，清窍失养；实者为风、炎、痰、瘀扰乱清空。本病的病位在于头窍，病变脏腑主要与肝、脾、肾三脏相关。眩晕的病变过程中，各证候可相互转化，如脾胃虚弱，气血亏虚而致眩晕，而脾虚又可聚湿生痰，两者相互影响，临床上可以表现为气血亏虚兼有痰湿中阻的症候。另外，久病入络形成瘀血，导致瘀血阻滞、虚实夹杂。眩晕日久，阴虚阳亢，风阳上扰，往往有中风之可能。

眩晕常见证型、治法、代表方如下：

1.肝阳上亢治宜平肝潜阳，滋养肝肾。方选天麻钩藤饮加减。

2.痰浊中阻治宜息风涤痰，健脾和胃。方选半夏白术天麻汤或涤痰汤加减。

3.气血亏虚治宜补益气血，调养心脾。方选归脾汤加减。

4.肾阴不足治宜滋养肾阴，填精补髓。方选左归丸加减。

5.肾阳不足治宜温补肾阳。方选右归丸加减。

6.瘀血阻络治宜祛瘀生新，活血通络。方选血府逐瘀汤加减。

二、中医康复治疗思路

1.中药汤剂：眩晕大多为本虚标实，虚实夹杂。发作形式可为急性，也可为慢性过程，或急性发作后缠绵不愈，并时有急性发作。临床上，遵循中医“急则治其标”的原则，对于急性发作，眩晕明显者，以治痰、息风为主；若急性发作，但眩晕不甚剧烈者，可标本兼治，给予补益气血阴阳的同时，在辨证的基础上加化痰息风之品；在眩晕慢性过程中，多见为气血不足，尤其以中气不足为多见，故治当以补中益气为治疗大法加减治疗。兼阴虚者加滋补肾阴之品，兼阳虚者加补益阳气之品。若久病不愈，往往兼有瘀血，酌加活血化瘀甚者加虫类药搜风通络。

2.针灸对于眩晕也有很好疗效。根据虚实给予选穴针刺。急性期常用灸百会的方法，可获显效。

3.对于因颈椎病所致眩晕，往往伴有肩颈酸痛，可与中医推拿按摩及中药外敷的方法合用，方能取得好的疗效。

三、中医康复治疗方案

1.辨证论治

(1)肝阳上亢

主症：眩晕耳鸣，头重脚轻，头目胀痛，面红目赤，急躁易怒，肢麻，舌红或黯红，苔黄或薄白，脉弦或弦细数。

治则：平肝潜阳，滋养肝肾。

方药：天麻钩藤饮加减。

天麻 15g，钩藤后下 15g，石决明先煎 20g，川牛膝 15g，栀子 15g，黄芩 15g，益母草 15g，杜仲 15g，桑寄生 15g，夜交藤 20g，茯神 20g。

临证参考：本证以标实为主，但往往也可同时出现肾阴虚或肝肾阴虚的本虚证表现，宜加强滋养肝肾之药，如生牡蛎、龟甲、鳖甲、首乌等；若肝肾阴亏严重，应参考肾精不足证加减治之。

(2)痰浊中阻

主症：眩晕发作时头脑胀重，胸膈痞满，呕恶痰多，纳呆腹胀，倦怠乏力，舌淡胖有齿痕，苔腻，脉濡或滑。

治则：息风涤痰，健脾和胃。

方药：半夏白术天麻汤或涤痰汤加减。

半夏白术天麻汤：半夏 15g，天麻 15g，白术 15g，茯苓 15g，陈皮 5g，甘草 5g，生姜 10g，大枣 10g；涤痰汤：半夏 15g，茯苓 15g，陈皮 Sg，枳实 10g，胆南星 10g，石菖蒲 10g，人参 5g，竹茹 10g，甘草 5g。

临证参考：痰湿浊重者，倍加半夏燥湿祛痰，重用茯苓、泽泻、车前子以利水渗湿，或加藿香、佩兰芳香化浊。眩晕甚者，可加僵蚕、胆南星、白芥子以加强涤痰息风之力，加白蒺藜祛风止眩。痰湿挟热而见口苦、苔黄腻者，可加黄芩、栀子、竹茹、枳实以清热除痰。兼有气虚者，酌加黄芪、党参以益气健脾。

(3)气血亏虚

主症：眩晕常因劳倦而发，动辄加剧，耳鸣耳聋，神疲乏力，气短懒言，声音低怯，肢体倦怠，面色不华，心悸不宁，食少腹胀，大便时溏，舌质淡，苔薄，脉细缓无力。

治则：补益气血，调养心脾。

方药：归脾汤加减。

黄芪 15g，龙眼肉 15g，人参 10g，白术 15g，当归 10g，茯神 20g，酸枣仁 10g，远志 10g，木香 5g，甘草 5g。

临证参考：临证可酌情加何首乌、熟地、白芍以助养血，加天麻、白蒺藜息风定眩。若气虚清气不升者，用补中益气汤加减，以益气升阳。兼见气血虚弱者，可用八珍汤加减，以双补气血。

(4)肾阴不足

主症：眩晕屡发，耳鸣耳聋，精神萎靡，健忘易倦，腰膝酸软，心烦少寐，多梦遗精，手足心热，盗汗，口干，舌质红，苔少，脉沉细。

治则：滋养肾阴，填精补髓。

方药：左归丸加减。

熟地黄 15g，山茱萸 10g，山药 15g，枸杞子 10g，龟板胶 15g，鹿角胶 15g，菟丝子 10g，川牛膝 15g。

(5)肾阳不足

主症：眩晕屡发，耳鸣耳聋，精神萎靡，健忘易倦，腰膝酸软，形寒肢冷，小便清长，舌淡，苔白，脉沉细无力。

治则：温补肾阳。

方药：右归丸加减。

熟附子10g，肉桂5g，鹿角胶15g，熟地黄15g，山茱萸10g，枸杞子10g，山药10g，菟丝子10g，杜仲15g，当归10g。

（6）瘀血阻络

主症：眩晕反复发作日久，头目昏眩，常伴耳鸣耳聋，胀闷刺痛感，舌质黯红或有瘀点，脉细涩。

治则：祛瘀生新，活血通络。

方药：血府逐瘀汤加减。

当归10g，桃仁10g，川芎10g，红花50g，赤芍15g，牛膝15g，柴胡10g，枳壳10g，桔梗5g，生地黄15g，甘草5g。

临证参考：兼有脾胃虚弱，加党参、白术、茯苓补气健脾。兼见风痰上扰，加制半夏、僵蚕、制南星涤痰化浊，加天麻、白蒺藜息风定晕。

以上各证型，可单独出现，也可合而病，故辨证时当需注意方剂的单用及联用。

2.中成药

（1）中药注射液

1）活血化瘀类药

A.葛根素注射液：静脉滴注，200～400mg加入5%葡萄糖注射液500mL中静脉滴注，1次/日，10～20天为一疗程，可连续使用2～3个疗程。超过65岁的老年人连续使用总剂量不超过5g。多用于眩晕伴有肩颈不适，偏于有阳热证候者。

B.川芎嗪注射液：静脉滴注，40～80mg稀释于5%葡萄糖注射液或氯化钠注射液250～500mL中静脉滴注，1次/日，10天为一疗程。多用于眩晕偏阳虚或无阳热证候者。

C.天麻素注射液：肌内注射，0.2g，1～2次/日。静脉滴注，0.6g，用5%葡萄糖注射液或0.9%氯化钠注射液250～500mL稀释后使用，1次/日。作用：改善脑循环。

2）补益类

A.参麦注射液：肌肉注射，2～4mL，1次/日。静脉滴注，10～60mL，用5%葡萄糖注射液250～500mL稀释后应用，1次/日。用于气虚或气阴两虚者。

B.黄芪注射液：肌肉注射，2～4mL，1～2次/日。静脉滴注，10～20mL，用5%葡萄糖注射液或0.9%氯化钠注射液250～500mL稀释后使用，1次/日。用于气虚或气阳两虚者，有阳热证者慎用。

C.参芪扶正注射液：静脉滴注，一次250mL，1次/日。用于气虚较甚者。

（2）口服中成药

1）天麻素片：口服，成人一次50～100毫克，3次/日。作用：改善脑循环。

2）全天麻胶囊：口服，2～6粒，3次/日。功能：祛风通络，活血止痛。

3）补中益气丸：口服，一次8～10丸，3次/日。用于中气不足，稍操劳则眩晕加重者，多与六味地黄丸合用。

4）六味地黄丸：口服，6～8粒，3次/日，1个月为一个疗程。用于肾虚眩晕，头目昏沉不爽者，多与补中益气丸合用。

5）归脾丸：口服，一次8～10丸，3次/日。用于心脾两虚证，眩晕伴睡眠差者。

【应用注意】

以上所列药物，原则上每一种类选用1种，根据病情虚实程度，选择一类或两类合用。

结合现代医学检查，若TCD提示血流增快者，可用活血作用较强的中成药，若血流缓慢者，往往联用补气的静脉用药。

3.针灸治疗

(1)针刺

治则：风阳上扰者平肝潜阳、清利头目，只针不灸，泻法；痰浊上蒙者健脾除湿、化痰通络，针灸并用，平补平泻；气血不足者补益气血、充髓止晕，针灸并用，补法；肝肾阴虚者补益肝肾、滋阴潜阳，以针为主，平补平泻。

处方：以头部和足少阳经腧穴为主。百会、风池、头维、太阳、悬钟。加减：风阳上扰加行间、太冲、太溪滋水涵木、平肝潜阳；痰浊上蒙加内关、中脘、丰隆健脾和中、除湿化痰；气血不足加气海、血海、足三里补益气血、调理脾胃；肝肾阴虚加肝俞、肾俞、太溪滋补肝肾、培元固本。

操作：针刺风池穴应正确把握进针的方向、角度和深浅；其他腧穴常规针刺；痰浊上蒙者可在百会加灸。重症每日治疗2次，每次留针30分钟至1小时。

(2)灸法

1)艾灸：作用：温阳补气、温经通络、消瘀散结。适应证：用于气虚、阳虚、瘀血阻滞者。方法：选穴：百会、风池、大椎穴。施灸时将艾条的一端点燃，对准应灸的腧穴部位，距皮肤2～3cm，进行熏烤。熏烤使患者局部有温热感而无灼痛为宜，一般每处灸5～7分钟，至皮肤红晕为度。

2)雷火灸：适应证和方法同艾灸，有药力峻、火力猛、渗透力强、灸疗广泛的特点。

4.推拿按摩

(1)作用：头部按摩可使气血经络通畅。适宜气虚血瘀、经络不通者。

(2)方法：五指拿头顶督脉和两旁太阳，少阳经，自前发际经头顶向后至枕部，止于两侧风池穴，配合头部百会、四神聪、风池、风府的按压、揉按治疗。

5.其他

(1)运动疗法：八段锦、太极拳、气功等。作用：滋阴助阳、培元补气、疏通经络、活血化瘀。适宜体弱气血不足、肝肾亏虚、瘀血阻滞者。

(2)中药外敷：作用：补益气血，平衡阴阳，活血通络。以虚证、瘀证为主。

(3)中药枕：作用：平衡气血、调节阴阳。适宜各类体质的人群。

【临床经验分享及注意事项】

1.分清眩晕是中枢性还是周围性，查明病因，注意排除一些如脑部肿瘤、高血压危象等险恶病症。

2.中枢性眩晕需利用现代医学检查进行脑血管评价，如TCD、MRI＋MRA、CTA、椎－颈动脉彩超等，必要时进行脑血管DSA检查，以明确血管情况，利于选择最佳治疗方案。

3.中药的应用，在辨证的基础上，有以下经验用药：

(1)无论何种中医证型，均可在辨证的基础上加用葛根、川芎以活血引药入脑；若伴有项、背、肩或酸或痛或酸痛不适者，可在辨证的基础上加用葛根、白芍以解肌，加羌活、防风祛风除湿并引药人督脉(项背正中)；伴有肢体麻木者，可加用桂枝、桑枝、灵仙等药以通经活络。伴有睡眠障碍者可加用葛根、川芎、酸枣仁、五味子、龙骨、牡蛎等安神之品。

(2)临床常见并非真正眩晕,而是感觉头脑昏沉不爽、易疲劳、学习及工作能力下降、睡眠欠佳者等亚健康状态者,临床证时常用补中益气汤按上述方法加减,屡屡收效。

4.住院患者突发头晕或头晕加重,应注意查明病因。如血压高者,应根据情况降压治疗,如出现肢体乏力加重、语言欠清等症状等,应注意排除是否再中风等,如外感引起头晕者,可加强解表治疗等。

四、中西医康复护理

1.一般护理措施

(1)起居护理:病室保持安静、舒适,减少探视。床铺平稳,避免碰撞摇动。头晕发作时要卧床休息,闭目养神,尽量减少头部转侧活动。症状缓解后方可下床活动,动作应缓慢,防止起立行走跌倒。注意劳逸结合,保证充足的睡眠,生活有规律。平时避免起坐动作太快,或尽量少作旋转、弯腰等动作。气血亏虚患者正气不足,应避风寒,慎起居,预防感冒。因颈椎病所致头晕者,应避免长时间伏案工作,不宜睡高枕。

(2)病情观察:观察患者头晕的诱发因素、发作的频次、持续时间、程度、性质以及血压、舌苔、脉象;注意观察有无头痛、恶心呕吐、视物旋转、心悸、乏力等伴随症状;观察有无剧烈头痛、肢体麻木、半身不遂、舌强言謇等中风先兆症状,应及时报告医生,采取急救措施。

(3)饮食调摄:饮食宜清淡有营养,多食水果和蔬菜,忌食辛辣、刺激、肥甘厚腻、生冷之品。肝阳上亢者,应忌辛辣刺激、煎炸之品,戒酒;平时多食新鲜蔬菜,如菊花脑、芹菜、萝卜、海带、海蜇等,可多吃新鲜的水果。虚证头晕者,应加强营养,多食血肉有情之品,如猪肝、鸡蛋、红枣、桃仁、龙眼肉等。

(4)情志护理:积极疏导患者,使其保持肝气条达,引导患者培养豁达乐观的心态,学会自我调节,保持情绪稳定。

(5)用药护理:中药汤剂以温热服用为宜,一般药物遵医嘱按时按量服用。补益药宜在早晚温服。头晕发作伴呕吐者,中药宜浓煎,少量频服、温服,或用姜汁滴舌后服用,应观察用药后症状缓解情况和时间;服药后患者发生呕吐,应报告医生予以重新配药。

(6)健康教育:指导患者正视疾病,养成良好的生活习惯,劳逸结合,避免突然、剧烈的体位改变和头颈部运动。注意适当运动,可选择打太极拳、练八段锦及五禽戏等健身运动,以促进血脉流畅,增强体质。外出时不宜乘坐高速车、船,避免高空作业。定时、定位测量血压,发现异常变化或自身有其他不适时应及早就医。

2.中医特色护理

(1)穴位按摩:肝肾阴虚者可取穴足三里、三阴交等穴;痰浊中阻呕吐者可取穴内关、中脘、脾俞等穴;气虚血瘀头晕者可取穴足三里、血海等穴。

(2)耳穴压豆:高血压致头晕者可取穴神门、降压点、心、枕、皮质下等;梅尼埃氏病致头晕者可取内耳、神门、脾、肾、枕等穴。

第十五节　头痛的中医康复

一、中医辨证要点

头痛一证首载于《内经》，在《素问·风论》中称之为"首风"、"脑风"，描述了"首风"与"脑风"的临床特点。《伤寒论》："少阳头痛，往来寒热，不可发汗，用柴胡汤调解之"。"厥阴头痛，干呕吐涎沫，用吴茱萸汤"。《丹溪心法·头痛》提出头痛"如不愈各加引经药，太阳川芎，阳明白芷，少阳柴胡，太阴苍术，少阴细辛，厥阴吴茱萸"，至今对临床仍有指导意义。

"头为诸阳之会"，"清阳之府"。五脏精华之血，六腑清阳之气，皆上会于头，外感诸邪，上犯巅顶，清阳之气不得舒展，可导致头痛。内伤的病证，或气血虚弱无以上荣于脑，或瘀血痰浊，阻塞经络，或情志不遂，肝阳上扰，均可发生头痛。"伤于风者，上先受之"，"高巅之上，惟风可到"。所以外感头痛虽为六淫所致，但以风邪引起最为多见。内伤头痛，多与肝、脾、肾三脏功能失调有关。

因本节主要讨论神经系统疾病所致头痛，一般无外感症状，故本节不讨论外感头痛而以内伤头痛为主。

内伤头痛常见证型、治法、代表方如下：

1.肝阳头痛治宜平肝潜阳。方选天麻钩藤饮加减。

2.血虚头痛治宜滋阴养血。方选加味四物汤加减。

3.痰浊头痛治宜化痰降逆。方选半夏白术天麻汤加减。

4.瘀血头痛治宜活血化瘀，通窍止痛。方选通窍活血汤加减。

5.肾虚头痛治宜养阴补肾，填精生髓。方选大补元煎加减。

二、中医康复治疗思路

1.中药汤剂：中药治疗头痛疗效理想，副作用少，是临床常用的方法。尤其是偏头痛及紧张性头痛，中药汤剂疗效显著。

2.内伤头痛则多属虚证，治法以补虚为主。至于痰浊、瘀血头痛多为虚中挟实，本虚标实，治疗时应分别标本缓急，头痛剧烈则以治标实为先，头痛缓解则以补虚为主。

3.针灸治疗头痛有很好的疗效。以头针疗法为主，取穴原则为近取法、远取法、近取与远取结合法、随证取穴法等。

4.其他：可配合拔罐、耳针法、皮肤针法以及穴位注射法等中医传统治疗。

三、中医康复治疗方案

1.辨证论治

(1)肝阳头痛

主症：头晕胀痛，心烦易怒，睡眠不安，兼见面红口干，舌苔薄黄，或舌红少苔，脉细数或弦。

治则：平肝潜阳。

方药：天麻钩藤饮加减。

天麻15g，钩藤15g，石决明20g，山栀10g，黄芩10g，丹皮10g，桑寄生15g，杜仲15g，牛膝10g，益母草20g，白芍15g，夜交藤20g。

临证参考：若因肝郁化火，肝火上炎，症见头痛剧烈，目赤口苦，急躁，便秘溲黄者，加夏枯草、龙胆草、大黄。若兼肝肾亏虚，水不涵木，症见头晕目涩，视物不明，遇劳加重，腰膝酸软者，可加枸杞、白芍、山萸肉。

(2)血虚头痛

主症：头痛且昏，午后较甚，神倦，心悸，面色少华，甚则委黄，或有出血病史，妇女多产，月经过多等。舌质淡，脉细弱。

治则：滋阴养血。

方药：加味四物汤加减。

当归10g，生地15g，白芍15g，首乌10g，川芎10g，菊花10g，蔓荆子10g，五味子10g，远志10g，酸枣仁10g。

临证参考：若因血虚气弱者，兼见乏力气短，神疲懒言，汗出恶风等，可加党参、黄芪、白术；若遇冷风或遇寒则痛者，可与川芎茶调散合用；若阴血亏虚，阴不敛阳，肝阳上扰者，加天麻、钩藤、石决明、菊花等。

(3)痰浊头痛

主症：头痛昏蒙，胸脘满闷，呕吐痰涎，舌苔白腻，脉滑。

治则：化痰降逆。

方药：半夏白术天麻汤加减。

半夏15g，陈皮10g，白术15g，茯苓15g，天麻15g，白蒺藜15g，蔓荆子15g。

临证参考：痰湿久郁化热，口苦便秘，舌红苔黄腻，脉滑数者，可加黄芩、竹茹、枳实、胆星。若胸闷、呕恶明显，加厚朴、枳壳、生姜和中降逆。

(4)瘀血头痛

主症：头痛经久不愈，痛处固定不移，痛如锥刺，或有头部外伤史。舌质紫或有瘀斑，脉细涩。

治则：活血化瘀，通窍止痛。

方药：通窍活血汤加减。

川芎10g，赤芍15g，桃仁10g，益母草15g，当归10g，白芷10g，细辛3g。

临证参考：若头痛较剧，久痛不已，可加全蝎、蜈蚣、土鳖虫等，搜风剔络止痛。

(5)肾虚头痛

主症：头痛且空，头晕耳鸣，腰膝酸软，神疲乏力，滑精带下，舌红少苔，脉细无力。

治则：养阴补肾，填精生髓。

方药：大补元煎加减。

熟地15g，枸杞10g，女贞子10g，杜仲15g，川断15g，龟板15g，山萸肉15g，山药15g，人参10g，当归10g，白芍15g。

临证参考：若头痛而晕，头面烘热，时伴汗出，证属肾阴亏虚，虚火上炎者，去人参、加知母、黄檗，以滋阴泄火，或方用知柏地黄丸。若头痛畏寒，面色白，四肢不温，腰膝无力，舌淡，脉细无力，证属肾阳不足者，当温补肾阳，方用右归丸或金匮肾气丸加减。

2.中成药治疗

(1)通天口服液:每次1支,3次/天。用于头痛偏寒者。

(2)养血清脑颗粒:每次1包,3次/天。用于肝血亏虚之头痛。

(3)黄连上清丸:每次1～2丸,2次/天。临床多用于头痛有内热伴牙痛、咽喉痛等。

(4)元胡止痛片:口服,每次4～6片,每日3次。具有理气、活血、止痛之功,可有效缓解疼痛。使用注意事项:孕妇慎用。

(5)脑立清:口服,每次10粒,每日2次。用于头痛伴头晕目眩,耳鸣口苦,心烦难寐症状者。使用注意事项:孕妇、脾胃虚弱者忌服。本品可引起过敏性药疹。

3.针灸治疗

(1)按头痛部位分经治疗

治法:疏调经脉,通络止痛。

主穴:太阳头痛(后枕痛):天柱、后顶、风池、后溪、申脉;

少阳头痛(侧头痛):太阳、率谷、悬颅、外关、侠溪;

阳明头痛(前额痛):上星、印堂、阳白、合谷、内庭;

厥阴头痛(颠顶痛):百会、前顶、通天、内关、太冲;

全头痛:印堂、太阳、百会、头维、天柱、风池、合谷、外关、内庭、足临泣。

(2)按外感、内伤辨证治疗

1)外感头痛

治法:祛风通络,散邪止痛。以督脉及手太阴经穴为主。

主穴:百会、太阳、风池、列缺。

配穴:风寒头痛加风门、合谷;风热头痛加大椎、鱼际;风湿头痛加偏历、阴陵泉。

操作:毫针泻法。

2)内伤头痛

治法:实证者疏通经络,清利头窍;虚证者疏通经络,滋养脑髓。以督脉及头局部经穴为主。

主穴:百会、头维、风池。

配穴:肝阳头痛加太冲、太溪、侠溪,属于侧头痛再加太阳、率谷、悬颅、外关;痰浊头痛加太阳、中脘、丰隆、阴陵泉;瘀血头痛加阿是穴、内关、血海;血虚头痛加气海、血海、足三里;肾虚头痛加太溪、肾俞、悬钟。

操作:实证毫针泻法;虚证百会及配穴用补法,头维、风池平补平泻法。瘀血头痛可在局部及膈俞行点刺出血。

4.其他

(1)拔罐:可以逐寒祛湿、疏通经络、促进局部血液循环,达到消肿止痛、恢复功能的目的,选风门拔罐或艾灸,大椎点刺出血。适用于外感头痛。

(2)耳针法:选枕、额、脑、神门,毫针刺,或埋针,或王不留行籽压丸。

(3)皮肤针法:用皮肤针叩刺太阳、印堂及头痛处,出血少量,适用于外感头痛。

(4)穴位注射法:选风池穴,用1%的盐酸普鲁卡因或维生素B_{12}注射液,每穴0.5～1.0mL,每日或隔日1次,适用于顽固性头痛。

【临床经验分享及注意事项】

1.头痛虽分型较多,但临床上以慢性发作性头痛及紧张性头痛多见,虽无外感症状,但因其多遇冷风则发,故常以川芎茶调散为基础方,随症加减,再加用引经药,多可奏效。

2.多年来引用国医大师朱良春经验,对于头痛反复发作者,无论虚实均在辨证的基础上加羌活、全蝎,往往取得良好效果。

3.引经药的运用:临床上治疗头痛,选用不同的引经药对发挥原方疗效有一定帮助。根据头痛的部位,参照经络循行路线,如太阳头痛,痛在后脑及颈项,选用羌活、蔓荆子、川芎;阳明头痛,痛在前额,选用葛根、白芷、知母;少阳头痛,痛在颈部,选用柴胡、黄芩、川芎;厥阴头痛,痛在头顶部,可选用吴茱萸、藁本等。

4.虫类药的运用:部分慢性头痛,病程长,易反复,经年难愈,患者可表现为头部刺痛,部位固定,面色黯滞,舌黯脉涩等症,治疗时可在辨证论治的基础上,选配全蝎、蜈蚣、僵蚕、地龙、地鳖虫等虫类药,以祛瘀通络,解痉定痛,平肝熄风,可获良效。虫类药可入汤剂煎服,亦可研细末冲服,因其多有小毒,故应合理掌握用量,不可过用。以全蝎为例,入汤剂多用3～5g,研末吞服用1～2g,散剂吞服较煎剂为佳,蝎尾功效又较全蝎为胜。

5.临证时要注意,对于头痛患者均需注意血压的变化,或高或低均需处理。若头痛反复,疼痛日甚并伴有呕吐者,需做头颅CT以除外颅内占位病变;若伴有发热、颈项强痛或呕吐者,则需排除中枢神经系统感染。

6.头痛患者宜注意休息,保持环境安静,光线不宜过强。外感头痛由于外邪侵袭所致,故平时当顺应四时变化,寒温适宜,起居定时,参加体育锻炼,以增强体质,抵御外邪侵袭。内伤所致者,宜情绪舒畅,避免精神刺激,注意休息。各类头痛患者均应戒烟酒。此外,尚可选择合适的头部保健按摩法,以疏通经脉,调畅气血,防止头痛发生。

四、中西医康复护理

1.一般护理

(1)注意观察头痛的性质、强度的变化,是否伴有其他症状如呕吐、视力下降、肢体抽搐或瘫痪,严密观察生命体征的变化。

(2)注意颅内高压的症状,及时发现病情变化,颅内压增高患者出现瞳孔不等大、意识变化、呼吸不规则等脑疝的先兆时,应及时通知医生并快速滴入20%的甘露醇以降低颅内压。颅内压增高者保持大便的通畅,便秘者禁止灌肠,可给予开塞露等润滑剂。

(3)保持环境安静、舒适、光线柔和。抬高床头15°～30°,持续或间断吸氧。

(4)指导减轻头痛的方法:如指导患者缓慢深呼吸、听轻音乐、练习气功、生物反馈治疗、引导式想象,冷热敷及理疗、按摩、指压止痛法等。

(5)加强情志护理,解除患者思想顾虑,训练身心放松,减少压力,保持心理平衡,鼓励患者树立信心,积极配合治疗。

(6)加强用药宣教,告知止痛药物的作用和不良反应,让患者了解药物依赖性和成瘾性的特点,指导患者遵医嘱、正确服药。

(7)中药服法:热证实证中药宜凉服,寒证中药宜温服,服药时不宜进食湿热、湿燥食物。

(8)饮食宜清淡,多食用牛奶、蛋类、瘦肉、豆制品等含丰富蛋白质的食物,多食新鲜蔬菜和水果,忌吸烟和喝酒,忌辣椒等刺激食物。坚持辨证及个性化饮食护理。如肝阳型头痛可食夏枯草煲瘦肉,血虚型可食川芎、白芷炖鱼头,当归生姜炖羊肉,痰浊型可食息风涤痰之品。

2.中医特色护理

(1)清脑枕外用,可起到清热开窍、息风的作用。

(2)安宫牛黄丸点舌,可起到清热开窍、醒神的作用。

(3)艾灸:直接灸百会穴、隐白穴以温阳救逆,开窍醒神;灸神阙、气海、关元等穴,可回阳固脱。

(4)推拿按摩:按摩开天门,通过刺激末梢神经,使机体产生感应,疏通经络,促进血液循环,加强机体代谢功能,从而达到阴阳平衡,改善头痛等症状。

第十章　推拿的诊断方法、治疗原则与治法

第一节　推拿常用诊断检查方法

推拿治疗在临床上最多应用的还是颈、肩、腰腿疼痛和四肢骨关节、肌肉、神经等病变，为了杜绝不必要的医疗事故发生，现代医学的诊断方法是完全可以借鉴并融为一体的。通过此方法可以排除炎症、肿瘤等各种非推拿治疗适应证的疾病。而且还能使疾病得到明确诊断和提高治疗效果。由于现代医学的诊断方法甚多，医学科学又是日新月异地发展，本书重点介绍四肢骨关节和脊柱最基本而又是最实用的物理诊断方法。

上肢部的物理诊断法

一、肩关节

1.望诊　由于肩关节周围肌肉丰富，所以望诊时必须两侧对比检查。检查时两肩一定要裸出，对比两肩外形是否对称，高低是否一致，有无畸形、肿胀、窦道、肿块及静脉怒张、有无肌肉萎缩等情况。正常肩关节外形为浑圆形，若三角肌膨隆消失，呈“方肩”状，多提示有肩关节脱位或三角肌萎缩。若肩胛高耸，多为先天性肩胛骨高耸症。除静观外，还要视其动态情况，嘱患者做肩关节各方向的活动，观察有无活动障碍及其异常活动，如前锯肌瘫痪向前平举上肢，可出现“翼状肩胛”。

2.触诊　首先要知道在肩部有几个骨性标志。在肩外侧最高点骨性突出是肩峰；其下方的骨性高突处是肢骨大结节；肩峰前方为锁骨外侧端；锁骨中，外 1/3 交界处的下方一横指为喙突。还要检查局部皮肤温度，有无肿胀，如系肿物，要检查其硬度，与周围组织的关系如何。要仔细地寻找压痛点，肩关节周围常见的压痛点为：肱二头肌长头腱鞘炎，压痛点在结节间沟；冈上肌腱损伤，压痛点局限于大结节的尖顶部；肩峰下滑囊炎，压痛点局限在肩峰部。除压痛外应检查肩关节有无异常活动，如肩锁关节脱位时，当按压锁骨外端，可有弹性活动。肱二头肌长头腱滑脱，可在结节间沟触及肌腱的弹跳。

3.肩关节活动度检查　要注意其运动方式，幅度，有无疼痛、受限，尤其注意其肩胛骨的动态；避免肩胛骨一起参与活动而造成的假象活动度。

肩关节的中立位为上臂下垂，屈肘 90°，前臂指向前方。

关节活动度如下：

前屈：70°～90°后伸：40°外展：80°～90°内收：20°～40°内旋：70°～90°外旋：40°～50°上举：160°～180°（是前屈、外展和肩胛骨旋转的复合动作）

4.特殊检查

（1）搭肩试验：患肢肘关节屈曲，手放在对侧肩关节时，如肘关节不能与胸壁贴紧，则为阳性，表示肩关节脱位、粘连。

（2）肱二头肌长头紧张试验：嘱患者屈肘并做前臂旋后动作，检查者给以阻力，如肱骨结节间沟部位疼痛，则为阳性，表示肢二头肌长头腱鞘炎。

(3)直尺试验:正常人肩峰位于肱骨外上髁与肱骨大结节连线之内侧。用直尺的边缘贴在上臂外侧,一端靠近肱骨外上髁,另一端如能与肩峰接触,则为阳性,表示肩关节脱位。

二、肘关节

1.望诊　首先观察有无畸形。正常肘关节伸直时,有 5°～15°的携带角。一般女性比男性要稍大。若大于此角度称之为肘外翻;若小于此角度称之为肘内翻。肱骨髁间骨折、肘关节脱位、桡骨小头脱位等未经整复时,均可见到肘部轮廓的改变。

其次要观察肘部有无肿胀。当肘关节肿胀时,肘后肱三头肌腱两侧饱满。肱骨内或外上髁骨折时,肿胀区常较局限。桡骨小头骨折,鹰嘴桡侧正常皮肤凹陷消失。

2.触诊　首先要注意肘部压痛点位置。肱骨外上髁压痛,多为防骨外上髁炎;肱骨内上髁压痛,多为肱骨内上髁炎;尺骨鹰嘴压痛伴囊性肿物,多为鹰嘴滑囊炎。此外还应包括对肘关节周围皮肤张力,肱动脉的搏动、尺神经硬度及粗细的改变,有无肿块以及肿块大小,硬度、部位,与活动的关系,以及滑车上淋巴结是否肿大等。

3.肘关节活动度检查

肘关节中立位为前臂伸直。屈曲:135～150°过度伸直:10°旋前:80°～90°旋后:80°～90°。

4.特殊检查

(1)网球肘试验:又称腕伸肌紧张试验。肘关节伸直,同时前臂旋前,腕关节被动屈曲,能引起肱骨外上髁处疼痛者观为阳性,表示肱骨外上髁炎。

(2)肘关节外翻挤压试验:肘关节伸直位,检查者一手抵住肘关节外侧,并使肘关节被动外翻,如有疼痛,则为阳性,表示桡骨小头骨折。

(3)肘三角:正常的肘关节于完全伸直时,肱骨外上髁、肱骨内上髁和尺骨鹰嘴三个骨性突起点,在一条直线上;当肘关节于完全屈曲时,这三个骨性突起点构成一等腰三角形。若肘三角关系改变,表示有骨折、脱位。

三、腕关节与手

1.望诊　对比检查两腕关节与两手,观察有无畸形、肿胀和异常动作等。

常见畸形有桡骨远端骨折引起的银叉样畸形;正中神经损伤所致大鱼际肌萎缩,呈猿手畸形;桡神经损伤所致腕下垂;尺神经损伤所致小鱼际肌和骨间肌萎缩,呈爪形手;以及并指、多指、纽扣畸形、鹅颈畸形等。

腕关节肿胀以背侧指伸总肌腱两侧明显。“鼻烟窝”消失常提示右腕舟状骨骨状。两侧腕关节肿胀伴多发性、对称性近节指间关节菱形肿胀多为类风湿性关节炎。指骨棱形肿胀常见于指骨结核或内生软骨瘤。手指末节呈鼓褪样肿胀,则提示为肺性骨关节病变,也称槌状指。腕背或掌指关节的掌侧面有局限性肿块,与皮肤无粘连,但附着于深部组织,有囊性感,多为腱鞘囊肿。

手指震颤,多见于甲状腺功能亢进、震颤性麻痹、慢性酒精中毒等。双手呈搓泥丸的颤动,在运动时减轻,静止时加重,多为帕金森综合征。

2.触诊　自尺桡骨远端向指骨方向依次检查腕及手部压痛的部位和程度,是否伴有肿胀、放射痛、异常感觉等。手掌部位应包括大小鱼际肌及屈肌肌腱部位有无压痛。局部肿块的性质,是否随肌腱活动等。在屈伸手指过程中,如有弹响,多为弹响指或称为指屈肌腱狭窄性腱鞘炎。当前臂旋转时,下桡尺关节发生弹响,多为三角纤维软骨盘损伤。

3.腕关节及手部各关节活动度检查

a.腕关节中立位为手与前臂成直线,手掌向下。

伸;30°～60°掌屈:50°～60°桡侧倾斜:25°～30°尺侧倾斜:30°～40°。

b.手指关节中立位为手指伸直。

掌指关节:伸为0°,屈可达90°近节指间关节:伸为0°,屈可达90°远节指间关节:伸为0°,屈可达60°～90°。

c.拇指中立位为拇指沿食指方向伸直。

外展:可达40°屈曲:掌拇关节可达20°～50°,指间关节可达90°对掌:不易量出度数,注意拇指横越手掌之程度内收:伸直位可与食指桡侧并贴。

d.特殊检查

(1)握拳尺偏试验:患者握拳,拇指在其余四指之下,使腕关节做被动尺偏运动,引起桡骨茎突部疼痛为阳性。见于桡骨茎突部狭窄性腱鞘炎。

(2)桡侧伸腕肌腱摩擦试验:医生握住患肢前臂远端,手掌放在前臂桡侧背部,嘱患者主动做腕屈曲活动或握拳及放松的连续运动。如医生掌下有明显摩擦声则为阳性。见于桡侧伸腕肌腱周围炎。

(3)腕关节尺侧挤压试验:腕关节于中立位,并被动使之向尺侧偏斜并挤压,若下桡尺关节疼痛为阳性,见于三角纤维软骨盘损伤或尺骨茎突骨折。

下肢部物理诊断法

四、髋关节

1.望诊　站立位有无髋关节畸形、臀部肌肉萎缩、腰前凸代偿性增加、大腿皮肤皱折加深,下肢有无内收、外展或内外旋转畸形和下肢短缩或增长的改变;同时还要观察两侧髂嵴和两侧臀皱襞是否在同一水平线上。行走时患肢能否持重,步态是否均匀、稳定,并描述步态的特点。

2.触诊　髋关节肿胀,可触及其周围皮肤张力增高。髋关节脱位,可在异常部位触到股骨头或扪及股动脉搏动减弱。臀肌挛缩可在臀部触及紧张的束带。弹响髋可在粗隆处触及肌腱的弹跳,并出现弹响声。大粗隆处浅压痛伴有囊性肿块,多为大粗隆滑囊炎。

3.髋关节活动度检查中立位为髋关节伸直,髌骨向上。

关节活动度如下:屈曲:130°～140°后伸:10°～15°外展:30°～45°内收:20°～30°内旋:40°～50°外旋:30°～40°

4.特殊检查

1)单腿独立试验:患者直立,背向医生,患肢屈髓屈膝上提,用健肢单独站立。正常时,骨盆向健侧倾斜,患侧臀皱襞向上提起,称为阴性。同法使患肢单独站立,如发现健侧骨盆及臀皱襞下降,即为阳性,见于髋关节病变或臀中、臀小肌麻痹。

2)望远镜试验:患者仰卧位,下肢伸直,医生一手握住小腿,沿身体纵轴向上推;另一手摸着同侧大粗隆,此触及有活塞样活动感,为阳性。见于先天性髋关节脱位,尤以幼儿体征更为明显。

3)“4”字试验:患者仰卧,嘱患肢屈髋屈膝并外旋髋关节,使其外踝置于健侧下肢膝关节上部,形如“4”字。若无法完成“4”字动作而髋部疼痛者,为髋关节病变。若能完成“4”动作时,医生一手压对侧的髂前上棘,另一手将患肢膝关节内侧向下压,如出现骶髂关节部疼痛,则为阳性。见于骶髂关节炎等骶髂部病变。

4)屈膝屈髋分腿试验:患者仰卧,双下肢屈曲外旋,两足底相对,医生两手分别置于膝做双膝分腿动作,出现股内侧疼痛,为阳性,提示内收肌痉挛。

5)足跟叩击试验:患者仰卧,两下肢伸直,医生以一手将患肢略作抬高,另一手沿体纵轴叩击其足跟,使髋部产生震痛,为阳性,见于髓部骨折、炎症或下肢骨折。

6)中立位试验:患者仰卧,下肢伸直,医生用手平托患肢足跟,足呈外旋位为阳性,见于股骨颈骨折。

7)髂胫束挛缩试验:患者侧卧位,患侧在上,将健侧髓膝关节屈曲,抱于胸前;医生站在患者背后,一手固定骨盆,另一手握住患肢踝关节上方,使膝关节屈曲90°,患髓先屈曲后外展再伸直,此时医生除去外力使其自由坠落,如有髂胫束挛缩,则患肢可被动地维持在外展位,则为阳性,并可髂崎与大粗隆之间摸到挛缩的髂胫束。

8)托马征:患者平卧,健侧髓膝关节尽量屈曲,使大腿贴紧躯干,双手抱住膝关节,并使腰部贴于床面,如患髓不能完全伸直,或虽伸直但腰部出现前突,则托马征阳性,并应记录患髓关节屈曲角度。见于髓关节僵硬,腰椎结核或骼腰肌痉挛。

五、膝关节

1.望诊　比较两侧股四头肌,特别是观察股四头肌内侧头有无明显萎缩。当膝关节屈曲位,骸韧带两侧“膝眼”消失,表明关节有肿胀。站立时双腿并拢,两腿股骨内髁及双足内踝可以接触。若两内踝分离,即为膝外翻,又称“X”形腿;若两内髁分离,即为膝内翻,又称“O”形腿。膝内、外翻畸形,常见于佝偻病、股骨下端或胫骨上端骨折、骨髓炎或软骨发育不良等引起,因骺板生长不对称所致。在站立时,膝关节呈明显的过伸状态,称为膝反屈或称为军刀腿,常见于小儿麻痹后遗症。股骨内、外踝任何一侧见有局限肿大,伴浅静脉怒张,提示有肿瘤的可能性。

2.触诊　确定压痛的部位,对诊断膝关节疾患十分重要,膝部常见压痛点示。若发现肿块(包括腋窝),应检查其大小,硬度,深度,有无压痛与周围组织及膝关节活动的关系。膝关节周围触及滑膜增厚、变韧,提示慢性滑膜炎。在伸直膝关节时,将骸骨作上下或左右推移时,出现沙沙的摩擦音及痉痛,提示骸骨软化症。膝关节在运动时出现音调清脆的弹响同时伴有疼痛者,提示半月板损伤。

3.膝关节活动度检查中立位为膝关节伸直。

膝关节活动度如下:

屈曲:120°～150°过伸:5°～10°内旋约:10°外旋约:20°

4.特殊检查

1)浮髌试验:患者仰卧位,患肢伸直放松,医生一手虎口对着骸骨上缘,手掌压在骸上囊上,使关节积液集中在骸骨之下,另一手食指以垂直方向挤压髌骨,并迅速放开。如感觉髌骨浮动或有撞击股骨髁的感觉,即为阳性,提示膝关节内有积液。

2)髌骨摩擦试验:患者仰卧,患肢伸直放松,医生用一手按压住髌骨,并使其在股骨髁关节面上作上、下及左、右的移动,如有摩擦音或患者感觉疼痛,则为阳性。提示髌骨软化症。

3)麦氏(McMurray 征)试验:患者仰卧,医生一手握住患肢足部,另一手拇指及其余四指分别摸住膝关节内、外侧关节间隙,先使膝关节极度屈曲,然后将小腿内收,外旋,并逐渐伸直膝关节,此时内侧膝关节疼痛或有弹响,说明内侧半月板损伤。反之使小腿外展、内旋,逐渐伸直膝关节,如有外侧膝关节疼痛或弹响,说明外侧半月板损伤。

4)研磨试验:此试验为鉴别侧副韧带损伤与半月板损伤的方法。患者俯卧位,下肢伸直,患膝屈曲 90°,可请一助手将大腿固定不使转动,医生双手握住足踝沿小腿纵轴提起小腿,然后再内外旋转小腿,此时侧副韧带处于紧张状态,如有损伤,在旋转时会引起疼痛,提示侧副韧带损伤。另一方法是医生双手按压足部,并内外旋转小腿,若出现疼痛,提示半月板损伤。

5)侧向挤压试验:患者仰卧,伸直下肢,医生一手握住踝关节向外侧施加压力,另一手在膝关节作向内侧加压,使膝关节内侧副韧带承受外翻张力,如有疼痛或有侧方活动,则为阳性,提示内侧副韧带损伤。如作相反方向施加压力,使膝关节外侧副韧带承受内翻张力,此时有疼痛或侧方活动,提示外侧副韧带损伤。

6)过伸试验:患者仰卧,膝关节伸直,医生一手抬起小腿,另一手按压住膝部,使膝关节出现被动过伸运动,如有疼痛为阳性。可见于半月板前角损伤、股骨髁软骨损伤或脂肪垫肥厚、损伤等。

7)抽屉试验:患者仰卧,屈膝 90°,足平放于床上,医生可坐在患者的足部,以稳定其足,双手握住小腿上端作前拉后推的动作,如小腿上端能向前拉动,说明前交叉韧带损伤;如小腿上端能向后推动测说明后交叉韧带损伤。

第二节　推拿治疗原则

手法是推拿治疗疾病的主要手段,推拿医师在临床上能否恰到好处地运用手法治疗疾病,直接关系到治疗效果。因为,病人有男女老少之别,病有虚实久暂之分,治疗部位有大小深浅不同,病情有轻重缓急不等。所以,选用何种手法,施术部位或穴位、手法力量的轻重、操作时间的长短,都应贯彻辨证论治的精神,因病变个体、时间、部位、病情的不同而灵活运用,充分发挥手法的治疗作用。一般说来,推拿治疗的原则,主要包括明确诊断,治病求本,整体观念,辨证施治;扶正祛邪,调理阴阳、脏腑与气血;同病异治,异病同治,因时、因地、因病、因人制宜。

一、明确诊断,治病求本

作为临床推拿医生,在推拿治疗前首先要对病情有充分了解,并要有明确诊断。诊断应以中医基础理论为指导,并结合西医学基本理论,通过望、闻、问、切四诊,结合必要的现代的诊断技术,如X线、CT、MRI、B超、脑彩超、血生化检查等,全面了解患者整体情况和局部症状,对疾病进行综合分析,从而得出正确诊断,排除推拿手法治疗的禁忌证。在此基础上,以辨证施治和辨病施治相结合的原则为指导,选择合适的手法施治,在诊断未明了之前,不宜随便施以手法。

只有诊断明确,才能对症治疗,治病求本也是推拿辨证施治的基本原则之一。求本是指治病要了解并正确辨别疾病的本质、主要矛盾,针对其最根本的病因病理进行治疗。任何疾病的发生发展，总是通过一些症状显现出来的，但这些症状只是疾病的现象，并不都是反映疾病的本质，只有在充分了解疾病的各个方面，包括症状表现在内的全部情况的前提下，通过综合分析，才能从现象看到本质，找出病源所在，确定相应的治疗方法。

如手指麻木只是表象，需确认是颈椎骨质增生所致，还是腕管狭窄压迫神经所致；又如，胃脘痛只是个症状，是病邪阻滞，还是脏腑功能失调所致。掌握疾病的本质，即可确定治疗原则，选用适当的手法及穴位以理气止痛、疏肝理气或温中散寒，方能取得满意的疗效，这也是治病求本的意义所在。

二、整体观念，辨证施治

整体就是统一性和完整性。人体是由各个脏器、组织或器官所组成，是以五脏为中心，配以六腑，通过经络系统“内属于脏腑，外络于肢节”的作用而实现的，再以气、血津液作用来完成机体统一的功能活动。人体的局部与整体是辩证的统一，人体某一局部区域内的病理变化，往往与全身脏腑及气血、阴阳的变化有关，由于各脏腑、组织、器官在生理、病理上的相互联系和影响，我们可通过望、闻、问、切来了解和判断疾病的性质和部位，从而做出正确的诊断和治疗。推拿治疗也应善于掌握局部与整体的治疗关系，只有从辨证论治和整体观念出发，针对病情的具体情况，或在局部进行治疗，或从整体进行治疗，或局部与整体兼治，或推拿手法治疗效果不明显时，根据辨证施治原则，辅以中西药物进行综合治疗，如肾阳虚所致的腰痛可配合服用金匮肾气丸，寒湿型腰痛可服用独活寄生汤加减等，不断地提高治疗效果。

局部推拿治疗，一般是指对局部症状进行治疗而言，如踝关节扭伤，仅在踝关节周围施以适当的轻柔手法；腰 3 横突综合征，在腰 3 横突处施以弹拨法、按法、揉法等。整体推拿治疗，一般是指对某些疾病的原因进行治疗。如寒邪犯胃所致的胃脘痛，在中脘、建里施以一指禅推法、摩腹、横擦胸背部、按揉足三里等；肝阳上亢所致的眩晕，可采用扫散胆经、推桥弓，一指禅推肾俞、肝俞，按揉太冲、照海等，以滋肾平肝、肝风平息，则头眩等症状自可改善。又如脊髓型颈椎病、除在颈部进行局部治疗外，还要在上、下肢的穴位上进行综合治疗。另外，局部与整体兼治，既重视病因治疗，又重视症状治疗，将局部与整体有机地结合起来，则有利于提高疗效。如婴幼儿腹泻，即可推上七节骨，按揉龟尾止泻，又可推三关，补脾经，补大肠经，按揉足三里，摩腹，揉脐补脾健胃。

三、标本同治，缓急兼顾

在推拿临床中，病情多变复杂，常有标本主次的不同，因而在治疗上就有先后缓急之分。一般情况下，标本同治是根本原则，但在一些特殊情况下，标症甚急，不及时解决可危及患者生命，或引起其他严重并发症等，这时应该注重“急则治标”的原则，先治其标，后治其本，或为其他疗法争取时间，这是推拿治疗急诊中的基本原则。例如，偏瘫患者在作推拿治疗中，有时会出现病情不稳，脑内有再次出血可能，此时应暂停推拿手法治疗，用药物控制脑部出血为主；另外，一些急性腰痛患者，疼痛剧烈，难以忍受，但同时有可能伴有心脏病，或高血压等疾病，此时要缓急兼顾，运用各种手法使患者腰部病痛减轻，又要随时观察心脏变化和血压的高低。综上所述，治标只是在应急情况下，或是治本创造必要条件的权宜之计，而治本才是治病的根本原则。所以说标本同治，缓急兼顾，从属于治病求本这一根本原则，并与之相辅相成。

病有标本缓急，治有先后顺序，若标本并重，则应标本兼顾，标本同治。如急性腰扭伤者，腰椎小关节有错位，疼痛剧烈，腰椎侧弯，腰肌痉挛，治疗时应在放松肌肉、缓解痉挛的情况下，再实施整复手法，可使错位关节得到纠正，而使腰痛缓解，这便是标本兼顾之法。临床上疾病的症状是复杂多变的，标本的关系也不是绝对的，而是在一定条件下相互转化的，因此在临证时还要注意掌握疾病的转化规律，不为假象所迷惑，始终抓住疾病的主要矛盾，做到治病求本。

四、扶正祛邪，调整阴阳、脏腑与气血

（一）扶正祛邪

疾病的过程，在一定意义上可以说是正气与邪气矛盾双方互相斗争的过程。邪正斗争的胜负，决定着疾病的进退。邪胜于正则病进，正胜于邪则病退。因而治疗疾病，就要扶助正气，祛除邪气，改变邪正双方的力量对比，使之有利于疾病向痊愈方向转变。扶正祛邪是指导临床治疗的一个重要法则。

在临床上，要认真仔细地的观察，分析正邪双方相互消长盛衰的情况，根据正邪在矛盾双方所占的地位，决定扶正与祛邪的主治先后，或以扶正为主，或以祛邪为主，或扶正与祛邪并重，或先扶正后祛邪，或先祛邪后扶正，并注意扶正而不留邪，祛邪而不伤正的原则。

“虚则补之，实则泻之”，补虚泻实是扶正祛邪这一原则的具体应用。扶正即用补法，一般轻巧柔和，具有温热等性质的手法为补，如摩腹、擦肾俞、摩命门、推三关、推脾经等，用于虚证；祛邪即用泻法，一般刚劲有力，具有寒凉性质的手法为泻法，如退六腑、清天河水等，另外，还可结合手法的方向、频率、时间来确定手法的补泻。一般认为，具有兴奋生理功能，作用时间长，手法轻柔具有补的作用，反之为泻。扶正与祛邪虽然是相反的两种不同的治疗方法，但是他们也是相互为用，相辅相成的。扶正使正气加强，有助于抗御和祛除病邪，祛邪则祛除了病邪的侵犯、干扰和对正气的损伤，而有助于保存在气和正气的恢复。如中老年人肝肾不足所致的腰痛，腰痛缠绵，稍作劳累而痛加重，人体乏力，肢软等，治疗时应轻巧柔和的一指禅推法、揉法等，在相应的部位和穴位上施治，以补肝健肾，理筋通络。

（二）调整阴阳

疾病的发生发展，从根本上说是阴阳失去了相对平衡，即阴阳的偏盛衰代替了正常的阴阳消长，所以调整阴阳是推拿治疗的基本原则之一。

由于阴和阳之间是对应制约、互根互用的，并不是处于静止的和不变的状态，而是始终处于不断的运动变化之中，故说“消长平衡，相依而存”。阴阳的消长平衡，符合于事物的运动是绝对的，静止是相对的；消长是绝对的，平衡是相对的规律。如以四时气候变化而言，从冬至春及夏，气候从寒冷逐渐转暖变热，即是“阴消阳长”的过程；反之则是“阳消阴长”的过程。又如，以人体的生理功能而言，白天阳盛故机体的生理功能也以兴奋为主；黑夜阴盛，故机体的生理功能也以抑制为主。对于一些颈、肩、腰腿痛患者而言，白天的局部疼痛尚可忍受，而在夜间疼痛加剧，则难以忍受，无法入寐。原因是其病痛性质属阴寒、瘀血内停。白天，人体生理功能兴奋，气血循环旺盛，盛阳能制约阴寒（病痛），所以疼痛尚能忍受；夜间人体生理功能处于抑制状态，气血运行变缓，阴寒渐长，阳气渐退，两阴相得，则病痛加剧而不得入寐。这是阴阳消长平衡，相互转化的过程。通过推拿、功能锻炼、中西药物等积极地介入，经络气血运行通畅，阳气得到壮大，阴寒则可消退，病痛减轻，功能逐渐恢复正常，夜间亦能安然入睡。

总之，阴阳是辨证的总纲，疾病的各种变化均可用阴阳失调加以概括，表里出入、上下升降、寒

热进退、营卫不调及气血不和都属阴阳失调的具体表现。因此，调整阴阳也就是使人体的生理功能维持在相对平衡之中。

（三）调整脏腑与气血

人体是一个有机整体，脏与脏、脏与腑、腑与腑之间在生理上是相互协调、相互促进的，在病理上则互相影响。当某一脏腑发生病变时，会影响其他的脏腑功能。故在治疗脏腑病变时，不能单纯考虑一个脏腑，而应注意调整各脏腑之间的关系。胃失和降，以致脾失健运，则应着重和胃，以促进脾胃升降功能的协调。同样，其他脏腑的病变，也要根据各脏腑生理上的相互联系、病理上的相互影响的理论，注意调整各脏腑之间的关系，使其功能协调，才能收到较好的治疗效果。

气血是各脏腑及其他组织功能活动的主要物质基础，气血各有其功能，又相互为用。

在生理上气能生血、行血、摄血，故称“气为血帅”。而血能为气的活动提供物质基础，血能载气，故称“血为气母”。当气血相互为用、相互促进的关系失常时，就会出现各种气血失调病症。调理气血关系的原则为“有余泻之，不足补之”，而使气血关系恢复协调。

五、同病异治，异病同治

同病异治与异病同治是从病机的异同为依据的治疗原则，即《素问·至真要大论》“谨守病机，各司其属”之意。中医学认为：疾病的种类和病人的病情、体质是复杂多变的，同一种疾病，由于方域、气候、季节、生活、情绪、环境、职业、体质等不同，治法应有所区别。治疗疾病时既要考虑疾病的普遍性，又要善于分析疾病的特殊性。例如，腰椎间盘突出症，这是个常见病、多发病，这是它的普遍性，但每个患者发病都有不同的特点，有病程的长短、突出物的大小、位置的不同，有单个椎间盘突出，有多个椎间盘突出，疼痛有轻有重，症状有表现不一，有行走困难的，有大小便障碍的等，这是它的特殊性。

同病异治与异病同治，这是中医在治疗上的灵活性应用的具体体现。同一疾病，可因人、因时、因地的不同，或由于病情的发展、病机的变化，以及邪正消长的差异，治疗上应根据不同的情况，采取不同的治法，谓之同病异治。不同的病症在其发展过程中，出现了相同的病机变化时，也可采取相同的方法进行治疗，谓之异病同治。但是，两者都必须遵照“治病必求于本”的原则。说明中医学治病是从运动观点而不是从静止观点，从相互联系的观点而不是从孤立的观点，来看待疾病的发生和发展。注意疾病的阶段性变化，是辨证论治的体现。

六、因时、因地、因病、因人制宜

因时、因地、因病、因人制宜，是指治疗疾病要根据季节、地区以及人体的体质、性别、年龄等不同而制定适宜的治疗方法。由于疾病的发生、发展与转归，受多方面因素的影响，如时令气候、地理环境等，尤其是患者个体的体质因素、情绪变化，对疾病的影响更大。因此，在治疗疾病时，必须把这些方面的因素加以考虑，对具体情况作具体分析，区别对待，以制定出适宜的治疗方法。例如，夏季气候炎热，阳气升发，人体腠理疏松开泄，不适宜用重刺激手法，以免耗气伤阴，特别是一些体质虚弱的患者。另外，还应根据病人年龄、性别、体质的强弱、病变部位的深浅，选择适宜的手法和刺激量。

第三节　推拿基本治法

推拿是中医外治法之一，其基本治法是在中医基础理论、辨证论治的基础上，通过手法达到补虚泻实、扶正祛邪、调和阴阳、使气血归复于平衡。推拿在临床上，其治疗效果取决于手法作用的性质和刺激量，被刺激部位或穴位的特异性。不能单纯地用手法的性质和量来区分推拿的治疗作用；同样，也不能用被刺激部位或穴位的特异性来区分推拿的治疗作用。对推拿治疗作用的研究必须把手法的部位（或穴位）两者结合起来。根据手法的性质和作用量，结合治疗的部位，推拿治疗有温、补、通、泻、汗、和、散、清八法。《内经》云："寒者热之，热者寒之，坚者削之，客者除之，劳者温之，散者收之，损者益之。"其治疗原则也体现在推拿的治疗八法之中。

一、温法

温法有温阳散寒的作用，此法主要适应于寒邪入里的里寒证和由于阳虚、气虚引起的虚寒证；手法要求缓慢柔和而且有一定的节律性，作用时间稍长，常使用摆动、摩擦、挤压类手法。《素问·举痛论篇第三十九》云："寒气客于肠胃之间，膜原之下血不得散，故按之痛止……寒气客于背俞之脉，则脉泣，脉泣则血虚，血虚则痛，其俞泣于心，故相引而痛，按之则热气至，热气至则痛止矣。"在推拿的临床应用中，由于感受寒邪入里引起的腹痛，除按揉任脉上的神阙、关元、气海、阳交外，还可以使用一指禅推督脉、横擦胸腰部、摩腹，这样可以达到温中散寒、温补通下的作用。肾虚腰痛者一般以寒邪或阳虚为主，表现为双下肢酸冷疼痛，活动受限，主要搓、擦腰骶部，按揉肾俞、阿是穴、涌泉等，以达温补肾阳的目的。寒邪侵入背部而引起的背部酸胀疼痛，亦使用揉法产生热向深层渗透，寒得热则消，这样疼痛就解除。对五更泻泄者，可按、摩其中脘、关元以温中散寒；一指禅推、擦肾俞、命门以温补肾阳，从而达到温补命门、健运脾胃的目的。《幼科铁镜》云："寒热温平，药之四性；推拿掐揉，性与药同，用推即是用药。推上三关，代却麻黄、肉桂；退下六腑，替代滑石、羚羊……"

二、通法

通法有行气血、通气机的作用。此法临床最为常用，主要适用于离经之血停留于关节、经脉之中，造成关节屈伸不利、经脉瘀阻、四肢麻木等症，手法要求刚柔兼施。《素问·血气形态篇》："形数惊恐，经络不通，病生于不仁，治之以按摩醪药。"指出了按摩可治疗经络不通所引起的病症。《厘正按摩要术》中提到"按能通血脉，按也最能通气"，故经络不通之病，宜用通法。临床中，由于外伤造成瘀血停滞在四肢之中，用拇指按肌纤维走向推揉之法，另外点按阿是穴。瘀血停滞在关节之中，根据"动→顺→松→通"的基本原理，对关节进行被动运动，有利于松解粘连，滑利关节。由于用力不当或瘀血所造成胸壁挫伤型或呼吸困难、胸痛等症状，应按揉内关、肺俞，用手指沿肋间隙从背部抹向胸肋关节，这样可以行气活血、气机通畅。由于劳损或其他原因造成气血淤滞在颈部、腰部，表现为四肢麻木疼痛，点按阿是穴，重点应用被动手法活动关节，松解深层肌肉，还要按经络走向，神经分布使用？法进行推拿，这样达到疏通经络，气血运行正常，疾病得以祛除。由于颈椎或胸椎小关节紊乱引起的胸闷、心悸等，除纠正小关节紊乱外，按揉与症状有关的脏腑俞穴，按揉脏腑俞穴通脏腑气血，这样能调整气机，恢复正常，正如《诸病源候论》云："夫伤重者的断皮肉骨髓，伤经脉，皆是卒然致损伤，故气血隔绝，不能周荣，所以须善系缚，按摩、导引，令气血复也。"

三、补法

补法有健脾和胃、补中益气、培补元气、强壮肾阳的作用。此法主要适用于治疗脾胃虚弱、气血双亏、阴阳失调、精气失固、肾气不足引起的疾患。手法要求轻柔缓慢，作用时间较长。《素问·调经论》："按摩勿释，着针勿斥，移气于不足，神气乃得复。"又如《素问·离合真邪篇》："不足者，补之奈何？……推而按之。"临床中常使用摆动类、摩擦类手法为主。按经络循行，有"顺经为补，逆经为泻"，按手法操作时间，有"长时为补，短时为泻"；按手法运动方向，有"推上为补，推下为泻"；按手法性质有"旋推为补，直推为泻"；按血液循环方向，有"向心为补，离心为泻"之说。临床中如小儿脾虚慢性腹泻、腹痛用补脾土、补大肠法，用补泻按摩龟尾，顺时针摩腹，推上承山，捏脊治疗。中气不足引起的胃下垂，按揉脾俞、肾俞、中脘、足三里可达补脾健胃之功，再顺时针摩腹最关键，以达升阳举陷之功。心脾两虚引起失眠、多梦、目眩，用拿肩井来通达气机，振百会，按揉背部心俞、脾俞、足三里、三阴交来调理全身气机。总的来说，补五脏，以督脉、膀胱经背俞穴，腹部特定穴为主，增强脾胃功能，疏理肝气；促进气血生化之源，多采用摩擦中脘、关元、脾俞、胃俞、肾俞，按揉膻中、膈俞等；补脾胃以健脾和胃、加强胃腑功能为主，多采用摩腹、揉脐、按足三里等，补肝肾以滋阴壮阳为主，多采用擦命门、腰阳关，揉关元、气海等穴，补肾经，摩揉涌泉穴。

四、泻法

泻法有通腑、泻实、消积的作用。此法主要适用于食积、便秘等实热内结之证。推拿手法的泻法不同药物，是取手法对脏腑功能的调节作用，以达到泻的目的。手法要求力量稍重，手法频率要求要求由慢而逐渐加快。另外，推拿之泻，不同于药效峻猛，故体质虚弱、津液不足、气虚无力而致大便秘结者，亦能应用，这也是推拿泻法之所长。临床中常使用摆动、摩擦、挤压类手法。如素体有积热在胃肠，而造成腑气不通、腹胀、腹痛、便秘，多采用推揉中脘、天枢、大横、长强等穴，重揉时短，逆时针摩腹，推下七节骨来通调腑气，泻去积热；小儿食滞化热、大便秘结或习惯性便秘，多采用推揉中脘、揉板门、清大肠、揉天枢、运外八卦、摩腹、揉脐等加强胃肠蠕动，通腹气；心胃火盛见烦渴、口舌生疮、小便黄、大便干结，可旋推内劳宫、退六腑、揉总筋、打马过天河、清小肠等泻热除烦；阴虚火旺，津液不足或产后气血两虚而产生便秘，手法应适中，顺时针摩腹，力量柔和，用平补平泻手法，通便而不伤阴，用实则泻之，泻去体内邪气，使邪祛正自复。

五、汗法

汗法有开泄腠理、驱除体表病邪的作用，此法主要适用外感表证。手法要求外感风寒的先轻后重，外感风热的轻快柔和。《内经》云："邪在皮毛者，汗而发之；体若燔炭，汗出而散。"王冰云："风邪之气，风中于表，则汗法能解表，开通腠理，有祛风散寒的作用。"

汗法常使用于挤压类和摆动类手法中的拿法、按法、一指禅推法等。如一指禅推、拿颈部之风池、风府能疏散风邪；按、拿手部之合谷、外关，可驱一切表邪；大椎为诸阳之会，用一指禅推、按、揉等法治之，有发散热邪、通三阳经气之作用；一指禅推、按、揉风门、肺俞，皆可祛风邪，宣肺气。经云:“肺之皮毛,拿、按肩井穴,则可开通气血。肩井穴是大关节,推之开通气血,各处推完将以掐,不愁气血不通行。”气血通行无阻,病邪则无所藏匿。所以,凡外感风寒、风邪之邪,用拿法、按法、一指禅推法,对祛风散寒、解肌发表有卓著之效。另外可用肘推肾部两侧膀胱经以散风寒,再用拍法拍背部两侧膀胱经,手法轻柔散风寒,重拍散风热,邪在表汗之可关,表邪祛除,正气自然恢复。

六、和法

和法有调经脉、和气血、扶正气、驱外邪的作用。此法主要运用于气血不和、枢机不利、经络不畅的肝胃气痛、月经不调、脾胃不和、周身胀痛等半表半里证。常使用振动类及按摩类手法。手法要求平稳柔和、频率稍缓,通过手法和经络穴位等的作用,达到气血调和、表里疏通、阴阳平衡的目的,恢复人体正常的生理状态。经云:“病在脉,调气血;病在血,调之络;病在气,调之卫;病在肉,调之分肉。”周于潘云:“揉以和之,可以和气血,活筋络。”说明和法可以扶正气,驱除客邪。在临床中,和法又可分和气血、和脾胃、疏肝气等三个方面。如素体阴虚火旺,妇女产后出血引起气血失和,而出现肢体麻木等症,用揉、搓四肢背部,拿肩井,这样能调和气血使病症消除;胃气上逆引起的脾胃失和,顺时针摩腹,擦背部脾胃俞,振中脘,按揉三阴交、足三里,可以降逆和胃;肝气郁积引起的肋部胀痛可用一指禅推中脘、肝俞、膈俞,揉京门、期门来疏通肝气;现代医学自主神经紊乱症可以用和法来调整自主神经的功能,以达到新的动态平衡。

七、散法

散法有活血化瘀、消肿散结、行气导滞的作用,适应于不论有形或无形的积滞。常使用摆动及摩擦类手法为主,手法要求轻快柔和。《内经》云:“坚者消之,结者散之。”用此对脏腑之结聚、气血之瘀滞、痰食之积滞,应用散法可使气血得以疏通,结聚得以消散。如饮食过度、脾失健运所致的胸腹胀满、痞闷,可用摩擦类手法散之。《素问·举痛论》:“寒气客于肠胃之间,膜原之下,小络急引故痛,按之则血气散,故按之痛止。”气郁胀满施以轻柔的一指禅推、摩法散之;肝气郁滞所致的胁肋疼痛,常以分推双肋的方法散之;有形的凝滞积聚,如瘀血肿胀,癥瘕积聚可用一指禅推、摩、揉、搓等手法散之,频率由慢转快;调整脾胃功能使积滞消散可用按、揉、擦、一指禅等手法。

八、清法

清法有清热凉血、清热祛暑、生津除烦等作用,用于热实证、虚热证、表热证,常使用摩擦类手法。手法宜轻重并用,快慢相兼。《内经》中云“热者清之”,是为热性病的总治疗原则,但临床应用时应加以辨证施用不同的方法。如病在表者,当治以清热解表,多用开天门、推坎宫手法;表实热者,逆经轻推背部膀胱经,揉大椎等;表虚热者,顺经轻推背部膀胱经,顺揉太阳穴等;病在里且属气分大热者,当清其气分之邪热,逆经轻推脊柱,掐揉合谷、外关等;阴亏虚热者,轻擦腰部,推涌泉,摩下丹田,清天河水等;血分实热者,逆经重推脊柱,退六腑等。

第四节　推拿体位与介质

在临床治疗时，无论患者与医者，都应根据不同的疾病与推拿部位，选择使病人舒适，而医者治疗操作又方便的体位。选择体位时应以患者感到舒适、安全、肢体又尽可能得到放松和医者在施行各种手法时感到发力自如、操作方便为原则。

一、患者体位

(1)仰卧位面部朝上，上肢置于体侧，双下肢自然伸直。根据治疗需要，可随时调整上下肢的位置。推拿头面部、颈部、胸部、腹部、下肢部，可采取仰卧位。

(2)俯卧位面部朝下，双下肢自然伸直，上肢置于体侧或床侧或面部上方。根据治疗需要，可随时调整上下肢的位置，令一侧上肢或下肢后伸、外展、屈曲等。推拿头颈部、背部、腰部、臀部、下肢部，可采取俯卧位。

(3)侧卧位身体左右一侧在下，两腿自然屈曲，或下侧腿伸直，上侧腿屈曲，下侧上肢屈肩屈肘约 90°，上侧上肢自然伸直置于体侧或撑于体前床面。推拿肩部、上肢部、胁部、腰部、髓部、下肢部，可采取侧卧位。

(4)端坐位端正而坐，屈膝屈髓约 90°，两脚分开与肩等宽，两上肢自然下垂，双手置于膝上。推拿头面部、颈项部、肩部、背部、胁部、腰部、足部，可采取端坐位。

(5)俯坐位即屈肘前俯坐位。端正而坐，上身略向前俯，屈肘，前臂支撑于膝上或桌上、椅背上，沉肩、直背，肌肉放松，呼吸自然。推拿头颈部、肩背部、腰骸部，可采取俯坐位。

二、医者体位

(1)站立位自然站立，含胸拔背收腹，不要挺胸凸肚，也不要塌肩屈背，两脚左右分开或两腿前后呈弓步站立。推拿胸部、腹部、背部、腰部、上肢部、四肢部均可取站立位。

(2)端坐位端正而坐，屈膝屈约 90°，两脚分开与肩等宽。推拿头面部、颈项部、上肢部、肩背部，可取端坐位。另外，小儿推拿操作时，患儿多取仰坐位或卧位，而医者一般均取坐位。

三、推拿介质

推拿介质是指在推拿过程中，用以起润滑、保护皮肤和增强疗效的物质。推拿介质的应用在我国已有悠久的历史。古代将借助于药物膏剂进行推拿的方法称为“膏摩”。如《圣济总录 · 卷四》载:“若疗伤寒，以白膏摩体，手当千遍，药力乃行，则摩之用药，又不可不知也”。随着推拿学科的发展，推拿介质的种类也越来越多，除膏剂外，还有水剂、油剂、酒剂、粉剂等。

1.推拿介质的作用

(1)润滑作用。介质可使推拿手法操作时更加灵活自如，增强手法的作用。

(2)保护患者皮肤，防止手法操作时造成皮肤破损。

(3)介质在推拿手法作用下，能充分浸透于肌肤中，促进药物的渗透吸收，使手法和药物相得益彰，提高疗效。

2.临床常用的几种推拿介质

(1)冬青膏:将冬青油(水杨酸甲脂)与凡士林混合称冬青膏。于春、秋、冬季多用。用擦法、按揉法或抹法时用此膏,可加强手法的透热效果。若加少量庸香,更能增强活血化瘀、止痛的疗效。

(2)滑石粉:具有润滑肌肤、吸水之效。四季均可用,但以夏季多用,尤以儿科推拿中应用最广。因夏季易出汗,在出汗部位运用手法时,容易造成皮肤破损,局部敷以滑石粉,可保护患者和医生的皮肤。

(3)按摩乳:四季均可应用。擦法或按摩法操作时使用此药,能增强活血化痕、通经活络之功效。

(4)麻油:擦法时涂上少许麻油,可加强手法的透热作用。

(5)葱姜薄荷水:即用洗净的新鲜葱白,或生姜,或薄荷,捣碎取汁;或置于75%酒精中浸泡即成。有发汗解表、温通发散的作用。一般秋冬季节多用葱姜水,春夏季节多用薄荷水。

其他如红花油、舒筋活络药水、风湿油膏等均可应用。

第五节　推拿疗法的适应证和禁忌证

一、推拿适应证

推拿的治病范围很广,而且随着推拿学科的迅速发展,推拿的适应证也在逐渐扩大。在伤科,内、妇、儿、五官科以及保健美容等方面都有推拿的适应证。尤其对慢性病、功能性疾病疗效较好。

(1)闭合性的软组织损伤,如落枕、急性腰扭伤、腰椎间盘突出症、肩周炎、膝关节侧副韧带损伤、梨状肌综合征等。

(2)肌肉韧带的慢性劳损,如慢性腰肌劳损、背肌劳损、腰棘上韧带劳损等。

(3)骨质增生性疾病,如退行性脊柱炎、膝关节骨关节炎、跟痛症等。

(4)周围神经疾病,如面神经麻痹、三叉神经痛、坐骨神经痛、排总神经损伤等。

(5)内科疾病,如感冒头痛、失眠、胃脱痛、胃下垂、呢逆、便秘、偏瘫等。

(6)妇科疾病,如月经不调、痛经、闭经、慢性盆腔炎、乳腺炎、产后耻骨联合分离症等。

(7)儿科疾病,如婴幼儿腹泻、小儿营养不良、小儿遗尿、小儿肌性斜颈、小儿脑瘫等。

(8)五官科疾病,如假性近视、失音、慢性鼻炎、牙痛等。

(9)保健、美容。

二、推拿禁忌证

关于推拿的禁忌证,并非绝对,综合推拿的禁忌证有以下几种。

(1)各种传染病,如病毒性肝炎、肺结核。

(2)各种严重感染性、化脓性疾病,如病情危重,有高热、神志不清者。

(3)有出血倾向或血液病,如消化道出血、血小板减少性紫癍等。

(4)严重心、脑、肺、肾等重要脏器疾病。

(5)各种溃疡性皮肤病,手法治疗部位有严重的皮肤病,或皮肤损伤(烧伤、烫伤、开放性软组织损伤)，或炎症(如蜂窝织炎、丹毒、骨髓炎等)。

(6)精神病、恶性肿瘤。

(7)骨折、骨裂、肌肉和韧带断裂的固定期，严重的老年骨质疏松症。

(8)妊娠期妇女的腹部和腰腿部。

三、推拿的注意事项

(1)热情接待患者，详细询问病史，明确诊断，认真治疗。

(2)除少数手法如擦法、掐法，操作时直接与患者皮肤接触外，治疗时必须用治疗巾覆盖在被治疗部位。

(3)推拿时要保持手的温暖和清洁，勿戴戒指，经常修剪指甲，以免损伤患者皮肤。

(4)推拿治疗时，精力要集中，要随时询问和密切注意病人对手法治疗的反应，如面部表情、肌肉张力、对运动关节类手法的抵抗等，以保持适当的按摩强度，防止发生意外。

(5)妊娠期妇女的腰臀部与腹部的穴位慎用，如无必要，应选其他部位的穴位代替。

(6)年老体弱、久病体虚，或极度疲劳，或剧烈运动后，或过饥过饱，以及醉酒、暴怒后均不宜推拿。

(7)推拿治疗时，要做好病人的解释工作，嘱患者呼吸自然，肌肉放松，腰腹部受治疗时，须宽衣松带。推拿前患者应先排空大小便。

(8)每次推拿的时间。人体某一部位的局部推拿一般需 5～15 分钟；全身几个部位的系统推拿则需 20～30 分钟，个别病人可适当延长。一般急性病症可每日或隔日 1 次，3～5 次为 1 疗程；慢性病症可隔日 1 次或每周 2 次，10～15 次为 1 疗程，每个疗程之间应间隔 3～5 天。

第十一章 推拿应用基础

第一节 伤外科病症四诊法

“望、闻、问、切”四诊是中医诊法的核心，对指导中医诊断具有重要意义。推拿根据学科自身的特点和专科病症诊疗需要，在中医四诊的基础上，形成适合伤外科病症“望、问、摸、量”四诊的特色诊断方法。掌握伤外科四诊基本技能，结合中医四诊内容，对提高诊断准确率具有关键性的作用。

一、望诊

（一）望肤色

主要是观察皮肤的色泽与外形的变化，如鲜红、紫红、瘀紫、紫黄、苍白等，有利于对损伤的时间和程度上作出判断。

（二）望畸形

主要是望脊柱和肢体标志线或标志点的改变，如脊柱、四肢是否对称、畸形；肢体有无缩短与增长，旋转与成角；关节部位有无凹陷与突出，有无畸形等，有利于明确损伤或患病的部位。

（三）望肿胀

主要是望损伤局部和肢体远端的肿胀程度，是单纯肿胀还是瘀肿，一般情况下新近损伤局部肿胀明显，而陈旧损伤肿胀较轻。结合肤色变化，有利于判断损伤的程度和患肢的血循环情况。

（四）望肢体功能

主要是望伤后肢体保持的体位，体位的自然与强迫，有无活动障碍等。如有活动障碍，则进一步通过“量、比、摸”来明确功能障碍的情况。

二、问诊

伤外科病症问诊内容：一问主诉；二问伤势；三问受伤时间；四问受伤时的原因和体位；五问伤处（活动和受气候影响情况）；六问疼痛；七问受伤后肢体的功能；八问医治经过；九问过去史；十问家族及个人生活史。

其中问疼痛是伤外科问诊的重要内容，一要问清疼痛的具体部位；二要问清疼痛性质，如刺痛、胀痛、酸痛、麻痛、冷痛、热痛等；三要问清疼痛的程度，如剧痛、一般痛、轻痛、隐痛，疼痛时有无汗出等；四要问清疼痛的时间，如整天痛、白天痛、晚上痛，站着痛、坐着痛、躺着痛、活动时痛等；五要问清疼痛与发病的关系，如先疼痛后发病，先发病后疼痛，疼痛与发病同时等。

此外，关节与四肢活动幅度的大小，受限程度，何种姿势受限，受限状态下的情况，以及以往治疗经过，治疗的效果等也是问诊的主要内容。

通过问诊，有助于了解发病的整个过程，有助于去伪存真，找出客观依据，分析病因与症状的因果关系，为诊断提供重要的价值。

三、摸诊

摸诊能为诊断提供客观的依据，是伤外科诊断的基本技能，包括按、摸、叩、压等操作检查。通过摸诊可以明确病变的部位、性质、程度，了解内脏病变在体表的反映。《医宗金鉴》有“以手摸之，自悉其情”；“摸者，用手细细摸其所伤之处，或骨折，或骨碎、骨歪、骨整、骨软、骨硬……筋歪、筋正、筋断、筋走”的详细记载。摸诊的主要内容包括以下几方面：

（一）摸痛点

根据患者疼痛的主诉，触摸压痛的部位、压痛的范围、压痛的程度，是砰有关节摩擦音存在等，来鉴别损伤的性质和类型。

（二）摸肿胀

主要用于区别肿胀的大小、解剖层次、形态、软硬程度、边界是否清楚、推挤是否可移动等。

（三）摸畸形

触摸体表的骨性标志是否发生变化，用于判断肢体、关节畸形的情况。

（四）摸肤温

用手背测试局部皮肤温度的变化，用于辨别属于寒证还是热证，并能了解患肢血循环情况。

（五）摸异常活动

通过触摸可发现非关节部位出现类似关节的活动，或关节出现超过正常生理活动范围的异常活动，用于判识骨折、脱位及韧带损伤、断裂的程度。

四、量诊

量诊即测量法。一般用软尺测量，用厘米表示。通过测量可发现肢体的长度、周径、弯曲度、活动度的改变。

（一）量肢体长度

测量患肢的长度，并与健侧比较，是否有延长或缩短，主要用于辨识四肢骨折、脱位、畸形、先天性骨病等导致的肢体长度变化及程度。

（二）量周径

根据肢体肿胀或萎缩最明显部位，采取两侧肢体同一部位进行周径测量，比较其肿胀或萎缩的程度。主要用于判断肢体肿胀、肌肉萎缩和血肿的程度。

（三）量弯曲度

主要对弯曲的脊柱、关节及肢体按正常解剖生理作比较测量其弯曲的度数，以明确弯曲的程度。

（四）量活动度

主要对关节功能障碍进行活动范围的测量，与生理活动范围比较，以明确活动功能障碍的程度，并可做主动活动与被动活动差异比较。

此外，掌握各种临床检查技能和影像学资料阅读能力，对提高伤外科病症的诊断能力有重要意义。临床检查技能是推拿医生的基本功，一要掌握临床常用特殊检查的操作和意义；二要掌握常用运动系统检查方法和意义；三要掌握反射系统检查，包括浅反射、深反射、病理反射的检查操作及临床应用；四要熟悉感觉系统的检查和应用，以提高临床诊断与鉴别诊断的能力。伤外科病症绝大多数需要借助影像学检查来明确诊断，目前常用的影像学技术主要有 X 线片、CT、MKI、MRA（磁共振血管造影）、DSA（数字减影血管造影）等。熟悉和掌握影像学资料的阅读能力，对伤外科病症的确诊有重要作用。

第二节　脊柱病症推拿基础

一、脊柱病症基础

（一）脊柱的平衡作用

脊柱为三点承重结构，即椎体和位于椎体后缘两侧的上下关节突关节。上下椎体以椎间盘连接，主要起承重作用，而关节突关节主要起左右旋转或前后运动的导向作用。当脊柱超负荷承重或剪切承重，则引起椎间盘退变，或导致椎间盘膨出、突出、脱出，引起硬脊膜受压、硬脊膜囊受压、脊髓受压等病理改变，相应脊神经根受刺激或压迫，出现该神经支配区域放射性疼痛、麻木症状。当关节突关节在运动时出现紊乱、位移、错缝等病理改变，引起相应关节的滑膜受刺激、嵌顿、水肿，出现相应部位剧痛、牵掣、活动功能障碍症状。一般情况下，椎间盘病变以放射性疼痛、麻木为主；关节突关节病变以局部剧痛、牵掣、功能障碍为主。

附着于脊柱两侧的肌肉支撑脊柱应有的生理弧度，有维持脊柱平衡和运动脊柱的功能。当肌肉出现急、慢性损伤，炎症、痉挛、萎缩等因素影响，这种平衡关系即遭到破坏，出现脊柱生理弧度消失、反弓或增大，脊柱侧弯等病理性改变，导致相应部位出现相应病症，进而可引起关节突关节紊乱、位移、错缝病理改变，甚至加速椎间盘的退变。同样，脊柱三点承重关系改变，也会引起肌肉平衡作用失调。

（二）脊柱病症的基本规律

脊柱上承头颅，下连骨盆，在病理条件下除局部症状外，其临床表现具有相对的规律性。

1.颈椎

上颈段（C_1～C_3）病变时以头面部症状为主，如偏头痛、后枕痛、眩晕、耳鸣重听、视力减退或视物模糊，肩胛骨内上角部痛等。中颈段（C_3～C_5）病变时以颈、肩、背及上臂症状为主，如咽喉部异物感、面神经痛、颈项痛、肩及上臂痛、背部牵掣疼痛但不超过 T_7 水平线。下颈段（C_5～T_1）病变时以胸锁乳突肌痉挛、上肢放射性痛麻症状为主，其中 C_5～C_6 病变时放射至拇指根部，C_6～C_7 病时变放射至拇指、示指、中指及环指桡侧半，C_7～T_1 病变时放射至小指及环指尺侧半。

2.胸椎

上胸段（T_1～T_5）病变时以心、肺、气管、支气管症状为主，如胸闷、胸前区隐痛、胸背痛、气喘、膈肌痉挛、肋间神经痛、乳房胀痛等。中胸段（T_6～T_9）病变时以背、胃脘部、肝胆区等消化系症状为主，如胃痉挛、胃脘胀痛、泛酸嗳气、胃纳减退、胃蠕动减慢、消化不良、胁肋痛、背痛等。下胸段（T_{10}～T_{12}）病变时以下胸背、肾、输尿管、肠道症状为主，如腹胀腹痛、下腹痛、肠蠕动减慢或增快、腹泻、便秘、肾及输尿管疾患等。

3.腰椎

上腰段(L_1～T_2)病变时以胸腰段痛、少腹痛、腹胀、便秘、腹泻、泌尿系疾病、大腿前侧痛、下肢前侧麻木等症状为主。中腰段(L_3～L_4)病变时以两侧腰痛、坐骨神经痛、下肢外侧麻木、性功能减退等症状为主。下腰段(L_5～S_1)病变时以腰骶痛、遗精、月经不调、性功能障碍、下肢后侧痛等症状为主。

4.骶椎

以骶髂关节病变,骶椎隐性裂,膀胱、前列腺、女性盆腔、附件病症,以及不孕等病症为主。

(三)肌力、腱反射、皮肤感觉改变与神经根的关系

1.肌力改变与椎间盘突出间隙及神经根受压的关系

改变情况	椎间盘突出间隙	受压神经根
𧿹趾背伸肌力减弱或消失	L_4～L_5	L_5
𧿹趾跖屈肌力减弱或消失	L_5～S_1	S_1
𧿹趾背伸、跖屈无改变	L_3～1_4	L_4

2.腱反射改变与椎间盘突出间隙及神经根受压的关系

改变情况	椎间盘突出间隙	受压神经根
跟腱反射减弱或消失	1_5～S_1	S_1
膝腱反射减弱或消失	L_3～L_4	L_4
跟腱、膝腱反射无改变	L_4～L_5	L_5

3.皮肤感觉改变与椎间盘突出间隙及神经根受压的关系

改变情况	椎间盘突出间隙	受压神经根
小腿前侧、足内侧皮肤感觉减退或消失	L_4～L_5	L_5
外踝部、足外侧皮肤感觉减退或消失	L_5～S_1	S_1
马鞍区感觉减退或消失	脊髓后中央型突出	脊髓受压
间歇性跛行	椎管狭窄症	脊髓受压

二、脊柱病症推拿原则

由脊柱所引起的常见相关病症主要有:根性神经痛麻、脊柱后关节紊乱、脊柱一脏腑相关病症和脊髓受压等。推拿应根据中医"源候"理论和"有症必有因"原理,正确分析症因相关性,正确制定推拿治疗原则,正确使用推拿手法。

(一)根性神经痛麻

根性神经症状临床较为多见,椎间盘病变、骨质增生、椎管狭窄、椎管内肿瘤、黄韧带肥厚、脊柱骨折后遗症等为常见病因,疼痛、麻木、痛麻并存是症状表现的三种形式。一般认为,疼痛是由于神

经根受压、刺激引起反应性炎症、水肿所致，治疗原则应活血、消炎、退肿为先，可适当配合活血祛瘀、消肿的药物治疗，推拿以轻柔、缓和、深透为宜，当炎症、水肿消退其疼痛也随之减轻或消失。麻木常由神经根受实质性压迫所致，治疗原则当予解除压迫为主，推拿应通过脊柱整复、调整椎骨与椎间盘的关系、改变突出物与神经根的关系、恢复脊柱生物力学机能。如整复成功则麻木消失，否则宜选用手术或改用其他方法治疗。痛麻并存有两种情况，一种是真性压迫，另一种是假性压迫。当采用活血、消炎、退肿方法治疗后，疼痛减轻、麻木也随之减轻者为假性压迫；当疼痛减轻，而麻木无减轻或减轻不明显者为真性压迫。治疗原则以活血、消炎、退肿为先。推拿以缓解脊柱周围痉挛肌群，阻断"疼痛－肌紧张－疼痛"恶性循环链，促进软组织损伤性炎症消除；调整椎体异常位移或成角，降低椎间盘负荷，减少或消除对神经、血管的机械性压迫和刺激，恢复脊椎力学平衡。

（二）脊柱后关节紊乱

脊柱后关节紊乱，又称脊柱关节突关节错缝症，是目前临床最为多见的病症，以学生、长时间使用电脑操作及文职人员尤为好发，有明显的"时代病"特征。该病以颈椎最为好发，其次为胸椎和腰椎。脊椎排序紊乱，椎体滑移，生理曲度变直、消失、反弓（单反弓、双反弓）或生理曲度过大，脊柱侧弯（单侧弯、双侧弯）等导致后关节紊乱为常见病因。其症状较为复杂，有病理性症状，也有心理性症状。常见的表现形式有紊乱部位或相关部位的疼痛、麻木、牵掣、活动障碍，相应节段脏腑功能失调症状，甚至神经根症状。

当后关节紊乱累及交感神经时则出现交感神经相应症状，这可能是引起心理性症状的主要原因。"有错必纠"，对因治疗，纠正后关节紊乱是推拿治疗总原则，以脊柱整复类手法为关键，对症处理为辅的治疗方法，消除对滑膜、关节囊、周围韧带、神经、血管的卡压、牵拉、激惹等影响，达到推拿治疗的目的。

（三）脊柱－脏腑相关病症

由脊柱引起相关脏腑病症，临床上往往重视不够。"有诸内者，必形诸外"。脏腑病变可通过经络或神经支配规律反映到体表的特定部位、相关腧穴或脊柱的特定节段，而脊柱病变时也可引起相关脏腑或组织出现相应症状。

现有研究表明，脊柱病变可以引起上至头痛、眩晕、失眠、血压异常，下至便秘、腹泻、泌尿生殖系统等功能性疾病。这可能是几千年来推拿治疗脏腑疾病的基本原理，提示我们要引起足够重视和进一步深入研究。推拿治疗原则是根据病症的基本规律，捕捉这些特定部位敏感点，分析脊柱－脏腑神经支配规律的相关性（参见脊柱生理病理基础），通过对特定部位敏感点或相关腧穴、脊柱相关节段进行合理的手法治疗，可以收到明显的治疗效果。

（四）脊髓受压

脊髓受压是脊柱症状的常见病理表现，其危害性很大，由于推拿是外力作用性物理疗法，手法应用要十分慎重。脊髓受压有软性受压和硬性受压之分，软性受压常见的有椎间盘突出、黄韧带肥厚、椎管内肿瘤、脊髓空洞症等，硬性受压主要有骨质增生、骨折、椎体肿瘤、脊柱畸形等。影像学依据脊髓受压程度分为硬脊膜受压、硬脊膜囊受压和脊髓受压三种。临床应依据影像学检查，结合其症状、体征和体格检查结果，对其危害程度做出安全性评估，明确是否适合推拿，是否适用脊柱整复类手法，手法作用力的大小及整复旋转的幅度等，千万不能盲目使用手法治疗，以免发生意外。

三、脊柱整复类手法的应用原则

脊柱整复类手法临床应用时，要在诊断明确，风险程度低，安全可靠情况下才能使用。操作时掌握“稳、准、巧、快”原则。

(一)稳

是整复类手法操作的前提。一是对整复类手法操作的把握程度做到心中有底，操作时不犹豫；二是充分考虑手法的安全性，排除整复类手法的禁忌证，充分分析手法慎用证，选择安全系数高的手法操作；三是用力要稳，两手动作配合要协调，做到因势利导，避免生硬粗暴，整复幅度一般不能超过各关节的生理活动范围；四是不强求整复时的“咔嚓”声响。

(二)准

是保证整复类手法成功的关键。一是诊断要明确，确属整复手法应用指征，做到“有症才整”；二是定位要准确，找准必须整复或先要整复的关节或节段；三是作用力点要精确，包括手指固定的支点，整复作用的应力点都要集中于被整复的关节或节段；四是发力时机要恰当，通过调整脊柱屈伸或旋转角度使支点刚好落在作用点上即行整复，以保证整复的有效性。

(三)巧

是对整复类手法力的使用要求。《医宗金鉴・正骨心法要旨》所说的“一旦临证，机触于外，巧生于内，手随心转，法从手出”是对“巧”的最佳注释。强调整复手法运用时，一是用巧劲，有“四两拨千斤”之势，不可用蛮劲、盲劲；二是强调巧用力学原理，以柔克刚，不可用暴力，不可强拉硬扳；三是顺应脊柱自身生理功能，根据其结构特征、活动范围、活动方向及其特点来实施操作。

(四)快

是对整复类手法发力的要求。一是强调手指固定的支点，整复作用的应力点及脊柱屈伸或旋转角度支点三点集中在整复的关节或节段时，用“寸劲”快速发力；二是强调手法“疾发疾收”，见效即收，要求发力的距离不宜过长，完成整复即要放松，防止关节交锁。

此外，对诊断不明确，或有脊柱外伤、脊柱结核、肿瘤、椎管内肿瘤、脊髓损害症状者，禁用整复类手法。对骨质增生有“搭桥”征象、强直性脊柱炎、类风湿性脊柱炎、老年人骨质疏松明显、腰椎间盘突出症伴有严重侧隐窝狭窄者，慎用整复类手法。

第三节　关节筋伤病症推拿基础

一、关节筋伤病症基础

关节由骨、关节软骨、关节囊、关节腔构成的骨关节和肌肉、韧带、肌腱组成，在神经、肌肉的作用下产生关节运动。当上述组织在病理条件作用下可导致功能障碍。

(一)骨关节

典型的骨关节由骨、关节软骨、关节囊、关节腔构成，其周围有韧带加固，某些关节的关节腔内还有韧带(交叉韧带)、关节内软骨(半月板)及关节软骨盘加以连接，形成运动灵活，能满足人体各种生理活动范围的关节。关节软骨覆盖构成关节的骨端，有缓冲运动震荡的作用。当软骨发生龟裂时，会出现关节内刺痛或突然“闪痛”；软骨龟裂剥脱时，则形成关节鼠而导致关节交锁症；软骨软化时则出现关节内摩擦痛。关节腔内韧带、软骨损伤时，则会出现关节松动、疼痛、交锁、活动功能受限，严重时则导致肌肉萎缩。

关节囊紧密包裹着关节的周围，使关节形成一个封闭的关节腔。关节腔由关节囊构成，关节囊有内外两层，外层为致密的纤维层，内层为滑膜层。正常情况下，滑膜分泌少量滑液，起到润滑关节和减少关节运动摩擦的作用，其分泌与吸收保持平衡。在病理情况下，滑膜分泌滑液过多，则关节肿胀、疼痛、活动功能障碍；而分泌过少关节腔缺乏润滑，则出现关节摩擦痛、活动功能障碍。若反复渗出久则导致关节腔及周围组织粘连，影响关节功能。

（二）肌肉、肌腱、韧带

肌肉是关节的运动器，肌肉的收缩使关节产生活动，每一个关节都有一定的生理活动范围。当肌肉、肌腱或韧带损伤时，均可使关节的活动功能产生障碍。一般情况下，肌肉总是以肌腱或韧带的形式分别起、止于关节周围，关节的运动依赖于肌肉的运动，肌肉的运动也必须依赖于肌腱的附着。当肌肉损伤时会影响肌腱、韧带和关节运动，而关节和肌腱、韧带的损伤也势必会限制肌肉的运动。因此，要辨别清楚功能障碍是关节因素，还是软组织因素。在对关节损伤推拿治疗时，除在损伤（肌腱、韧带）局部取穴外，要考虑到与其相应的肌肉；而在肌肉损伤的情况下，除局部取穴外，也要考虑与该肌肉相关的关节、肌腱和韧带；对关节病症，除在关节部位治疗外，也要兼顾与整个关节相关的肌肉。总之，这四者之间在生理条件下是统一的，在病理条件下又是相互影响的。

（三）关节筋伤机理

1.牵拉损伤

沿肌肉轴线方向相反的两个牵拉作用力引起的损伤。该类损伤多见于肌腹及肌肉与肌腱交接处（肌腱套）部位损伤，如肌肉拉伤、肌纤维断裂、肌腱套损伤等。

2.收缩损伤

沿肌肉轴线方向相向的两个压缩力造成的损伤。该类损伤多见于弯曲、侧屈时引起肌腹部收缩损伤，如肌肉收缩损伤。

3.扭转损伤

沿轴线方向相反的两个扭转力形成的损伤。该类损伤是临床最常见的，多见于韧带、肌腱及附着部位，如韧带、肌腱的撕裂，部分断裂、完全断裂，严重时可造成撕脱性骨折。

4.弯曲损伤

方向相反的两个力引起的弯矩作用的结果。该类损伤多见于长期保持某一姿势引起的代偿性损伤，如一侧肌肉代偿性增粗。

5.剪切损伤

两个相等相反切向力作用的结果。该类损伤可见于附着于关节周围的韧带损伤，严重时可见附着部撕脱骨折。

6.静力性损伤

长时期静止性用力的结果。该类损伤多见于肌肉慢性劳损。

二、关节筋伤病症推拿原则

松解劳损、紧张甚至痉挛的脊柱周围肌群，改善其力学特性，阻断疼痛—肌紧张—疼痛恶性循环链，促进软组织损伤性炎症消除；调整椎体异常位移或成角，降低椎间盘负荷，减缓椎体退变过程，减少或消除神经、血管机械性压迫和刺激，恢复脊椎力学平衡。

（一）手法作用力原则

1.急性损伤

选用平面用力手法，如㨰法、揉法、摩法等。手法宜轻不宜重。掌握轻—重—轻原则。

2.慢性损伤

选用垂直用力手法、斜向用力或对称用力手法，如推法、按法、揉法、㨰法、扳法、弹拨法等。手法宜沉不宜浮，或宜重不宜轻。

3.静力性损伤、疲劳酸痛

选用平面用力手法，如揉法、摩法、㨰法、擦法等。手法宜缓不宜急，宜轻不宜重，以舒筋活血，增加局部血循环，促进代谢为主。

（二）手法使用原则

（1）宜小不宜大：对局部软组织损伤，由于损伤部位局限，以局部取穴为主，常用按法、揉法、点法、压法等手法。

（2）宜大不宜小：对慢性劳损、疼痛牵涉面较广，手法施术范围宜广，抓住重点，兼顾全面。常用拣法、按法、揉法、摩法、擦法等手法。

（3）宜深不宜浅：对损伤疼痛部位较深，或时间较长，手法施术宜深宜沉，力达病所。常用按法、点法、弹拨法、扳法等手法。

（4）宜浅不宜深：对疼痛部位浅表，或关节部位，软组织较少部位，手法宜浅不宜深，宜柔不宜刚，以免手法过重导致反应明显或新的损伤。

（三）手法作用力方向原则

手法作用点、作用力、作用力方向与推拿疗效有密切关系。根据不同的损伤部位，选用相应的手法作用力方向，是推拿疗效好坏的关键。

（1）对损伤部位浅表、显露的，手法平面用力、垂直用力均可。

（2）对损伤部位在关节、骨缝间隙，或者在骨的内侧面时，则手法宜斜向用力，使手法作用力直达损伤或病变部位。

（3）对关节内损伤，其损伤部位不显露，甚至要活动到某一体位才能显露的，则宜用动态定位推拿法、关节杠杆扳法治疗，使手法作用力透达病所才能奏效。

第四节　内妇科疾病推拿基础

一、内妇科病症辨证基础

(一)分清表里,辨别病变部位的深浅

1.表证

多为六淫之邪侵袭肌表腠理,多见于病症的早期阶段。不同表证的临床鉴别见表11-1。

表11-1　不同表证的临床鉴别

证型	症状	舌苔与脉象
表寒	恶寒重,发热轻,无汗,头痛,项背痛	苔薄白,脉浮紧
表热	发热重,恶寒轻,多有汗,头痛,口渴	舌尖红,脉浮数
表虚	自汗,汗出恶风为特点	舌淡,脉浮缓无力
表实	无汗为特点	苔薄白,脉浮有力

2.里证

多为外邪袭里,或七情内伤,病从里发,病变部位较深,病情多重。不同里证的临床鉴别见表11-2。

表11-2　不同里证的临床鉴别

证型	症状	舌苔与脉象
里寒	肢冷不渴,恶寒喜热,腹痛便溏,尿清长	苔白滑,脉沉迟
里热	壮热口渴,目赤唇红,烦热不宁,尿黄赤	舌红苔黄,脉沉数
里虚	气弱懒言,食减倦怠,头昏心跳	舌胖苔白,脉沉弱
里实	壮热气粗,神昏谵言,大便秘结	苔黄,脉沉实

(二)分清寒热,辨别病症的属性

辨别寒热的性质,主要是根据病人口渴与否,二便情况,肢体冷热,舌质、舌苔及脉象等来进行识别。

1.寒证

有虚、实之分。寒实证与虚寒证的临床鉴别见表11-3。

表 11-3　寒实证与虚寒证的临床鉴别

证型	症状	舌苔与脉象
寒实证	四肢厥冷，腹痛胸闷或便秘	脉沉弦或沉迟有力
虚寒证	食少，口淡，吐涎沫，气短，便稀或泄泻	舌淡苔白，脉沉细或沉弱无力

2.热证

热证有实热证与虚热证之分。实热证与虚热证的临床鉴别见表 11-4。

表 11-4　实热证与虚热证的临床鉴别

证型	症状	舌苔与脉象
实热证	高热烦渴，谵语，声音粗壮	舌红苔黄，脉滑数或沉实
虚热证	低热或潮热，倦怠食少，消瘦	舌淡红少苔或舌绛无苔，脉细数无力

(三)分清虚实，辨别正气虚实或邪气盛衰

虚实辨证，主要抓住病人的体质、疾病的病程及脉象、舌质等几个方面。正气虚实或邪气盛衰的临床鉴别见表 11-5。

表 11-5　正气虚实或邪气盛衰的临床鉴别

证型	体质	症状	舌苔与脉象
虚证	重病或久病之后，或身体虚弱、正气不足	面色苍白，精神萎靡，懒言，心悸气短，食少便溏，自汗、盗汗	舌淡嫩，苔薄白或少苔，脉无力
实证	体质壮实，发病较急或病势较盛	高热口渴，烦躁谵言，便秘腹痛而满	舌质苍老，苔黄干燥，脉有力

(四)分清阴阳，抓住总纲

阴阳是八纲辨证的总纲，凡辨证必明阴阳。在八纲辨证中，凡属热、实、表的为阳；属寒、虚、里的为阴。临床上常见证候很少是单纯性的，往往是表里、寒热、虚实交织在一起，随着时间的推移或病情的变化，阴阳亦可以相互转化。因此，辨证首先必须分清阴阳。

(五)经、带、胎、产，妇科辨证要务

妇科疾病辨证除掌握上述八纲辨证外，还应结合经、带、胎、产，月经的期、量、色、质以及婚姻状况等，进行综合辨证。

二、内妇科病症推拿原则

内妇科疾病的推拿治疗，必须在辨证明确的基础上才能进行推拿治疗。《幼科铁镜》曰："寒热温平，药之四性，推拿揉掐，性与药同……不明何可乱推。"推拿如用药，用药如用兵。内妇科疾病推拿，是运用手法作用于人体的相关经络腧穴，以疏通经脉，调和脏腑，行气活血，平衡阴阳来达到治

疗目的的。因此，正确选择经络腧穴，合理运用推拿手法，是取得疗效的关键。

(一)手法选择原则

内妇科疾病推拿手法的选择是根据疾病发展、变化的性质来确定的。凡邪气盛实，病情较急时，当用一指禅推法、拿法、按法、㨰法和掐法等，以求泻其实；凡正气不足、身体虚弱时，当应用揉法、摩法、擦法等，以求补其虚，使正气充实。一般来说，治疗内妇科疾病的推拿手法应以轻快柔和为主，切忌使用粗暴手法。

(二)穴位选择原则

内妇科疾病推拿选穴是以经络学说为指导的。在八纲辨证，脏腑、气血辨证的基础上，根据不同病症选取相应穴位。穴位选择可分为近部取穴、远部取穴等。

1.近部取穴

是以疾病或疾病所表现症状的周围取穴为原则，一般多用于治疗体表部位和较局限的症状，如鼻塞按迎香，头痛揉太阳，眼疾按睛明，牙痛按颊车等。阿是穴的取穴属于近部取穴法。

2.远部取穴

是根据脏腑经络学说的一种取穴方法。远部取穴应在明确疾病所属脏腑与经络的关系，根据疾病所在部位，按照脏腑所属经络选取相应穴位进行治疗。如足三里属胃经，胃痛可取之；内关属心包经，心绞痛可取之。中医名言“腹痛三里留，腰痛委中求，头项寻列缺，面口合谷收”是远部取穴的佐证。

此外，还有邻近取穴法、随证取穴法，经络所过、主治所及取穴等。总之，穴位的选用及推拿处方的组成合理性如何，与治疗效果有着密切的关系。

大量临床实践表明，许多内脏疾病存在着内脏一体表的相关性。中医有“有诸内，必形诸外”之说。当内脏病变时，其症状可以在体表的特定部位反映出来(阳性点)，手法刺激体表的阳性点能对内脏的功能活动产生影响。这种内脏与体表相关性是通过脏腑一体表神经节段相关与神经反射原理来实现的。已知内脏的神经支配是受交感神经和副交感神经双重支配，交感神经的中枢在脊髓，而副交感神经的中枢位于脑干和脊髓第3、4骶段，交感与副交感神经的相互制约平衡，维持着内脏功能的正常，当这种制约失去平衡时，则症状由此而产生。内脏功能异常可通过神经通路反映到体表，出现感觉过敏，这就对疾病的诊断和推拿治疗提供了依据。推拿治疗内妇科疾病可以利用对体表相应穴位和特定部位的刺激来调节内脏的功能，取得疗效。

手法刺激的强弱对内脏功能的影响关系密切，神经生理学研究证实，轻柔、缓和的连续刺激起到抑制中枢神经，兴奋周围神经的作用；急速、较重的短时间刺激可抑制周围神经，兴奋中枢神经。当中枢处于抑制状态下，副交感神经则处于优势；当中枢处于兴奋状态时，则交感神经占优势。因此，手法刺激量的强弱要根据疾病不同的性质和要达到的目的合理选择应用。

第十二章　内科病症

第一节　感冒

感冒是常见的呼吸道疾病，因病情轻重不同而分为伤风、重伤风和时行感冒。四季均可发生，尤以冬、秋两季多发。

【病因病机】

中医学认为，本病系感受风邪所致，与人的体质强弱密切相关。常因起居失常、冷暖不调、涉水淋雨、过度疲劳、酒后当风等导致机体抵抗力下降而发病，患有各种慢性病的体弱者则更易罹患。风邪多与寒、热、暑湿之邪夹杂为患，由皮毛、口鼻侵入，伤及肺卫，出现一系列的肺卫症状。秋冬多风寒，春夏多风热，长夏多暑湿；因患者机体有阴阳偏盛偏衰之别，故感受同一外邪亦有从寒而化和从热而化之分。若感邪深重或误治失治，体虚无力抗邪，则是邪病毒可由表人里，产生化火动风、逆传心包等变证。

【临床表现】

以鼻塞、流递、咳嗽、头痛、恶寒发热、全身酸楚等为主症。

1.风寒证

鼻塞，流清递，咳嗽，痰液清稀，咽喉微痒，喷嚏，恶寒重，发热轻，无汗，头痛，肢体酸重，口不渴或虽渴但喜热饮，舌苔薄白，脉浮或浮紧。

2.风热证

鼻塞而干，少弟或流脓递，咳嗽声重，咳痰色黄而黏，咽喉肿痛，恶寒轻，发热重，有汗热不解，头痛或昏胀，面红目赤，口干渴欲冷饮，舌苔薄黄，脉多浮数。

3.暑湿证

咳声重浊不扬，咳吐白色黏痰，身热不扬，汗出不畅，肢体酸重，头昏重而胀，胸腕痞闷，纳呆，腹胀，大便糖泻，尿少色黄，舌苔白腻或淡黄腻，脉需。

【治疗】

1.针刺疗法

治则：风寒证祛风散寒、宣肺解表，针灸并用，泻法；风热证疏散风热、清利肺气；暑湿证清暑化湿、疏表和里，均只针不灸，泻法。

处方：风池、大椎、列缺、合谷、外关。

方义：风邪与寒、热、暑湿之邪夹杂伤表，故取风池、大椎、外关疏风。

祛邪解表：合谷祛风清暑、解表清热，列缺宣肺止咳，二穴相配乃原络配穴之法，加强宣肺解表作用。

加减：风寒证加风门、肺俞祛风散寒；风热证加曲池、尺泽疏散风热；暑湿证加中腕、足三里和中化湿；邪盛体虚加肺俞、足三里扶正祛邪；鼻塞流加迎香宣肺通窍；头痛加印堂、太阳祛风止痛；咽喉肿痛加少商清热利咽。

操作：风寒者大椎、风门、肺俞、足三里针灸并用；风热者大椎、少商用三棱针点刺出血；其他俞穴常规针刺。伤风每日1次，重伤风和时行感冒每日1～2次。

2.三棱针疗法

取耳尖、委中、尺泽、太阳、少商。每次选1～2穴，点刺出血。适用于风热证。

3.拔罐疗法

取肺俞、风门、大椎、身柱。每次选2～3穴，留罐10min，或于背部膀胱经走罐。适用于风寒证。

4.耳穴疗法

主穴：肺、肾上腺、神门、内鼻。配穴：发热加耳尖、屏尖；全身酸痛乏力加肾、皮质下；咽痛声晰加咽喉；咳嗽加气管；腹泻加脾；胃纳不佳加腰胆、胃。

①耳穴压迫法：主穴全取，根据临床症状再选1～3个配穴，手法用平补平泻，每次一侧耳穴，隔日或每日换压另一侧耳穴。一般7次内痊愈。个别不愈者，休息3～5天，继续下1个疗程。

②耳穴磁疗法：取穴、手法同耳穴压迫法。用磁珠贴压，隔1～2日换贴另一侧耳穴，7次为1个疗程。

5.穴位敷贴疗法

①芥菜子10g，研细末，以两只鸡蛋清调成糊状，敷于两足心涌泉穴，外用绷带固定。

②适应证：本法适用于治疗各种感冒。取穴：大椎、肺俞、太阳、头维、天宗、曲池、风府。方药组成风热选药：金银花、连翘、灸麻黄、前胡、浙贝母、牛蒡子、竹叶、紫苏、差活；风寒选药：桂枝、灸麻黄、细辛、差活、防风、荆芥、浙贝母、紫苏。痰多可加杏仁、炙紫菀、灸款冬花。用法：根据患者感冒的证型选取相应的药物，然后将相应中药研细成末，用姜汁或竹沥水、醋等调制为绿豆大小颗粒，置于1cm×1.5cm胶布或创可贴中间，贴在穴位上，使患者穴位有胀感或痒感，隔日换药1次。

6.艾灸疗法

①取穴：风池、风门、列缺、合谷。适用于风寒感冒。操作：艾条温和灸，每穴每次灸10～15min，每日灸1～2次。艾注隔姜灸，每次选用2～4个穴位，每穴灸5～7壮，每日灸1次，重症可每日灸治2次。②取穴：风池、大椎、曲池、外关。适用于风热感冒。操作：艾条温和灸，每穴每次灸3～5min，每日灸1～2次。

7.刮痧疗法

处方：大椎、大、膏肓、神堂、风门、风池、合谷、列缺、前胸内外。

配方：发热加脊椎、肩肿一带；头痛加太阳；鼻塞不通加迎香；咽痛加少商。

方法：泻法刮拭大椎、大、膏肓、神堂等主刮经穴部位，待出现紫红色擦点多处时，再配合刮拭其他经穴部位，每穴3～5min，以局部出现痧点为好。

【按语】

1.本病须与流脑、乙脑、流行性胆腺炎等传染病的前驱症状做鉴别诊断。

2.针灸治疗本病疗效明显，但若出现高热持续不退、咳嗽加剧、咳吐血痰等症时，宜尽快采取综合治疗措施。

3.感冒流行期间应保持居室内空气流通，少去公共场所。并可灸大椎、足三里等穴进行预防。

第二节　支气管炎

支气管炎是由多种因素引起的气管、支气管炎症。临床以咳嗽、咳痰、喘促等为主要症状。急性支气管炎可发生于任何年龄，慢性支气管炎好发于中老年人。本病发作多见于冬春两季。现代医学认为，急性支气管炎是由于病毒、细菌感染，或因理化因素的刺激所致，病变多局限于黏膜。慢性支气管炎是由于理化因素的刺激或病毒感染、变态反应等使全身或局部抵抗力降低所致，病损常波及支气管壁全层，病变晚期造成管腔硬或塌陷，病变蔓延到支气管和肺泡壁，可发生阻塞性肺气肿，甚则导致肺源性心脏病

【病因病机】

急性支气管炎属于中医学“咳嗽”“咳喘”等范畴，多因风寒、风热、燥热等外邪侵袭所致。外邪入侵，首先犯肺，肺卫失宣，津液失于敷布，聚而成痰，阻塞气道，引起咳嗽、咳痰，甚则气喘。慢性支气管炎因病情迁延日久，故多与肺、脾、肾三脏功能失调有关。脾虚则气无所主，宣降失司，出现咳嗽痰多；肾虚则气失摄纳，出现喘促短气；若肝火犯肺，肺热伤津，则见咳嗽阵作，甚则痰中带血。急性支气管炎多为实证，慢性支气管炎虚证多见或为本虚标实之证。

【临床表现】

1.急性支气管炎

起病较急，常可伴有发热、恶寒、流递、全身酸楚等上呼吸道感染症状。咳嗽是其主要症状，病起干咳，喉痒，胸骨后不适，1～2 日后咳出少量黏痰或稀薄痰液，随后痰液转稠，偶可带有血丝。若有支气管痉挛时，可出现哮喘样呼吸困难。3～5 日后发热和全身症状逐渐消退，咳嗽则可延长到 7～30 日。若迁延不愈者，可转为慢性支气管炎。

2.慢性支气管炎

慢性反复性咳嗽、咳痰，或伴有喘息，合并感染时可有浓痰、发热、呼吸困难等，一般于秋冬季加重，春季后减轻，严重者全年均有持续性咳嗽。病久不愈者可发展为肺气肿、肺心病。风寒束肺者可见咳嗽痰白，鼻塞流涕，恶寒发热，头痛，全身酸楚，舌淡苔薄白，脉浮紧等；风热犯肺者可见咳嗽痰黄，质稠难咳，口干咽痛，身热头痛，舌边尖红，苔薄黄，脉浮数等；燥热伤肺者可见干咳无痰，或痰少而黏，甚则痰中带血，咳痰不爽，鼻燥咽干，胸闷而痛，头痛发热，便干尿赤，舌红少津，苔薄白，脉细数等；痰湿阻肺者可见咳嗽痰多，痰白而黏，易于咳出，咳声重浊，胸部满闷或喘促短气，纳呆腹胀，舌淡苔白腻，脉滑等；肝火灼肺者可见咳嗽气逆，阵阵而作，痰少而黏，咳之不易，甚则痰中带血，胁肋胀痛，咽喉干痒，目赤口苦，便秘尿赤，舌边尖红，苔薄黄，脉弦数等；肺肾阴虚者可见干咳无痰或少痰，痰黏或带血，口干咽燥，五心烦热，潮热盗汗，形体消瘦，舌红少苔，脉细数等：脾肾阳虚者可见咳嗽气喘，动则尤甚，痰液稀，面色白白，形寒肢冷，或面肢水肿，小便不利，舌淡，苔薄白微腻，脉沉细等。

【治疗】

1.针灸疗法

(1)外感咳嗽

治则：宣肺解表。

处方：取手太阴、阳明经穴为主。列缺、合谷、肺俞。

配穴：咽喉肿痛加少商；发热恶寒加大椎，外关。

方义：手太阴与手阳明为表里，取其络穴列缺，原穴合谷，配以肺俞，三穴合用，以加强宣肺解表的作用，使外邪得解，肺气通调，清肃有权，肺之功能得到恢复。

操作：风寒证针灸并用，风热证只针不灸。

(2)内伤咳嗽

①痰浊阻肺证

治则：健脾化痰。

处方：取背俞和足阳明经穴为主。肺俞、中院、尺泽、足三里、丰隆。

方义：俞穴和募穴是脏腑之气转输汇聚之处，取肺俞和胃募中院，配以足阳明经合穴足三里，以健脾和胃，行湿化痰；尺泽为肺经合穴，有泻肺止咳的作用；丰隆为足阳明经的络穴，取之以运中焦脾胃之气，使气行津布，痰湿得化，是祛痰除湿之要穴。

操作：针刺补泻兼施，并可加灸。

②肺燥阴虚证

治则：益阴润燥，清肃肺气。

处方：取肺经俞、募穴为主。肺俞、中府、列缺、照海。

配穴：咯血加孔最、膈俞。

方义：肺俞，中府是俞募配穴，用以宣调肺道，清肃肺气；列缺是手太阴肺经络穴，通于任脉，照海是足少阴肾经经穴，通阴晓脉，两穴合用，一上一下，为八脉交会配穴法，以益阴润燥，并能清利咽喉，肃降肺气；孔最为肺之穴，主治肺之急症；膈俞为八会穴中的血会，两穴配伍，有止血的作用。

操作：针刺平补平泻。

2.皮肤针疗法

叫刺督脉经、膀胱经的上背部，以皮肤潮红为度。

3.艾灸疗法

①取穴：风池、风门、列缺、合谷。适用于风寒感冒。艾条温和灸：每穴每次灸10～15min，每日灸1～2次；艾注隔姜灸：每次选用2～4个穴位，每穴灸5～7壮，每日灸1次，重症可每日灸治2次。②取穴：风池、大椎、曲池、外关。适用于风热感冒。艾条温和灸：每穴每次灸3～5min，每日灸1～2次。

4.拔罐疗法

在背部膀胱经上均匀涂抹石蜡，沿经行走罐手法，使皮肤紫红后起罐，用纱布擦去油污。再在大椎、风门、肺俞、膏肓穴各留罐约10min。

5.耳穴疗法

主穴：肺、肾上腺、神门、内鼻。配穴：发热加耳尖、屏尖；全身酸痛乏力加肾、皮质下；咽痛声晰加咽喉；咳嗽加气管；腹泻加脾；胃纳不佳加膜胆、胃。

①耳穴压迫法：主穴全取，根据临床症状再选1～3个配穴，手法用平补平泻，每次一侧耳穴，隔日或每日换压另一侧耳穴，一般7次内痊愈。个别不愈者，休息3～5天，继续下1个疗程。

②耳穴磁疗法：取穴、手法同耳穴压迫法。用磁珠贴压，隔1～2日

换贴另一侧耳穴，7次为1个疗程。

第三节　支气管哮喘

【概述】

支气管哮喘(以下简称哮喘)是由多种细胞和细胞组分参与的气道慢性炎症性疾患。其临床表现为:突然发作先兆症状如打喷嚏、流递、咳嗽、胸闷等,继而出现呼吸困难、呼气延长费力,胸部紧压感,患者端坐,两手前撑,双肩高算,出汗,烦躁不安,并有喘鸣咳痰,甚至出现发绀等。其中以呼吸困难最为明显。哮喘多反复发作,每次发作可达数小时以上。

哮喘的针灸治疗,现代有关报道非常之多。特别是近三十多年来,不断发掘出不少有效的方法,除传统的刺灸法外,还包括穴位敷贴、磁疗、穴位注射、穴位埋线、穴位激光照射、穴位结扎、穴位挑治、穴位割治、热针、眼针等。其中,用于治疗的以体针和穴位注射为主,用于预防的则以穴位敷贴应用为多。从疗效看,各法大致相近,有效率多在80%~90%之间。不仅能有效控制急性发作,而且可以预防复发。近年来,对治疗效果的观察更趋深入,如经对照治疗发现,化脓灸对哮喘缓解期的疗效明显优于发作期。

【治疗】

1.体针

(1)取穴:

主穴:鱼际、肺俞、大椎、定喘、列缺、四缝。

配穴:风门、中、内关。

(2)操作:每次取主穴为主,其中,四缝穴用于控制儿童急性发作。效不显时的加或改用配穴。一般每次取3~4穴。先针鱼际,继针其他穴位。鱼际,每次取一侧,进针1寸,刺时针尖向掌心斜刺,泻法,用强刺激,留针20~30分钟,每隔5分钟运针一次。肺俞,直刺5分。大椎直刺1~1.3寸,施以提插抢转平补平泻法,留针15分钟后取针,予以艾条温灸或拔罐。四缝穴用消毒粗针点刺,挤出少量黄白色黏液。余穴均常规针刺得气后用泻法,中强刺激,留针情况同鱼际。发作期每日1~2次,喘平后每日或隔日1次以巩固疗效。

(3)疗效:

疗效评定标准:临床控制:症状完全消失,随访半年未再发作者。

显效:症状明显改善,发作次数减少者。有效:病情缓解,喘息等症有所减轻者。无效:治疗前后症状无变化。本法主要用于哮喘急性发作期。据534例观察,有效率为69%~98.5%。肺俞、大椎穴针后加灸的疗效优于针后加罐。

2.穴位敷贴

(1)取穴:

主穴:分两组。①大籽、肺俞、心俞、天突。②风门、顾阴俞、督俞、腹中。

(2)防治法:

药物配制:①消喘膏。白芥子30%、甘遂30%、细辛10%、干姜10%、麻黄10%延胡索10%,上药共研细末,以鲜姜汁调成糊状,摊于圆形硫酸纸上。硫酸纸面积约为10平方毫米。②毛葛、天文草(均为鲜叶),各取3~5叶,捣烂成泥,加鲜姜汁调匀,做成直径2.5毫米的药饼。

治法一般应用消喘膏，如取材方便亦可用后者。首次贴敷第一组穴，取准穴后，贴上药饼，周围敷以棉花，上盖消毒纱布，以胶布黏住。贴后2～3小时，待有灼热或微痛感，除去药饼，出现水泡时，涂以甲紫防止感染。隔9天后再敷贴第二组穴。本法主要用作哮喘急性发作治疗，贴敷3次为一疗程，每年贴一疗程。冬季喘者敷贴于三伏天，每伏1次；夏季喘者，敷贴于三九天，每九天1次。敷贴处嘱患者不要择破，以防感染，禁用凡士林纱布。

(3)疗效：

疗效评定标准：痊愈：症状消失，体质恢复，观察三年不再复发。显效：两年内偶或发作，但症状显著减轻。有效：喘咳较以往减轻，发作次数减少。无效：病情无变化。

本法主要预防哮喘发作，共观察4434例，结果，预防发作的有效率为83.7%～98%。

3.穴位注射

(1)取穴：

主穴：定喘、肺俞。

配穴：阿是穴。

阿是穴位置：位于背部肩脚间区。有板滞、胀、凉、痛等异常感觉，触之有肌紧张度高、皮温低及有团块状或条索状之区域，压之有酸、胀、痛、麻感。

(2)操作：

药液：为2%普鲁卡因注射液2毫升十氨茶碱0.125毫克十地塞米松2.5毫克十东食若碱0.1～0.2毫克(或654－2注射液5毫克)四种药物之混合液。

一般每次仅取一主穴，可始终用其中一穴，亦可交替取用。配穴用于哮喘持续状态患者。在普鲁卡因皮试阴性后，令患者取俯伏坐位，充分暴露项背部，定准穴位，常规皮肤消毒后，用舒张进针法，左手拇、食(示)两指确定定喘穴，用5毫升一次性注射器抽取药液，右手快速垂直将针刺入穴内皮下组织，缓慢向脊柱方向斜刺，探得酸胀等得气针感后回抽无回血，深部刺入约1厘米，抽无回血，将药液缓缓注入(穴注时嘱患者不得抬头)。哮喘发作期间每天一次，哮喘停止以后改为隔天穴注1次，剂量同上，双侧穴注，0次为一疗程，一般患者共治疗20次，即2个疗程。

(3)疗效：共治343例患者。临床控制240例，显效23例、有效62例，无效18例，总有效率为94.8%。大部分均在3天内止喘。但止喘后不能立即停止穴位注射，一般需巩固治疗10～20次，以防复发。以阿是穴共治14例哮喘持续状态，症状立即完全缓解12例，症状明显缓解2例。

4.穴位割治

(1)取穴：肺俞、定喘。

(2)操作：每次取一穴，轮换进行。取准穴位后作常规消毒，局部浸润麻醉。用手术刀作纵形切口，长0.5～0.8毫米，深达皮下(不宜过深)。以直血管钳分离切口，暴露脂肪组织，并摘去黄豆至蚕豆大皮下脂肪。之后，血管钳深入切口略施刺激，至患者有明显的胀痛或沉重感后取出，不做缝合，以消毒纱布覆盖。两次割治间隔在7～10天。

(3)疗效：共治疗456例，缓解399例，有效45例，无效15例，总有效率为96.4%。本法用于防治哮喘。

5.艾灸

(1)取穴：

主穴：分为四组。①少商。②天突、灵台、肺俞。③风门、大椎。大杼、腹中。

配穴：身柱、膏肓、气海。

(2)操作：第一组，主要用于控制支气管哮喘的急性发作。其他三组及配穴用于预防哮喘发作。

第一组灸法：取双侧少商穴，用艾灶行无疲痕直接灸，各灸3～5壮，每日1次，10次为一疗程。其他三组，于每年夏冬季节灸治一疗程。一般仅取主穴，体质虚弱者耐加配穴。治疗时，嘱患者正坐低头，暴露背部。取穴须正确(按同身寸取)，将预先制备好的如黄豆大艾灶(系陈艾绒加入少量香压制而成)置于穴上点燃。施灸过程中，当艾灶烧及皮肤开始灼痛时，术者用手在该穴区附近轻轻拍打，以减轻疼痛(亦可预先皮下注射1%普鲁卡因注射液0.3毫升)。4～5分钟待火熄后，用纱布无菌蒸馏水拭净艾灰，再灸第二壮。施灸壮数：腹背部穴各9壮，胸部穴各7壮，颈部穴各5壮。灸毕贴以灸疮膏或胶布。每日更换一次。一般病例每日灸一穴，4～5天为一疗程。

(3)疗效：本法可用于防和治。治疗急性发作37例，临床控制5例，显效及有效22例，无效10例，总有效率为73.0%。预防哮喘急性发作共治1788例，其有效率为66.9%～94.4%。穴位化脓者疗效满意。

6.拔罐

(1)取穴：

主穴：定喘、风门、肺俞。

配穴：腹中、中院、肾俞、膏肓。

(2)操作：一般仅取主穴，病程久或疗效不好者，耐加备用之穴。先针刺，将针速刺至皮下，轻轻抢转进针，成人背俞穴进针5～7分，小儿2～3分。刺定喘穴时，针尖可向脊柱方向斜刺。待获得针感后，可用架火法拔罐，即在针尾上缚一含95%乙醇的棉球，点燃后将罐扣上，或用真空拔罐器吸拔，留罐15分钟。亦可先留针20分钟，中间行针1～2次，以抢转手法平补平泻。取针后再以闪火法，在风门穴与肺俞穴之间拔罐，留罐10～15分钟。注意，小儿不可留针拔罐，一般仅采取点刺不留针，再拔以中号或小号罐，留罐时间，以局部皮肤潮红为度。或单独取肺俞穴刺络拔罐，以消毒过的梅花针用力在双侧穴区命打，见局部皮肤轻微出血后，立即用大号玻璃火罐拔之，留罐时间同上，出血量一般为0.5～3毫升，去罐后拭去癌血。上述治法，每日一次，穴位可轮换。10次为一疗程。

(3)疗效：以上法共治95例，临床控制5例，显效37例，有效43例，无效12例，总有效率为87.4%。

7.穴位激光照射

(1)取穴：

主穴：分两组。①体中、肺俞。②天突、定喘。

配穴：脾俞、肾俞、足三里、大椎、风门。

(2)操作：主穴每次取一组，两组交替轮用。配穴据症酶加1～2穴。可采用二氧化碳激光治疗仪，亦可用氦一氯激光治疗仪。具体操作方法为：二氧化碳激光仪，须装上光斑放大镜行散焦照射。照射距离5厘米，照射范围2平方厘米，功率密度约0.1瓦/平方厘米，每穴照射3～5分钟，每周治疗6次。氦一氯激光仪，波长632.8纳米，照射功率2～5毫瓦，照射距离40～70厘米，光斑直径1.5毫米，照射时间每穴2～6分钟。两侧可同时照射。每日1次。

(3)疗效：二氧化碳激光仪穴位照射多适于成年人，共观察39例，其中临时控制21例，显效12

例,好转5例,无效1例,总有效率为97.4%。氦－氖激光治疗仪穴位照射适于小儿或成人,共观察227侧(其中小儿88例),临时控制87例,显效62例,有效60例,无效18例,其总有效率为92.1%。

8.眼针

(1)取穴:上焦区、肺区。

(2)操作:双侧同取,选用直径0.30毫米、长2毫米毫针,患者平卧、闭眼,医者左手指压住眼球,右手持针距眼睡边缘2分处刺入穴区,深度以达到骨膜为度。进针要快,不捻转,不提插,得气时有触电样或麻酥样上下举动,或酸、麻、胀感觉,未得气者可将针稍提出一点重新调整后轻轻刺入,留针15分钟。每日1次,5次为一疗程。

(3)疗效:以上法共治142例中,临床控制34例,显效73例,有效29例,无效16例,总有效率88.70%。

9.其他措施

(1)如为外源性哮喘,应尽力找出和避免接触变应原;内源性患者,则尽可能去除或控制感染病灶。避免精神紧张,情绪激动,注意增强体质。

(2)重症患者或呈哮喘持续状态时,应给予吸氧,适当输液,抗感染及纠正酸中毒等。如针灸不能控制病情,宜立即改用其他中西医疗法。

第四节　三叉神经痛

三叉神经痛是以三叉神经分布区出现放射性、烧灼样抽垫疼痛为主证的疾病,是临床上最典型的神经痛。多发于40岁以上的女性,有原发性和继发性之分。属于中医学“面痛”“面风痛”、“面颊痛”等范畴。

【病因病机】

中医学认为,本病多与外感风邪、情志不调、外伤等因素有关。风寒之邪侵袭面部阳明、太阳经脉,寒性收引,凝滞筋脉,气血痹阻;或因风热毒邪浸浮面部,经脉气血垂滞,运行不畅;外伤或情志不调,或久病入络,使气滞血擦。面部经络气血痹阻,经脉不通,产生面痛。眼部痛主要属足太阳经病症;上颌、下颌部痛主要属手、足阳明经和手太阳经病症。

【临床表现】

疼痛多局限于三叉神经分布区,可长期固定在三叉神经的某一支,通常多发生于第二、第三支,单发生于第一支者则少见,亦可两支(第二、三支)同时受累,多为单侧,极少双侧。疼痛以面颊、上颌、下颌或舌部最明显,尤以上唇外侧、鼻翼、颊部、口角、犬齿、舌等处最敏感,稍有触动即可发作,称为“触发点”、“扳机点”。严重者洗脸、刷牙、说话、咀咽、吞咽、呵欠等均可诱发。发作前无先兆,发作呈闪电式时,为阵发性剧烈疼痛,痛如刀割、锥刺、烧灼。发作时患者常紧按病侧面部或用力搓擦面部,以期减轻疼痛。病久局部皮肤粗糙、菲薄,眉毛稀落。发作历时几秒至10余秒,多不超过2min,发作间歇期完全正常。发作频率不定,可从每日数次至每分钟数次不等。

发作严重者常伴有同侧面部肌肉反射性抽搐,口角牵向一侧,称痛性抽搐,并伴有面部潮红、目赤流泪或流涎等。神经系统检查无异常改变。

1.风寒证

有感受风寒史，面痛遇寒则甚、得热则轻，鼻流清递，苔白，脉浮紧。

2.风热证

痛处有灼热感，流涎，目赤流泪，苔薄黄，脉浮数。

3.气血瘀滞

多有外伤史，或病程日久，痛点多固定不移，舌暗或有擦斑，脉涩。

【治疗】

1.针灸疗法

治则：疏通经络、祛风止痛。

处方：以面颊局部和手、足阳明经腧穴为主。四白、下关、地仓、合谷、内庭、太冲。

加减：眼支痛加丝竹空；上颌支痛加颜臀；下颌支痛加毁风；风寒加列缺疏散风寒；风热加曲池疏风清热；气血瘀滞加三阴交活血化瘀。

方义：四白、下关、地仓疏通面部经络；合谷为手阳明经原穴，“面口合谷收”与太冲相配可祛风通络、止痛定疫；内庭可清泻阳明经风热之邪。

操作：针刺时宜先取远端穴。面部诸穴均宜深刺透刺，但刺激强度不宜大，应柔和、适中：风寒证情施灸。

2.皮内针疗法

在面部寻找扳机点，将撤针刺入，外以胶布固定。2～3 天更换

1 次。

3.刺络拔罐疗法

选颊车、地仓、颜胶，用三棱针点刺，行闪罐法。隔日 1 次。

4.耳针疗法

枕、面颊、上颌、下颌、神门。

①耳穴压丸法：找准穴位，中等刺激按压，使之得气。每日自行按摩穴区 5 次。隔日压丸 1 次，15 次为 1 个疗程。②穴位磁疗：取穴同上，将中号磁片或磁珠贴于穴位上，用消炎镇痛膏固定，0 天更换 1 次。

5.穴位敷贴疗法

药用樟脑、细辛各 10g，薄荷 12g，五加皮 15g，全蝎、龟甲胶、当归、白芷、寻骨风各 10g，蒲公英、紫花地丁、川芎各 45g。除樟脑、龟甲胶外，均经炮制，干燥粉碎，取香油 500～750g 在锅内烧至滴水成珠时，加入上药，充分搅拌均匀，文火至沸，冷凉即成膏状。3g 为 1 丸，用时略加温后压成圆饼状，敷贴患侧。根据受累神经不同，选择不同的穴位，眼支可取太阳、阳白、赞竹；上颌支取四白、下关；下颌支取地仓、颊车，3 日换药 1 次。

6.拔罐疗法

取大椎、合谷(双)、太阳、下关、颊车、四白、巨臀穴(均取患侧)，用闪火法拔罐 10min，每日或隔日 1 次，0 次为 1 个疗程。

第五节　面肌痉挛

【概述】

面肌痉挛，又称面肌抽搐。为一种半侧面部表情肌不自主抽搐的病症。抽搐呈阵发性且不规则，程度不等，可因疲倦、精神紧张及自主运动等而加重。起病多从眼轮匝肌开始，然后涉及整个面部。本病多在中年后发生，常见于女性。本病病因不明，现代西医学对此尚缺乏特效治法。

中医学中间肌痉挛可归于“筋惕肉润”症。针灸治疗本病，在古籍中首见于《备急千金要方·卷三十》，提到“承泣主目瞤动与项目相引”。之后，在《针灸资生经》、《普济方》及《针灸大成》等书中都有提及。其中，《针灸资生经》描述甚为形象，指出其临床表现为“目润而叶叶动牵口眼”，《普济方》则有多条条目涉及本病的针灸治疗。

现代用针灸治疗面肌痉挛的报道，至迟不晚于20世纪60年代中期。在1965年有人试用皮内针法获效。70年代，又做了进一步探索，如采用深刺久留针法，只针健侧不针患侧的缪刺法等。从20世纪80年代末至90年代初，面肌痉挛的治疗开始得到针灸界较广泛的重视，尽管文献量还不多，但观察例数明显增加。统观近半个世纪的治疗实践，主要做了两方面工作，一是，为了验证针灸对本病的确切疗效，设计了较为严谨的对照观察，并发现针灸的疗效以早期的、部位较局限的面肌痉挛的疗效为佳，对病程长、面肌控李范围广者疗效较差。二是为了提高疗效，针灸工作者在穴位的选择上，特别是对刺灸法的运用进行了多方面探索，除临床常用的外，还发现和总结了一些比较独特的刺法和手法，如丛刺法、刺激面神经干法、浅刺皮部法及行气法等等。当应用传统的刺灸法难以取效时，选用上述刺法往往能奏效。当然需要指出的是，面肌控李是一种顽固且易复发的疾病，要求患者耐心治疗，而医者也应在一种方法未取效时，及时改用另一种穴位刺激法。

【治疗】

(一)针灸拔罐

1.取穴

主穴：地仓(或阿是穴)、后溪、四白、风池、阳白、

配穴：百会、四神聪、迎香、水沟、承浆、颊车、神阙。

阿是穴位置：面肌抽动起点。

2.治法

主穴为主，加配穴。患者仰卧位，皮肤常规消毒后，采用(0.22～0.25)mm×(40～75)mm毫针。面部用常规进针，针人皮肤后卧针，针尖指向止穴，慢慢推进。同时可用押手拇指或食指贴附皮肤上，感觉针尖和针身的位置、方向。面颊抽搐，从地仓或阿是穴向迎香穴方向直透至患侧内眼角，进针2.5～3.0寸；地仓向颊车或颜髂方向透刺2～3寸。口角抽搐从地仓透水沟，从地仓透承浆。后溪向三间透刺1.5～2.5寸，宜透过3/4手掌部分。百会、四神聪平刺进针15～20mm左右，再抢转(100转/分钟)，行针2～3分钟。留针1.5～2小时，医者双手各持一根点燃艾条，在距透穴处3～5cm进行温和灸，以局部有温热感而无灼痛为佳。或用卫生香3灸针尾。神阙用隔盐灸3～5壮。去针后，取口径为0.6～1寸的小玻璃火罐(或瓶)，用水和成之面团并搓成面条粘于罐口，再以投火法，将火罐吸拔于四白穴上，留罐20～30分钟。或取阿是穴采用闪罐法：穴位皮肤常规消毒

后，用闪火法将小号玻璃罐吸附于阿是穴，立即起下，再拔再起，如此反复多次，直至皮肤潮红为度。也可应用刺络拔罐法：在患侧阳白、颜懿、四白、颊车中，耐选取 1～2 个穴位。于去针且将穴位消毒后，以三棱针快速点刺出血，然后用闪火法快速将消毒后之玻璃罐吸附于出血部位 2～3 分钟，取罐后用消毒棉球及纱布擦净创面，一般放血 1～2ml 左右。

上述方法，隔日一次，0 次为一疗程。

（二）体针（之一）

1.取穴

主穴：阿是穴。

配穴：四白、鱼腰、赞竹、迎香、颊车、牵正。

阿是穴：为筋结点。

2.治法

主穴每次必取。操作法：首先，患者取端坐位，医者在面肌痉挛中心附近寻找“筋结点”。用毫针在肌肉痉挛中心点刺入，针尖向四周探查，当针下感觉有细小颗粒状硬结或头发丝状韧性索即是筋结点。第 2 步，用毫针提插此筋结点，针下感觉微有“咯咕”的阻滞感，当针下松利，阻滞感消失时，则筋结点得到松解，此时出针不留针。一般筋结点往往有数个，呈细网状联结，不宜 1 次松解多个点。每 2 天治疗 1 次，每次松解 1 个筋结点为宜。第 3 步，用丛刺法。方法为取 30～32 号毫针（0.5～1 寸长）15～30 枚。浅刺入阿是穴中心点上下左右各 5mm 处，采取密集排针，或散刺（其间隔为 0.5～1cm 宽），进针深度约为 0.2 寸左右，应使针尖的皮肤突起，形成一个小丘，并使针体悬吊而不下落。配穴则在痉挛面肌附近取 2～3 个穴，亦宜同法浅刺，或采用“吊针”刺法，即在同一穴位上，三根毫针并在一起同时刺入穴位，针刺 1 分深，因其刺入皮肤内甚浅，针常呈下垂状，且随身动而摇动，故名“吊针”。留针 30～50 分钟，每日一次。本法针刺时，患者有轻微痛感，部分病人针刺部位有微微发热感，或皮肤充血发红，均属正常现象。配穴，上法每日或隔日一次，10 次为一疗程。

（三）穴位注射

1.取穴

主穴：磐风、颊车、太阳、地仓、四白。

配穴：瞳子髂、颜角、合谷、阳陵泉、风池。Meige 氏征加下关、颊车、大迎。

2.治法

药液：混合注射液（苯巴比妥钠加 1%盐酸普鲁卡因注射液）、32 磷酸铬盐（放射性胶体）、消旋山食若碱注射液、利多卡因加维生素 B2 注射液（0.5mg/1ml）。

每次选主穴 1～2 次，配穴 1～2 穴。上述药液任选一种。第 1 组药物，取苯巴比妥钠注射剂 0.1g加 1%盐酸普鲁卡因 1ml 混合后做穴位注射。第 2 组药液，采用头皮针头注射，针头插入穴位后，可上下缓缓提插，但不抢转，待病人得气后，将药液缓缓注入，每穴注入 01～0.2ml（约含 10～20ici<微居里>）的无菌胶体 32 磷酸铬盐溶液。第 3 组药液用 6 号注射针头，每次吸取消旋山食若碱注射液 2.0ml（10mg），令患者取坐位或卧位，注射穴位常规皮肤消毒，在所选穴位上斜刺入 0.5 寸，每穴注射消旋山食若碱注射液 0.25ml（1.25mg）。第 4 组穴，主要用于风穴，抽取利多卡因 3～4ml 与维生素 B2 注射液 1ml（0.5mg）混合，局部常规消毒后，将注射针头垂直刺入穴位 2.5～3cm，至得气并回抽无血后缓慢注入药液。治疗后观察 20 分钟，患者无不良反应方可离去。

第1、4组药液隔日一次10次为一疗程;第2、3组药液每周1次,连续2次为一疗程,隔15天后再进行另一疗程。

(四)神经干刺激法

1.取穴

主穴:阿是穴。

配穴:合谷,眼轮睡肌控李加鱼腰、四白,面肌痉挛加迎香、夹承浆。阿是穴位置:患侧耳垂前耳轮切迹与耳垂根连线之中点,或乳突尖前缘下5mm处。其下为面神经交叉点最近处,约在下颌支后缘后约0.5cm。

2.治法

每次仅取主穴和合谷穴,余穴据症的选。先在阿是穴消毒并以2%普鲁卡因局麻,取28号2.5～4cm左右长的毫针(1～1.5寸)2根,分别刺入阿是穴和合谷。阿是穴要求刺中面神经干。当刺中时,患者有强烈的触电感或耳深部疼痛,术者手中有韧性感。此时,将阿是穴和合谷穴接通电针仪,开始时电流不宜过大,频率不限,以食、拇指出现规律性抽动为宜。当采用提插手法或电针刺激使面神经损伤后,表情肌可出现松弛(面瘫),其余配穴应使针下有酸胀或麻电感。每次针20～30分钟,每隔5～7日针刺1次。一般针2～3次。如损伤浅表血管,针后可能出现肿胀,数日消退。针后如出现眩晕、呕吐等并发症,休息1～2小时即恢复。

(五)穴位埋针

1.取穴

主穴:阿是穴。

配穴:顶题前斜线、顶题后斜线下2/5。

2.治法

可单取主穴治疗,疗效不显时,加用配穴。主穴用埋针法。先将患侧面部做常规消毒,然后用皮肤针轻轻吸打该侧面部,自上至下,自左至右,反复仔细弹刺。当即打至某部位,出现针尖一触,立发痉挛现象时,即在该处埋撤针1支。3日后取掉所埋撤针,继用前法,寻得阿是穴后再埋针。配穴用电针法。选面肌痘李对侧顶题前斜线、顶题后斜线下2/5面部对应区。进针时向前斜刺入帽状腱膜,用拇、食指抢转至酸胀感,得气后接G6805型电针治疗仪,采用疏密波,电流强度以患者能耐受为度,每次30分钟。3日1次,10次为一疗程,疗程间隔7天。

(六)体针(之二)

1.取穴

主穴:外关、合谷、内关、风池。

配穴:风寒稽留型取完骨、足三里;气血亏虚型取气海、关元、三阴交:肝肾阴虚型取百会、太冲、太溪。

2.治法

主穴:据病情取1～3个,配穴则按证候选用。选0.25～0.30mm×25～50mm之毫针。主穴用行气法,其方法为:首先保持环境安静,温度维持在20～25℃,医患双方须保持心境宁静,患者宽衣松带。于患侧穴区迅速进针,约5分深,针尖略朝向面部方向斜刺,四周探寻至得气感后,轻微快速震颜,催气,使气至面部,并行运针,手法为小幅度慢提紧插之法,约1分钟,予以留针20分钟。每隔5～10分钟,运针1次,方法相同。

配穴：完骨穴和风池穴均取患侧，以左手食指压其穴之下方，右手进针 1.5～2 寸，得气后催气至同侧眼周，再用力推纳之，同时引丹田之气至右手食指，意念贯注于风池穴 1 分钟。关元、气海用艾卷做雀啄灸 15～20 分钟，至局部明显潮红。余穴针刺，施平补平泻之法，以提插震颤术为主，运针 1 分钟。配穴凡针刺者，亦留针 20 分钟，每隔 5～10 分钟，运针 1 次。每日或隔日一次，10 次为一疗程，疗程间隔 3～5 天。

（七）火针

1.取穴

主穴：阿是穴，太阳、赞竹、颜髂、地仓、风、下关。

配穴：①明、风池；②太冲、照海。

2.治法

每次取主穴 3～4 个，宜轮流取用。均取患侧穴。严格消毒，仰卧于床，确定穴位后，用蓝色水彩笔标记，然后用 030mmX40mm 毫针或用细火针，左手轻抚穴区周围，右手执针放在酒精灯上烧至红白，迅速对准标记处刺入约 5mm，针人即出，不留针，其中，阿是穴点刺 2～3 下。操作过程中要求“稳、准、快”。配穴，每次取一组。弱明、风池均取惠侧。用电针法，常规消毒，垂直进针，针尖略向下，刺向对侧口唇处，进针深度约 1.0～1.5 寸，行抢转法，得气后接 G6805－1 电针治疗仪，正极在上，负极在下，采用疏波，电流强度从 0 慢慢加大至项部肌肉明显跳动而患者又能够耐受为度。太冲、照海，取双侧，用常规针法。均留针 30 分钟。隔日一次，10 次为一个疗程，两个疗程间停针 5 日。

第六节　坐骨神经痛

【概述】

坐骨神经痛是指在坐骨神经通路及其分布区内的疼痛。临床表现为烧灼样或针刺样疼痛自臀部沿大腿后面、小腿后外侧向远端放射，沿坐骨神经路径有明显压痛点，并有直腿抬高征阳性和躁反射的改变等。坐骨神经痛，由多种病因引起，按受损部位可分为根性与于性两种。其中根性多急性或亚急性起病，以腰椎间盘突出最为常见，我们将设专节介绍。疼痛表现为自腰部向足部放射；干性坐骨神经痛，则以沿坐骨神经径路出现明显压痛点：坐骨孔点（坐骨孔的上缘）转子点（坐骨结节和转子之间）、腘点（腘窝中央）、排点（排骨小头之下）、踝点（外踝之后）。

针灸对坐骨神经痛的效果是确切的。自 20 世纪 50 年代初至今，国内已经积累了十分丰富的临床资料。早在 20 世纪 80 年代初就有人做过统计，用体针、电针、艾灸、穴位埋线、高频脉冲电刺激、穴位注射、温针灸等多种方法治疗，共 1471 例坐骨神经痛患者，其总有效率达 97.5％，其中有 57.1％的患者获得临床痊愈。最近二十多年，更多的新的针灸变革法引入本病症的治疗，如使用微波针灸仪等，通过一定样本数的观察，也获得初步效果。其他如激光穴位照射、热针、头针、口针、手针、艾灸、腕踝针、锋钩针等都有不同程度的应用。

坐骨神经痛是针灸治疗的最为普遍的病症之一。但是，目前还存在疗效评定标准不够统一，远期疗效观察不多，深入的对照比较研究资料较少等问题，值得在今后临床工作中重视。

【治疗】

1.电针

(1)取穴:

主穴:坐骨神经投影点(下简称投影点)、环跳、腰4~5夹脊、秩边、腰阳关。

配穴:干性加阳陵泉、条山(条口透承山)、殷门,根性加委中、承扶、条山;足三里。

投影点位置:在髂后上棘与尾骨尖连线至股骨大粗隆连线中点稍下1/3处,为坐骨神经走行处(梨状肌下孔)。

(2)操作:按不同坐骨神经痛类型取穴,干性取投影点或环跳,根性则取腰4~5夹脊或秩边,分别加配穴2~3穴。腰阳关则不论何种类型,加配足三里。投影点,宜用4寸长银针以70°角刺入,针尖稍斜向内侧,当刺中神经干时有触电样针感沿下肢传至足趾;环跳采用齐刺法,患侧下肢屈膝,健侧下肢伸直,用3~5寸毫针,垂直进针,进针2~3.5寸时,患者突然感到有触电样感向下肢放射即可,然后在主穴上、下方各一寸各刺一针,使针感向下传导;腰阳关直刺1~2寸,至针下有空虚感:夹脊穴以及配穴,均以28号毫针深刺,激发针感向足部放散。然后可将针退至皮下约0.5厘米处,并与G6805电针仪相连,阴极接主穴,阳极接配穴,采用断续波或连续波,频率3~80赫兹,电流强度以患者能耐受为度。每次15~30分钟。电针每次一般只选用两穴(一主穴,一配穴),其余穴位可针刺,操作方法同体针部分,留针30分钟至1小时。针后可加灸或罐。本法每日1~2次。

(3)疗效:

疗效评定标准:临床痊愈:弯腰后伸正常,直腿抬高试验与健侧一致,沿坐骨神经通路压痛消失。显效:弯腰后伸接近正常,直腿抬高55°,沿坐骨神经通路压痛明显减轻。有效:弯腰后伸受限,直腿抬高较治疗前增加,沿坐骨神经通路仍有压痛。无效:治疗后症状体征无改善。共治疗956例,总有效率为92.4%~100%,用上述标准评判284例,愈显率为44.5%~88.3%。

2.体针

(1)取穴:

主穴:环跳、环中上、阿是穴。

配穴:阳陵泉、委中、大肠俞、次髎、昆仑、殷门、丘虚。环中上穴位置:半屈下肢,于尾骨尖与股骨大转子最高点连线上2寸、外上5分处。

阿是穴位置:散管裂孔与股骨大转子连线中点。该点为坐骨神经从梨状肌穿出后的下行节段,在此取穴不受梨状肌的解变异限制,解剖部位稳定。

(2)操作:主穴每次取1穴,配穴据症而用。如为根性坐骨神经痛,耐加大肠俞、次髎;为干性,耐加下肢脸穴。环跳穴宜深刺,得气后作小幅度快速颤动,以患者能耐受为度,以针感强烈并向四周扩散或传至病所为宜;环中上穴直刺3~5寸,使针感往足部放射,得气后重施雀啄术;阿是穴直刺,等患者患肢有强烈触电感并向足趾末梢放射时,即行大幅度抢针同时配合提插手法进行刺激。上述3穴,均施手法1~3分钟即出针,不留针。配穴,亦须深刺,其针感也务求能向远端放射。一旦气至,即行留针。留针时间,20~60分钟不等,视疼痛剧烈程度而定。如剧痛不缓解者,可长至2小时。每隔5~10分钟抢针1次,手法为泻法或平补平泻,强度中等,针感迟钝者,手法可稍重。一般每日或隔日针刺1次,重者可每日针2次。

(3)疗效:共观察1353例,其有效率88.0%~97.5%,平均治疗次数10次左右。

3.穴位注射

(1)取穴：

主穴：分两组。①环跳、殷门。②大肠俞、秩边。

配穴：分两组。①委中、承山、昆仑。②委阳、阳陵泉、绝骨。

(2)操作：

药液：10%当归注射液 2 毫升+醋酸泼尼松 25 毫克+1%普鲁卡因注射液 10 毫升、复方独活注射液、654-2 注射液 10 毫克、10%葡萄糖 4～5 毫升十 2%普鲁卡因 0.5 毫升、复方丹参注射液。任选一种。主穴每次取 2 个，配穴根据疼痛情况选一组，均针患侧。环跳穴和秩边穴，要求用 10 厘米长的 5 号封闭针头，深刺 2～2.5 寸，待针感放射至病痛处或足部后将针头退出 1～2 分，回抽无血，推人药物。其余穴位用 5 号齿科长针头，均进针至得气后，回抽无血，推入药液。大肠俞、环跳穴注药 2 毫升，其他穴位 1 毫升，(654-2 注射液 5～10 毫克)。除第一种药液，6～7 天注射 1 次。其余药物均为隔日注射 1 次。

(3)疗效：采用上述方法治疗 1840 例，有效率为 94.8%～99.0%。

4.穴位埋植

(1)取穴；

主穴：秩边、环跳、阿是穴。

配穴：次穆、殷门、风市、肾俞。

阿是穴位置：腰以下，循坐骨神经线路压痛最明显处。

(2)操作：主穴均埋线，其中阿是穴每次取一处。

埋线操作常规消毒穴区，2%利多卡因局麻(亦可不局麻)。先将在乙醇中浸泡消毒过的长 2～3 厘米的 0 号铬制肠线，穿入 18 号腰椎穿刺针内(注意肠线不可露出针口)，然后，迅速把腰针刺入穴位，缓慢送至深处并细细探寻。注意在针体进入肌层之后，要不断地摆动针体缓缓进刺，可避开神经、血管、筋腱等，使针尖抵达所需深度，同时加压针体作小幅度刺激按摩穴位，当出现比较强烈的酸麻等得气感应时，用针芯将肠线轻轻推出。取针后，局部针眼用消毒纱布覆盖，防止感染。隔 7 天埋线 1 次。环跳穴亦可消毒局麻后，作一 0.5 厘米切口，用止血钳将 2 根 2 厘米长的肠线埋入，并行缝合包扎。配穴，采取针刺法，操作同前述，每日或隔日 1 次。

(3)疗效：共观察 892 例，有效率在 80.3%～98.5%之间。

5.拔罐

(1)取穴：

主穴：分两组。①环跳、秩边、肾俞、阳陵泉。②腰俞、委中、坐骨。

配穴：承山、殷门、绝骨。

坐骨穴位置：大转子与尾骨尖连线中点下一寸。

(2)操作：主穴第一组施温针罐法，第二组施刺络拔罐法，可固定用一组，亦可交替选用。第一组宜先针主穴，得气后施以热补手法，继针配穴，用平补平泻手法。再在主穴上分别插上 2 厘米长的艾段点燃，在针身周围垫一直径约 5 厘米的圆形硬纸片，以防艾灰跌落烫伤皮肤。艾段燃尽后，将艾灰及硬纸片撤去。针柄上加一 95%乙醇棉球，以架火法点燃后拔罐，或者用抽吸法吸拔。可根据部位，选择不同型号罐具。吸拔时间为 15～20 分钟，以局部呈现暗红色瘀斑为度。亦可仅用温针法不拔罐，但每次须灸 2～3 壮。每日或隔日一次，5 次为一疗程。第二组穴，每次选 3～4 穴，首先寻找穴位周围之浅表静脉，以三棱针缓慢地斜刺入静脉中即出针，如静脉不显露者，可直接点刺穴位。然后，迅即在点刺部拔罐，留罐5～15分钟，一般以出血自止为度。去罐后可的情加敷白及粉以防感染。隔日一次6次为一疗程。

(3)疗效：共治624例，总有效率为95.0％～98.5％。

6.腕踝针

(1)取穴：下4、下6。

(2)操作：两穴均取。用2寸毫针与皮肤成15°角，针尖朝向近心端，快速进针，针体贴近皮肤表面，沿皮下浅层推进，不提插、不捻转，以针下无沉紧感，患者无酸、麻、胀感为宜。留针30分钟。病情重者，亦可以胶布固定针柄，并让患者下地做轻微活动，以不影响走动为宜。可长达24～48小时。每日或隔日1次，10次为一疗程。

(3)疗效：共治700例，痊愈322例，显效224例，有效105例，无效49例，总有效率93.0％。以发病在1月以内者疗效为佳。

7.其他措施

(1)急性期应仰卧于平板床4～6周，局部可热敷、按摩等。

(2)继发性坐骨神经痛者，应积极治疗原发病。

第十三章　消化系统疾病

第一节　积聚

积聚以腹内结块，或胀或痛为主要临床特征的一类病证。多因正气亏虚、脏腑失和、气滞、血瘀、痰浊蕴结腹内所致。中医文献中的癥瘕以及伏梁、肥气、息贲等病证，皆属积聚范畴。

一、历史沿革

积聚之名，首见于《灵枢·五变》："人之善病肠中积聚者……皮肤薄而不泽，肉不坚而淖泽。如此，则肠胃恶，恶则邪气留止，积聚乃作。"论其病因病机，《内经》着重谈到寒邪外侵及内伤忧怒，以致"血气稽留"、"津液涩渗"，着而不去，渐结成积。在《内经》中，诸如"伏梁"、"息贲"、"肥气"、"奔豚"等病名，亦皆属积聚范畴。在治疗方面，《素问·至真要大论篇》提出的"坚者削之"、"结者散之，留者攻之"等原则，具有一般的指导作用。

《难经·五十五难》对积、聚做了明确的区别，谓："积者，五脏所生；聚者，六腑所成也。积者阴气也，其始发有常处，其痛不离其部，上下有所终始，左右有所穷处。聚者阳气也，其始发无根本，上下无所留止，其痛无常处。"是论成为后世区别积聚的主要依据。在《内经》的基础上，《难经·五十六难》明确地将肥气、伏梁、痞气、息贲、奔豚作为五脏之积的名称，并对其主要症状做了具体描述："肝之积名曰肥气，在左胁下，如覆杯，有头足。久不愈，令人发咳逆疟，连岁不已"；"心之积名曰伏梁，起脐上，大如臂，上至心下"；"脾之积名曰痞气，在胃脘，覆大如盘。久不愈，令人四肢不收，发黄疸，饮食不为肌肤"；"肺之积名曰息贲，在右胁下，覆大如杯。久不已，令人洒淅寒热，喘咳，发肺痈"；"肾之积名曰奔豚，发于少腹，上至心下，若豚状，或上或下无时。"除奔豚属于聚的病证外，均指腹部不同部位的癥积包块。

汉代张仲景《金匮要略·五脏风寒积聚病脉证治》，本《难经》之义，认为："积者，脏病也，终不移；聚者，腑病也，发作有时，辗转痛移。"另在《金匮要略·疟病脉证治》里，提出了癥瘕的名称及治疗方药。谓疟久不解，"结为癥瘕，名曰疟母，急治之，宜鳖甲煎丸"。

《中藏经》指出积聚癥瘕是由"真气失而邪气并"所致，"积聚癥瘕杂虫者，皆五脏六腑，真气失而邪气并，遂乃生焉"。

隋代巢元方《诸病源候论·积聚病诸候》对积聚的病因病机有进一步的论述，既认为积聚主要由于正虚感邪所致，又指出积聚之成，一般都有一个渐积成病的过程："积聚者，由阴阳不和，腑脏虚弱，受于风邪，搏于腑脏之气所为也……诸脏受邪，初未能为积聚，留滞不去，乃成积聚。"又在"癥瘕病诸候"所论癥瘕的症状特点："块瘕盘牢不移动者，是癥也。言其形状，可征验也"；"结块瘕痛，随气移动是也。言其虚假不牢，故谓之瘕也"；"瘕者假也，谓虚假可动也。"可知癥即是积，瘕即是聚。

治疗积聚的方药，晋代葛洪《肘后方》收载了"治卒心腹癥坚方"，内服、外用共 16 方；唐代孙思邈《备急千金要方》收载治疗积聚的方多达 44 方，王焘《外台秘要》治积聚方计 38 方，其中既有大剂复方，也有不少单方。

宋代严用和《济生方·积聚论治》强调积聚发病与七情有关,其香棱丸、大七气汤等方,一直沿用至今。

金元时期《活法机要》一书强调了人体正气亏虚是积聚发病的重要原因,因此扶正是治疗积聚的一个重要原则。罗天益《卫生宝鉴·腹中积聚》搜集治疗积聚的方剂 17 首,理气导滞、活血消积的药物在处方中所占的比重比唐代的方剂明显增加,而且把三棱、莪术作为治疗积聚的重要药物。

明代王肯堂在《证治准绳·积聚》里提出了"治疗是病必分初、中、末三法"的主张,谓初者"治其始感之邪与留结之客者,除之、散之、行之,虚者补之";中者"当祛湿热之邪,其块之坚者削之,咸以软之,此时因病邪久踞,正气尤虚,必以补泻迭相为用";末则"补益其气,兼导达经脉,使荣卫流通,则块自消矣"。

张景岳对攻法和补法在积聚治疗中的运用,做了较好的概括,《景岳全书·积聚》说:"治积之要,在知攻补之宜,而攻补之宜,当于孰缓孰急中辨之。凡积聚未久而元气未损者,治不宜缓,盖缓之则养成其势,反以难制,此所急在积,速攻可也。若积聚渐久,元气日虚,此而攻之,则积气本远,攻不易及,胃气切近,先受其伤,愈攻愈虚。"

李中梓《医宗必读》认为:"积之成也,正气不足而后邪气踞之。"他在治疗上把攻、补两大治法与积聚病程中的初、中、末三期有机地结合起来,谓:"初者病邪初起,正气尚强,邪气尚浅,则任受攻;中者受病渐久,邪气较深,正气较弱,任受且攻且补;末者病魔经久,邪气侵凌,正气消残,则任受补。"并总结临床经验指出:治积不能急于求成,可以"屡攻屡补,以平为期"。

清代潘楫《医灯续焰》谈到不能将古代医家积属脏病、聚属腑病的说法绝对化,提出:"治之者,当于留止聚散上相机,不当于脏腑二字上作功夫也。"这个提法是符合临床实际的。

王清任在《医林改错》中特别强调积聚之成无不与瘀血有关,他说:"无论何处,皆有气血,气无形不能结块,结块者必有形之血也。血受寒则凝结成块,血受热则煎熬成块。"所以他无论对左胁、右胁、脐上、脐下、脐左、脐右的积块,均用膈下逐瘀汤。

综上所述,在唐代以前,对积聚的病因病机、临床表现及其分类已有较明确的认识。晋唐时代,搜集方药渐多,治疗经验也日益丰富。宋元以至明清,进一步明确正虚、邪结是积聚发病的两个基本方面,重视气血积滞是形成积聚的重要病机变化。治疗方面,确立了扶正祛邪、攻补兼施的原则,并在前人经验的基础上提出了比较完整的治疗方案。

近年来对腹部肿瘤、肝脾肿大及胃肠功能紊乱等疾病进行了大量临床研究,丰富和发展了积聚证治的内容。同时也表明中医有关积聚的理论与治法对上述疾病的辨证治疗有具体的指导意义。有关积聚的理、法、方、药,值得继续整理发掘,并深入地加以研究。

二、范围

积聚以腹内结块,或胀或痛为临床表现,主要包括西医学的腹部肿瘤、肝脾肿大以及增生型肠结核、胃肠功能紊乱、不完全性肠梗阻等疾病,当这些疾病出现类似积聚的症候时,可参阅本节辨证论治。

三、病因病机

情志抑郁、饮食损伤及感受邪毒是引起积聚的主要原因;而正气亏虚则是积聚发病的内在因素。正如《活法机要》说:"壮人无积,虚人则有之。"《景岳全书·积聚》亦谓:"凡脾肾不足及虚弱失调之人，多有积聚之病。”

（一）病因

1.情志抑郁，气滞血瘀

正如《济生方·积聚论治》所说：“忧、思、喜、怒之气……过则伤乎五脏……留结而为五积。”情志为病，首先病及气分，使肝气不疏，脾气郁结，导致肝脾气机阻滞。继则由气及血，使血行不畅，经隧不利，脉络瘀阻。若偏重于影响气机的运行，则为聚；气血瘀滞，日积月累，凝结成块则为积。

2.酒食内伤，滋生痰浊

由于饮酒过度，或嗜食肥甘厚味、煎炸辛辣之品；或饮食不节，损伤脾胃，使脾失健运；以致湿浊内停，凝结成痰。痰浊阻滞之后又会进一步影响气血的正常运行，形成气机郁滞、血脉瘀阻，气、血、痰互相搏结，而引起积聚。

3.邪毒侵袭，留着不去

寒邪、湿热等多种外邪及邪毒如果长时间作用于人体，或侵袭人体之后留着不去，均可以导致受病脏腑失和，气血运行不畅，痰浊内生，日久而形成积聚。

（二）病机

积聚是在正虚感邪、正邪斗争而正不胜邪的情况下，邪气踞之，逐渐发展而成。七情、饮食、邪毒等致病因素，常交错夹杂，混合致病。正如《金匮翼·积聚统论》说：“积聚之病，非独痰、食、气、血，即风寒外感，亦能成之。然痰、食、气、血非得风寒，未必成积；风寒之邪，不遇痰、食、气、血，亦未必成积。”说明积聚之成，往往与多种致病因素有关。

在多种病因反复长期的影响下，正虚邪实，气滞、血瘀、痰结而逐渐形成积聚，而其发生主要关系到肝、脾、胃、肠等脏腑。

四、诊断与鉴别诊断

（一）诊断

1.积证

以腹部可扪及大小不同质地较硬的包块，并有胀痛或刺痛为临床特征。积证大多有一个逐渐形成过程。积块出现之前，相应部位常有疼痛，或兼恶心、呕吐、腹胀，以及倦怠乏力、胃纳减退、逐渐消瘦等正气亏虚的症状；虚损症状尤以疾病后期更为突出。

2.聚证

以腹中气聚、攻窜胀痛、时作时止为临床特征。其发作时，可见病变部位有气聚胀满的现象，但一般扪不到包块，缓解时则气聚胀满的现象消失。聚证发作之时，以实证的表现为主，反复发作，常出现倦怠乏力、食欲缺乏、便溏等脾胃虚弱的症候。

（二）鉴别诊断

1.痞满

痞满以患者自觉脘腹痞塞不通、满闷不舒为主要症状，但在检查时，腹部无气聚胀急之形可见，更不能扪及坚积包块，临床上以此而和积聚相区别。

2.石瘕

下腹部的积聚，应注意和石瘕相鉴别。虽然石瘕亦属于积聚、癥瘕的范围，且都有腹部积块的共同表现，但本节所论下腹部积聚属于内科疾病，而石瘕则为妇科疾病，常伴有月经过多、经期紊乱、痛经、白带增多等妇科病的表现。正如《灵枢·水胀》说："石瘕生于胞宫中，寒气客于子门，子门闭塞，气不得通，恶血当泻不泻，坏以留止，日以益大，状如怀子，月事不以时下，皆生于女子。"

3.鼓胀

鼓胀以肚腹胀大，鼓之如鼓为临床特征。其与积聚相同的是腹内都有积块，所不同的是鼓胀除腹内积块外，更有水液停聚，肚腹胀大。腹内有无水液停聚，是积聚与鼓胀的鉴别要点。

五、辨证

(一)辨证要点

(1)辨积与聚的不同：积与聚合称为一个病症，两者既有联系，又有区别。积证具有积块明显，固定不移，痛有定处，病程较长，多属血分，病情较重，治疗较难等特点；聚证则无明显积块，腹中胀气时聚时散，发有休止，痛无定处，病程较短，多属气分，病情一般较轻，治疗亦相对较易。至于古代文献以积为脏病、聚为腑病，不可拘泥，实际上不少积块就发生在胃、肠。

(2)辨积块的部位：积块的部位不同，标志着所病的脏腑不同，临床症状、治疗方药也不尽相同，故有必要加以辨别：一般心下属胃，两胁及少腹属肝，大腹属脾。从大量临床观察来看，在内科范围的脘腹部积块主要见于胃和肝的病变。右胁腹积块伴见胁肋刺痛、黄疸、纳呆、腹胀等症状者，病在肝；胃脘部积块伴见反胃、呕吐、呕血、便血等症状者，病在胃；左胁腹积块伴见患处胀痛、疲乏无力、出血者，多为病在肝脾；右腹积块伴见腹泻或便秘、消瘦乏力者，或左腹结块伴见大便次数增多、脓血便者，其病多在肠。辨别积块的部位，可以及早发现病变，并加强治疗上的针对性。

(3)辨初、中、末期虚实不同：积聚一证，大体上可以分为初、中、末 3 期。不同时期虚实不同，须加辨识。一般初期正气未至大虚，邪气虽实而不甚。表现为积块较小，质地较软，虽有胀痛不适，而一般情况尚较好。中期正气渐衰而邪气渐甚，表现为积块增大，质地较硬，持续疼痛，舌质紫黯或有瘀点、瘀斑，并有饮食日少，倦怠乏力，面色渐黯，形体逐渐消瘦等。末期正气大虚，而邪气实甚，表现为积块较大，质地坚硬，疼痛剧烈，舌质青紫或淡紫，有瘀点、瘀斑，并有饮食大减，神疲乏力，面色萎黄或黧黑，明显消瘦等衰弱表现。

(4)辨标本缓急：在积聚的病程中，由于病变发展，常可出现一些危重急症。如因血热妄行、气不摄血或瘀血内积而吐血、便血；因胃失和降、胃气上逆而剧烈呕吐；因肝胆郁滞、胆汁外溢而出现黄疸等。这些证候对积聚本病而言，属于标证，应按照急则治其标或标本兼顾的原则及时处理。

(二)证候

本节在古代文献按积块所在部位分证的基础上，结合临床实际，以积证有形可征，按其部位分为脘腹之积、右上腹之积、左上腹之积、右下腹之积及左下腹之积等 5 种。聚证聚散无形，按其性质分为肝郁气滞及食滞痰阻 2 类。

1.积证

(1)脘腹之积：胃脘胀满、疼痛，脘腹部有积块，食欲缺乏，乏力，消瘦，或咽下困难，或呕吐反胃，或便血色黑。舌质黯或有瘀点、瘀斑，脉弦。

病机分析：多由久病胃脘痛，渐致脾胃亏虚，气滞血瘀，结于胃脘而成。气血瘀结日久，故使胃脘胀满疼痛，且有积块形成。脾胃运化日差，气血生化不足，故食欲缺乏、消瘦乏力。若积块位于胃之上口，则因贲门不纳而表现为咽下困难；若积块在胃之下口，则因幽门受阻，浊气上逆，以致呕吐、反胃，朝食暮吐、暮食朝吐或食入经久仍复吐出。胃络损伤，血随粪便而出，形成便血；血量较多时，可使大便呈黑色。

(2)右胁腹之积：右侧胁肋部疼痛，右胁腹有积块，由软渐硬，食欲缺乏，腹胀，倦怠乏力，日渐消瘦，或兼见发热、鼻衄齿衄、黄疸等。舌质黯或有瘀点、瘀斑，脉弦或沉弦。

病机分析：正气不足，邪毒留着，肝经气机郁滞，脉络瘀阻，故胁肋疼痛，日久则形成积块，瘀结甚者则积块较大，由软渐硬。肝气郁结，木不疏土，脾胃运化失常，故见食欲缺乏、腹胀；日久气血生化乏源，则倦怠乏力，逐渐消瘦；气血蕴结，郁久化热，则见发热；火热灼伤脉络，血液外溢，常致鼻衄；气血郁结，湿热内蕴，使肝胆疏泄功能失常，以致胆液不循常道，外溢肌肤则形成黄疸。脉弦，舌质紫黯或有瘀点、瘀斑，为肝郁血瘀之象。

(3)左胁腹之积：左胁肋部胀满疼痛，左胁腹部有积块，或有面色少华，倦怠乏力，低热，衄血等。舌质淡或色暗，脉弦。

病机分析：肝脾乖和，气滞血瘀，络脉不通，故左胁胀满疼痛，左上腹积块。邪踞日久，气血两伤，故见面色少华，倦怠乏力；耗伤阴精，阴虚内热，则见低热；郁火灼伤脉络，或病久气虚不能摄血，均会引起鼻衄、齿衄、肌衄等。

(4)右腹之积：右腹部胀满疼痛，常于活动时加重，并可见到逐渐增大之积块，大便稀溏，次数增加，或便秘与腹泻交替而作，倦怠乏力，面色少华，日渐消瘦。舌质色淡或黯，脉弦或弦细。

病机分析：气、血、痰、毒凝聚肠道，气血运行不畅，故右下腹胀满疼痛，积块亦随气、血、痰、毒的瘀结程度而逐渐增大。脾胃运化失职，肠道传化失常，则引起腹泻或便秘，或二者交替而作。日久水谷精微不充，气血生化乏源，则见倦怠乏力、面色少华、日渐消瘦。

(5)左腹之积：左腹部疼痛，有积块，大便次数增多，便中常伴有黏冻或血液，倦怠乏力，面色萎黄，形体渐羸。舌质紫黯或有瘀点、瘀斑，脉弦。

病机分析：气、血、痰、毒凝聚肠道，日久变生湿热；湿热之邪，损伤肠道脉络，故大便见黏液脓血。倦怠乏力，面色萎黄，舌有瘀斑，脉弦，皆正虚邪实之象。

2.聚证

(1)肝郁气滞：腹中气聚，攻窜胀痛，时聚时散，脘胁之间时或不适。苔薄白，脉弦。

病机分析：七情失和，肝气不疏，气机阻滞，则腹中气聚，攻窜胀痛；肝木克脾，故见脘胁不适、脉弦。

(2)食浊阻滞：腹胀或痛，纳呆，便秘或便溏秽臭，甚或时有如条状物聚起在腹部，按之胀痛更甚。苔腻，脉弦滑。

病机分析：六腑以通为用，食浊阻滞肠道，腑气不通，清气不升，浊气不降，以致腹部胀满疼痛，纳呆，便秘；食浊阻滞，传化失常，则可见便溏秽臭；浊气聚而不行，则有条状物聚起腹部。若腑气通畅，食浊下行，则气聚可散。

六、治疗原则

(一)区分不同阶段，掌握攻补分寸

积证可根据病程、临床表现，分作初期、中期、末期 3 个阶段。初期积块不大，软而不坚，正气尚

未大虚，治宜行气活血、软坚消积为主；中期积块渐大，质渐坚硬，正气渐伤，邪盛正虚，治宜攻补兼施；末期积块坚硬，形瘦神疲，正气伤残，治宜扶正培本为主，酌加理气、化瘀、消积之品，切忌攻伐太过。

（二）聚证重调气，积证重活血

聚证病在气分，以疏肝理气、行气消聚为基本治则，重在调气；积证病在血分，以活血化瘀、软坚散结为基本治则，重在活血。

七、治法方药

（一）积证

1.脘腹之积

治法：活血理气，软坚散结。

方药：宣明三棱汤加减。方以三棱、莪术活血软坚消积；槟榔、木香理气行气；白术健脾益气；当归养血活血。结合临床研究，可酌加藤梨根、白花蛇舌草、肿节风、半枝莲等以加强解毒消髒的作用；脘腹疼痛较剧者，可加失笑散或金铃子散，活血理气止痛；咽下困难者，加丹参、郁金、砂仁开郁利气；朝食暮吐、暮食朝吐，或食入经久仍复吐出者，可合丁萸理中汤或砂半理中汤合小半夏加茯苓汤，以健脾温中化饮和胃降逆；便血色黑者，可酌加三七、地榆、槐花、仙鹤草等止血药。

如病久胃阴损伤，症见胃脘灼热、口干欲饮、食后痛剧、五心烦热、大便干结、脉细数、舌红少苔者，可合用沙参麦冬汤养胃生津。气血亏虚而见心悸气短、头晕目眩、面黄无华、脉细无力、唇舌色淡者，可合用十全大补汤或人参养荣汤补益气血。

2.右胁腹之积

治法：疏肝理气，活血消积。

方药：膈下逐瘀汤加减。本方以香附、乌药、枳壳疏肝理气宽胀；当归、川芎、芍药、桃仁、红花、丹皮、五灵脂、延胡索等活血祛瘀止痛。可酌情选加丹参、三棱、莪术、鳖甲以增强活血软坚消积的作用。结合临床研究，积块高低不平者，尚可适当加用肿节风、半枝莲、半边莲、龙葵、白石英、蛇莓、白花蛇舌草、虎杖等解毒消髒。

兼脾虚不运，以致饮食减少、上腹胀满、大便稀溏、体倦乏力者，宜健脾理气，可合用香砂六君子汤，酌加建曲、麦芽、山楂、鸡内金等消食健胃之品。肝阴亏虚而见胁痛不休、口干、心烦、时觉烦热、手掌发红、舌红少苔、脉弦细者，可用一贯煎养阴柔肝。兼有阴虚内热以致发热者，可用清骨散养阴清热。火热灼伤脉络而见鼻衄、齿衄者，可加大蓟、小蓟、茜草、仙鹤草、三七粉或十灰散清热凉血、散瘀止血。肝胆湿热，而症见黄疸、口苦、胁痛腹胀、舌红、苔黄腻、脉弦滑者，可加茵陈、金钱草、栀子、龙胆草、郁金以清利湿热、利胆退黄；大便秘结者可再加大黄泻热通腑。

3.左胁腹之积

治法：活血化瘀，软坚消积。

方药：鳖甲煎丸或化髒回生丹。二方均为活血化瘀、软坚消积的成药，除用于左上腹之积外，亦用于其他部位的髒积包块。

兼见阴虚内热而见低热、手足心烦热、舌红少苔、脉细数者，可合用青蒿鳖甲汤养阴清热。兼见鼻衄、齿衄、肌衄等出血症状，属郁火灼伤脉络而见心烦、口渴、舌质红、脉细数者，可合用茜根散、二至丸滋阴降火、宁络止血。属气虚不能摄血而见面色萎黄、神疲乏力、舌质淡、脉细弱者，可合用归脾汤益气摄血，酌加仙鹤草、大蓟、小蓟、藕节、三七粉等止血药。气血亏虚而见面色少华、倦怠乏力、头目眩晕、舌质淡、脉细弱者，可合用人参养荣汤益气养血。左上腹之积块甚大，边缘不齐，伴有发热、出血者，可用当归龙荟丸，或单用青黛粉泻肝经实火。

4.右腹之积

治法：理气活血，软坚散结。

方药：荆蓬煎丸。本方以木香、青皮、茴香、枳壳、槟榔理气散结；三棱、莪术活血消积。

腹痛较甚者，可合金铃子散以加强活血理气止痛的作用；并加白花蛇舌草、肿节风、藤梨根、半枝莲、半边莲解毒消髒；脾胃运化失职，而见便溏、腹泻、饮食减少、短气乏力、舌质淡、脉弱者，可去槟榔加党参、白术、茯苓、薏苡仁、山药，或合用参苓白术散以健运脾胃、渗湿止泻。腹痛欲泻，泻后痛减，苔白，脉弦缓者，可用痛泻要方疏肝健脾、调理气机。五更泄泻，泻后稍安，舌淡苔白者，则用四神丸温补脾肾、涩肠止泻。病久气血亏虚而见倦怠乏力、面色萎黄、日渐消瘦、舌质淡、脉微者，用人参养荣汤补益气血。

5.左腹之积

治法：理气活血，软坚散结。

方药：荆蓬煎丸加白花蛇舌草、肿节风、藤梨根。湿热蕴结肠道，以致大便下血或有黏冻，甚至里急后重者，酌加马齿苋、白头翁、秦皮、黄檗、败酱草及地榆、槐花等以清化湿热、凉血止血。

上述治疗积证的方药，归结起来，祛邪扶正两大法，虽皆积证治疗所需，而各有所宜，应视患者具体情况，在不同阶段里，或以攻为主，以补为辅；或以补为主，以攻为辅；或先攻后补，或先补后攻；或二攻一补，或二补一攻；或寓攻于补，或寓补于攻；等等。当攻而畏惧不前，病无由去，则留而为患；但也不能攻其一点，不及其余，否则病未去而人已不支。《内经》所谓“大积大聚，其可犯也，衰其大半而止，过者死”，确系经验之谈。

此外，各期的积证，都可以在局部外敷阿魏膏、水红花膏之类，加强消积散瘀、软坚化结的作用，以减轻患者痛苦，提高疗效。

（二）聚证

1.肝郁气滞

治法：疏肝解郁，行气消聚。

方药：木香顺气散。方用香附、青皮、乌药疏肝理气；木香、砂仁、苍术、厚朴、枳壳、陈皮、生姜、甘草等健脾燥湿、行气消聚。对于情志不舒，肝气郁结，以及感受外邪、寒湿中阻而致气机郁滞者均可采用。

腹痛肢冷、得温痛减、苔白不渴者，可加高良姜、肉桂温中止痛；兼有热象而见口干苦、舌尖红者，去乌药、砂仁，加左金丸泄肝清热；脾气亏虚，兼见神疲乏力、食少、便溏者，加党参、山药健脾益气；肝气郁结，心神失养，而见神志恍惚、悲伤欲哭者，可合用甘麦大枣汤养心宁神。

2.食浊阻滞

治法：理气化浊，导滞通腑。

方药：六磨汤。方中以木香、沉香、乌药理气宽中；大黄、槟榔、枳实通腑导滞。酌加鸡内金、山楂、建曲、莱菔子等以增强健胃消食的作用。

聚证虽属气病，但病久失治，亦可延及血络，此时徒进辛散温通，往往不效，证见舌质暗红，或瘀斑、瘀点，脉沉涩者，宜辛润通络，常用桃仁、红花、当归尾、川芎、丹参、郁金、旋覆花、桂心之类。

若脾胃失于健运，而气郁食阻者，不可滥用攻伐，重伤脾胃之气，宜以健脾养胃为主，俾正气足而积滞自疏。常用枳术丸、六君子汤。

聚证发作之时以实证的表现为主，但若反复发作，常导致脾胃虚弱，运化无力，这样更易发生气聚腹痛，对这部分患者，平时可用香砂六君子汤健运脾胃、调理气机。

八、其他治法

(一)单方验方

(1)肿节风片，每次 5 片，每日 3 次；或肿节风 15 克，水煎服。可用于脘腹部、右上腹及下腹部的多种肿瘤。

(2)藤梨根、生薏苡仁、连苗荸荠各 30 克，每日 1 剂，水煎服；或龙葵、黄毛耳草各 15 克，白花蛇舌草、蜀羊泉各 30 克，每日 1 剂，水煎分 3 次服；或浙江三根汤：藤梨根、水杨梅根、虎杖根各 30 克，水煎服。用于脘腹积块(胃癌)。

(3)三棱、莪术各 15 克，水煎服；或三白草、大蓟、地骨皮各 30 克，水煎服；或双半煎：半边莲、半枝莲、薏苡仁、天胡荽各 20 克，水煎服。可用于右上腹积块(肝癌)。

(4)苦参、生熟薏苡仁、煅牡蛎、土茯苓、紫参、生地、地榆，各 30 克，水煎服；或白花蛇舌草、菝葜、垂盆草、土茯苓各 30 克，水煎服；或蒲公英、半枝莲各 24 克，白花蛇舌草、金银花藤、野葡萄根各 30 克，露蜂房 9 克，蜈蚣 2 条，水煎服。另用牛黄醒消丸，每次服 1.5 克，每日 2 次。可用于下腹之积块(肠癌)。

(二)复方

古代文献中有许多配伍精当的治积聚方，录之以供临床组方用药参考。

1.积证

(1)《太平惠民和剂局方》治“诸般血髒气块”的红圆子(三棱、莪术、青皮、陈皮、干姜、胡椒)。

(2)《济生方》“治五积、破痰癖、消脏块”的香棱丸(木香、丁香、三棱、莪术、枳壳、青皮、川楝子、小茴香)。

(3)《寿世保元》治“一切积块，或中或左或右或上或下，久不愈者用之”的消积保中丸(陈皮、半夏、茯苓、白术、香附、青皮、木香、槟榔、莱菔子、白芥子、砂仁、建曲、麦芽、黄连、栀子、三棱、莪术、川芎、当归、桃仁、红花、干漆、阿魏)。

(4)《景岳全书》“治血瘴血髒、食积痰滞”的三棱丸(三棱、莪术、青皮、麦芽、半夏)。

(5)《博济方》“治妇人血气走作，疼痛不可忍”的延胡索散(延胡索、三棱、莪术、当归)。

(6)《类证治裁》“通治五积、成形坚久”的化积丸(三棱、莪术、阿魏、海浮石、香附、雄黄、槟榔、苏木、瓦楞子、五灵脂)。

2.聚证

(1)《济生方》“治六聚，状如髒瘕，随气上下，发作有时，心腹疼痛”的大七气汤(三棱、莪术、青皮、陈皮、藿香、桔梗、肉桂、益智仁、香附、甘草)。

(2)《景岳全书》“治气逆食滞胀痛等证”的排气饮(陈皮、木香、藿香、香附、枳壳、乌药、厚朴、泽泻)，《罗氏会约医镜》谓该方“治无形气聚，胀满刺痛，散之自愈”。

(3)《杂病源流犀烛》治疗气郁而致“腹满肋痛，气逆上冲”的木香调气散(乌药、香附、枳壳、青皮、陈皮、厚朴、川芎、苍术、木香、砂仁、肉桂、甘草、生姜)。

(4)《类证治裁》“通治六聚、随气上下”的散聚汤(茯苓、陈皮、半夏、甘草、当归、杏仁、桂心、槟榔)等。

九、转归及预后

在各种积证中，以脘腹之积及右上腹之积最为多见。右上腹的积证，当积块较大时，不仅在右上腹，而且在脘腹部也可摸到积块。左上腹的积证，除单独发病者外，有相当部分伴见于右上腹积证。部分脘腹部及下腹部的积证，病情严重之时会引起右侧胁肋疼痛及右上腹出现积块。

聚证的预后一般较好，而积证的预后一般较差。正如《景岳全书·积聚》说：“无形之聚其散易，有形之积其破难。”

一般的聚证若治疗得当，解除了病因，可望治愈；但亦有部分反复发作，或先因气聚，日久则血瘀成积者。

积证在腹部扪到积块之前，一般都已经过了一段病程，所以当发展成为积证时，治疗大多比较困难。早在唐代《外台秘要》里就谈道：“凡髒坚之起，多以渐生，而有觉便牢大者，自难疗也。”现在由于治疗的进展，积证的预后已有了一些好转，可以使患者症状有所减轻，生存时间延长。部分患者，甚至可望获得治愈。

积证后期，因肝胆疏泄失常，胆汁外溢而出现黄疸；水液内聚而成为鼓胀；火热灼伤脉络，或气虚不能摄血，或瘀血内积而致吐血、便血、衄血等，均为病情重笃、预后不良之象。

十、预防与护理

积聚之病，起于情志失和者居多，故正确对待各种事物，解除忧虑、紧张，避免情志内伤，至关重要。饮食上应少食肥甘厚味及辛辣刺激之品，多吃新鲜蔬菜；平时应注意锻炼身体。如见胃痛、胁痛、泄泻、便血等病证，应早期检查，及时治疗。

在护理上，首先要做好患者的思想工作，使患者保持愉快的精神状态，积极配合治疗。积聚患者脾胃运化较差，食物宜新鲜、清淡可口而又富于营养。注意休息，切勿过劳，病情重者需卧床治疗。

第二节　鼓胀

鼓胀系因情志失调，饮食不节等原因致肝、脾、肾三脏受损，气、血、水停积腹内，引起腹胀大如鼓，皮色苍黄，脉络暴露为主要症状的一种病症。古代医籍中称之为单腹胀、蛊胀、蜘蛛蛊等。

鼓胀为临床常见多发的病证，许多肝系疾病如胁痛、黄疸、积聚、肝癌失治，终至形成鼓胀，因此鼓胀是临床重症，古代医家把它列为。“风、痨、鼓、膈”四大顽症之一。

鼓胀之名，首见于《内经》，在《灵枢·水胀篇》、《素问·腹中论》对鼓胀的症状、治法、方药均作了概括性论述。金元时期对鼓胀的治疗，有主攻、主补之争，主攻派以张从正为代表，他提倡用舟车丸、禹功丸等攻下药治之；主补派以朱震亨为代表，主张养正补虚治之。通过学术争鸣，促使了鼓胀研究的发展。明清时期,《医门法律》确立了鼓胀为气、血、水内停的病理观。《医宗金鉴》提出了攻补兼施的治则。

现代医学所指的肝硬化、腹腔内肿瘤、结核性腹膜炎等形成的腹水,均可参照本节辨治。

一、病因

鼓胀的病因有酒食不节,情志刺激,虫毒感染,病后续发四个方面。

(一)酒食不节

嗜酒过度,或恣食肥甘厚腻,湿热蕴聚中焦,清浊相混,气机壅塞,肝失疏泄,气血郁滞;肝郁克脾,脾虚及肾,开合不利,致气、血、水内停而形成鼓胀。

(二)情志所伤

忧思恼怒致肝气郁结,气滞日久而生瘀血。肝郁克脾,脾运失职,水湿内停,气血水湿蕴结,日久不化形成鼓胀。

(三)虫毒感染

血吸虫流行区域,捕鱼、游泳感染血吸虫,阻塞经隧,脉道不通,内伤肝脾,气滞血瘀,清浊相混,水液停积而成鼓胀。

(四)黄疸、积聚日久

黄疸迁延,湿邪蕴阻,肝脾受损,气滞血瘀;积聚气血瘀滞日久,脉络壅塞,脾肾两伤,水湿内停,从而发为鼓胀。

二、病机

(一)基本病机

鼓胀的病机重点为肝、脾、肾三脏受损,气滞、血瘀、水饮互结腹内。

(二)病位

本病病位主在肝、脾、肾三脏,由肝脾累及于肾。肝主藏血,主疏泄,肝病则气血瘀滞,髒积内生,进而横逆乘脾;脾主运化,脾病则水湿内聚,进而土壅木郁,以致肝脾俱病。病延日久,累及于肾,肾关开合不利,水湿不化,终至气、血、水停积。

(三)病理性质

本病总属本虚标实,初起多实,后期多属本虚标实,或以本虚为主。

(四)病机转化

鼓胀脾肾阳虚,湿浊内生,上蒙清窍,导致神志昏迷;或正气衰败,气阴涸竭,导致亡阴亡阳之脱证;或因阴虚郁热,蒸液生痰,痰热扰心,引动肝风,出现神昏谵语、痉厥等险恶证候。

三、诊断

(一)临床表现

初起脘腹作胀,腹部膨大,食后尤甚,叩之呈鼓音或移动性浊音。继则腹部胀满高于胸部,重者腹壁青筋暴露,脐孔突出。

（二）病史

往往有胁痛、黄疸、积聚等病史。

（三）辅助检查

腹部 B 超、X 线食管钡餐造影、CT 检查和腹水检查，肝功能检查等有助于诊断。

四、鉴别诊断

水肿是指体内水液潴留，泛滥肌肤，引起局部或全身浮肿。严重的水肿病人可出现胸水、腹水，因此，需与鼓胀做出鉴别诊断。

水肿病证病位多在肌肤，其基本病机为肺、脾、肾三脏失调，水液泛滥于肌肤。其临床表现：初起从眼睑开始，继则延及头面四肢以至全身，亦有从下肢开始水肿，后及全身，皮色不变。后期病势严重，可见腹胀满，不能平卧等症。

鼓胀病位在腹部，其病机为肝、脾、肾功能失调，气、血、水互结于腹内。其临床表现为腹部胀大，甚则腹大如鼓，初起腹部胀大但按之柔软，逐渐坚硬，以至脐心突起，四肢消瘦，皮色苍黄，晚期可出现四肢浮肿，甚则吐血、昏迷等危象。

五、辨证要点

（一）辨新久缓急

鼓胀虽然病程较长，但在缓慢发病当中又有缓急之分。若鼓胀在半月至 1 个月之间不断进展，为缓中之急，多为阳证、实证；若鼓胀迁延数月，则为缓中之缓，多属阴证、虚证。

（二）辨气、血、水

腹部膨隆，脐突皮光，叩之如鼓，以气滞为主；腹大状如蛙腹，按之如囊裹水，以水饮为主；腹胀大，内有癖积疼痛，外有赤丝血缕，则以血瘀为主。

六、治疗原则

因本病的病理性质为本虚标实，所以攻补兼施是鼓胀的治疗准则。早期以祛邪为主，补虚为辅，根据病邪的不同，分别采用理气祛湿、行气活血、健脾利水、清热利湿等法，必要时可暂用峻剂逐水，后期以补虚为主，祛邪为辅，宜温肾健脾，滋养肝肾。总之补虚不忘实，泄实不忘虚，切忌一味攻伐，导致正气不支，邪恋不去，出现危象。

七、分型论治

（一）气滞湿阻

症状：腹部胀大，按之不坚，胁下胀痛，饮食减少，食后胀甚，得嗳气或矢气后稍舒，小便短少，或下肢浮肿。

舌象：舌淡红，苔薄白腻。

脉象：脉弦。

证候分析：肝郁气滞，脾失健运，湿阻中焦，浊气充塞，故腹胀，饮食减少，食后胀甚；肝失条达，胁络不和，故胁下胀痛；嗳气、矢气后气机暂得舒畅，则胀势略减；气壅湿阻，水道不利，故小便短少，下肢浮肿;苔薄白腻、脉弦为肝郁湿阻之象。

治法:疏肝理气,健脾化湿。

方药:柴胡疏肝散合胃苓汤加减。

气滞偏重者以柴胡疏肝散为主方,湿阻偏重者胃苓汤为主方,气滞湿阻均重者,二方合用。

方中柴胡、枳壳、白芍药、香附、川芎疏肝解郁;茯苓、白术、猪苓、泽泻健脾利湿;桂枝辛温通阳,助气化而利水;苍术、厚朴、陈皮化湿理气,散满除胀;甘草调和诸药。

加减:气滞较甚,腹胀难忍者加木香、大腹皮疏调气机;气滞血瘀,胁下刺痛,面色青紫,舌暗,脉弦涩者,加延胡索、莪术、丹参理气活血;气郁化火,口干而苦,苔黄腻,脉弦数者加牡丹皮、栀子。

(二)寒湿困脾

症状:腹大胀满,按之如囊裹水,脘腹痞胀,得热稍舒,身体困重,怯寒懒动,或下肢浮肿,小便短少,大便溏薄。

舌象:舌淡苔白腻。

脉象:脉弦迟。

证候分析:脾阳不振,水湿停聚,故腹大胀满,按之如囊裹水;寒水相搏,中焦气机不利,故脘腹痞胀,得热稍舒;寒湿困脾,肾阳不足,气化失司,故小便短少,下肢浮肿,大便溏薄;怯寒神疲,苔白腻,脉弦迟本为湿胜阳微之象。

治法:温中健脾,化湿利水。

方药:实脾饮加减。

方中附子、干姜振奋脾阳,茯苓、白术健脾利水,厚朴、木香、草果、槟榔理气除湿,木瓜利湿而不伤阴,生姜、大枣、甘草调和药性。

加减:水湿较盛,腹大坚满者,加肉桂、猪苓、泽泻、车前子;大便稀溏者去槟榔、厚朴加薏苡仁、扁豆;脾阳虚衰,懒动乏力者,加黄芪、党参益气健脾。

(三)湿热蕴结

症状:腹大坚满,脘腹绷急,外坚内胀,烦热口渴,渴不饮水,小便赤涩,大便秘结或溏垢,面目肌肤发黄。

舌象:舌边尖红,苔黄腻,或灰黑而润。

脉象:脉弦数。

证候分析:湿热蕴结,水势壅盛,则腹大坚满,脘腹绷急,外坚内胀;湿热上蒸故烦热口渴,渴不欲饮;湿热壅阻,肝胆疏泄不利,胆汁外溢,故面目肌肤发黄;湿热阻滞气机,故小便赤涩,大便秘结或溏垢不爽;舌边尖红,苔黄腻或灰黑而润,脉弦数,本为湿热内阻之象。

治法:清热利湿,攻下逐水。

方药:中满分消丸合茵陈蒿汤、舟车丸。

中满分消丸中炒厚朴、炒枳实下气除胀;砂仁、陈皮、半夏、干姜和胃健脾,理气除胀;黄连、黄芩清热利湿;茯苓、猪苓、泽泻淡渗利湿;人参、白术健脾益气;姜黄活血化瘀,知母滋阴清热;甘草调和药性。诸药合用,热清水去气行,中满得除。茵陈蒿汤中茵陈清热利湿退黄;栀子清利三焦湿热;大黄泄降肠中瘀热。

舟车丸中甘遂、大戟、芫花攻逐水饮;大黄、黑丑荡涤泻下,使水从二便分消;青皮、陈皮、槟榔、木香理气行水,气行则水行;轻粉走而不守,逐水通便,但轻粉燥烈有毒,应严格掌握剂量,内服量为1.0～0.3g。舟车丸每服3～6g,视病情与服药后反应掌握用量。

加减:若热迫血溢,病势突变,骤然大量吐血、下血者,病情危急,可用犀角地黄汤加三七、仙鹤草、地榆炭清热凉血,活血止血;若湿热蒙闭心包,出现怒目狂叫,四肢抽搐或颤动,口喷臭气,渐至神志昏迷者,可选用至宝丹、安宫牛黄丸、紫雪丹、醒脑静等。

(四)肝脾血瘀

症状:腹大坚满,青筋暴露,胁腹刺痛,拒按,面色黧黑,面颈胸臂有血痣,口渴不欲饮,大便色黑,唇紫。

舌象:舌质紫红或有紫斑。

脉象:脉细涩或芤。

证候分析:肝脾血瘀,隧道不通,水气内聚,故腹大坚满,脉络怒张,胁腹刺痛;瘀热蕴阻下焦,病邪日深,入肾则面色黧黑,入血则面颈胸臂出现血痣;瘀血水浊互结,故口渴不欲饮;瘀血血不归经,胃肠道出血,则便血色黑;舌紫红、有瘀斑、唇紫、脉弦涩,均为瘀血停滞之征。

治法:活血化瘀,行气利水。

方药:调营饮加减。

方中当归、赤芍药、川芎、大黄、莪术、延胡索活血化瘀;瞿麦、赤茯苓、葶苈子清热利水;槟榔、大腹皮、陈皮、桑白皮理气利水;细辛、肉桂通阳化湿;甘草调和药性。

加减:大便色黑加三七、侧柏叶;癖积甚者加穿山甲、蛰虫;水胀满甚者可加用十枣汤攻逐水饮。

(五)脾肾阳虚

症状:腹大胀满,形如蛙腹,撑胀不甚,朝宽暮急,面色苍黄,脘闷纳呆,畏寒肢冷,小便不利。

舌象:舌质淡胖,有齿痕,苔白厚腻、水滑。

脉象:脉沉弱。

证候分析:脾肾阳虚,水湿内停,故腹大胀满,形如蛙腹,入暮尤甚;水湿中阻,故脘闷纳呆;阳虚气化不利,故小便短少;脾肾阳虚,失却温煦,故畏寒肢冷。舌体淡胖,有齿痕,苔水滑,脉沉弱,实为脾肾阳衰、水湿内停之征。

治法:温补脾肾,化气利水。

方药:附子理中丸合五苓散、济生肾气丸。

附子理中丸方中用附子、干姜温中散寒;党参、白术、甘草益气健脾除湿。五苓散中桂枝温阳化气;白术健脾燥湿;茯苓、猪苓,泽泻淡渗利湿。济生肾气丸方中附子、肉桂温补肾阳;熟地黄、山萸肉、怀牛膝、山药滋肾填精,茯苓、泽泻、车前子、丹皮利水消肿。

加减:肢冷畏寒,腰膝冷痛者,加仙茅、仙灵脾温补脾肾;便溏纳呆者加薏苡仁、扁豆健脾益气。

(六)肝肾阴虚

症状:腹大坚满,甚则青筋暴露,形体消瘦,面色晦滞,唇紫,小便短少、口燥咽干,心烦少寐,齿衄、鼻出血。

舌象:舌红绛少津。

脉象:脉弦细数。

证候分析:肝肾阴虚,气机郁滞,津液不能输布,水湿停聚于内,故腹大胀满,小便短少;血行涩滞,瘀血阻络,则青筋暴露,面色晦滞,唇紫;阴虚内热,则口干咽燥;虚热扰心,则心烦少寐;虚火灼伤血络,则齿衄、鼻出血;舌红绛少津,脉细数皆为肝肾阴虚之征。

治法:滋养肝肾,化瘀利水。

方药:六味地黄丸、猪苓汤、膈下逐瘀汤。

六味地黄丸中熟地黄、山萸肉、山药滋补肝肾,茯苓、牡丹皮、泽泻淡渗利湿。猪苓汤中滑石、猪苓、茯苓、泽泻利湿,阿胶滋阴养血。膈下逐瘀汤中五灵脂、赤芍药、桃仁、红花、牡丹皮活血化瘀;川芎、乌药、延胡索、香附、枳壳理气化瘀,甘草调和药性。

加减:午后潮热者加地骨皮、白薇、银柴胡、鳖甲;阴虚阳浮,耳鸣、面赤、颧红者,宜加龟甲、鳖甲、生牡蛎滋阴潜阳;齿衄、鼻出血者可加鲜茅根、藕节、仙鹤草。

肝肾阴虚证,病情较重,多为鼓胀的晚期,滋阴易助湿,利水又易伤阴,治疗颇为棘手,故掌握好养阴与利水的关系,实为治疗的关键。

八、预防与调护

(1)对胁痛、黄疸、髒积等病应早期治疗,避免与血吸虫疫水的接触。

(2)饮食宜清淡而富于营养,忌饮酒浆;养成细嚼慢咽的习惯,忌食粗硬食物,以免损络动血;腹水尿少者应忌盐。

(3)注意卧床休息,腹水较多者可取半卧位。

(4)养情怡性,安心静养。注意保暖,防止正虚邪袭。

第三节　疟疾

疟疾是由于感受疟邪、瘴毒引起的,以毛孔粟起,寒战鼓颔,寒罢则一身壮热,体若燔炭,头痛,烦渴,而后汗出,热退身凉,如此寒热往来,反复发作,间日一发,或一日一发,或三日一发为临床特征的疾病。

一、历史沿革

我国人民对疟疾的认识甚早,远在殷墟甲骨文中已有“疟”字的记载。而早在《内经》里,就有“疟论”、“刺疟论”等专篇,对疟疾的病因、病机、临床表现、治疗等作了比较系统而详细的讨论,反映出当时对疟疾已有深刻的研究。传染病在古代医籍中记载最详者,以疟疾为首。正如明代医家王肯堂在《证治准绳·杂病·寒热门·疟》中评论说“《内经》论病诸篇,唯疟论最详”。

在病名方面《内经》将疟疾称为疟、痎疟。如《素问·生气通天论篇》说:“夏伤于暑,秋为痎疟。”据《说文》解释,“痎,二日一发疟,从病,亥声”。由于疟疾以间日一发者最为多见,故可以痎疟概指疟疾。

对于疟疾的病因,《素问·疟论篇》谓:“此皆得之夏伤于暑,热气盛。藏于皮肤之内,肠胃之外,此荣气之所舍也”、“疟气随经络沉以内薄,故卫气应乃作”、“疟气者,必更盛更虚,当气之所在也。病在阳,则热而脉躁;在阴,则寒而脉静;极则阴阳俱衰,卫气相离,故病得休;卫气集,则复病也”、“卫气之所在,与邪气相合,则病作。”指出了疟疾是由于感受外邪,疟气内舍所致。疟气是盛虚更替的，疟气与卫气相合，则引起疟疾发作，疟气与卫气相离，则疟疾暂时休止。

在病机及临床症状方面，《素问·疟论篇》谓："疟之始发也，先起于毫毛，伸欠乃作，寒栗鼓颔，腰脊俱痛，寒去则内外皆热，头痛如破，渴欲冷饮。"其发病以"间日而作"最为多见。

在证候的分类方面，《素问·疟论篇》根据寒热发作秩序及寒热偏盛的不同。将疟疾分为寒疟、温疟、瘅疟3种。以先寒后热，病以时作者称为寒疟；先热后寒，亦以时作者称为温疟，但热而不寒者称为瘅疟。

在治疗时机的选择上，《素问·刺疟篇》谓："凡治疟，先发如食顷，乃可以治，过之则失时也。"并说："夫疟者之寒，汤火不能温也，及其热，冰水不能寒也，此皆有余不足之类。当此之时，良工不能止，必须其自衰乃刺之。"明确指出必须提前治疗（一般应提前2～3小时），才能控制疟疾的临床发作，若已发作，则良医也无法制止其寒战壮热的病势，必待冷热衰退以后，再行治疗。《素问·刺疟篇》比较详细地讨论了疟疾的针刺疗法，但文中亦指出："疟脉缓大虚，便宜用药，不宜用针。"可见当时对疟疾的治疗已是针、药均用，惜《内经》未记载治疟采用何药。《神农本草经》明确记载恒山（即常山）、蜀漆有治疟的功效。

汉代张仲景《金匮要略·疟病脉证治》将疟疾称为疟病，立专篇进行论述，认为疟疾的脉象多见弦脉。在《内经》的基础上，提出了白虎加桂枝汤治疗温疟，以蜀漆散治疗多寒的牡疟（按：牝与牡相对，指雌性、阴性而言，疟多寒者，以称牝疟为宜）。《金匮要略》并将疟疾久不愈，在胁下结为癖瘕的症候称为疟母。以鳖甲煎丸治之，这个有效的治疗方法，一直沿用至今。

晋代葛洪《肘后备急方·治寒热诸疟方》提出瘴疟、劳疟的病症名称。在治疗方面，除以常山作为多个治疟方剂的主药外，最早记载单独应用青蒿作为治疟药物。"青蒿一握，以水二升渍，绞取汁尽服之"，明确地把青蒿作为治疟要药，而且还认识到青蒿不宜高温久煎，要绞汁服用。青蒿的治疟作用在后世得到了应用，如《丹溪心法·疟》记载有截疟青蒿丸。《本草纲目》谓青蒿"治疟疾寒热"。《肘后备急方》并发明用砒石治疟，有截止其发作的功效。但随着中国医药学的不断发展，治疟方法的不断充实，而砒石又有剧毒，故后世少有采用此法。

隋代巢元方《诸病源候论·疟病诸候》对多种疟病证候的病因病机进行了论述。其中，"间日疟候"明确提出间日疟的病症名称；"山瘴疟候"谓："此病生于岭南，带山瘴之气。其状发寒热，休作有时，皆由山溪源岭瘴湿毒气故也。其病重于伤暑之疟。"指出了瘴疟多发于岭南，由"瘴湿毒气"所致，其病比一般的疟疾为重。"劳疟候"谓："凡疟积久不瘥者，则表里俱虚，客邪未散，真气不复，故疟虽暂间，小劳便发。"指明劳疟的临床特点是正气已虚，疟邪未尽，遇劳即发。

唐代孙思邈《备急千金要方·温疟》除以常山、蜀漆作为治疟的主要药物外，还单独采用马鞭草治疟。唐代陈藏器《本草拾遗》谓马鞭草"主癫癖血瘕，久疟，破血"。经现代临床研究证实，马鞭草确有抗疟作用。

宋代，拟订和收集了大量的治疟方剂，如《太平圣惠方·卷五十二》有治寒疟诸方、治瘴疟诸方、治劳疟诸方、治间日疟诸方等，方剂较为丰富。方中大多应用到常山，亦有的方剂以砒霜作为治疟主要药物。疟疾的这一病名，在宋代即已使用，如宋代《太平圣惠方》的"卷七十四治妊娠疟疾诸方"及"卷八十四治小儿疟疾诸方"，明确地以"疟疾"作为病症名称。自明代以后，疟疾之名的应用更为广泛，而成为本病的主要名称。宋代陈无择《三因极一病证方论·疟病不内外因证治》首先提出了疫疟的名称及指明了疫疟的特点，谓："病者发寒热，一岁之间，长幼相若，或染时行，变成寒热，名曰疫疟。"陈氏又记载了"脾寒"的病名，如谓："草果饮，治脾寒等疟。"（《三因极一病证方论·疟病内所因证治》)南宋严用和《济生方·诸疟门》说:“疟之名状不一,有所谓瘴疟、寒疟、温疟、食疟、牝疟、牡疟之类,皆寒热二气之所变化也。”正确地指出疟疾的临床分类,主要依据寒热偏盛的不同。严氏又提出“无痰不成疟”的论点,对后世产生较大影响,但亦有不同意此论点者。

金元时期,张子和《儒门事亲·疟非脾寒及鬼神辨》说:“又或因夏日饮冷过常,伤食生硬瓜果梨枣之属,指为食疟,此又非也。”指出了疟疾因食而引起的说法是错误的。张氏又谓疟疾“以常山散吐之,无不愈者……大忌错作脾寒,用暴热之药治之”。常山有良好的治疟效果,但致吐为其副作用,非治疟均需吐也。张氏正确地指出,疟疾的病机并非“脾寒”,切忌因有脾寒之名,而妄用热药治疟。张氏并记载了1206年一次疟疾大流行的情况。元代朱丹溪在《丹溪心法·疟》里正确地指出,三日一发的疟疾持续时间最长,谓:“一日一发者,受病一日。间日一发者,受病半年。三日一发者,受病一年。”治疗方面,谓:“世用砒霜等毒,不可轻用。”指出了当时用砒霜治疟的弊病。在《脉因症治·疟》谓:“母疟有母,传染者也。”虽然疟疾并非均由“疟母”患者传染,但早在14世纪时就提出了疟疾“传染”的概念。确属难能可贵。

明清时期,对疟疾的临床表现、类证鉴别、预防等方面有了进一步的认识。如明代戴思恭指出了疟疾和其他表现往来寒热疾病的鉴别要点是寒热定时发作与否。《证治要诀·寒热门·疟寒热》谓:“寒热发作有期者,疟也;无期者,诸病也。”《万病回春·疟病》谓:“人壮盛者,宜单截也”、“人虚者,截补兼用也”、“疟久不愈者,先截而后补也”、“疟已后者,须调养血气也。”这些论述,对确定疟疾的具体治疗原则做出贡献,具有指导临床实践的意义。

明代王肯堂《证治准绳·杂病·寒热门·疟》说:“疟有止发之定期,荣气有舍,犹行人之有传舍也,故疟。荣卫之气,日行一周,历五脏六腑十二经络之界分,必有其舍,舍有随经络沉以内薄之疟邪,故与日行之卫气相集则病作,离则病休。”对疟邪内舍与疟疾发病的关系作了进一步阐述。该书还说:“南人不以患疟为意,北人则畏之,北人而在南方发者尤畏之,以此见治者,当知方土之宜也。”指出我国南方为疟疾的多发地区,南方人可获得一定的对疟疾的免疫力,北方人则为疟疾的易感者,北方人到南方感受疟疾,则相应地病情较重。

张景岳进一步肯定疟疾因感受疟邪所致,并非痰、食引起,对“无痰不成疟”及伤食成疟的说法作了批驳。如《景岳全书·疟疾》说:“疟疾之作……无非外邪为之本,岂果因食因痰有能成疟耶?”“先因疟而后滞于食者有之,未有不因外邪而单有食疟者也。”张氏又在该书“质疑录”中说:“疟邪随人身之卫气为出入,故有迟、早、一日、间日之发,而非痰之可以为疟也。”明确认定“疟邪”致疟,而非痰致疟,这在认识上是一个进步。张氏对疟邪与痰、食的关系作了正确的论述。

明代秦景明《症因脉治·三疟》将间二日而发的疟(即三日疟)称为三疟,“以其间两日而发,故名三疟症也”,并对瘴疟有较好论述,认为其病机是:“瘴气入于脏腑,血聚于上,败血瘀于心窍,毒涎聚于肝脾。”

清代,吴鞠通对疟疾的治疗有所发展,如《温病条辨·上焦篇》将热多昏狂,谵语烦渴的疟疾称为“心疟”,以加减银翘散及安宫牛黄丸治疗。在中焦篇及下焦篇里拟订了青蒿鳖甲汤、温脾汤、扶阳汤等治疗疟疾不同证候的方剂。清代韩善征在《疟疾论·案》里,明确提出“三日疟”的病名。《疟疾论·早晏》又引俞东扶说:“隔二日曰三阴疟,有二三年未愈者,亦有二三月即愈者,只看其寒热之轻重短长,以辨其病之深浅,然三阴疟无骤死之理。”指出了三日疟患病时间长及不至于骤死的特点,符合临床实际。据现代观察,在未经治疗的情况下,三日疟一次感染甚至可持续6~9年之久,较其他疟疾为长。

综上可知，早在秦汉时期，已奠定了中医学对疟疾病因病机、症状、分类等认识的基础，并采用针刺及常山、蜀漆等中药方剂治疗疟疾，鳖甲煎丸治疗疟母。晋隋唐时期，新提出了疟疾分类中的劳疟及瘴疟，并对其有较好的认识；治疗方面主要应用由常山组成的治疟方剂，同时新发现了青蒿、马鞭草等治疟药物。

宋金元时期，《三因极一病证方论》提出疫疟的名称；病因病机方面出现了三因均可致疟、食积成疟、无痰不成疟等论点，学术上有不同的争论；在截疟方面，多用常山组成的方剂，但配伍上有较大发展。

明清时期，对病因病机大多赞同《内经》的观点；对疟疾的辨证及类证鉴别有深入认识；治疗原则逐渐完整，治疗各种类型疟疾的方剂更为丰富。

20 世纪 50 年代以来，对疟疾的理、法、方、药进行了系统的发掘整理和临床研究，从而使关于疟疾的理论，更为充实和丰富。对疟疾的防治工作，取得了巨大的成绩，而青蒿素治疗疟疾的科研成果，更是丰富和发展了中医治疗疟疾的方法。

二、范围

西医学所称的疟疾多属本病正疟范围，有时也近似温疟、寒疟与湿疟；恶性疟疾属瘴疟范围；胃肠型疟疾可见近似痢疟的特征；疟疾未能及时控制，或日久不愈，遇劳复发，即是劳疟。疟疾脾脏肿大，即是疟母。此外，以寒战壮热、休作有时为主要表现的其他疾病，以及非“疟气”、“瘴毒”所致的寒热往来证候，与中医广义的疟证相似者，除不使用截疟治法外，亦可参照本篇辨证论治。

三、病因病机

（一）病因

疟疾的病因是疟邪、瘴毒。部分医家认为风寒暑湿、情志劳倦、痰食内滞、起居不慎等均可致疟，是因为在感受疟邪、瘴毒时，由于兼感风寒暑湿等时令邪气不同，以及夹杂情志、劳倦、痰食和体质差异等因素，而形成不同的疟疾症候表现。

（二）病机

当疟邪、瘴毒入侵人体之后，伏于半表半里，出入营卫之间，入与阴争则恶寒，出与阳争则发热，正邪交争则寒热往来，若正邪相离，邪气藏伏，不与营卫相争，则寒热休止。邪在阳分病浅则发作日早，邪陷阴分病深则发作日迟，故疟疾有一日一发，二日一发，三日一发之不同。正如《医门法律·疟证论》说：“疟邪之舍于营卫，正属少阳半表半里”、“半表半里者少阳也，所以寒热往来亦少阳所主，谓少阳而兼他经之证则有之，谓他经而全不涉少阳，则不成其为疟矣。”《医宗金鉴·杂病心法要诀》也曾论述：“卫气者一日一夜周于身……病初邪浅者，卫行未失常度，其邪日与卫会，故日作也；病久邪深者，卫行迟失常度，其邪不能日与卫会，故间日乃作也；时有间二日，间三日，或至数日作者，亦卫气行愈迟，会愈迟，故作愈迟也。”阐述了疟疾的病因、病位及寒热休作的机制，至于疟疾的不同症候表现，则是兼感时令邪气不同以及体质差异引起的。

一般说，感受疟邪而不兼感时令邪气，则表现为正疟。如素体阳盛，暑邪内蕴，则形成温疟；素体阳虚，复感寒气，则引起寒疟；兼感湿邪，则发为湿疟；暑邪太盛，邪热入里，可引起痢疟。又如同是感受瘴毒，但由于体质不同而发生寒瘴、热瘴的不同证候。大抵疟疾初起实证居多，久疟不愈，则气血亏耗，正虚邪恋，甚则血瘀痰凝，胁下结块，而形成劳疟和疟母。

四、诊断与鉴别诊断

(一)诊断

1.发病特点

四季均可发病，以夏秋二季为多。在病情表现上，以间日一发的疟疾为最多，其分布遍及全国。瘴疟主要分布于岭南地区。

2.临床表现

典型的临床表现为：寒战，高热，汗出，热退身凉，休作有时，间日一发，或一日一发，或三日一发。凡在发病季节，有典型的疟疾临床表现，又在多发地区，即可诊断。必要时配合实验检查。尤其是血涂片检查发现疟原虫即可确诊。

(二)鉴别诊断

1.虚劳发热

虚劳之阴虚内热，上午发热不明显，以午后或夜间潮热为特征，与疟疾有些相似。阴虚发热虽然朝轻暮重，但与疟疾寒已而热，休作有时者迥异。且阴虚发热，有五心烦热、盗汗、失眠等症状。一般来说，阴虚发热者多由内伤所致，病情较重，往往缠绵日久，一时不易退热，而疟疾只要治疗及时，一般可以较快痊愈。

2.风温发热

当邪在卫分时可见寒战发热无汗或微汗，如邪热壅盛，转入气分，则卫分症状消失，而见壮热有汗不解，兼见咳嗽、口渴、烦躁、便秘等肺胃两经症状。总之，风温初起，病在肺卫，疟疾则邪踞少阳；风温在卫分时，汗之可以退热，若邪势炽盛，进入气分，则壮热有汗不解，疟疾汗出后热可暂退而后复起；风温多见于冬春，疟疾常发于夏秋。

五、辨证

(一)辨证要点

1.明辨标本

明辨标本，方能掌握治疟之要领。所谓标以邪气言，本以正气言。凡疟疾之初，邪势方盛，正气未衰，病属标实，此时当以截疟祛邪为主。如邪势减而正气渐虚，病属正虚邪恋，本虚标实，又当祛邪不忘扶正，标本兼顾。邪气已除，发作停止，多见正气虚衰证，则当大力扶正补虚，以复其元。

2.审察症候

察明兼感风寒暑湿，夹痰夹食等，是分清不同的疟疾证候的关键。如温疟多夹暑邪，寒疟多夹痰饮，湿疟常兼暑湿，瘴疟常夹秽浊，劳疟多正虚夹瘀等。辨明证候，才能分别施治。同时还应注意各类证候之间的相互转化。如正疟、温疟、寒疟等发作日久，或时发时愈，则气血亏耗，可以转化为虚证的劳疟。劳疟复感新邪，出现壮热寒战，或热多寒少，或寒多热少，则又可以转化为实证的正疟、温疟、寒疟。其次，各种疟疾症状也存在掺杂互见的情况。

3.分清阴阳

一般来说，邪在三阳者则昼发，其病浅，邪在三阴者则夜发，其病深；病邪将进者夜发，退为昼发，此为去阴就阳，其病欲已；病邪渐退者昼发，进为夜发，此为去阳入阴，其病益甚。一般病之轻者，称作三阳疟；病之重者，称作三阴疟。

（二）证候

历代医家对疟疾的分类方法颇多，或以脏腑分类，如心疟、肝疟等；或以经络分类，如足太阳之疟、足阳明之疟等；或以阴阳分类，如三阳疟、三阴疟等；或以病邪分类，如暑疟、痛疟等。为便于临床应用，兹分为正疟、温疟（瘅疟）、寒疟（牝疟）、湿疟（暑疟）、瘴疟（疫疟）、劳疟（久疟）、痢疟进行讨论。

1.正疟

症状：初起肢体酸楚，呵欠乏力，继则畏寒战栗，寒罢则遍体灼热，头痛面赤，口渴心烦，数小时后，汗出淋漓，寒热休止，诸证消失，唯觉头晕神疲。舌苔薄白或黄，其脉多弦，寒战时弦紧，发热时脉弦滑数。多为间日一发，少数有一日作或三日作。

病机分析：疟之为病，其邪伏于半表半里，出入营卫之间。初起邪始入阳，阳气被遏，营卫亏虚，故肢体酸楚，呵欠乏力；继则邪入与阴相争，则畏寒战栗，邪出与阳相争，则壮热烦渴；热迫津液而外泄，腠理疏松，则汗出淋漓；终则邪气藏伏，正邪相离，不与营卫相争，则寒热休止。初起邪气在外，苔多薄白，化热入里则苔黄。疟疾病在少阳，故弦为疟之主脉，弦紧主寒重，弦数主热甚，故分别见于寒战、壮热之际。

2.温疟

症状：其发病经过与正疟相似。唯热甚而寒微，或但热无寒（亦称瘅疟），少气烦冤，手足热而欲呕，头痛，骨节烦痛，口渴引饮，舌红苔黄，脉弦数。或兼胸胁疼痛，恶心，呕吐，甚至出现黄疸、谵妄之症。

病机分析：温疟主要是素体阳盛，暑邪内蕴，故《金匮要略·疟病脉证治》认为疟病与“阴气孤绝，阳气独发”有关。阳胜则热，故病发而热多寒少，如但热无寒，亦称瘅疟。热盛伤气，故少气烦冤。阳盛则手足热，热盛灼伤胃阴，胃气不降，故欲作呕吐。头痛，骨节烦痛，口渴引饮，舌红脉数，均为邪热炽盛之象。如热邪久踞少阳，湿热交蒸于肝胆，不得泄越，可见胁痛恶心，黄疸；热毒内陷心包，扰乱心神，故见谵妄之症。

3.寒疟

症状：其发病经过与正疟相似。唯寒甚而热微，或但寒不热（亦称牝疟），口不渴，或渴喜热饮，胸胁痞闷，欲吐不吐，精神困惫。苔白腻，脉弦迟。

病机分析：寒疟主要是素体阳虚，复感夏季凄沧水寒之气，藏于腠理，加之秋伤于风而发。发病后阳气不能外达肌表，故寒多热少，如但寒不热，亦称牝疟。寒重故口不渴或渴喜热饮。《症因脉治》说：“牝疟之症，即痰饮之疟。”由于寒疟夹痰，少阳不和，胃气不舒，故胸胁痞闷，欲吐不吐。阳虚寒重，故神疲，苔白脉迟。

4.湿疟

症状：其发病经过与正疟相似。唯身热不扬，身体重痛，肢节烦疼，呕逆胀满，胸膈不舒，苔腻，脉洪数或弦数。

病机分析：疟疾发于暑者（又名暑疟），暑多夹湿，故《症因脉治》认为“湿疟即暑疟”。热为湿遏，故身热不扬，寒热起伏；湿性重着，暑湿阻于经络，则身体重痛，肢节烦疼。湿邪困于中焦，故呕逆胀满。湿重则胸阳痹阻，故胸膈不舒。湿热内蕴，故苔腻脉数。

5.瘴疟

症状：瘴疟临床可分为热瘴和寒瘴两种证候。热瘴见乍寒乍热，热甚寒微，或壮热不寒，出汗，肢体烦疼，面红目赤，烦渴饮冷，胸闷呕吐，便秘尿赤，或声哑不能言，甚则突然神昏谵语，痉厥，躁狂不宁。舌质红绛或黑垢，脉洪数或弦数。寒瘴多为乍寒乍热，寒甚热微，或恶寒战栗，但寒不热，甚则神昏不语，苔白厚腻，脉弦滑。

病机分析：热瘴是瘴疟之一种证候。瘴疟多发于岭南地区，是感受山岚瘴毒之气，邪郁于内，蒙闭心窍的病证。《症因脉治》说："瘴气入人脏腑，血聚上焦。败血瘀于心窍。毒液聚于肝脾，则瘴毒疟疾之症作矣。"或虽非山瘴地区，感受疫疠秽浊之邪，发为疫疟。《张氏医通》说："疫疟，夏秋之间，沿门阖境皆是也。其证壮热多汗而渴。"瘴疟、疫疟均可在一定地区引起流行。发病急骤，病情危重多变。因两者证治相似，故统分热瘴与寒瘴讨论。

热瘴多为素体阳盛，瘴毒疫疠侵入少阳，热重于湿，或湿从热化，故乍寒乍热，热甚寒微，或壮热不寒。热毒炽盛则肢体烦疼，面红目赤，烦渴饮冷。热灼津液，肠道失润则便秘。湿热下注于膀胱则尿赤。瘴毒上冒于廉泉，则声哑不能言。甚则热入心包，神志被蒙，则神昏谵语，痉厥，躁狂不宁。舌绛而黑垢，脉数，均为热毒壅盛之象。

寒瘴多为素体阳虚，瘴毒湿浊，壅遏三焦，阳气被阻，不能宣达，故乍寒乍热，寒甚热微，恶寒战栗。甚则瘴毒痰湿之邪，蒙闭心窍，则神昏不语。苔白厚腻，脉弦滑，亦属痰湿中阻之征。

6.劳疟

症状：疟久不愈，或差后复发，或小劳即发，寒热时作，面色㿠白，神情委顿，倦怠无力，头目眩晕，或胁下结成痞块，触之可得。舌质淡胖，脉细弱。

病机分析：疟邪久恋，耗伤气血，营卫不和，故寒热时作。久疟不愈，脾胃受伤，生化之源不足，故见面白神委，头晕乏力，舌淡脉细之征。日久痰湿凝聚，气血瘀滞，结于胁下，而成䴙块。

7.痢疟

症状：寒热时作，状如正疟，兼有腹痛泄泻，或痢下赤白，里急后重，形体瘦削，气息低弱。舌苔腻，脉弦细滑。

病机分析：由于暑邪太盛，不易解散，以致邪势入里，变而为痢。《杂病源流犀烛》说："后变症，惟痢最为危急。"由于寒热不解，泄泻不止，痢下赤白，则正气日耗，阴血益亏，故形体瘦削，气息低弱。肠道浊垢未清，故苔腻脉滑。内外合邪，正气备受魁伐，故病情较为严重。

六、治疗

(一)治疗原则

1.施用截疟法宜早不宜迟

古代医家多有截疟不宜过早之说，如《医门法律》指出："凡用截疟之法不俟疟势稍衰，辄求速止者，医之罪也。"究之实际，此说欠妥。其所以提出截疟不宜过早的原因，主要是因为历史条件的限制，不能早期明确诊断疟疾。今从临床实际来看，对疟疾施用截疟法宜早不宜迟，以免人体正气反复受损。

2.根据不同证候遣方用药

在截疟同时，宜辨别证型，邪在少阳者和解以达邪，偏热者清热以解表，偏寒者辛温以散邪，感染瘴疫之气者治当辟秽解瘴，夹痰者祛痰，夹食者消滞。疟久转为虚证，可根据不同情况随证调治，或调补脾胃，或补养气血。如虚实夹杂，寒热交错，则当攻补兼施，温凉并用。

(二)治法方药

1.正疟

治法：和解少阳，解表达邪。

方药：小柴胡汤合达原饮加减。前方为治疗正疟之代表方，其中柴胡为和解少阳主药，黄芩清热，半夏燥湿，甘草和中，方中人参初起不必过早采用。后方用槟榔、草果、厚朴等燥湿行气，透邪从募原外达。也可加截疟要药常山配合与服。但常山易引起恶心呕吐，故宜温服，不宜热服，如与半夏、陈皮配伍，则可避免呕吐。

如表实少汗而恶寒重，舌苔白腻，加桂枝、羌活以辛温解表；口干欲饮，加葛根、石斛以生津止渴。如患者痰湿素盛，胸闷，苔腻，可选用清脾饮。方中用青皮合半夏、白术、厚朴、草果、茯苓燥湿化痰；柴胡、黄芩、甘草和解清热。本方乃从小柴胡汤化裁而来。

2.温疟

治法：清热达邪。

方药：白虎加桂枝汤加减。方用石膏、知母、甘草以清热，桂枝以解表，此乃表里双解法；可加柴胡、青蒿以和解祛邪。如大便秘结不行，舌苔黄腻，加大黄以泻火通便。如瘀热结于少阳，胆汁外泄，遍体染黄，加茵陈、栀子、黄檗、丹皮以清热化瘀退黄。神昏者加石菖蒲、天胆星、安宫牛黄丸。如胸闷泛恶，为湿热偏重，可选加黄连、滑石、茯苓以清热化湿，痰多者加瓜蒌、枳实、竹茹、陈皮以化痰理气。

如温疟但热不寒，口渴引饮，时时欲呕，此乃暑热亢盛，津液亏虚，用白虎加人参汤加麦门冬、生地、沙参以清热生津。如病久热羁，阴液亏耗，形体消瘦，热势虽不甚壮，但逗留不退，舌光绛而干，脉细数，宜青蒿鳖甲煎以滋阴清热。

3.寒疟

治法：和解少阳，温化达邪。

方药：柴胡桂姜汤加减。方中柴胡、桂枝和解达邪；干姜、甘草温化寒湿；以黄芩、瓜蒌根、牡蛎清热解渴。此正如《医门法律》所说："疟多寒者，寒多于热，如三七、二八之分，并非纯寒无热。"可见寒疟并非纯属寒证，常为寒热交错，故用黄芩、瓜蒌根等，如苔白而不渴者，则可去之。

如寒疟但寒不热，倦怠嗜卧，胸痞泛恶，乃太阴阳气衰微，痰湿留恋。用附子理中汤合蜀漆散以温运脾阳，截疟化痰。前方以附子、干姜温阳散寒；人参、白术、甘草健脾化湿；后方以蜀漆截疟祛痰，云母需"烧二日夜"后用，以祛除其寒性，借以升发胸中之阳气；龙骨重镇以制蜀漆上越之性，敛涩以固阳气。疟疾之偏寒者，常夹食积痰湿，而见脘胀胸闷，苔腻，脉滑，可参用常山草果饮以加强化痰消食，燥湿截疟的作用。

4.湿疟

治法：清热解暑，祛暑化湿。

方药：偏于暑热者，以清热解暑为主，用加味香薷饮合益元散加减。方用香薷、黄连、甘草清解暑热；厚朴、扁豆燥湿健脾；益元散清暑除烦。偏于暑湿者，以祛暑燥湿为主，用柴平散加藿香、佩兰。此方乃小柴胡汤、平胃散组合而成,用以和解表里,燥湿除满。

5.瘴疟

治法:辟秽,解毒,化浊。

方药:偏于热毒重者,以辟秽解毒为主,用清瘴汤加减。方中黄芩、黄连、知母以清热解毒;柴胡、常山、青蒿以解表截疟;半夏、陈皮、竹茹、枳实、茯苓以化痰和中;滑石、生甘草、朱砂以清热宁神。

如热盛伤津,舌质深绛,加生地、玄参、石斛以养阴生津;如大便干结,舌苔垢黑,加生大黄、芒硝以泄热通腑;如呕吐剧烈,急用玉枢丹以辟秽降逆;如壮热神昏谵语者,急用紫雪丹以泄热解毒,清心开窍。偏于寒湿重者,以辟秽化浊为主,用加味不换金正气散加减。本方用藿香、佩兰、陈皮、石菖蒲、荷叶等芳香药以辟秽化浊;厚朴、苍术、半夏、草果、槟榔、甘草化湿和中。如痰湿蒙闭心窍,神志昏迷,加服苏合香丸以开窍避秽。

6.劳疟

治法:补益正气。

方药:如中气亏虚者,用补中益气汤。气血两虚者,用何人饮或五福饮。方名五福,因用人参、当归、炙甘草、白术、熟地以补益五脏气血。

阴血亏虚者,用小营煎。阴虚潮热者,用祛劳汤。疟久成髒块者,又称疟母,在调补气血的基础上,破瘀通络,用鳖甲煎丸。

7.痢疟

治法:和解达邪,清化湿热。

方药:如夹热痢下赤白,舌苔黄腻者,用柴芩煎。方中柴胡以和解达邪;黄芩、栀子、泽泻、木通、枳壳以清化湿热。

如腹泻清稀,舌苔白腻者,用加味不换金正气散加柴胡、常山。

疟疾兼痢最易耗伤气血,甚至出现危象,必须严密观察,随证应变。

另外,关于发汗问题,疟疾与感受外邪有关。因此发汗为常用治疗方法之一。如柴胡、桂枝、羌活、防风常在处方中选择应用。但是发汗法的运用,必须掌握时机,区别情况而决定其取舍、加减、配伍。《景岳全书》说:“凡古人治疟之法,若其久而汗多,腠理开泄,阳不能固者,必补敛之。无汗者则腠理致密,邪不能解必发散之。故曰:有汗者要无汗,扶正为主;无汗者要有汗,散邪为主。”从临床实际来看,疟疾初发,常用和解发汗法,使邪气从汗而解。张景岳又说:“此但当以脉之紧与不紧,及头身之痛与不痛,寒热之甚与不甚为辨耳。”确属经验之谈。反之,如汗出甚多,阳不能固,则不能发汗太过。宜固宜散,则当斟酌虚实而定之。

关于救脱问题,疟疾凶险发作,出现危象。应当根据不同情况,进行辨证论治。如内闭外脱,高热烦躁,神昏,肢厥,脉细数,血压下降,宜清营解毒,用清营汤,至宝丹等。如大汗亡阳,四肢厥冷,神志不清,脉沉细欲绝,体温下降,血压不升,宜回阳固脱,用参附龙牡汤。如气阴两伤,低热,手足心灼热,乏力,自汗或盗汗,脉细无力,宜益气养阴,用生脉散加牡蛎、白芍、知母等。

(三)其他治法

1.单方验方

(1)常山或蜀漆 5～10 克,马鞭草或徐长卿干品 30～60 克,任选 1 味,煎水;或鲜青蒿 1 握,捣汁,在发作前第 4、第 2、第 1 小时各温服 1 次。

(2)鸦胆子去壳取仁(切勿将仁敲破),用胶囊或桂圆肉、馒头皮包裹。每次饭后吞服10～15粒,每日服8次,连服7日。本品既能截疟,又能治痢。但对胃肠道有刺激作用,应予注意。

2.复方

(1)常山饮或截疟七宝饮,煎水,于发作前4小时、2小时、1小时各服1次。

(2)常山10克,草果10克,知母10克,贝母10克,水煎,在发作1小时前服。愈后再服1剂。

(3)炙龟甲12克,炙鳖甲10克,柴胡8克,女贞子10克,生白芍6克,佩兰叶5克,知母5克,川黄檗5克,常山6克,甜茶5克,玉竹5克,水煎服。

本方系治疟方内加滋阴、补血、扶正等作用的药物,使久疟伤元的患者,易于痊愈和恢复健康。

3.外用方

(1)山大蒜、番薯叶,共捣烂,敷桡骨动脉处。

(2)白胡椒一粒,捣碎,以针刺陶道穴,稍见血,用膏药贴之。

4.针灸

(1)取穴:大椎、陶道、两侧合谷。

(2)针刺时机:发作前2～3小时

七、转归及预后

疟疾的转归及预后需视其邪势之轻重,病位之深浅,正气之强弱而定。以正疟为例,初起邪在半表半里,邪势轻浅,正气充沛,运用和解达邪之法可愈。反之,邪势鸱张,正不胜邪,和解未见奏效,则病程延久难愈。又如温疟、瘴疟,邪踞募原,不从外达,湿热交蒸肝胆,弥漫三焦,出现面目一身俱黄。如热毒蒙闭心包,可见神昏谵语等热邪内陷的严重证候,必须及时抢救,以防不测。

至于各种疟疾,日久不愈,正气亏虚,血瘀痰凝,胁下结块成为正虚标实之证,此时病已转入慢性,证属缠绵,难图速效,必须扶正祛邪,缓缓调治。

八、预防与护理

(一)预防

(1)及时发现和治疗所有疟疾患者,这既是治疗也是预防疟疾传播的重要措施之一。

(2)积极消灭蚊子及清除其滋生地,采取防蚊措施避免蚊子叮咬,以防疟邪入侵。

(3)避免冒暑、贪凉以及过食生冷油腻之品。

(4)加强体育锻炼,增强体质,使正气充沛,邪不可干。

(5)在疟疾流行高发疫区,可进行预防服药。

(二)护理

(1)应适当注意冷暖,寒战时衣被不宜过热,以免消耗体力。

(2)发热时不宜吹风贪凉,以免受寒感邪。

(3)宜多饮开水,进半流质,忌生冷油腻。

(4)疟后气血亏虚,应适当补充营养,争取早日恢复健康。

第十四章　外科病症

第一节　流行性胆腺炎

流行性胆腺炎是以发热、耳下胆部肿胀疼痛为主症的一种急性传染性疾病。本病全年均可发病,多见于冬春季节,好发于5～9岁儿童,成人发病症状往往较儿童为重。临床表现以耳垂下为中心的部漫肿,触痛明显,伴高热、食欲缺乏、倦怠;发病前1～4周内有此病接触史。

【病因病机】

本病因外感风温邪毒,从口鼻而入,夹痰化火,遇阻少阳、阳明经脉,郁而不散,失于疏泄,结于胆部所致。少阳与顾阴互为表里,足顾阴之脉循少腹络阴器,若受邪较重则常常并发少腹痛、睾丸肿胀。若温毒炽盛,热极生风,内审心肝,则出现高热、昏迷、惊愕等病症。

现代医学认为,本病由病毒感染所致,主要通过飞沫传播。病变除累及胆腺外还可能波及睾丸、脑膜、卵巢等。本病愈后绝大多数可获终生免疫,也有少数可反复发作。

【临床表现】

本病有2周左右的潜伏期。前驱症状可见发热,头痛,口干,食欲缺乏食少,呕吐,全身疲乏等。继而一侧耳下胆部肿大、疼痛,咀嚼困难,触之肿块边缘不清、中等硬度,有弹性,压痛,4～6天后肿痛或全身症状逐渐消失。一般为单侧发病,少数也可波及对侧,致两侧同时发病。成人发病症状往往较儿童为重,如治疗不及时,部分患者可并发脑膜炎、睾丸炎、卵巢炎等。

实验室检查:早期有血清和尿淀粉酶增高,补体结合试验、酶联免疫吸附法及间接荧光检查抗体均呈阳性。

1.热毒袭表

耳下胆部漫肿疼痛,皮色不红,压之有弹性感,张口困难,咀嚼不便。伴有恶寒发热、咽红等全身轻度不适。舌尖红、苔薄白或微黄,脉浮数。

2.火毒蕴结

胆部漫肿,疼痛较重、拒按,张口不便,咀嚼困难。伴壮热、头痛、烦躁、咽喉肿痛、大便干结、小便短赤。舌红、苔黄腻,脉弦数或滑数。

3.热毒攻心

胆部肿胀,高热,头痛,烦躁不安,神疲嗜睡,颈项强,呕吐,甚则神昏不语,四肢抽搐,舌红绛、苔黄燥,脉弦数。

4.毒邪下注

胆部肿胀,发热,烦躁,口苦咽干,男性睾丸肿痛,女性少腹痛,舌红、苔黄,脉弦数。

【治疗】

1.针灸疗法

治则:泻火解毒、消肿止痛。

处方:以手足少阳、阳明经愉穴为主。风、颊车、合谷、外关、内庭、足临泣。

加减：热毒袭表加中猪、关冲清热解表、疏风散毒；火毒蕴结加大椎、曲池泻火解毒、软坚散结；热毒攻心加百会、水沟醒神开窍、息风镇疫；毒邪下注加太冲、大敦、归来疏泄顾阴之气、化擦止痛。

方义：风、颊车为局部取穴，分属手少阳和足阳明经，以疏调少阳、阳明经气；合谷、外关、内庭、足临泣为手足阳明、少阳经远端前穴，可清泻阳明、少阳之郁热，导热下行、通络消肿。

操作：只针不灸，泻法各腧穴均按常规针刺；大椎、关冲、百会等穴可点刺出血。

2.皮肤针疗法

取合谷、耳门、颊车、风、外关、胸、夹脊。先即刺耳门经过颊车至风，然后吸刺合谷、外关、胸、夹脊，使皮肤潮红或微微出血。

3.灯火灸疗法

取角孙穴。将穴区周围的头发剪去，用灯芯草蘸麻油点燃后，对准穴位迅速点灸皮肤，一点即起，听到响声即可。若未出现响声，应付点灸 1 次。

4.耳针疗法

取胆腺、面颊、皮质下、相应区域压痛点。毫针强刺激；也可埋针、药丸按压。

第二节　颈椎病

【概述】

颈椎病，又称颈椎骨性关节病，是指因颈椎间盘退行性病变，继发上、下椎体骨质增生，压迫邻近的神经根、脊髓、交感神经、血管所引起的涉及颈、肩、上肢等部位的一系列症状。临床上一般分为颈型、神经根型、脊髓型、椎动脉型、交感神经型、混合型和其他类型等 7 型。颈型是其中最轻的一型，以枕颈部痛、颈部活动受限、颈肌硬及有明显压痛点为主要特征；神经根型临床颜为常见，表现为颈肩疼痛，并放射至臂部或手指，颈部活动受限，重者可有指麻无力及耳鸣、头晕等症。椎动脉型，以椎基底动脉供血不全，常伴有头晕、黑蒙等症状，且多与颈部旋转有关。这三型为针灸主要治疗对象。

本病亦归属于中医的痹病范畴，而与“筋癌”、“骨痹”更为相近。针灸治疗颈项痛，首见于《马王堆古医书・足臂十一脉灸经》：“……项痛、首痛……诸病此物者，皆灸足太阳经。”在《内经》中更有多处记载。《针灸甲乙经》亦有载述。至唐宋，在选穴配方上有较大的发展。针对不同的兼症，分列不同的穴方。明清时，这方面的内容虽不多，但取穴更为精简，《针灸集成》中还强调循经取穴和阿是穴相结合之法，有一定临床意义。

现代以针灸治疗颈椎病，二十世纪五六十年代文章颜少。至 70 年代末，随着老年医学的发展，本病才开始受到国内外针灸界的重视。特别是从 90 年代初至今，有关临床文献呈急剧增长之势。使本病一跃而成为肌肉骨骼系统和结缔组织西医疾病的第一大针灸病谱。在配方选穴上，多选用颈肩部穴，且以夹脊穴为主，还筛选出一些新穴；在刺灸上，多种穴位刺激法，如电针、温针、隔药饼灸、竹罐法、穴位激光照射、穴位注射、磁针、皱针等等都应用于本病的治疗。国外，如罗马尼亚、日本、美国、荷兰、爱尔兰等国也开展此项工作。国外针灸工作者多用毫针或电针治疗，日本学者还采用过隔姜灸。取穴以颈肩部穴为主，但也用远道穴和阿是穴。在疗效上，通过反复对照比较，以颈型颈椎病效果最佳，神经根型和椎动脉型次之。其他类型较差。

【治疗】

(一)体针

1.取穴

主穴:分2组。①颈夹脊穴4—7;②哑1—4、风池、天柱、大椎。

配穴:神经根型加肩井、肿缝、曲池、合谷、后溪、养老;椎动脉型加百会、四神聪、太阳、头维、三阴交、太溪、行间;交感型加百会、四神聪、心俞、肝俞、胆俞、太冲;脊髓型加足三里、太阳、外关、委中、阳陵泉、环跳。

哑1—4位置:哑1与哑2、哑4均位于督脉上,哑1为第2、3颈椎棘突间(哑门下1寸),哑2为第3、4颈椎棘突间,哑4为第6、7颈椎棘突间(大椎上1寸)。哑3在哑2旁开0.5寸(双侧)。脚缝穴位置:肩胛骨内缘压痛点。

2.治法

主穴每次选1组,可轮流选用。其中第1组穴,一般取夹脊颈5—6,如颈肩痛麻至腕指,可均取;第2组穴每次仅选哑1—4中之1个穴,余穴选1~2穴。配穴据不同症型,取2~4穴。

夹脊穴操作:取0.25~0.30mm×40~50mm之毫针,向脊椎方向呈75。角刺入或旁开夹脊穴呈45。角刺入,至针尖有抵触感即退针5分。采用提插结合小幅度抢转,促使针感传导。疼痛重者紧提慢插,肢体麻凉甚者紧插慢提。一般则用平补平泻法。哑1、2、4穴,均为直刺1~2寸,反复提插不抢转,哑3进针法同夹脊穴。要求取穴准确,得气后轻提插3~5分钟或揭针2~3分钟,要求哑3针感为上肢触电感,余穴应达到四肢触电感。针感宜由弱到强,逐步获得,不可乱揭猛刺。如针感不满意,可调整方向,如仍无上述针感,则不必强求。缓慢出针,出针后揉按穴孔片刻。大椎穴,快速进针,缓慢送针至1.5寸深。进针时针尖略朝上,得气后针尖略朝下,然后以拇食指夹持针柄做快速小幅度抢转,使病人有酸麻感循督脉下行,继而改为自上而下有节奏抢转(即拇指向上、食指向下抢针),运针半分钟。退针至皮下,复将针尖指向患侧,提插抢转1分钟,使酸麻达到肩臂,不留针。风池向鼻尖方向进针1.5寸左右,使针感向头颈部放射,天柱穴略向脊椎斜刺,针感向颈部放散为宜,均用平补平泻之法。配穴,进针得气后亦用平补平泻法,其中,脚缝穴进针3~5分,有局部酸胀为宜;养老穴取穴时手掌朝胸前,针尖向内关方向刺入,针感应向肩、肘、腕放射。以上穴位,除不留针者外,均留针20分钟。每日或隔日一次,10~12次为一疗程,疗程间隔3~5天。

(二)电针

1.取穴

主穴:风池、大椎、颈夹脊2~7。

配穴:养老、天柱、肾俞、大肠俞、曲池、外关、合谷、阳陵泉、秩边。

2.治法

主穴均取,并根据增生部位,选择相应夹脊穴。配穴,每次取4~5穴。用0.30mm×40~50mm之毫针,主穴风池、大椎0.8~1.5寸,施以抢转手法,病人有酸、麻、胀感即可,两侧夹脊穴直刺或以45°角向脊椎方向斜刺,病人出现酸、麻、胀感放射至肩、背、臂即可。配穴常规针法进针的气。平补平泻1分钟。留针期间,两侧夹脊穴接G—6805型电针治疗仪,选用低频连续波形,频率120~250次/分,通电后电流强度以颈部肌肉出现节律性收缩、病人感到舒适为宜,一般在1~1.5mA。每日1次,每次30分钟,15次为一疗程,疗程间隔4~5天。

（三）穴位注射

1.取穴

主穴：颈夹脊穴、新设、阿是穴、大椎、天宗。

配穴：神经根型加天鼎，椎动脉型及交感型加风池。

新设穴位置：风池穴直下方，后发际下1.5寸。

阿是穴位置：颈部压痛点。

2.治法

药液：丹参注射液2ml加10%葡萄糖注射液5～10ml、野木瓜注射液、复方丹参注射液、甲钴胺注射液1ml（0.5mg/1ml）加骨宁注射液2ml加1%普鲁卡因1ml。

主穴每次选1个穴，据症选一个配穴。颈夹脊穴，据增生明显部位选取。每次选用2～4个穴位。令患者取坐位，头稍前倾10°或30°角，采用齿科5号针头。选准穴位后，局部常规消毒，垂直或针尖与颈椎呈70°角进针，深入1.2～1.5寸，待针感传导至枕、肩、背、臂、肘、指等处时，将上述3种药物混合液缓慢注入。阿是穴多在颈椎周围，须仔细探找，如能发现条索状或结节性痛点更佳。在注入药液之前，应略做提插，使得气感明显，天鼎穴应使针感到达病臂及手指为佳，然后缓缓注入。余穴均于进针得气后注入。每穴任选上述药液一种，注入1ml（阿是穴可注入药液2ml）。混合药液须临时配制。隔日一次，12次为一疗程。

（四）拔罐

1.取穴

主穴：分2组。①阿是穴（或大椎）；②大杼、风门。

配穴：天宗、肩井、肩外俞、肩贞。

阿是穴位置：颈部压痛点。

2.治法

主穴第一组为刺络拔罐法，第二组为竹罐法。每次一组，可交替选用。如仅用主穴疗效不显，改用或加用1～2个配穴。刺络拔罐法操作：可先以铍针刺，直入直出，深至骨膜，出针后有少量血液流出（一般不超过5ml），亦可以皮肤针局部重叩刺致皮肤出血。针后即加拔大型火罐，留罐15分钟，去罐后做局部按摩及头部做旋转运动，3～5天1次3次为一疗程。疗程间隔1周。

竹罐法：药液制备：艾叶、杜仲、防风、麻黄、木瓜、川椒、穿山甲、土鳖虫、羌活、苍术、独活、苏木、红花、桃仁、透骨草、千年健、海桐皮各10g，乳香、没药各5g，布包加水煎煮而成。将大小不同之竹罐在煮沸的药水锅内煮2～3分钟，取出并甩尽药水，然后迅速置于穴位上使吸住皮肤，710分钟后取下，已出现擦斑或充血为度。隔日一次，10次为一疗程。疗程间隔3～5日。

（五）拔罐加穴位注射

1.取穴

主穴：颈部夹脊穴。

配穴：风池、天宗、肩井、合谷、外关、中。

2.治法

先取主穴，针刺得气后，用架火法或抽吸法拔罐，一般每次取1～2对夹脊穴。另选2～3对配穴针刺，得气后施平补平泻手法。留罐时间以局部皮肤红紫为度。留针15分钟。次日，可交叉取

2 对夹脊穴,分别注入维生素 B(0.5mg/1ml)每穴 0.5ml 和当归寄生注射液每穴 1ml。上法每日一次,交替进行,两个月为一疗程。疗程间隔 1 月。

(六)挑治

1.取穴

主穴:阿是穴。

阿是穴位置:即反应点。多出现在颈、背部,为党参花样的皮损改变。一般为圆形或椭圆形,豆粒或花生米粒大,边缘整齐,边的颜色稍深于正常皮肤,且反光弱。以大椎及颈椎增生部位更为多见。

2.治法

每次选 3～4 个阿是穴。常规消毒后用 2%普鲁卡因局麻,以细三棱针先破表皮,再挑断浅表皮下纤维丝。挑纤维丝时,针尖宜贴皮平刺,先平行向前滑动,再轻轻把针向上抬起,将纤维丝挑断,挑净。下一次挑战时,将上一次挑过露在表皮外的纤维丝头剪去。每隔 5 天挑治 1 次,5 次为一个疗程。注意每次选挑治点时,其中一定要有一个点在颈椎上。

(七)穴位激光照射

1.取穴

主穴:阿是穴。

配穴:风池、合谷、曲池、肩臀。

阿是穴位置:病灶区夹脊穴。

2.治法

主穴必取,配穴耐加。可采用以下二法照射。

(1)氦一氯激光照射:用氦氖激光照射器,输出功率 25mW,照射距离 100cm,光斑直径 2cm,直接照射阿是穴,配穴则用光纤末端贴近皮肤照射。阿是穴亦可以连接光纤的特制针灸针垂直刺入 3～5cm,至有强烈的胀麻感后,再行照射。阿是穴照射,每次 10～15 分钟;配穴照射 5 分钟。

(2)二氧化碳激光照射:用二氧化碳治疗机,在与穴区距离 25～30cm 处照射,光斑直径 4cm,散焦垂直照射每穴 15～20 分钟,以有温热感为度。

上述方法均每日 1 次,0 次为一疗程,疗程 5～7 日。

(八)温针

1.取穴

主穴:颈夹脊 4～7。

配穴:风池、肩井、曲池。

2.治法

以颈椎病变所对应的夹脊穴为主,每次选两个穴点。配穴耐加 1 个,可轮用。穴位皮肤常规消毒后,选用 0.30mm×50mm 之毫针。颈夹脊穴直刺进针约 1～1.5 寸,针感以有酸胀感或放射至上肢、头颈、背部为度。将切成 2.5cm 长的艾条段,分别插在每根针柄上。从近端点燃,温度以病人能忍受为度,待燃尽后再在针尾上插上一段同样长的艾段施灸,艾燃尽后,留针 10 分钟后取针。配穴常规进针针刺,不灸。留针时间同主穴。每日 1 次 10 日为一疗程。每疗程间隔 3 日。一般治疗 3 个疗程。

(九)穴位埋线

1.取穴

主穴:颈夹脊穴 5~7。

配穴:颈型加大椎,神经根型加肩井,椎动脉型加完骨。

2.治法

主穴一般每次选两个,双侧均取。配穴据症而加。选择颈夹脊穴(相邻棘突之间外侧缘)为进针点,进针深度至上关节突与横突交界处。患者取俯卧位,前胸上部垫一枕头(枕高 15cm,枕头上缘平胸骨上窝),充分暴露所选颈夹脊穴,施术者戴好口罩、帽子,用 0.5%碘附棉签常规消毒,戴无菌手套,用无菌镊将羊肠线(1cm)放置于 7 号注射针头的前端,后接针芯。左手拇、食指略分开固定于穴位处,右手持 7 号注射针头,对准选定好的颈夹脊穴快速刺入皮下,然后垂直进针至椎板或稚小关节处,一般进针 35~50mm。待得气后边推针芯边退针管,出针后用消毒干棉球按压针孔片刻以防出血,并用医用输液贴固定。配穴同法操作。每 15 日治疗一次,3 次为一个疗程。

(十)小针刀

1.取穴

主穴:阿是穴。

阿是穴位置:颈部压痛点或有条索状阳性反应点。

2.治法

让患者反坐于木制靠背椅上,两臂屈曲,两掌相叠放在靠背椅上,前额伏于掌背上,暴露后颈部,在选得的阿是穴上,用甲紫做好标记,皮肤常规消毒,用 2%利多卡因加泼尼松龙局麻,每穴 2ml。盖小孔巾,戴手套。左手拇指尖固定阿是穴,右手持 3 号小针刀,快速刺入皮下达到一定深度,患者有酸麻胀痛感,术者做小幅度上下左右摆动,松解粘连组织,有硬结者做切割消除,术毕,消毒刀口,用邦迪止血贴外贴,防止湿水,三天后自行解除。每周施术 1 次,最多不超过 3 次。

可配合整脊手法:患者仰卧治疗床上,头伸出床边缘,医生左(右)手放在患者颈项部,右(左)手托扶下颌处,进行对抗牵引约 1 分钟后,颈前屈 5°~15°(病位在 C1~3 者,前屈位 5°;病位在 C3~5 者,颈椎前屈位 10°;病位在 C5~7 者,前屈位 15°。医生突然加大拉力,然后用左(右)手拇指推顶患椎,再将患头扶正,对抗牵引 2 分钟。手法治疗结束。

第三节　膝关节骨关节炎

【概述】

膝关节骨关节炎是指由于膝关节软骨变性、骨质增生而引起的一种慢性骨关节疾患,又称为膝关节增生性关节炎、退行性关节炎及膝骨关节病等。本病多发生于中老年人,也可发生于青年人;可单侧发病,也可双侧发病。其特点是初起疼痛为阵发性,后为持续性,劳累及夜间更甚,上下楼梯疼痛明显,膝关节活动受限,甚则跛行。少数患者可出现交锁现象或膝关节积液。关节活动时可有弹响、摩擦音,部分患者关节肿胀,日久可见关节畸形。现代医学缺乏有效疗法。本病在中医学中可归属为痹病。在古医籍中,针灸治疗本病多记述为膝痛、膝肿等。这见于《足臂十一脉灸经》:“足阳明脉:府痛,膝中肿……诸病此物者,皆灸足阳明脉。”之后,从秦汉的《内经》,晋唐的《脉经》《针灸甲乙经》《备急千金要方》、《外台秘要》,宋元的《太平圣惠方》《琼瑶神书》、《针灸四书》,直至明清的多部医著均有载述。据统计,在四十多部中医针灸书籍中,有关膝部病症的文献达 325 条之多,涉及穴位 126 个,以阳陵泉、足三里、特鼻、委中应用最多。而治疗方法上有针刺、艾灸、刺血、火针、敷贴等。虽然其中包括多种膝部疾病,但本病应该是主要病症之一。

现代针灸治疗本病首见于 1932 年,当时名之为鹤膝风。至二十世纪五六十年代,不仅报道数量多,而且出现了大样本观察资料,成为这一时期的主要针灸病谱之一。但之后,从 70 年代至 90 年代初,有关临床文献并不多见。自 1993 年之后,文献量呈逐年上升的趋势,且一直持续至今。目前,选穴处方上,还是以局部穴位组方为主,在方法上,则采用针刺、艾灸、拔罐、电针、温针、刺血、火针等多法。在疗效上,从已有的资料看,针灸虽不能使增生的骨质消除,也无法修复严重破坏了的关节软骨面及晚期出现的关节畸形,但具有明显的止痛效果,可改善症状,消除肿胀、关节内渗液,恢复功能,延缓病情。针灸治疗应着眼于早治疗及长疗程,即应在关节软骨尚未发生明显病变,关节间隙尚未变窄及骨赘尚未产生,畸形尚不明显时就开始介入。值得一提的是,关于针灸治疗膝关节骨关节炎,国外(如美国)也已获得了一些可靠的依据。

【治疗】

(一)温针

1.取穴

主穴:续鼻、内膝眼、血海、梁丘。

配穴:①肾俞、腰阳关;②阳陵泉、足三里、三阴交。

2.治法

主穴均取,用温针法;配穴取一组,二组交替轮用,常规针刺。患者取仰卧位,膝关节下垫一小棉枕,使膝关节呈半弯曲状态,肌肉放松,穴区皮肤常规消毒,用直径 0.3mm、长度 50mm 毫针刺入穴位,行提插抢转手法,得气后,将直径 10mm、长度 15mm 艾条段插在针柄上由下端点燃施灸,每部位 3 注。直到艾炷全部燃烧完,继续留针 10~15 分钟,使热力通过针身传到体内,达到治疗目的。为避免烫伤,可用一圆形硬纸片,剪一缺口,套在针下。配穴用同法针刺,不加艾段温灸。每日或隔日治疗 1 次,20 次为一疗程,疗程间停治 3~5 日。

(二)穴位注射

1.取穴

主穴:内膝眼、犊鼻。

配穴:阳陵泉、阴陵泉、足三里。

2.治法

药液:鹿瓜多肽注射液 5ml、丹参注射液 5ml、复方当归注射液 4ml 加 2%利多卡因 1ml 混合液。

主穴为主,加配穴。上述药液任选一种。穴位进行常规消毒后,用 5ml 一次性注射器配齿科 5 号长针头,针刺注入穴位适当的深度得气后,回抽无血,即注入人药物。鹿瓜多肽注射液和丹参注射液,每穴 1ml,复方当归注射液 4ml 加 2%利多卡因 1ml 混合液每穴注入 1~2ml。鹿瓜多肽注射液,每星期注射 1 次,周为一疗程,共治疗 2 个疗程。其余药液隔日一次,每周 3 次,4~6 周为一疗程。

(三)针灸

1.取穴

主穴:足三里、阳陵泉、卖鼻、内膝眼、血海、梁丘、鹤顶。

配穴:关元、气海、绝骨、阴陵泉。

鹤顶穴位置:在膝上部,殡底的中间凹陷处。

2.治法

主穴每次取3~4个,配穴取1~2个,穴位可交替轮用。视病人胖瘦选用40~50mm长、0.35mm粗的不锈钢毫针,针刺上述穴位,捻转得气后,留针30分钟。去针后加用灸法,以下二法,任选一种:一为艾盒灸,以长方形艾盒中,将2节约1寸长艾条点燃均匀放入,置于患侧膝关节施灸,以患者感舒适温热为宜,施灸约30分钟。二为隔附子饼灸,附子粉适量,用蜂蜜调成糊状,敷于所选穴位,大小直径约0.5cm,厚0.5mm,点燃艾条,在距穴区皮肤约4cm处,隔药熏灸,每穴灸5~6分钟,如为双侧,可两手同时执艾条施灸,30分钟。整个治疗时间约60分钟。每日或隔日一次,10次为一疗程。疗程间隔3~5日。

(四)电针

1.取穴

主穴:续鼻、内膝眼、血海、梁丘、阴陵泉、阳陵泉、足三里

配穴:委中、委阳、承山、腰阳关。

2.治法

主穴为主,效不显时加配穴。取主穴时,患者取仰卧位或端坐位,以0.25~0.30mmX50~60mm之毫针,先针续鼻和内膝眼,再针对其他穴位,针尖均宜朝向膝部,得气后,采用平补平泻手法,接G6805电针治疗仪,连续波,强度以患者能忍受为度。配穴取俯卧位,常规针刺不通电。留针30分钟,每日一次10次为一疗程。

(五)电温针

1.取穴

主穴:内膝眼、卖鼻、血海、梁丘、阿是穴、鹤顶。

配穴:阴陵泉、足三里;肝肾不足型加肾俞、志室、照海、太溪:气血亏虚型加脾俞、膈俞、三阴交。

阿是穴位置:膝内外侧压痛点。

2.治法

主穴均取,配穴据症而加。主穴用电温针法,配穴用普通针刺法。电热温针法操作:选用0.35mm×40~60mm毫针,特鼻、内膝眼斜向上呈60°角,余穴呈垂直方向快速进针。均施捻转平补平泻手法,中度刺激,针下得气后在针柄上插1.5cm×2cm长的药用艾条段,在下端点燃,燃尽后再换一灶,每次灸2性。为避免烫伤,针柄上的艾灶与病人的皮肤应相距2~3cm,过烫时用硬纸板隔热。温针灸的同时,以上主穴接电针(亦可灸后继接电针),用连续波或疏密波,刺激强度以患者可耐受为度,通电30分钟。配穴常规针法,留针时间相同。每日治疗1次,10次为1个疗程,一般需治疗3个疗程以上。

(六)隔物灸

1.取穴

主穴:犊鼻、内膝眼、鹤顶、足三里。

配穴:阴陵泉、阳陵泉、血海。

2.治法

药饼制作:①附子饼:炮附子研粉,加适量黄酒、饴糖调制成直径约 20mm、厚 3～5mm 的圆形药饼,中间均匀截直径约 2mm 左右小孔 5 个,备用。②三七饼:先将三七研成极细粉末,过 200 目筛,制成三七粉。取三七粉 10g,60%乙醇 5ml,调和成糊状,做成直径 3cm、厚 0.8cm 的圆饼,中间以针刺 10 个小孔,备用。主穴为主,附加配穴。每次选用 2～4 个穴位,穴位可轮用。准确取穴,任选下列隔饼灸法之一。隔附子饼灸法,将附子饼置于穴区,用自制艾灸器将直径约 2cm、长约 4cm 艾条悬置距附子饼 1cm 上方点燃,灸治过程中不断将艾灰去掉,并保持艾条与附子饼间距和火势。每次灸约 30 分钟,以穴位皮肤泛红而不灼伤为度。隔三七饼灸法,将三七饼置于穴区,上置艾灶(重 2g)施灸,患者觉烫时可略做移动,药饼烤干时可在上面滴 60%乙醇数滴以浸润或直接更换新药饼,每次灸 5 壮,以使皮肤潮红而不起疱为度。每天 1 次,每周连续治疗 6 天。

(七)火针

1.取穴

主穴:鹤顶、内膝眼、犊鼻。

配穴:血海、梁丘、阳陵泉、阴陵泉、足三里。

2.治法

主穴为主,的加配穴。选用直径 0.5mm、长 25～30mm 的钨锰合金火针。一般一次针 3～5 个穴,患者仰卧位,屈膝。火针组先在各穴处予指甲划痕标记,用安尔碘消毒,点燃酒精灯,将针身的前中段烧至红白,迅速准确地刺入所选穴位,疾进疾出,根据不同部位(穴位)可刺 0.3～1.5cm 深度,每穴散刺 3 针。出针后用消毒干棉球重压针眼片刻。嘱患者注意保持局部清洁,避免感染。隔天一次,5 次为一疗程,间隔 3 天再行第 2 个疗程。

(八)电热针

1.取穴

主穴:内膝眼、犊鼻、阳陵泉、阴陵泉。

2.治法

上穴均取,用 DRZ－I 型,直径为 0.50mm、长度为 60mm 的电热针,刺入穴位行提插手法,得气后,在针柄上接通电热针治疗仪,电流由小到大在 60～80mA 之间,以局部酸胀明显为度,治疗时间 30 分钟。隔日治疗 1 次,0 次为一疗程,疗程间停治 3 天。

第四节　骨质疏松症

【概述】

骨质疏松症实质是由多种原因引起的，以单位体积内骨组织量减少为特点的一种全身骨代谢性障碍的病症。本病发病多缓慢，以骨骼疼痛（腰背部为主）、身长缩短、驼背、易于骨折为临床特征。可分为原发性骨质疏松症和继发性骨质疏松症二类。前者多见。随着老龄化社会的到来，骨质疏松已成为严重的社会问题。目前，全球有2亿骨质疏松患者，我国就占9000万。它严重威胁着老年人特别是绝经后妇女的健康。现代医学尚无特效疗法。

本病症相当于中医文献中的骨痿。

针灸治疗骨痿，在我国古代医学文献中未能查阅到相关的记载。到现代，1995年起才开始有针灸治疗本病症的文献报告。2000年之后，临床文章日益增多，成为针灸界重视的又一个新病症。尽管针灸对该病的实践时间还不够长，但也在一定程度上发现了一些治疗特点，如在取穴上，使用频次最高的是足三里、肾俞、脾俞，表明健脾益肾是关键；在方法上，毫针为主，灸法应用也十分普遍，有助于温经活血止痛，还使用耳针、皮肤针、穴位注射等；在疗效上，针灸对本病的止痛作用明显，但对骨代谢和骨密度影响则要求患者长期坚持治疗才能实现。针灸主要用于原发性骨质疏松症。

【治疗】

（一）电针

1.取穴

主穴：①肾俞、脾俞、肝俞、大椎；②足三里、关元、三阴交、悬钟。

配穴：大杼、太溪、阳陵泉、腰阳关、命门、气海、关元俞。

2.治法

主穴每次取一组，二组轮用，穴位均取；配穴耐加3～4个，轮换交替使用。取第一组时，嘱患者俯卧位，穴位常规消毒，用0.30mm×40mm毫针，略向脊柱方向快速破皮，缓缓进针至得气后，缓慢抢转补法，以加强针感，肝俞、脾俞同侧，肾俞双侧，接通电针仪，连续慢波，强度以患者能够忍受为度；第二组穴，取仰卧位，针至得气后用平补泻法，足三里、三阴交、悬钟，双侧接通电针仪，法同上。配穴针刺，不通电。均留针30分钟。取针后可在肾俞、关元、大杼、脾俞、大椎、命门、气海、足三里等穴位上，加用温和灸法，以局部皮肤微红、热量渗透人穴位为佳。

上法隔日一次或每周2次10次为一疗程。疗程间停治5天，一般要求3个疗程以上。

（二）穴位注射

1.取穴

主穴：①肾俞、足三里、太溪；②关元俞、三阴交、脾俞。

2.治法

药液：黄芪注射液，血塞通注射液，当归注射液，维生素B2（0.1mg/1ml）加维生素B（100mg/2ml）加当归注射液2ml混合液。

操作：每次取一组穴，两组穴位交替使用。上述药液任选一种，也可轮用。以5ml一次性注射器抽取药液备用，注意：混合药液应临时抽取混匀。穴位部位常规消毒，患者吸气时将注射器针头垂直于皮肤快速刺入皮下，行提插手法至得气，回抽无血即可将药液缓慢推入，每穴注入药液0.5～1ml（根据患者耐受情况而定），出针时令患者呼气，将针迅速提至皮下，出针后揉按针孔。

隔日一次或每周2次，10次为一疗程。疗程间隔5天。一般要求3个疗程以上。

（三）体针

1.取穴

主穴：①肾俞、命门、脾俞、悬钟；②关元、气穴、天枢、足三里、血海。

配穴：疼痛局部穴位。如：腰背疼痛，加用相应的夹脊穴。

2.治法

主穴每次取一组，二组交替轮用。配穴则根据病位选用。嘱患者选好体位，第一组穴取俯卧位，第二组选仰卧位。穴位常规消毒。以0.30mmX50mm毫针，采用指切法进针，直刺，进针约1.5～2寸，其中，命门穴针尖斜向上约75°角刺入，进针约1寸。得气后，采用抢转结合提插补泻法。针由浅入深，由左向右，重插及左转，轻提及右转，运针频率为20～30次/分钟，留针45分钟。隔日一次10次为一疗程，疗程间停针5天。

（四）穴位埋植

1.取穴

主穴：肾俞、脾俞。

2.治法

主穴每次取一穴，二穴交替选用，双侧均取。穴位标记并做常规消毒，铺洞巾，以利多卡因局部浸润麻醉，摄取一段约2cm的消毒羊肠线，插入于改制的10号腰椎穿刺前端针管内，后接针芯（针芯前端磨平）。左手绷紧皮肤，右手持针刺到所需深度，得气后，边推针芯边退针管，将羊肠线埋植在穴位皮下肌层处，针孔处覆盖无菌敷料，胶布固定。3天后取下。每2周一次，连续治疗6个月。

第五节　腰椎间盘突出症

【概述】

腰椎间盘突出症，又称腰椎间盘纤维环破裂症，为腰部最常见的疾病。它是腰椎间盘发生退行性变之后，多因外力使纤维环破裂，髓核突出，刺激或压迫神经根、血管或脊髓等组织而引起腰痛并且伴有坐骨神经放射性疼痛等症状为特征的一种病症。多见于30～50岁的男性。以剧烈的腰腿痛、腰部活动受限并有明显的压痛及放射痛，受压神经根支配的皮肤节段出现感觉变化以及直腿抬高试验阳性为主要临床表现。本病症患病率高，病程长，常给患者带来极大痛苦，是影响人类健康的常见病之一。

中医学称本病为腰脚痛，宋代《针灸资生经》将腰脚痛作为专门症候进行针灸的辨证治疗。现代针灸治疗本病，首见于1965年。之后，直到1983年才有新的临床资料出现。也是从20世纪90年代起，有关文章逐步增多。综合近二十年的工作看，在治疗方法中，以电针为主的综合疗法居多，其次是灸法、针刺、温针、小针刀、刺络拔罐、穴位注射、眼针等法，尚有用传统的灸法如腐丹灸法和一些新的针法如浮针法等报道。取穴上则重视夹脊穴的运用，操作以引发针感下穿下肢为佳。不同的穴位刺激之法，尽管疗效各异，但从文献报道看，有效率都在80%以上。当然，由于各种疗法的诊断和疗效标准不统一，尚难以评价各种疗法的差异性。

【治疗】

1.电针

(1)取穴：

主穴：环跳、阳陵泉、夹脊穴(受压神经相应节段)(腰)阳关、绝骨。

配穴：分两组。①肾俞、八髎、秩边、委中、承山。②髀关、足三里、上巨虚、冲阳。

(2)操作：主穴均取，如效不显可改用配穴。患者取健侧卧位，身体弯曲，充分暴露穴区。如为单侧型腰突症取患侧穴，双侧型或中央型腰突症取双侧。环跳用28号3寸针，进针约2.2寸；腰阳关穴可在稍上约0.3厘米处为进针点，用同样毫针刺入约2.5寸，使针尖直达脊神经旁；余穴用28号1.5寸针进针约1.2寸。得气后，用平补平泻法，中强刺激。再以一组(单侧型)或两组(双侧型或中央型)电极分别连接环跳穴和夹脊穴，仪器为G6805－2型电针仪。断续波，波宽0.1毫秒，固定电流0.3毫安(刺激量逐渐增大)或以患者能耐受为度，频率60赫兹，留针20分钟。配穴操作相同。上法均每日1次，10次为一疗程。电针结束后，可加用下述任一法。

敷贴法：可于起针后10分钟，在病变处贴敷"伤科一号膏"由当归、红花、生地、赤芍、生川草乌、生南星、生半夏、桃仁、附子、黄芪、狗脊、生三七、雪上一枝蒿等组成的膏剂)，每次贴敷5小时。

牵引法：采用多功能牵引床，持续牵引25分钟，斜扳推拿15分钟，再牵引25分钟，完毕后再卧床30分钟。

穴位注射法：药液为地塞米松注射液5毫克十维生素B注射液100毫克十维生素B2注射液500微克，曲安奈德注射液1毫升(4毫克)。任选一种，以5毫升注射器配5号齿科针头，吸入药液并充分摇匀。刺入夹背穴，待得气后注入，隔日1次，5次为一疗程，疗程间休息3天。

透药法：采用骨质增生治疗仪，药液制备：防己15克，丹参20克，乳香20克，杜仲20克，补骨脂20克，草乌25克，秦艽15克，川弯20克，牛膝15克，威灵仙30克，干姜30克，每剂水煎浓缩100毫升备用。具体操作：药液加热，取两个10厘米×8厘米的正负极铅板分别装入8层厚纱布袋内，温水浸湿；再取两个10层厚纱布垫分别浸入药液和温水中，将浸药的纱布垫放在夹脊穴区，然后将铅板正极放在药垫上，负极放在水垫上，并在两个铅板上放上一定重量的沙袋加压。打开机器开关，定时20分钟。每日1次，10次为一疗程。

(3)疗效：

疗效评定标准：临床痠愈：症状完全消失或基本消失，直腿抬高试验超过70°，能恢复或基本恢复正常工作。有效：症状大部分消失，直腿抬高较治疗前显著改善，部分恢复工作。无效：症状体征未见明显改善。共治2538例。其中，单以电针治疗396例，临床痊愈159例，有效185例，无效52例，总有效率为86.9%；电针加用其他穴位刺激法治疗2142例，总有效率为92.5%～94.5%。

2.针灸

(1)取穴：

主穴：夹脊穴(受压神经相应节段)。

配穴：腰痛，加肾俞、(腰)阳关、命门。下肢痛麻，取秩边、环跳、殷门、风市、阳陵泉。

(2)操作：主穴每次均取，配穴据症取3～4穴。主穴，先以28号2寸毫针，在患处相应夹脊穴

(一般为病变部位上下各增加一个锥体),针刺至得气后,施平补平泻手法 2～3 分钟后留针,留针期间,将特制灸盒覆盖于留针区域,进行温和灸法。施灸时,要随时移动灸盒盖板,以调节灸温高低,其温度以患者能耐受为度。每次温灸 30～40 分钟。配穴可用 28～30 号 1.5～2 寸毫针,针刺至得气后,行平补平泻手法,留针 15 分钟,取针后用隔药饼灸法。药饼制备:取桂枝、威灵仙、白芷各 150 克,川莺、透骨草、鸡血藤、桑寄生各 100 克,川椒、丁香、没药、生草乌、乳香、丹参、防风各 50 克,加工磨成细抹粉,再加白醋和少许水,调制成糊状。然后在配穴压痛明显处,先拔火罐 5 分钟,再将药糊均匀薄薄地铺在穴区,上置锥形艾炷点燃,灸至患者感热度不能忍受为止,换 1 壮,共灸 3 壮。上法隔日 1 次,10 次为一疗程,休息 3 天后,再继续下一疗程。

(3)疗效:共以上法治疗 305 例,临床疫愈 238 例,有效 56 例,无效 11 例,总有效率 95.4%。

3.热针

(1)取穴:

主穴:九宫穴。

配穴:气滞血癌加大肠俞、环跳、委中、阳陵泉、绝骨,寒湿凝滞加三焦俞、气海俞、关元俞、足三里,肝肾亏损加肝俞、肾俞、太溪、太冲。九宫穴位置:根据 CT 诊断和临床检查以病变最显著的腰椎棘突间定为中宫,其上下棘突间分别为乾宫、坤宫,从乾、中、坤三宫左右旁开 0.5～0.8 寸依次为翼宫、兑官、坎宫、离宫、良宫、震宫。

(2)操作:一般仅取九宫穴,据症耐加配穴。嘱患者伏卧或侧卧,取 1.5～2.5 寸毫针,其进针顺序为先针中宫,再针乾宫、坤宫,直刺或略向上斜刺 0.8～1.2 寸。然后,按翼、兑、坎、离、良、震宫依次进针,针尖斜向椎体,刺入 1.5～2 寸。获得针感后,行抢转结合提插补泻手法,行针一度后,在坎宫、离宫加用热针,应用 GZH 热针仪,一般温度控制在 41～45℃之间。证为寒湿凝滞,温度可控制在 46～50℃,而肝肾亏损,则宜调节至 37～40℃。配穴用常规针法。每次留针 20～30 分钟。每日或隔日 1 次 10 次为一疗程。

(3)疗效:共治疗 328 例,临床痊愈 218 例,有效 105 例,无效 5 例,总有效率为 98.4%。

4.体针

(1)取穴:

主穴:夹脊穴(受压神经相应节段)。

配穴:阿是穴。

(2)操作:可仅取主穴,效不佳改用配穴。主穴针法:令患者俯卧或侧卧,取 28 号 3 寸毫针,常规消毒后,根据椎间盘突出的部位,直接刺入惠侧对应的椎旁夹脊穴,每次选取 2～3 穴点,用烧山火手法,即呼气时进针,将针刺入穴位 3 厘米(天部),得气后施抢转补法 1 分钟,抢转角度宜小于 90°、抢转频率宜大于 120 次/分钟。再将针刺入 3 厘米(人部)得气后施同样的抢转补法 1 分钟,再刺入 3 厘米(地部),手法同上。再慢慢地将针提出至天部,如此反复操作 3 次,将针紧按至地部。当手法运用到地部时患者可产生触电样感觉,向下肢远端放射,以渐渐出现从针刺部位循经传递的热感,甚至有全身温热感为佳。留针 20～30 分钟,吸气时出针。

配穴针法:令患者取俯卧位,按压腰椎各棘突下及两旁,寻找压痛点,如有几处压痛点,以最明显者为准。穴位即在压痛处的腰椎棘突下及左右两旁的夹脊穴,用 28 号 1.5 寸不锈钢毫针,先针刺腰椎棘突下穴位,直刺 0.8～1 寸;再针刺左右两旁夹脊穴,针尖向脊柱方向进针 0.8～1.2 寸。针刺得气后，留针30分钟，每隔10分钟行针1次，以得气为度。

上述方法，均每日1次，10次为一疗程。

(3)疗效：共治疗170例，临床痊愈92例，有效67例，无效21例，总有效率为87.6%。

5.拔罐

(1)取穴：

主穴：阿是穴。

配穴：委中。

阿是穴位置：腰部及下肢部痛点或压痛点。

(2)操作：患者取俯卧位，裸露腰部及痛侧下肢。在腰部两侧低棘肌及下肢痛处涂上红花油，选适中口径的火罐，用闪火法拔罐，并在该区域行走罐法上下往返推拉3～5次，再在腰部阿是穴及委中穴以三棱针点刺出血，并拔罐10分钟左右。3天1次。拔罐同时可配合以下手法。

采用仰卧位，腰、骨盆机械牵引，重量为体重的90%左右，时间5分钟。在牵引状态下，先后以单双侧屈膝、屈镜压5次，接着直腿高举到90°，再使躁部做强烈背屈运动，左右各3次并行双膝跪屈曲下压。然后，医者一手从后面托住患者臀部，使腰部前屈3次。调整牵引力至与体重相等，牵引5分钟。医者用双手抱住患者腰部用力于病变关节，向上端提5次，结束手法，解除牵引。

(3)疗效：以上法共治疗100例，临床痊愈80例，有效16例，无效4例，总有效率96.0%。

6.其他措施

(1)患者在治疗期间注意卧床(硬板床)休息。

(2)腰部应保暖。可配合牵引、推拿等法。

第十五章　外科疾病针灸推拿治法

第一节　股骨头无菌性坏死

本病亦称股骨头骨骺的缺血性坏死、股骨头骺软骨病、扁平髋、巨髋症等。多发生于5～10岁儿童，男多于女，多为单侧，少数双侧。

本病病因不明，可能与慢性损伤，由损伤或炎症引起的髋关节液增多，使关节内压增高，影响股骨头血供；股骨头骨骺的先天性缺陷，内分泌紊乱等因素有关。本病的主要病理表现为股骨头骨化中心的缺血性坏死，可分为四期，即缺血期，血供重建期，愈合期，畸形残存期。

本病相当于中医"骨蚀"范畴，早见于《灵枢·刺节真邪第七十五》："虚邪之于身也，寒与热相抟，久留而内著，寒胜其热，则骨疼肉枯，内伤骨为骨蚀"，阐明了本病机理和症状。患者先天不足，素体虚弱，髋关节受跌扑扭闪或活动过多，虚邪侵入筋骨，寒凝于里，经脉受阻，造成气血凝滞，营卫不通，使股骨头失去正常的气血温煦和濡养而坏死。辨证分型大致为：气滞血瘀，风寒湿痹，气血虚弱，肝肾不足等。临床康复治疗应因人辨证，灵活运用。

【诊断要点】

一、临床表现

本病多见于左侧，双侧病变约为10%。早期症状不明显，不易发现髋关节积液的体征，至血供重建期，才感髋痛和膝部感应痛，多为轻痛或钝痛，并有内收肌痉挛，髋的外展活动受限，以及保护性跛行（患肢每着地，立即提起）等，大腿及臀部肌肉常见明显萎缩，髋前方和臀部常有压痛。Thomas征常为阳性，"4"字试验阳性。

二、辅助检查

1.X线拍片：两髋正位片及蛙式位片。X线片上早期可见股骨头骨骺致密及囊性改变，以后可见骨骺重建完成，但有头扁平、颈短、半脱位和不同程度的关节退化性变。根据X线片上显示的破坏程度，本病分为以下四度。

Ⅰ度：股骨头骨骺致密及囊性改变，但股骨头的高度无改变，干骺端正常。

Ⅱ度：受累区占骨骺的一半以上，死骨明显，股骨头塌陷变扁，干骺部可见囊状吸收。

Ⅲ度：骨骺大部分形成死骨，破碎，头扁平，股骨颈增宽，干骺端的改变为弥漫性。

Ⅳ度：骨骺全部破坏，股骨头扁平，致密，碎裂，有时骨骺发生移位。晚期股骨头呈蘑菇状，髋关节也因之变形，有半脱位，干骺端呈广泛囊样变。

2.CT和磁共振（MRI）检查：CT和MRI检查，对常规X线检查不能显示出来的细微的股骨头表面塌陷，或早期细小骨小梁骨折的迹象能较早发现，MRI对Ⅰ期患者可疑坏死亦能提供可靠信息。

3.闪烁摄影：通过闪烁摄影后闪烁点的减少或增多，即"冷区"或"热区"以便诊断。

4.骨内压测定：在股骨头无菌性坏死Ⅰ期患者中，其股骨头内压力较健康人高出3～4倍，此亦能作为股骨头坏死的早期诊断方法之一。

三、诊断标准

(1)多见于5～10岁儿童，起病缓慢，病程长，早期可无症状。通常主诉无痛性跛行，乏力，膝部或腹股沟处有压痛。

(2)大腿、臀部肌肉萎缩，髋关节活动受限，尤以外展，内旋活动受限明显。

(3)X线拍片髋关节的正位和侧位及蛙式位以便了解股骨头病变的确切部位和破坏程度，早期股骨头向外移位超过2mm，应严密观察。

(4)同位素扫描与健侧相比，可测知股骨头的血运，骨内压测定有助于早期诊断。

四、中医疗法

【气滞血瘀】

证候：髋部疼痛，夜间痛剧，刺痛不移，关节屈伸不利，舌暗或有瘀点，脉弦或沉涩。

病机分析：气滞血瘀，营卫不通，使股骨头失去正常的气血温煦和濡养，出现髋部疼痛，刺痛不移。关节伸屈不利，舌暗或有瘀点，脉弦或沉涩是气滞血瘀之征。

治法：理气，活血，化瘀。

方药：金铃子15g，延胡索15g，当归9g，赤芍12g，乳香12g，没药12g，穿山甲15g，鳖甲25g，乌梢蛇15g，制蜈蚣2条，牛膝12g，制马钱子2g。水煎服，每日1剂。

【风寒湿痹】

证候：髋部疼痛，疼痛遇天气变化而加剧，关节屈伸不利，伴麻木，喜热畏寒，舌苔薄白，脉弦滑。

病机分析：风寒湿邪客留经络关节，痹阻气血，引起髋部疼痛，遇寒加剧，关节屈伸不利，伴麻木，喜热畏寒。苔薄白属寒，脉弦滑属痛。

治法：温经散寒，祛风除湿。

方药：草乌10g，麻黄12g，仙灵脾15g，桂枝15g，细辛3g，芍药12g，木通15g，茵陈20g，泽泻15g，山楂15g，甘草5g。水煎服，每日1剂。

【痰湿阻络】

证候：髋部沉重疼痛，痛处不移，关节漫肿，屈伸不利，肌肤麻木，形体肥胖，苔腻，脉滑。

病机分析：痰浊壅塞，阻滞脉络，故髋部疼痛。脾主四肢，痰浊困脾，脾气不运，故肢体沉重，形体肥胖。苔腻，脉滑均为痰浊壅塞之征。

治法：除湿通络，祛痰通痹。

方药：苡仁30g，苍术12g，木瓜12g，独活12g，麻黄12g，桂枝12g，白芥子20g，胆南星12g。水煎服，每日1剂。

【气血虚弱】

证候：髋部疼痛，喜按喜揉，筋脉拘急，关节不利，肌肉萎缩，伴心悸，气短，乏力，面色不华，舌淡，脉弱。

病机分析：因久病消耗，气血两伤而致气血虚弱，出现髋疼痛，筋脉拘挛，关节不利，肌肉萎缩。

心悸气短，乏力，面色无华，脉弱，舌淡均为气血虚弱之象。

治法：益气养血，祛风除湿。

方药：人参 10g，桂枝 15g，生姜 12g，阿胶 10g，生地黄 15g，火麻仁 10g，大枣 5 枚，独活 15g，秦艽 15g，细辛 3g，肉桂 12g。水煎服，每日 1 剂。

五、物理康复

1.局部热敷法：热敷可改善局部肌肉的血液循环，减轻疼痛。常用方法：①热水袋热敷法：水温要求 50～60℃，每天 1～2 次，每次 20 分钟。②中药热敷法：用肉桂、吴萸、葱头、花椒，捣匀炒热以手帕包裹敷痛处。

2.离子导入法：利用电场原理，将 10％川乌或草乌酊贴穴进行离子导入。采用双电极并置法置于环跳穴处，电流强度最大不超过 0.3mA/mm^2。每天 1 次，也可用水电浴进行下肢离子导入治疗。

3.W－100 型微波多功能治疗机：作用原理是磁场振荡，产生高频微波，能通过辐射向人体发送微波，根据临床需要转入机体不同组织部位。常在内收肌及环跳穴处，使组织受热，促使血液循环，达到止痛解痉作用。

六、中药康复

【专方验方康复】

1.补阳还五汤：黄芪 120g，当归尾 6g，赤芍 6g，地龙、桃仁、红花各 3g。水煎服，每日 1 剂，治疗本病气滞血瘀型。

2.铁破汤：铁包金 30g，川破石 30g，三棱 15g，莪术 15g，田七 15g，丹参 15g，威灵仙 30g，川黄芪 5g，千斤拔 30g，川姜片 15g，川木瓜 15g，白芍 15g，牛膝 15g，当归 15g，川芎 10g，骨碎补 15g。每日 1 剂，分 3 次煎服，药渣外敷。

【中成药康复】

1.健步强身丸：每次 9g，每日 2 次口服。

2.活络化骨丸：每次 1 丸，每日 3 次，口服。

3.劳损片：每次 3 片，每日 3 次，口服。

【中药外治康复】

(1)刘寄奴 15g，当归 30g，赤芍 20g，透骨草 30g，伸筋草 30g，鸡血藤 30g，五加皮 30g，乳香、没药各 10g，细辛 10g，防风 20g，秦艽 20g，川乌、草乌各 10g，桂枝 10g。布包热敷髋部，每日 1 次。

(2)首乌、黄芪、骨碎补、白及、蟹粉、苏木、丹参各 30g，碾末加醋调糊状外敷，每日 1 次。

(3)狗皮膏：用火将膏药加温，待膏药稍凉后，贴于股骨大粗隆处，3 天后更换膏药。

七、针灸康复

【体针】

(1)取足三里、肾俞、阳陵泉、环跳穴，手法行针，补泻结合，每日 1 次，亦可配合艾灸。

(2)取阿是穴，压痛点直刺 4～6cm 深，用提插手法，产生触电感效果好，强刺激留针 10 分钟，每日 1 次。

【耳针】

取腰骶区髋痛点、神门、肾上腺等穴，每次选 2～3 穴，捻转 1～1.5 分钟，留针 15～20 分钟，每日 1 次。

【水针】

压痛点（阿是穴）注入维生素 B_1 针 50mg，维生素 B_{12} 针 100μg，或 5% 当归注射液 1mg，每日1 次。

八、按摩康复

1.滚揉松筋：病人先俯卧后仰卧，施术者在其髋部和大腿内侧广泛按摩滚揉以充分放松局部肌肉，并使局部发热。

2.弹拨痛点：术者用拇指重力弹拨痛点 100～200 次。

3.点穴止痛：依次点环跳、承扶、殷门、风市、委中、阳陵泉，点按用力要大，每穴半分钟。

4.最后在腰骶部做擦法使腰部发热。

按摩治疗本病可每日 1 次，每次 30 分钟。

九、特色康复

1.热熨法：用坎离砂或热敷袋在髋关节热熨以温经活血。可参见“腰椎间盘突出症”。

2.针罐疗法：患侧取肾俞、腰俞、阿是、环跳、委中等穴，按针刺要求与进针原则，先在施治穴位处用针刺入，使病人得气，然后闪火拔罐法，迅速扣罐于针刺穴位上，把针扣在火罐中。每次 15 分钟，隔日 1 次，10 次为 1 个疗程。

3.洗疗法：取当归、红花、乳香、没药各 20g，川芎、牛膝、乌梢蛇、血竭各 60g，川续断、狗脊、防风、独活、羌活各 100g，鸡血藤 150g。水煎后用热水洗浴，每日 1 次，可直接作用于体表起到温通经脉、舒畅气血之功效。

十、康复指导

【诊疗提示】

（1）本病早期症状不明显，到血供重建期才感髋痛，膝部感应痛，髋的外展活动受限及保护型跛行。因此，本病应注意与暂时性滑膜炎，股骨头骨骺滑脱症相鉴别。

（2）对可疑病人，X 线拍片检查极为重要。

（3）本病治疗目的在于预防血供重建期和愈合期股骨头发生畸形，髋关节发生半脱位。西医西药对迅速缓解临床症状有明显疗效，中医中药对扶正通络，促进早日康复有一定的优势。因此，临床治疗与本病康复多宜采用中西医结合方法。

【康复提示】

（1）重视患者的心身护理。

（2）重视患者的食疗康复，避免长期过量饮酒和服用激素类药物。

（3）本病无必要长期卧床或穿用支架固定不动达数年之久。

(4)如果坏死组织仅累及骨骺的一部分,则日后股骨头可能恢复正常,髋关节功能良好。如果坏死累及大部分骨骺,但诊断治疗较早,股骨头未塌陷变形,日后髋关节功能也好。如果坏死累及股骨头大部分,坏死骨分离,股骨头塌陷变形,或合并半脱位,则日后髋关节必然退化。

【康复大法】

(1)注意保暖,免受风寒及潮湿。气候变换,注意添减衣服。

(2)防止髋关节受跌扑扭闪等外伤。

(3)中药熏洗或外敷对本病康复有一定意义。

(4)按摩髋关节必须使被按摩处到有热感,每日至少2次。

(5)超短波、TDP理疗,也常用于本病临床康复,建议继续使用和观察。

第二节　落枕

一、概述

落枕是一种急性单纯性颈项强痛活动受限的病证。多见于成年人,常有反复发作的特点。颈肌劳损,颈项纤维组织炎,颈肌风湿,枕后神经痛,颈椎肥大等引起的颈项痛,可参照本节治疗。

二、病因病机

落枕多由睡眠姿势不当,枕头高低不适,使颈部骨节筋肉遭受长时间的过分牵拉而发生肌肉痉挛所致,或因颈部扭伤,或风寒侵袭项背,致使局部经脉气血阻滞而成。

三、辨证分型

本病常在早晨起床后,突感一侧颈项强痛,不能俯仰转侧,疼痛可向同侧肩背部及上臂部扩散,或兼有头痛怕冷等。局部肌肉痉挛,压痛明显,但无红肿发热,喜得热敷。病变以太阳经为主者,痛连项背,头部俯仰受限,不能左右回顾,项背部压痛明显。病变以少阳经为主者,痛连项臂,颈部不能侧弯或左右旋转,颈侧部压痛明显。

四、治疗

1.治则　舒筋通络,祛风散寒。

2.取穴　阿是穴、后溪、悬钟、落枕穴。以取手足太阳、少阳经穴为主。

3.操作方法　先刺落枕穴、后溪和悬钟,轻轻捻转,令病人活动颈项,再针刺局部腧穴,诸穴以泻法为主,留针30min,每日1次。并可配以艾灸、火罐以加强疗效。

4.随症配穴　病及太阳经者加天柱、大杼、肩外俞、昆仑;病及少阳经者加风池、外关;恶寒头痛加合谷、外关。

五、其他疗法

(一)耳针

1.取穴　颈、颈椎、肩、枕、神门、肝。

2.操作方法　每次取 2～3 穴,毫针刺,强刺激,捻针时嘱病人徐徐转动颈项 2～3min,留针 15～30min,每日 1 次。

(二)皮肤针

1.取穴　颈项强痛部位。

2.操作方法　先用皮肤针叩刺颈项强痛部位,使局部皮肤微红,然后叩刺肩背压痛点。

(三)隔姜灸

1.取穴　取大椎、天柱、风门、阿是穴。

2.操作方法　隔姜灸,每穴 3～5 壮。

(四)艾条灸

1.取穴　主穴:局部阿是穴、风池、天柱、大椎、肩中俞、大杼;配穴:肩外俞、肩井、肩髃、曲池、后溪、绝骨。

2.操作方法　每次配 3～4 个穴位,连续施灸 5～10min,至局部发红为止。每日灸 1～2 次,3 次为 1 个疗程。

(五)电针

1.取穴　阿是穴(压痛点)。

2.操作方法　每次配 2 个压痛点,常规操作方法以脉冲电流刺激 20min。

第三节　臂丛神经炎

臂丛主要由颈 C4～T1 脊神经前支组成,支配肩及上肢的和运动。发生臂丛神经炎时,产生其支配区内的疼痛。臂丛神经炎病因不明,可由流行性感冒、受寒、躯体的病灶感染而引起,多发生于成年人。

【临床表现】

1.多呈急性或亚急性起病,病初疼痛位于一侧的颈、锁骨上窝或肩部,如烧灼样、针刺样,疼痛为间歇性。

2.不久转为持续性并阵发性加剧。疼痛范围扩展为同侧上臂、前臂及手部,而以尺侧较甚。

3.牵引臂丛时,如上肢外展或上举,常使疼痛加剧。臂丛神经干上(锁骨上、下窝或腋窝处)有明显的压痛,可有感觉减退或过敏。肌力减退以肩胛带和上臂近端的肌肉最为严重。病初,腱反射较活跃,但不久即减退或消失。几周后,肌肉有程度不等的萎缩。

4.部分病人有上肢远端的自主神经功能障碍,如皮肤菲薄、肿胀、出汗异常。通常其疼痛可在几天内减轻或消失,有的持续几周才终止。瘫痪肢体大约在几周或几个月后才开始好转,但最终大都能显著好转。

【辅助检查】

1.运动神经传导速度变慢。

2.脑脊液检查正常。

【体针疗法】

1.处方:取穴分为两组,第一组取颈及肩胛区内的穴位,如C4～T1夹脊穴、肩中俞、肩外俞、天宗、秉风等;第二组取上肢的穴位,如臂臑、曲池、内关、合谷、中渚、后溪。两组穴位同时取用,每次交替取用8～10个穴位。

2.操作方法:常规消毒后,选用28～30号毫针,向脊柱方向45°角斜刺C4～T1夹脊穴0.6±0.2寸,向脊柱方向15°角斜刺肩中俞、肩外俞0.8±0.2寸,向外30°角斜刺秉风0.8±0.2寸,向下30°角斜刺天宗0.8±0.2寸。向上斜刺臂臑1.4±0.2寸,直刺曲池1.2±0.2寸,直刺合谷1.2±0.2寸,直刺内关1.2±0.2寸,直刺中渚0.5±0.1寸,直刺后溪1.0±0.2寸。

每天治疗1～2次,每次留针20 min,留针期间行针2～3次。采用中等强度的刺激手法行针为主,捻转幅度为2～3圈,捻转频率为每秒2～4个往复,每穴行针5～10 s。

【电针体穴疗法】

1.处方:与体针疗法的选穴相同。取穴分为两组,第一组取颈及肩胛区内的穴位,如C4～T1夹脊穴、肩中俞、肩外俞、天宗、曲垣等;第二组取上肢的穴位,如臂臑、曲池、内关、合谷、中渚、后溪。两组穴位同时取用,每次交替取用6～8个穴位。

2.操作方法:分为两步,第一步,进针操作与体针疗法一样;第二步为电针疗法操作方法。第一步操作完毕后,在第一组穴位与第二组穴位之间,连接电针治疗仪的两极导线,采用疏密波,刺激量的大小以出现明显的局部肌肉颤动或患者能够耐受为宜。每次电针治疗20 min,每天治疗1～2次。每次电针4～6个穴位。没有接电疗仪的穴位,按普通体针疗法进行操作。

【耳针疗法】

1.处方:主穴、配穴同时取用,两侧交替。

(1)主穴:取一侧的颈区、肩区、上臂。

(2)配穴:取另一侧的前臂、腕、手部的对应区。

2.操作方法:常规消毒后,用28号0.5～1.0寸毫针斜刺或平刺耳穴。每天针刺1～2次,每次留针20 min,留针期间行针2～3次,强刺激手法针刺,捻转的幅度为3～4圈,捻转的频率为每秒3～5个往复,每次行针5～10 s。待疼痛明显减轻或消失后,改用中等强度捻转手法,捻转的幅度为2～3圈,捻转的频率为每秒2～4个往复,每次行针5～10 s。

【电针耳穴疗法】

1.处方:主穴、配穴同时取用,两侧交替。

(1)主穴:取一侧的颈区、肩区、上臂。

(2)配穴:取另一侧的前臂、腕、手部的对应区。

在上述耳针疗法处方的基础上,选取单侧的体穴内关、后溪;间使、合谷(交替使用)。

2.操作方法:常规消毒后,用28号0.5～1.0寸毫针斜刺或平刺耳穴。用28～30号毫针,直刺足三里2.0±0.5寸,直刺后溪0.8±0.2寸,直刺合谷1.2±0.2寸。然后在耳穴与足三里、后溪、合谷之间分别连接电针治疗仪的两极导线,采用疏密波,刺激量的大小以出现明显的局部肌肉颤动或患者能够耐受为宜。每次电针 4 个穴位(交替使用配穴),每次电针 20 min。每天治疗 1～2 次。没有接电疗仪的耳穴,按普通耳针疗法进行操作。

【耳穴贴压疗法】

1.处方:主穴、配穴同时取用,两侧交替。

(1)主穴:取一侧的颈区、肩区、上臂。

(2)配穴:取另一侧的前臂、腕、手部的对应区。

2.操作方法:用王不留行籽进行贴压法。常规消毒后,用 5 mm×5 mm 的医用胶布将王不留行籽固定于选用的耳穴,每穴固定 1 粒。让患者每天自行按压 3～5 次,每个穴位每次按压 2～3 min,按压的力量以有明显的痛感但又不过分强烈为度。隔 2～3 天更换 1 次,双侧耳穴交替使用。

【按语】

1.针灸治疗本病具有较好疗效,多数患者能够得到治愈。

2.臂丛神经炎于急性期应使肢体适当休息,减少病肢活动,前臂屈曲并以悬带挂于胸前。

3.严重疼痛病例可给予镇痛药。

第四节　尺神经麻痹

尺神经在肱骨内上髁后方及尺骨鹰嘴间(尺神经沟)的一段接近浅表,易因骨折或脱位而受累。尺神经沟过浅、肘外翻畸形等,使尺神经易于受压而损害,手术将尺神经前移即可。神经可能在尺侧屈腕肌腱膜下的肘管处受压,也可能在腕部的尺管内受压。

【临床表现】

1.尺神经麻痹的典型表现是爪形手畸形,因手部小肌肉萎缩而手掌凹陷,掌指关节过伸,指间关节屈曲,因示指、中指的蚓状肌受正中神经支配,故手指屈曲畸形以无名指、小指为著,拇指常处于外展状态,手指分开、合并动作受限制,小指动作丧失。

2.感觉丧失区主要在手背尺侧,小鱼际、小指和无名指的尺侧一半。

【辅助检查】

损伤神经支配区的肌电图异常。

【体针疗法】

1.处方:取穴分为两组,一组取为灵道、阴郄、后溪、小鱼际近心端赤白线处;另一组取通里、神门、第四与第五掌骨头之间的凹陷处、第三与第四掌骨头之间的凹陷处。两组穴位交替使用。

2.操作方法:常规消毒后,选用 28～30 号毫针,直刺灵道、阴郄 0.4±0.1 寸,直刺后溪、小鱼际近心端赤白线处 0.8±0.2 寸。直刺通里、神门 0.4±0.1 寸,直刺第四与第五掌骨头之间的凹陷处、第三与第四掌骨头之间的凹陷处 0.4±0.1 寸。

每天治疗 1～2 次,每次留针 20 min,留针期间行针 2～3 次。采用较强刺激手法行针为主,捻转幅度为 3～4 圈,捻转频率为每秒 3～5 个往复,每穴行针 5～10 s。

【电针体穴疗法】

1.处方:与体针疗法的选穴相同。取穴分为两组,一组取为灵道、阴郄、后溪、小鱼际近心端赤白线处;另一组取通里、神门、第四与第五掌骨头之间的凹陷处、第三与第四掌骨头之间的凹陷处。两组穴位交替使用。

2.操作方法:分为两步,第一步,进针操作与体针疗法一样;第二步为电针疗法操作方法。第一步操作完毕后,在相距较远的穴位之间,连接电针治疗仪的两极导线,采用疏密波,刺激量的大小以出现明显的局部肌肉颤动或患者能够耐受为宜。每次电针治疗 20 min,每天治疗 1～2 次。每次电针 4 个穴位。

【耳针疗法】

多与其他疗法配合使用。

1.处方:主穴、配穴同时取用,两侧交替。

(1)主穴:取一侧的前臂、腕、手部的对应区。

(2)配穴:根据损伤部位选取另一侧的耳穴。

2.操作方法:常规消毒后,用 28 号 0.5～1.0 寸毫针斜刺或平刺耳穴。每天针刺 1～2 次,每次留针 20 min,留针期间行针 2～3 次,用强刺激手法行针,捻转的幅度为 3～4 圈,捻转的频率为每秒 3～5 个往复,每次行针 5～10 s。

【电针耳穴疗法】

1.处方:主穴、配穴同时取用,两侧交替。

(1)主穴:取一侧的前臂、腕、手部的对应区。

(2)配穴:根据损伤部位选取另一侧的耳穴。

在上述耳针疗法处方的基础上,选取患侧的体穴神门、后溪;中渚、灵道(交替取用)。

2.操作方法:常规消毒后,用 28 号 0.5～1.0 寸毫针斜刺或平刺耳穴。用 28～30 号毫针,直刺神门 0.4±0.1 寸,直刺后溪 0.8±0.2 寸,直刺第四与第五掌骨头之间的凹陷处 0.4±0.1 寸。然后在耳穴与神门、后溪、第四与第五掌骨头之间的凹陷处之间分别连接电针治疗仪的两极导线,采用疏密波,刺激量的大小以出现明显的局部肌肉颤动或患者能够耐受为宜。每次电针 4 个穴位,每次电针 20 min。每天治疗 1～2 次。没有接电疗仪的耳穴,按普通耳针疗法进行操作。

【耳穴贴压疗法】

多与其他疗法配合使用。

1.处方:主穴、配穴同时取用,两侧交替。

(1)主穴:取一侧的前臂、腕、手部的对应区。

(2)配穴:根据损伤部位选取另一侧的耳穴。

2.操作方法:用王不留行籽进行贴压法。常规消毒后,用 5 mm×5 mm 的医用胶布将王不留行籽固定于选用的耳穴,每穴固定 1 粒。让患者每天自行按压 3～5 次,每个穴位每次按压 2～3 min,按压的力量以有明显的痛感但又不过分强烈为度。隔 2～3 天更换 1 次,双侧耳穴交替使用。

【按语】

1.针灸治疗本病具有较好的疗效,但需要坚持较长时间的治疗。

2.病程日久者为预防上肢肌肉萎缩,应适当加强手部的运动。

3.应注意对因治疗。

第五节　雷诺综合征

雷诺综合征(Raynaud Syndrome)以往称为雷诺病和雷诺现象，是血管神经功能紊乱所引起的肢端小动脉痉挛性疾病。以阵发性四肢肢端(主要是手指)对称的间歇发白、发绀和潮红为其临床特点。常为情绪激动或受寒冷所诱发。女性多于男性。以20～40岁为多见。原因不明。

【临床表现】

1.起病缓慢，表现为阵发性指、趾苍白和发绀，局部有疼痛或麻木感。遇热后即可缓解，并继以反应性充血。起初为单侧性，有一个或少数手指受累，以后可累及两手的多数指、趾，并呈对称性。诱发因素主要为寒冷，其他有感染、疲劳、情绪波动或精神紧张等。冬季发作较频繁。

2.发作间歇期，肢端完全正常，在严重患者中，则可呈轻度发绀。妊娠期间，发作可完全停止。

3.如有坏死，通常亦仅限于皮肤表面，在极少情况下，鼻、面颊、耳及下颌亦可累及。

必须排除引起继发性肢端动脉痉挛现象的下述情况：外伤，颈肋及前斜角肌综合征，播散性红斑狼疮，结节性多动脉炎，硬皮病，皮肌炎，风湿性关节炎，周围神经炎，脊髓空洞症，动脉粥样硬化引起的动脉血栓形成，血栓闭塞性脉管炎，铅、佗、砷中毒，麦角中毒等。

主要介绍上肢发病的针灸治疗方法。下肢发病的针灸治疗方法可参考红斑性肢痛症的治疗。

【体针疗法】

1.处方：取穴分为五组，第一组取位于背部相关节段内的穴位，如肺俞、厥阴俞、心俞、督俞、胸2～7夹脊穴等；第二组取位于胸部相关节段内的穴位，如膻中、玉堂、紫宫等；第三组取位于上肢的相关节段内的穴位，如内关、间使、曲池、合谷、温溜、液门等；第四组取位于下肢的特殊穴位，如三阴交、阴陵泉等；第五组取位于下肢的特殊穴位，如足三里、太溪等。

第一组穴位与第四组穴位同时使用，第二组穴位与第三组穴位、第五组穴位同时使用。这两种处方交替使用，每次双侧取用8～10穴。

2.操作方法：常规消毒后，选用28～30号毫针，向脊柱方向45°角斜刺肺俞、厥阴俞、督俞、胸1～5夹脊穴0.6±0.2寸。向下平刺膻中、玉堂、紫宫1.2±0.2寸。直刺内关、间使、曲池1.2±0.2寸，直刺合谷1.2±0.2寸，斜刺温溜1.0±0.2寸，直刺液门0.4±0.1寸。直刺三阴交、阴陵泉1.4±0.2寸。直刺足三里2.0±0.5寸，直刺太溪0.8±0.2寸。

每天针刺1～2次，每次留针30 min，留针期间行针3～5次。均用中等强度捻转手法，捻转的幅度为2～3圈，捻转的频率为每秒2～4个往复，每次行针10～30 s。

3.按语：本病是周围血管神经功能紊乱引起的，治疗上应当调节血管神经的机能。上肢的血管平滑肌分布着来自T2～5或T3～6节段的交感神经，根据现代针灸学理论，应选用T2～5或T3～6节段内的穴位。第一组穴位、第二组穴位、第三组穴位即分布在T2～6节段区内。针刺第一组穴位、第二组穴位所产生的节段性效应，针刺信号的传入主要是由躯体神经完成的；针刺第三组穴位所产生的节段性效应，针刺信号的传入主要是由交感神经的传入纤维完成的(有人报道，交感神经的传入纤维，从周围向中枢，沿其传出纤维逆行，而上肢血管的交感纤维是从邻近的神经干得到的)。第四组穴位、第五组穴位具有调节自主神经功能的作用。

【电针体穴疗法】

1.处方:取穴分为五组,第一组取位于背部相关节段内的穴位,如肺俞、厥阴俞、心俞、督俞、胸2～6夹脊穴等;第二组取位于胸部相关节段内的穴位,如膻中、玉堂、紫宫等;第三组取位于上肢的相关节段内的穴位,如内关、间使、曲池、合谷、温溜、液门等;第四组取位于下肢的特殊穴位,如三阴交、阴陵泉等;第五组取位于下肢的特殊穴位,如足三里、太溪等。

第一组穴位与第四组穴位同时使用,第二组穴位与第三组穴位、第五组穴位同时使用。每次电针6～8个穴位即可。这两种处方交替使用。

2.操作方法:分为两步,第一步,进针操作与体针疗法一样;第二步为电针疗法操作方法。第一步操作完毕后,在第一组(背部的穴位)与第四组穴位之间、在第三组(胸部的穴位)与第二组穴位、第五组穴位之间,分别连接电针治疗仪的两极导线,采用疏密波,刺激量的大小以出现明显的局部肌肉颤动或患者能够耐受为宜。每次电针治疗20 min,每天治疗1～2次。

【灸法】

1.处方:取穴分为三组,第一组取位于背部相关节段内的穴位,如肺俞、厥阴俞、督俞、胸1～5夹脊穴等;第二组取位于胸部、上肢相关节段内的穴位,如膻中、玉堂、紫宫、内关、间使、曲池、温溜等;第三组取位于下肢的穴位,如足三里、三阴交、太溪、阴陵泉。三组穴位交替使用。

2.操作方法:每次选双侧6～8个穴位即可,用艾条温和灸,或用隔姜灸,每穴灸15 min,使局部有明显的温热感为宜。每日治疗1～2次。

【耳针疗法】

1.处方:主穴、配穴同时取用,两侧交替。

(1)主穴:取一侧的手指区、手腕区。

(2)配穴:取另一侧的大脑皮质、脑干、交感。

2.操作方法:常规消毒后,用28号0.5～1.0寸毫针斜刺或平刺耳穴。每天针刺1～2次,每次留针30 min,留针期间行针3～5次,每次行针10～30 s。用中等强度捻转手法,捻转的幅度为2～3圈,捻转的频率为每秒2～4个往复。

3.按语:取大脑皮质、脑干、交感为配穴,目的在于调节神经系统的功能。

【电针耳穴疗法】

1.处方:主穴、配穴同时取用,两侧交替。

(1)主穴:取一侧的手指区、手腕区。

(2)配穴:取另一侧的大脑皮质、脑干、交感。

在上述耳针疗法处方的基础上,选取单侧的体穴足三里、三阴交、内关、间使(双侧交替使用)。

2.操作方法:常规消毒后,用28号0.5～1.0寸毫针斜刺或平刺耳穴,直刺足三里2.0±0.5寸,直刺三阴交1.4±0.2寸,直刺内关、间使1.2±0.2寸。然后在耳穴与足三里、三阴交、内关、间使之间分别连接电针治疗仪的两极导线,采用疏密波,刺激量的大小以出现明显的局部肌肉颤动或患者能够耐受为宜。每次电针4～6个穴位(交替使用耳穴),每次电针20 min。每天治疗1～2次。没有接电疗仪的耳穴,按普通耳针疗法进行操作。

【耳穴贴压疗法】

可与其他疗法配合使用。

1.处方：主穴、配穴同时取用，两侧交替。

(1)主穴：取一侧的手指区、手腕区。

(2)配穴：取另一侧的大脑皮质、脑干、交感。

2.操作方法：用王不留行籽进行贴压法。常规消毒后，用 5 mm×5 mm 的医用胶布将王不留行籽固定于选用的耳穴，每穴固定 1 粒。让患者每天自行按压 3～5 次，每个穴位每次按压 2～3 min，按压的力量以有明显的痛感但又不过分强烈为度。隔 2 天更换 1 次，双侧耳穴交替使用。

【按语】

针灸疗法对本病有较好的治疗作用，一般治疗 5～7 次即可获得明显疗效。

第六节　肱骨外上髁炎

肱骨外上髁炎是因急慢性损伤造成肱骨外上髁周围软组织的无菌性炎症。常见于青壮年，好发于网球运动员，故又称为“网球肘”。

【临床表现】

1.多见于以前劳动强度较强大的青壮年工人，并有肘部急性损伤或腕关节的反复屈伸劳损病史。

2.主要表现为肘关节肱骨外上髁部局限性的持续性酸痛，有的患者疼痛可放射到前臂、腕部或上臂。部分病例夜间疼痛明显，不能端重物，严重者端水杯或扫地均引起疼痛。

3.肱骨外上髁压痛明显。

4.伸腕抗阻试验阳性(患者腕关节屈曲，在抗阻力下作腕关节背伸运动，引发肱骨外上髁处疼痛。患者握力减弱，前臂无力)。

【辅助检查】

X 射线检查有时可见到肱骨外上髁处有钙化阴影或者骨质增生。

【体针疗法】

1.处方：取穴分为两组，第一组以局部取穴为主，如曲池、肘髎、阿是穴等；第二组取患侧上肢的穴位，如外关、合谷。两组穴位同时取用或交替取用，每次取用 2～3 个穴位(交替使用)。

2.操作方法：常规消毒后，选用 28～30 号毫针，向下斜刺肘髎 1.2±0.2 寸，直刺曲池 1.2±0.2 寸。直刺外关、合谷 1.2±0.2 寸。

每天治疗 1～2 次，每次留针 20 min，留针期间行针 2～3 次。用强刺激手法针刺，捻转的幅度为 3～4 圈，捻转的频率为每秒 3～5 个往复，每次行针 5～10 s。待症状明显减轻后，改用中等强度的刺激手法行针为主，捻转幅度为 2～3 圈，捻转频率为每秒 2～4 个往复，每穴行针 5～10 s。

【电针体穴疗法】

1.处方：与体针疗法的选穴相同。取穴分为两组，第一组以局部取穴为主，如曲池、肘髎、阿是穴等；第二组取患侧上肢的穴位，如外关、合谷。两组穴位同时取用。每次取用 2～4 个穴位(交替使用)。

2.操作方法：分为两步，第一步，进针操作与体针疗法一样；第二步为电针疗法操作方法。第一步操作完毕后，在第一组穴位与第二组穴位之间，连接电针治疗仪的两极导线，采用疏密波，刺激量的大小以出现明显的局部肌肉颤动或患者能够耐受为宜。每次电针治疗 20 min，每天治疗 1～2 次。

【灸法】

多与针刺法配合使用。

1.处方：取穴分为两组，第一组以局部取穴为主，如曲池、肘髎、阿是穴等；第二组取患侧上肢的穴位，如外关、合谷。两组穴位同时取用。每次取用 1～2 个穴位（交替使用）。

2.操作方法：用艾条温和灸，或用隔姜灸，每穴灸 15 min，使局部有明显的温热感为宜。每日治疗 1～2 次。

【耳针疗法】

1.处方：主穴、配穴同时取用，两侧交替。

(1)主穴：取一侧的肘部耳区内的敏感点。

(2)配穴：取另一侧的脑干。

2.操作方法：常规消毒后，用 28 号 0.5～1.0 寸毫针斜刺或平刺耳穴。每天针刺 1～2 次，每次留针 20 min，留针期间行针 2～3 次，强刺激手法针刺，捻转的幅度为 3～4 圈，捻转的频率为每秒 3～5 个往复，每次行针 5～10 s。待症状明显减轻后，改用中等强度捻转手法，捻转的幅度为 2～3 圈，捻转的频率为每秒 2～4 个往复，每次行针 5～10 s。

【电针耳穴疗法】

1.处方：主穴、配穴同时取用，两侧交替。

(1)主穴：取一侧的肘部耳区内的敏感点。

(2)配穴：取另一侧的脑干。

在上述耳针疗法处方的基础上，选取患侧的体穴曲池、阿是穴。

2.操作方法：常规消毒后，用 28 号 0.5～1.0 寸毫针斜刺或平刺耳穴。用 28～30 号毫针，斜刺天井、阿是穴 1.2±0.2 寸。然后在耳穴与体穴之间连接电针治疗仪的两极导线，采用疏密波，刺激量的大小以出现明显的局部肌肉颤动或患者能够耐受为宜。每次电针 2～4 个穴位（交替使用配穴），每次电针 20 min。每天治疗 1～2 次。

【耳穴贴压疗法】

多与其他针灸疗法配合使用。

1.处方：主穴、配穴同时取用，两侧交替。

(1)主穴：取一侧的肘部耳区内的敏感点。

(2)配穴：取另一侧的脑干。

2.操作方法：用王不留行籽进行贴压法。常规消毒后，用 5 mm×5 mm 的医用胶布将王不留行籽固定于选用的耳穴，每穴固定 1 粒。让患者每天自行按压 3～5 次，每个穴位每次按压 2～3 min，按压的力量以有明显的痛感但又不过分强烈为度。隔 2～3 天更换 1 次，双侧耳穴交替使用。

【按语】

1.针灸疗法对本病具有较好的治疗作用。

2.治疗期间尽量减少损伤动作，避免用力前臂旋前和伸腕动作，以免病情反复。

3.保守治疗无效时，可手术治疗。

第七节　足跟痛症

足跟痛症是指跟骨结节周围由慢性劳损或外伤所引起的疼痛，中、老年人常伴有跟骨结节部骨刺。

【临床表现】

1.跟骨结节骨刺及炎症：起病缓慢，40岁以上的中老年人多发，常伴有平足畸形。足跟下疼痛，晨起站立时较重，行走片刻后减轻，但行走过久疼痛又加重。跟骨结节前方压痛，有时可触及骨性隆起。但有骨刺不一定发生疼痛，疼痛者不一定有骨刺。

2.跟部滑囊炎：跟后滑囊炎常于一侧跟腱止点部疼痛，在行走、站立过久或剧烈运动后疼痛加重，局部轻度肿胀、压痛，有时可触及捻发音；跟下滑囊炎多由外伤或长期摩擦形成，跟骨结节下方疼痛，轻微肿胀，深在性压痛。

3.跟下脂肪纤维垫炎：常因跟部被硬物硌伤或长期受压引起。跟下疼痛，肿胀，压痛浅在。

【辅助检查】

X射线检查：跟骨结节骨刺及炎症者跟骨侧位片常显示跟骨结节前骨刺形成。

【体针疗法】

1.处方：取用足跟周围的穴位，如水泉、仆参、阿是穴等。每次选用1～2穴，交替使用。

2.操作治法：常规消毒后，选用28～30号毫针，平刺水泉、仆参、阿是穴1.2±0.2寸。

每天针刺1～2次，每次留针20min，留针期间行针2～3次，用强刺激手法针刺，捻转的幅度为3～4圈，捻转的频率为每秒3～5个往复，每次行针5～10s。待症状明显减轻后，改用中等强度捻转手法，捻转的幅度为2～3圈，捻转的频率为每秒2～4个往复，每次行针5～10s。

3.按语：跟骨近似长方形，后方跟骨体的后面呈卵圆形隆起，分上、中、下3部。上部光滑；中部为跟腱抵止部，跟腱止点上方的前后有小滑囊；下部移行于跟骨结节，有展肌、趾短屈肌、小趾展肌及跖腱膜附着，起维持足弓的作用。跟骨结节的下方有滑囊存在。足跟下皮肤较厚，皮下组织由弹力纤维和脂肪组织构成，又称脂肪纤维垫。足跟周围的主要穴位有水泉、仆参、阿是穴等。

【电针体穴疗法】

1.处方：与体针疗法的选穴相同。取用足跟周围的穴位，如水泉、仆参、阿是穴等。每次选用2穴，交替使用。

2.操作方法：分为两步，第一步，进针操作与体针疗法一样；第二步为电针疗法操作方法。第一步操作完毕后，在相距较远的穴位之间，分别连接电针治疗仪的两极导线，采用疏密波，刺激量的大小以出现明显的局部肌肉颤动或患者能够耐受为宜。每天治疗1～2次。每次电针治疗20min。

【灸法】

多与针刺法配合使用。

1.处方:取用足跟周围的穴位,如水泉、仆参、阿是穴等。每次选用1～2穴,交替使用。

2.操作方法:用艾条温和灸,或用隔姜灸,每穴灸15min,使局部有明显的温热感为宜。每日治疗1～2次。

【耳针疗法】

1.处方:取用足跟对应耳区内的敏感点,两侧交替。

2.操作方法:常规消毒后,用28号0.5～1.0寸毫针斜刺或平刺耳穴。每天针刺1～2次,每次留针20min,留针期间行针2～3次,用强刺激手法针刺,捻转的幅度为3～4圈,捻转的频率为每秒3～5个往复,每次行针5～10s。待症状明显减轻后,改用中等强度捻转手法,捻转的幅度为2～3圈,捻转的频率为每秒2～4个往复,每次行针5～10s。

【电针耳穴疗法】

1.处方:取用足跟对应耳区内的敏感点,两侧交替。

在上述耳针疗法处方的基础上,选取患侧的体穴照海或阿是穴。

2.操作方法:常规消毒后,用28号0.5～1.0寸毫针斜刺或平刺耳穴。用28～30号毫针,直刺照海0.8±0.2寸,平刺阿是穴1.2±0.2寸。然后在耳穴与体穴之间分别连接电针治疗仪的两极导线,采用疏密波,刺激量的大小以出现明显的局部肌肉颤动或患者能够耐受为宜。每次电针2个穴位,每次电针20min。每天治疗1～2次。

【耳穴贴压疗法】

多与其他疗法配合使用。

1.处方:取用足跟对应耳区内的敏感点,两侧交替。

2.操作方法:用王不留行籽进行贴压法。常规消毒后,用5mm×5mm的医用胶布将王不留行籽固定于选用的耳穴,每穴固定1粒。让患者每天自行按压3～5次,每个穴位每次按压2～3min,按压的力量以有明显的痛感但又不过分强烈为度。隔2～3d更换1次,双侧耳穴交替使用。

【按语】

1.针灸疗法对本病具有一定的治疗作用。

2.手术治疗:对保守治疗无效者,可考虑手术切除尖端向下的跟骨刺或做胫后神经根下支切断术。

3.急性期应适当休息,减少行走。

第十六章　妇科病症

第一节　慢性子宫颈炎

【概述】

慢性子宫颈炎是妇科常见的一种病症。以白带增多、黏稠,有时为脓性,偶可带血性为主要症状。现代西医学多采用药物腐蚀或物理疗法,效果常欠满意。

本病可归属于中医学“带下病”范畴,与赤白带相类。针灸治疗赤白带。在古籍文献中记载颇多。如《针灸甲乙经》、《备急千金要方》、《铜人腧穴针灸图经》、《针灸资生经》、《针灸大成》等中均可见到。1958年,《西安医学院学报》就有关于针刺治疗本病的多篇报告。在20世纪70年代末80年代初,本病曾引起部分针灸工作者的重视.不仅着力于探索简便有效的方法。而且积累了千例以上病例。但之后有关临床工作多包含在针灸治疗“带下病”、“白带”等文章中。专门冠以本病病名报道者不多。至21世纪初,文献量有所上升。从已有的成果结合笔者经验.针灸治疗本病确有效果。但由于本病缠绵难愈,易于反复发作,故一方面要求患者坚持治疗,另一方面,可配合药物。以提高疗效。

【治疗】

(一)腕踝针

1.取穴

主穴:下1穴。

配穴:关元、归来、气海。

下1穴位置:内踝尖上3寸,跟腱前1横指。

2.治法

一般仅取主穴,效不显时加配穴1～2穴。下1穴刺法:取0.25mm×40mm之毫针,针尖向穴位近心端呈30°角快速进皮,即将针柄放平,针体紧贴皮下,缓缓进针约1～1.5寸,患者应感到无任何针感。留针20～30分钟。配穴,宜直刺,使感应向会阴部放射,施平补平泻手法,亦留针同样时间。每日一次,10次为一疗程,停针3～5天,继续下一疗程。

(二)温针

1.取穴

主穴:关元。

2.治法

于月经干净后开始治疗。以0.30mm×50mm之毫针,深刺关元穴,至得气后,用艾段插入针柄,由下部点燃,燃完后再另换一段,每次40分钟。与此同时配合用药,睡前将妇炎栓置于阴道深部宫颈部位,1日1次,每次1粒。温针每日1次。10次为一疗程,一疗程后,停治5日继续下一疗程,治疗期间禁止性乍活和盆浴。一般需治疗3个疗程。

(三)火针

1.取穴

主穴:阿是穴。

配穴:三阴交、阴陵泉、血海、足三里、脾俞、太冲。

阿是穴位置:病灶区。

2.治法

主穴必取,配穴每次取 3～4 对。主穴用火针法,火针治疗在月经干净后 3～7 天内无急性生殖器炎症时进行治疗。操作方法如下:在妇科常规无菌操作下,充分暴露宫颈,拭干黏液,用 0.1%苯扎溴铵消毒宫颈,阴道部用棉球拭干。左手持酒精灯,右手持针,在酒精灯上烧至微红,迅速点烙糜烂面并加压,点烙时采用缓慢、滚动式的方法,每次点烙应停留 3 秒钟,依次由内向外无遗漏地点烙,直到略微超过糜烂面为止。

配穴用毫针刺,得气后行平补平泻法,留针 20 分钟。毫针刺隔日 1 次,10 次为一疗程,一般针刺 1 个疗程;阿是穴局部火针治疗 1 次即愈。治疗期间避免重体力劳动,保持外阴清洁,在创面未完全愈合期间(4～8 周)应避免盆浴、阴道冲洗等。

第二节　子宫内膜异位症

【概述】

子宫内膜是子宫体部的黏膜层,面向宫腔,含有腺体、间质、血管及淋巴等组织。当子宫内膜不在其正常位置生长而在子宫以外部位生长发育并引起各种症状时,称之为子宫内膜异位症。目前国内的临床发病率约为 10%,以 30 岁左右的育龄妇女多见。可表现为剧烈的痛经、腰骨部疼痛、肛门坠痛、盆腔包块、月经不调、不孕等。严重者可出现急腹症及周期性的鼻衄、咯血、便血、血尿等。

针灸治疗子宫内膜异位症是近年的事,直至 20 世纪 80 年代末,用非药物疗法的仅见气功治疗本病的个案报道。针灸治疗本症则见于 90 年代初。目前,在刺灸技术上,采用体针、耳穴埋针、穴位注射、隔药饼灸等法。不仅能较好消除症状,而且还可控制体征。当然,本病既是急重之症也是难治之症,针灸的治疗方法有待进一步规范,其确切疗效亦有待证实。

【治疗】

1.针灸法

(1)取穴:

主穴:分两组。①中极、关元、子宫、血海。②八髎、三阴交。

配穴:分两组。①卵巢、交感、内分泌(耳穴)。②隐白、阳陵泉、地机。

(2)操作:主穴每次选一组,两组交替。关元、中极、子宫均直刺 1.5～2.5 寸,施抢转加提插泻法或平补平泻法,均宜使酸胀感向四周扩散。留针 15～20 分钟,每隔 5 分钟运针 1 分钟,出针后用大号温灸盒罩在关元、中极、子宫穴区上,内置纯艾条施温和灸 20～30 分钟,热力以患者能耐受为度。血海向上斜刺 1.5～2 寸,行提插抢转泻法,得气后摇针弯柄使针孔扩大,疾出针,不按针孔。八髎穴,先用温灸盒罩在穴区上施灸 20～30 分钟,然后用皮肤针中等力度点叩穴区,使局部皮肤针孔有少量出血;三阴交直刺 1.5～2 寸,行平补平泻针法,留针 15～20 分钟,每隔 5 分钟运针 1 分钟。随月经周期施治。用针刺法，进针得气后，留针 20 分钟。出针后，取配穴第一组，以王不留行籽贴压，并嘱患者每日自行按压十余次，每次按压 2～3 遍。腹部冷痛者，可选配穴第二组之 1～2 穴，用艾条灸 10～15 分钟。上法每日 1 次。连续针灸 10 天，间歇 5 天再行针灸，至月经来潮为止，经期不针灸。

(3)疗效：

疗效评定标准：临床痊愈：症状全部消失(腹痛及其他症状消失，经量、经期恢复正常)，不育症患者在 3 年内妊娠或生育。显效：症状基本消失(腹痛明显减轻，其他症状好转，月经过多者经量比治疗前减少 1/3，不育患者得以受孕，经期延长者恢复到 7 天以内)。有效：症状减轻(腹痛明显减轻，其他症状好转，经量、经期较治疗前改善)。无效：治疗前后症状无改善。

以上法共治 202 例子宫内膜异位患者，临床痊愈 46 例，显效 93 例，有效 45 例，无效 18 例，总有效率为 91.1%。

2.穴位注射

(1)取穴：

主穴：分四组。①足三里、归来。②血海、四满。③水道、三阴交。

④大巨、太冲。

配穴：关元、次髎。

(2)操作：

药液：丹参注射液、当归注射液、生理盐水。

主穴用穴位注射法，每次选一组穴，双侧同取，四组穴交替应用，隔日 1 次。药液可任选一种。每穴以 5 号齿科针头刺入得气后，注入 1～2 毫升药液。一般于月经前开始注射，每月治疗 5 次，经期停用。2 个月为一疗程。

配穴每次取 1 穴，两穴交替。用隔药饼灸。药饼制备：附子、鹿角霜、肉桂、乳香、五灵脂，经 5：2：1：1：1 的比例配伍，碾压成极细末，备用。施灸时，以黄酒调和，做成直径 2 厘米，厚 0.4 厘米的药饼。施灸时先于穴区垫一块纱布，上置药饼，放一大号艾炷于药饼上施灸。每次灸 3 壮，以局部出现红晕为度。2 个月为一疗程。上述两法宜结合使用，一般在针后施灸，治疗 3～5 个疗程

(3)疗效：共治 79 例，临床疫愈 24 例，显效 19 例，有效 23 例，无效 13 例，总有效率为 83.5%。

3.耳穴埋针

(1)取穴：艇中、皮质下、内分泌、交感、内生殖器。

(2)操作：上穴均取，每次取一侧穴。先以碘消毒耳郭，再以 75%的乙醇脱碘。用一次性皮内针，探得明显痛点后，刺入穴区，并加以按压。隔日埋针 1 次。于月经前 5 天开始，连续治疗 4 次。每 3 个月经周期为一疗程。

(3)疗效：共治 37 例，均为子宫内膜异位所致的痛经患者，临床痒愈 9 例，显效 19 例，有效 4 例，无效 3 例，总有效率为 91.9%。

4.其他措施

(1)在针灸治疗同时可配合中西药物治疗。

(2)如上述方法疗效不显，可考虑手术治疗。

第三节　痛经

【概述】

痛经系指妇女经期或经行前后的一种急性发作性小腹疼痛。其主要临床表现为:月经期开始时疼痛逐步或迅速加剧,呈阵发性下腹部疼李痛和胀痛,可放射至腰骨部、大腿内侧及肛门周围,重者可出现脸色发白、恶心、呕吐、出冷汗、全身或下腹部畏寒,大便频数,剧痛时可出现四肢冷乃至晕颜等。痛经可分继发性和原发性两类,针灸主要用于原发性痛经。

现代针灸治疗痛经的首篇报道见于1951年,在20世纪50年代以针灸治疗痛经的资料顾多。有的通过数十例患者的观察,证实针灸对重度及中度疼痛者,有明显止痛作用。日本的针灸家用皮内针治疗痛经也有良好的效果。20世纪60～70年代,进一步开展了艾灸、耳针及穴位注射等治疗本病,但资料不够多。80年代开始,针灸治疗痛经的临床文章急剧增多,无论在有效穴位的筛选,穴位刺激法的扩展及病例数的积累上都取得了很大的进展。从所收集的文献统计,针灸治疗痛经的平均有效率在90%以上。

目前临床上穴位刺激方法以体针、皮肤针、耳针、穴位注射、穴位敷贴应用较多。

【治疗】

1.体针

(1)取穴:

主穴:分两组。①承浆、大椎。②十七椎下、承山。

配穴:按证型分为三组。①气血癌:中极、气海、三阴交。②气血两虚:关元、足三里、血海。③寒湿凝滞:命门、带脉、归来。

(2)操作:主穴每次取一组,据症加用配穴。承浆穴,以28号1寸针向下斜刺5分,待患者有针感后,快速提插抢转约30分钟,留针30分钟,每隔10分钟行针1次。大椎穴将针刺入皮下,向深部缓慢进针,使针感向背部下方传导,亦留针30分钟。十七椎下,以28号1.5～2寸针快速刺入皮下后,针尖对准第五腰椎棘突下,向下斜刺抢转提插,针感要求向下达子宫,并朝会阴方向放射,待剧痛缓解可根据病情,持续提插抢转运针5～10分钟,予以留针30分钟。承山穴双侧均取,以6寸毫针速刺入皮,徐徐抢转进针,以有强烈针感为度,留针15～30分钟。

配穴宜用28号2寸长之毫针,迅速破皮,然后沿皮下刺入1.5寸。针刺的方向,腹背部穴均向下,四肢穴均向上。然后施行提插加小抢转的补泻手法,气滞血癌型用泻法,寒湿凝滞型用平补平泻手法,气血两虚型用补法。但刺激均宜轻。留针20～30分钟,每隔3～5分钟运针1次。针后,关元、足三里及归来可以用艾条作温和灸15分钟。每日1次,不计疗程,以愈为期。其他穴位,亦用提插抢转,使针感扩展到小腹部,留针15分钟。上法每日1次,不计疗程,以愈为期。

(3)疗效:

疗效评定标准:临床痊愈:治疗后,症状完全消失,随访1年未复发。显效:症状基本消失,经期腹部稍感不适,随访1年未复发。有效:症状减轻,随访1年内仍有复发。无效:治疗后,症状未见改善。共治316例,临床疫愈241例,显效48例,有效19例,无效8例,总有效率为97.5%。

2.皮肤针

(1)取穴:行间、公孙、隐白、太冲、三阴交、关元。

(2)操作:主穴均取。常规消毒后,用七星针以腕力进行弹刺,刺时要求落针要稳、准,针尖与皮肤垂直。每分钟即刺 70～90 次。每穴叩刺约 1 分钟,中等强度刺激,以局部微出血为度。于每次月经来潮前 3 天治疗,每日 1 次,3 次为一疗程,观察 3 个疗程(三个月)。

(3)疗效:共治 106 例,临床痊愈 30 例,显效 39 例,有效 25 例,无效 12 例,总有效率为 88.7%。

3.耳穴压丸

(1)取穴:

主穴:内生殖器、肝、胆、肾、腹、内分泌、肾上腺、耳背沟、耳迷根、皮质下。

配穴:恶心呕吐加胃,心烦不安加心、神门。

(2)操作:主穴每次选 3～4 穴,据症加配穴。用王不留行籽,以胶布固定于所选的耳穴上。每次一侧穴,双耳轮替。嘱患者每日自行做不定时按压,共按压 10 次左右,每次按压 2～3 分钟。耳穴出现发热效果更佳。每周换贴 2～3 次。治疗的起始时间及疗程,同毫针法。

(3)疗效:以上法共治 1080 例,结果临床痊愈 891 例,显效 159 例,有效 24 例,无效 6 例,总有效率为 99.4%。

4.穴位敷贴

(1)取穴:

主穴:神阙、关元。

配穴:三阴交。

(2)操作:

敷药制备:共有四方。一号方为肉桂、细辛、吴茱萸、延胡索、乳香、没药各 10 克,研极细末备用;二号方为丁香、肉桂、玄胡索、木香各等份,研末,过 100 目筛,和匀,备用;三号方由香附、蒲黄、五灵脂、丁香、肉桂、乌药、细辛、延胡索、川芎、红花等中药组成,将上述药研成细末,用黄酒将其调匀成稀糊状备用;四号方用香附、乌药、延胡索、细辛、桂枝、当归、丹参、赤白芍、川芎、艾叶、黄檗、续断等各等份,研细末,用蜂蜜加 2%月桂氮卓酮调成膏状备用。

主穴选 1 穴或全选,效不佳时,加配穴。其中,神阙用一号方,取药末 2～3 克置于 5 号阳和膏中粘匀,贴于穴区,另用苏叶 100～150 克煎水冲洗阴道;二号、三号方用于贴关元,疼痛剧烈时加三阴交,于月经始潮或疼痛发作时取敷药 2 克置于胶布上贴穴;四号方取蚕豆大小敷药置于 4 厘米×4 厘米胶布中心,分别贴敷神阙穴和关元穴。上方可于月经前 3 天贴敷,每日或隔日 1 次,2 天 1 次,直贴至经行 3 天,3 个月经周期为一疗程。

(3)疗效:共治 333 例,显效 225 例,有效 81 例,无效 27 例,总有效率 91.9%。

5.温针

(1)取穴:

主穴:关元、三阴交。

配穴:命门、肾俞、太冲、足三里、内关。

(2)操作:主穴为主,如效不佳,可改用配穴,常用两法,一为普通温针法,一为高温针法。

普通温针法:患者排空小便后仰卧,皮肤常规消毒后,用 1.5 寸毫针直刺关元穴 1～1.2 寸,施搓针手法,使针感向会阴部传导,再刺双侧三阴交 1～1.2 寸,提插结合抢转,使针感向大腿方向传导,然后将1寸左右长度的艾条段套在上述穴处的针柄上点燃，为防止艾段的艾火和艾灰散落，可先用硬纸板，中间掏一小孔套在针身上覆盖皮肤。根据疼痛程度及患者耐受程度选用灸2～3壮，直至痛经缓解为止。高温针法：以28号毫针针刺的气后留针，选一对主穴行温针。其方法为：用薄铁皮卷成高3～5厘米，直径2～4厘米圆筒，在筒壁上穿5～7排孔，每排8～10孔，在筒下端1.5厘米处作一铁筒，上装满艾绒。先将鲜姜片中间穿孔套于针体贴放在皮肤上，点燃筒下端艾绒并套在针体上，加以固定，随时从底部用吸准橡皮球打气助燃。当皮肤有灼热感时再加生姜片垫上，保持筒内一定温度。于月经来潮3～5天行第一次温针，以后每周1次3次为一疗程。

(3)疗效：以上法共治481例，临床痊愈254例，显效174例，无效23例，总有效率为95.2％。

6.艾灸

(1)取穴：

主穴：分两组。①神阙、关元。②胸9～腰3之督脉段。

配穴：三阴交。

(2)操作：主穴第一组用于一般原发性痛经。于痛经发生的当时将纯净干燥的食盐填于神阙穴中，使之与脐平，将直径约3厘米大小，厚约3毫米的鲜姜片中间以针穿刺数孔放在神阙、关元穴处，上置大艾注(重量1.5克)点燃施灸。每穴施灸壮数依痛经程度而定，轻度用3壮，中度用6壮，重度用8壮，治疗中可在施灸部位不断进行调整，可用镊子上下移动姜片，以灸后局部皮肤潮红不起泡为度。主穴第二组用于治疗高原性原发性痛经。患者取俯卧位，常规消毒后用七星针作中等度吸刺，3～5遍，继用艾条作温和灸10～15遍，最后以艾条雀啄灸法从上向下依次在主穴每一椎体棘突下各灸5分钟，以不烫伤为度。

配穴据病情而加，双侧均取。以1.5寸28号毫针直刺0.8～1寸，快速提插抢转用泻法，以局部有麻胀感且能向上传导为佳，行针2分钟，留针30～60分钟，每隔10分钟行针1次。上法每日1次，6～10天为一疗程。

(3)疗效：以上法共治342例。治疗一般原发性痛经274例，显效225例，好转39例，无效10例，总有效率为96.4％。治疗高原性原发性痛经，共68例，显效54例，好转12例，无效2例，总有效率为97.1％。

7.其他措施

(1)宣传月经知识，消除精神紧张；休息，热敷下腹部等；注意经期卫生，经期避免剧烈运动、受寒湿等因素。

(2)对继发性痛经者，应针对病因治疗，包括内分泌治疗及手术治疗等。

第四节　闭经

一、概述

闭经是妇科疾病中的常见症状，并非一种独立疾病。通常将闭经分为原发性闭经和继发性闭经。原发性闭经是指年满16岁、女性第二性征出现但月经从未来潮者，或年满14岁仍无女性第二性征发育者，约占5%。继发性闭经是指正常月经发生后，出现月经停止6个月以上，或根据自身月经周期计算停经3个周期以上者，约占95%。根据其发生的原因，闭经又可分为生理性闭经和病理性闭经。青春期前、妊娠期、哺乳期以及绝经后的月经不来潮均属生理现象。临床上原发性闭经较少见，故本节重点论述继发性闭经。

本病中医亦称之为“闭经”，在古籍文献中称其为“经闭”“经水不通”“女子不月”“月事不来”“血枯”等。中医学认为，月经的与产生肾、天癸、冲任、胞宫密切相关，所以凡引起脏腑功能失常，气血失调，以致肾－天癸－冲任－胞宫轴任何一个环节发生的功能失调或器质性病变都可导致闭经。

历代医家对闭经的病因研究分虚实两端。虚者多由肾气不足，冲任未充；或肝肾亏虚，精血匮乏，或脾胃虚弱，气血乏源，或久病失养，而致冲任不能按时满盈，胞脉血海空虚，无血可下。实者多因气滞血瘀，或寒凝血滞，或痰湿壅阻，冲任不通，胞脉阻滞，经血不得下行。西医学认为，正常月经的建立和维持，有赖于下丘脑－垂体－卵巢轴的神经内分泌调节，以及靶器官子宫内膜对性激素的周期性反应和下生殖道的通畅性，其中任何一个环节发生障碍

均可导致闭经。原发性闭经多由先天性疾病和生殖道畸形，或功能失调及继发疾病发生于青春期前所致。继发性闭经常由继发的器官功能障碍或肿瘤引起。闭经的分类中以中枢神经下丘脑性闭经（简称下丘脑性闭经）最常见，依次为垂体、卵巢及子宫性闭经。

二、中医治疗优势

传统中医认为闭经属于妇人三十六病中的痼疾，故历代医家十分重视对本病的研究，积累了诸多宝贵而丰富的经验。中医治疗闭经的优势多体现在功能性闭经方面，如：下丘脑性闭经、闭经溢乳综合征、多囊卵巢综合征、希恩综合征、卵巢早衰等疾病导致的闭经。现代中医妇科临床常常抓住主诉，确立闭经的诊断，然后结合发病年龄、病史、症状、体征及实验室辅助检查，进行综合分析，采用宏观与微观辨证相结合，辨病与辨证相结合，局部与整体相结合，探求病因、病位及病性。从而确立了治标与治本、局部与整体相结合的治疗方法。引经治疗以治其标，调经治疗以治其本，以期建立或恢复正常自主的有排卵性月经周期。

从20世纪60年代起，以补肾为基础，中药周期疗法治疗闭经，经过反复的临床及基础实验研究已得到普遍的认可和良好的临床疗效。中医不但从传统的角度辨证治疗闭经，还从神经内分泌、免疫、遗传等多方面进行的分子及基因水平的探讨，亦取得了一定的收获。

中医治疗闭经，通过汤剂、成药、针灸、食疗及体育锻炼等多途径综合治疗，避免了西药（尤其是激素）的不良反应，用药较安全，费用相对低廉，多数患者容易接受，临床依从性较好。

三、中医治疗路径

闭经的中医治疗要辨病与辨证相结合，先辨病，后辨证；辨病中辨证，辨证中辨病。辨病主要是按闭经的诊断步骤做出分类诊断。辨证重在分辨虚实。此外，治疗闭经也当分清经病和他病，若先因他病而致闭经，则当先治他病，病愈则经水自通。

闭经的中医治疗重在调整月经周期并恢复正常的排卵功能，根据月经周期人体的变化，在月经期、经后期、经间期、经前期分别采取理血调经、补肾滋阴养血、活血理气、补肾温阳的中药调周的治疗方法。

在中医药治疗的同时，对闭经患者要注意合理安排工作、生活，避免过度劳累，注意劳逸结合；应稳定情绪，避免精神紧张，注意情志调养；注意营养，加强锻炼，增强体质；治疗其他慢性疾病，以纠正全身健康状况。

四、中医治疗策略

本病为妇科疑难症之一，病因繁多，机制复杂。首要排除生理性闭经和先天生殖器官畸形及后天器质性损伤所致闭经，中医治疗策略需在明确辨病和辨证分型的基础上，审其病性虚实（包含病因、病位）。虚者当以补肾填精、滋肝养血、健脾益气为主，使得肾气充盛，冲任流通，血海满盈，月经可望以时下。实者当根据其寒、郁、痰、瘀之不同病因及证候，分别以温经散寒、行气解郁、祛痰除湿、活血通经为治，而不可单纯行气破血。切忌一味峻补，或滥用攻破，以免犯虚虚实实之戒。

1.肾气不足证

【审证求因】

主症：年逾 16 岁尚未行经，或月经初潮较晚，周期延后量少，经色淡或黯，质稀，逐渐发展至闭经。面色晦暗，伴腰酸腿软，头晕耳鸣，夜尿频多，大便不实，或四肢不温，带下甚少，舌淡苔白，脉沉细或沉迟。

病因：先天肾气不足，禀赋素虚，或幼年多病，肾气不充，天癸不能如期泌至，任脉不通，冲脉不盛，而致月事迟迟不行，或经来后期量少，行后又闭。也可因房劳过度，多产、屡孕屡堕或流产手术不当，损伤肾气冲任，而导致经闭者。

【辨证要点】

以闭经，腰酸腿软，头晕耳鸣，夜尿频多，舌淡苔白，脉沉细或沉迟为辨证要点。缘先天肾气不足，天癸不能按时泌至，腰为肾之府，肾者主骨，肾虚，故腰酸腿软。髓海不足，故头晕耳鸣。肾气不固，故夜尿频多。舌质淡、苔薄白、脉沉细或沉迟皆为肾阳气虚衰之象。

【临证思维】

本病结合月经未至，腰酸腿软，头晕耳鸣，夜尿频多的临床表现，根据先天不足或既往有房劳多产等病史，实验室检查等，并结合舌脉特征确定为肾气冲任损伤，而导致的闭经。治疗上以补益肾气，调养冲任为主，结合中药周期疗法治疗。

治法：补益肾气，调养冲任。

方药：加减苁蓉菟丝子丸。

肉苁蓉 15g 、淫羊藿 15g 、菟丝子 20g、紫河车 12g、覆盆子 9g、当归 12g、枸杞子 15g、熟地黄 12g、桑寄生 15g、艾叶 6g。

若肢冷、畏寒，可加肉桂，以温肾阳通经络。若腰腹发凉、带下清冷，可加紫石英、巴戟天以温肾暖宫。

2.肝肾亏损证

【审证求因】

主症：月经周期延后量少，渐至闭经，头晕目涩，腰膝酸软，足跟作痛，阴部干涩，带下甚少，甚则全无，或失眠健忘，舌淡苔薄，脉沉细弱。

病因：禀赋不足，肾精未裕，肝血虚少，冲任不充，无以化为经血，而致经闭；或因早婚多产，房劳过度，屡孕屡堕，或久病失养，肾精亏损，肝血耗伤，精血匮乏，源竭流断，冲任俱虚，血海不能按时满盈而致闭经。

【辨证要点】

以腰膝酸软，阴部干涩，带下甚少，甚则全无，舌淡苔薄，脉沉细弱为辨证要点。缘肾精亏损，肝血不足，精血不足，外府失荣故腰酸，阴津亏少，故阴部干涩，带下全无。舌淡苔薄，脉沉细弱，亦为精血亏虚之象。

【临证思维】

本病结合月经未至，头晕目涩，腰膝酸软，足跟作痛，阴部干涩的临床表现，根据房劳过度，屡孕屡堕，或久病失养等病史，并结合舌脉特征确定为肾精亏损，肝血耗伤，精血匮乏，源竭流断，冲任俱虚，血海不能按时满盈而致闭经。治疗上以滋肾柔肝，益精养血为主，结合中药周期疗法治疗。

治法：滋肾柔肝，益精养血。

方药：归肾丸加味。

熟地黄 15g、山药 15g、山茱萸 15g、茯苓 9g、当归 12g、枸杞子 15g、杜仲 15g、菟丝子 20g、续断 15g、党参 15g、若咽干、手足心热者，加知母、地骨皮以清虚热。若喜叹息、纳谷不香者，加制香附、党参以调肝健脾。

3.气血虚弱证

【审证求因】

主症：月经后期量少，经色淡而质薄，继而停闭不行。面色苍白或萎黄，头昏眼花，心悸气短，神疲肢软，或食欲不振，失眠多梦，毛发不泽易脱落，肌肤不润甚则甲错，唇色无华。舌淡苔少或薄白，脉沉缓或虚数。

病因：脾胃虚弱，化源不足，或饮食劳倦，思虑过度，损伤心脾，或大病、久病、长期失血或多产密产、堕胎小产，或哺乳过久，或虫积噬血，以致营血耗伤，气血不足，血海枯竭而致月经停闭。

【辨证要点】

以面色苍白或萎黄，气短，神疲肢软，唇色无华，舌淡苔少或薄白，脉沉缓或虚数为辨证要点。血虚不荣，故面白或萎黄，唇舌淡而无华。脉细弱无力亦为气血不足之象。

【临证思维】

本病结合月经未至，面色苍白或萎黄，头昏眼花，心悸气短，神疲肢软，失眠多梦的临床表现，根据既往有脾胃虚弱，或大病、久病、长期失血或多产密产、堕胎小产等病史，以及实验室检查等，并结合舌脉特征确定为营血耗伤，气血不足，血海枯竭而致月经停闭。治疗上以益气养血调经为主，结合中药周期疗法治疗。

治法：益气养血调经。

方药：八珍汤加味。

人参10g、白术15g、茯苓15g、当归10g、川芎15g、芍药15g、熟地黄15g、甘草10g、服上方，待气血渐复后，再酌情加泽兰15g，茺蔚子10g，鸡血藤15g，丹参10g，牛膝10g，以活血通经。

中成药：①八珍益母丸，蜜丸，每次1丸，每日3次。②乌鸡白凤丸，蜜丸，每次1丸，每日两次。

4.阴虚血燥证

【审证求因】

主症：月经后期量少，渐至闭经，形体瘦削，两颧潮红，五心烦热，盗汗，或骨蒸劳热，或咳嗽唾血，口干咽燥，舌红干苔少，脉细数无力。

病因：素体阴虚，或失血伤阴，或久病阴血亏耗，或痨瘵骨蒸，或辛燥伤阴，阴虚或火旺，燥灼营阴，血海干枯，发展为闭经。

【辨证要点】

以闭经，五心烦热，盗汗，口干咽燥，舌红苔少，脉细数无力为辨证要点。

阴虚火旺，故见五心烦热，颧红潮热，阴不守阳，迫汗外泄而盗汗。热灼津液，故口干咽燥。

虚火灼伤肺络故见咯血。正气久耗，故见形体瘦削。舌红苔少，脉细数均为阴虚内热之象。

【临证思维】

本病结合月经未至，形体瘦削，两颧潮红，五心烦热，盗汗，口干咽燥的临床表现，根据既往有素体阴虚，或失血伤阴，或久病阴血亏耗等病史，并结合舌脉特征确立为营阴耗伤，血海干枯，发展为闭经。治疗上以养阴清热调经为主，结合中药周期疗法治疗。

治法：养阴清热调经。

方药：加减一阴煎。

生地黄12g、熟地黄12g、白芍12g、麦冬15g、知母9g、地骨皮12g、黄精12g、丹参15g、女贞子15g、制香附12g、炙甘草10g。

若虚烦潮热甚，可加青蒿、鳖甲以清热除烦。

5.气滞血瘀证

【审证求因】

主症：月经周期先后不定，量少，渐至闭经，或骤然停闭，精神抑郁，烦躁易怒，少腹时有胀痛或拒按，胸胁及乳房胀痛，纳食不香，或便溏腹胀，舌苔薄白，脉沉弦。

病因：《素问·阴阳别论》指出："二阳之病发心脾，有不得隐曲，女子不月。"忧思过度，心气不通，脾气郁结；或情志不遂，郁怒伤肝，或环境改变，精神紧张，或突受刺激，气机不畅，气滞则血行不畅，胞脉闭阻，月经停闭。

【辨证要点】

以精神抑郁，烦躁易怒，胸胁及乳房胀痛，舌苔薄白，脉沉弦为辨证要点。

肝经气滞，经脉气血循行不畅故胸胁、乳房胀痛。肝气不疏，故精神抑郁。舌苔薄白，脉沉弦为肝郁气滞之象。

【临证思维】

本病结合月经未至，精神抑郁，烦躁易怒，少腹时有胀痛或拒按，胸胁及乳房胀痛的临床表现，根据既往有情志不遂，环境改变，精神紧张，或突受刺激等病史，并结合舌脉特征确立为气机不畅，气滞则血行不畅，胞脉闭阻，月经停闭。治疗上以疏肝理气，活血行滞为主，结合中药周期疗法治疗。

治法：疏肝理气，活血行滞。

方药：血府逐瘀汤加味。

桃仁10g、红花10g、当归15g、川芎10g、熟地黄15g、赤芍15g、牛膝15g、桔梗6g、柴胡10g枳壳15g、甘草10g、若气郁化火，证见口苦心烦、胸胁胀满、舌红苔薄黄、脉弦而数者，可加黄芩10g、栀子10g以清泻肝火。

中成药：①血府逐瘀丸，每次口服1丸，每日2次。②调经活血片，每次5片，每日3次，温开水送服。

6.寒凝血瘀证

【审证求因】

主症：以往月经正常，突然停经，数月不行，小腹疼痛拒按，得热痛减，或四肢不温，带下量多色白，舌质紫黯，或边尖有瘀点，脉沉涩。

经期、产后血室正开，风冷寒邪客于胞中，或临经涉水受寒，或内伤生冷，血为寒凝，冲任瘀阻，胞脉壅塞，经水阻隔不行，故致闭经。

【辨证要点】

以闭经，小腹疼痛拒按，得热痛减，舌质紫黯，或边尖有瘀点，脉沉涩为辨证要点。

寒滞胞宫胞脉，气机阻滞，故小腹疼痛拒按，得热则减。寒阻气遏，阳气不达四末，故肢冷。

舌质紫黯，或边尖有瘀点，脉沉涩均为寒凝血瘀之象。

【临证思维】

本病结合月经未至，小腹疼痛拒按，得热痛减的临床表现，根据既往有临经涉水受寒，或内伤生冷，或经期、产后血室正开，风冷寒邪客于胞中等病史，并结合舌脉特征确立为血为寒凝，冲任瘀阻，胞脉壅塞，经水阻隔不行，故致闭经。因此治疗上以温经散寒，活血化瘀为主，结合中药周期疗法治疗。

治法：温经散寒，活血化瘀。

方药：温经汤加味。

吴茱萸6g、当归10g、白芍12g、川芎9g、党参12g、桂枝6g、牡丹皮6g、法半夏10g、麦冬12g、牛膝10g、鸡血藤20g、甘草6g、若腹痛甚者，加乳香10g、没药10g以化瘀止痛。若小腹冷痛明显者，加小茴香6g、艾叶10g以暖宫散寒止痛。

中成药：①艾附暖宫丸。每次口服1丸，每日2次。②少腹逐瘀丸。每次口服1丸，每日2次。

7.痰湿阻滞证

【审证求因】

主症：月经延后渐至闭经，形体肥胖，胸脘满闷，或呕恶痰多，倦怠乏力，或面浮足肿，或带下量多、色白、质黏，舌淡苔白腻，脉滑。

病因：脾阳不运，湿聚成痰，痰湿下注，阻滞冲任，闭塞胞脉或肥胖之体，脂膜壅塞胞宫，冲任不通，而致经闭。

【辨证要点】

以形体肥胖,呕恶痰多,倦怠乏力,舌淡苔白腻,脉滑为辨证要点。

痰湿中阻,故呕恶痰多。湿困脾阳,故倦怠乏力,纳谷不香。湿浊下注,故带下多、色白。

舌淡苔白腻,脉滑均为痰湿内阻之象。

【临证思维】

本病结合月经未至,形体肥胖,胸脘满闷,或呕恶痰多,倦怠乏力的临床表现,根据既往形体肥胖或脾胃虚弱的病史,结合舌脉特征等确立为痰湿脂膜壅塞胞宫,冲任不通,而致经闭。

因此治疗上以祛痰除湿,活血通经为主,结合中药周期疗法治疗。

治法:祛痰除湿,活血通经。

方药:苍附导痰丸合佛手散加味。

茯苓 15g 法半夏 10g 陈皮 10g 甘草 10g 苍术 10g 香附 10g 胆南星 6g 枳壳 12g 生姜 5 片 神曲 12g 当归 12g 川芎 10g 若呕恶、脘闷可加厚朴 10g,竹茹 10g 以宽胸和胃止呕。

中成药:二陈丸每次口服 6～9 克,每日 3 次。

中药周期疗法:

在闭经的周期治疗过程中,除按上述辨证治疗外,还应根据月经的不同时期,施以中药周期疗法,以提高和巩固疗效。具体治疗中,应在辨证的基础上参考以下调周方法。

(1)经后期(相当于卵泡发育期):机体血海空虚、阴精不足,此期治法以补肾填精、益气养血为主。可选用菟丝子、枸杞子、何首乌、熟地黄、当归、山茱萸、山药、党参、覆盆子、白芍等。

(2)经间期(相当于排卵期):机体处于阴精渐盛,阳气渐充,由阴转阳的时期。治法应以补肾活血,化瘀通络为主。可选用菟丝子、枸杞子、何首乌、熟地黄、当归、紫河车、鹿角霜、桃仁、红花、赤芍、茺蔚子、泽兰、姜黄、柴胡、枳壳等。

(3)经前期(相当于黄体期):机体肾气充盛,阳气渐旺,治法应阴中求阳,水中求火,滋肾助阳。可选用菟丝子、熟地黄、续断、桑寄生、仙茅、淫羊霍、紫石英、巴戟天等。

(4)行经期(相当于月经期):机体正值经血来潮,气血骤变,当以顺势利导,条畅气血。治法以活血通经为主。可选用桃红四物汤、丹参、益母草、香附、川牛膝等。可酌加三棱、莪术、水蛭、土鳖虫、地龙、三七粉等行气活血,化瘀通经之品。

五、其他中医治疗

1.针灸治疗

(1)毫针治疗:①取穴关元、肾俞、肝俞、三阴交、太溪、太冲。提插捻转补法,用于肝肾不足证。②取穴足三里、三阴交、关元、肾俞、脾俞。提插捻转补法,用于脾肾两虚证。

(2)耳针疗法:取内分泌、卵巢、皮质下、肝肾、神门等。每次选 3～4 穴,毫针针刺中等刺激,留针 20 分钟,隔日 1 次。或在耳穴埋豆,每周 2～3 次。用于虚证。

2.药膳疗法

(1)鸡血藤炖肉方:鸡血藤干品 10～15g,猪瘦肉 150g。二味共炖,食肉及汤,每日 1 次,5 天为 1 个疗程。具有补气活血通经的作用,适用于虚实错杂闭经。

(2)姜蒜炒羊肉丝:净羊肉 250g,嫩生姜 50g,甜椒 2 个,青蒜苗 50g。上各味洗净置油锅煸炒,兑入芡汁，佐餐当菜，随意食用，当日吃完。本方具有滋补肾阳的作用，适应于肾阳虚弱闭经。

(3)枸杞兔肉汤：枸杞子30g，兔肉250g，将枸杞子洗净，二味同入砂锅内，文火煮烂，加入适量精盐、味精即可食服。每日2次。宜常服。具有补肾养肝调经作用，适用于肝肾不足型闭经。

(4)核桃酒：核桃500g，黄酒1000mL。将核桃壳打碎，置容器内，倒入黄酒，加盖。密封20天后，滤取酒浆，再加红糖250g，煮滚溶化，装瓶备用，每次服10mL，每日2次。本方具有滋补肝肾，活血通经作用，适用于肝肾不足型闭经。

(5)山药土豆汤：山药30g，土豆30g，黑豆30g，鸡血藤50g，牛膝10g。先将鸡血藤、牛膝煎水1小时后，去渣，加入山药、土豆、黑豆煮至熟烂，加入红糖适量服用。本方具有滋补肝肾的作用，适用于肝肾不足型闭经。

(6)丹参鸡：丹参30g，鸡蛋2枚。两药共煮2小时，吃蛋饮汤，本方可连续服用。具有养血通经的作用，适用于血虚闭经。

(7)猪肝红枣煮木瓜：猪肝100g，大枣20枚(去核)、番木瓜1个。先将木瓜切开洗净。同时将猪肝、红枣放入砂锅内，加水适量，煮熟服食饮汤。每日2～3次，宜常服。具有补气养血调经作用，适用于气血虚弱型闭经。

(8)桂圆粥：龙眼肉9g，薏苡仁30g，红糖1匙。龙眼肉与薏苡仁同煮粥，加红糖1匙即可食用。每日1剂。具有健脾养血调经作用，适用于属气血虚弱型闭经。

(9)当归北芪猪肉汤：当归20g，北黄芪20g，黄花菜根15g，瘦猪肉200g。同煎煮熟，加盐少许调味，吃肉饮汤。适用于气血虚弱型闭经。

(10)黄芪杞子炖乳鸽：黄芪30g，枸杞子30g，乳鸽一只。先将乳鸽去毛和内脏洗干净，放入炖盅内，再将黄芪、枸杞子洗净放入炖盅内，加水适量，隔水炖熟，吃肉汤饮。每日2次。宜常服。本方具有补气养血调经作用，适用于气血虚弱型闭经。

(11)鳖鱼瘦肉汤：鳖鱼1只，瘦猪肉100g，生地黄30g。将鳖收拾干净，生地黄洗净，三味同时放入砂锅内炖煮至肉烂，即可服汤食肉。每日2次，3料为1个疗程。具有养阴清热调经作用，可适用于阴虚血燥型闭经。

(12)老母鸡炖木耳红枣麦冬方：老母鸡1只，木耳30g，大枣15枚，麦冬30g。将老母鸡去毛和内脏洗净，与木耳、红枣、麦冬同时放入砂锅内，加水适量炖至鸡肉烂熟服食。每日2～3次，2料为1个疗程。具有养阴清热调经作用，可适应于阴虚血燥型闭经。

(13)水蛭散：生水蛭30g，怀山药250g。将生水蛭晒干研粉，生山药轧为细末，每次用山药末20g，冷水调匀，煮稀粥，加红糖适量，送水蛭粉1～2g，每日2次。具有破瘀通经的作用，适用于血瘀性闭经。

(14)红花黑豆糖煎：红花15g，黑豆250g，红糖120g。上三味水煎服，去红花后，食豆饮汤。每日1剂。具有活血，祛瘀，通经作用，适用于气滞血瘀型闭经偏重血瘀者。

(15)王不留行炖猪蹄：王不留行30g，茜草15g，牛膝15g，猪蹄250g。上述药物清洗干净，用纱布包好，与猪蹄同放入砂锅，炖至猪蹄烂熟，去药包，服汤食肉，每日2次，5料为1个疗程。具有活血化瘀、理气通经作用，适用于气滞血瘀型闭经。

(16)苡仁根老丝瓜汤：薏苡仁根30g，老丝瓜(鲜品)30g。二味水煎取汁，加红糖少许调味，每日1料，连服5日。本方具有祛瘀化湿的作用，适用于痰湿型闭经。

(17)苍术粥：苍术30g，粳米30g。先将苍术洗净水煎，去渣取汁，待米粥八成熟时入药汁，共煮至熟,每日 1 料,可连续服用。具有除湿祛痰的作用,可适用于痰湿阻滞型闭经。

六、中医治疗评价

中医对闭经治疗的特色和优势,集中体现在辨证治疗和中药调周治疗方面。对于功能性闭经,中医治疗有较好的疗效。其在调整月经周期和促排卵的过程中,同时也能调节全身机体的功能,在一定程度上可以改善下丘脑－垂体－卵巢轴的调节功能,更有利于促进月经的来潮和自主排卵功能的恢复。但对于器质性病变导致的闭经,单纯中医治疗难以奏效。

七、中医治疗难点

1.闭经只是一个临床症状,引起闭经的疾病有多种,病因复杂,病程较长。而中医治疗的效程相对较长,见效较慢,在治疗过程中需要患者的积极配合,才能够达到治疗的目的。如何使患者积极地配合,增加治愈疾病的信心,是中医治疗的一个难点。

2.对于器质性闭经的治疗,是单纯中医治疗难点。

八、应对策略与思路

1.加强宣传教育,使患者能够了解病情和中医治疗过程,从各个方面配合治疗的顺利进行,从而达到月经来潮和排卵的治疗目的。

2.对于器质性闭经,多需要手术治疗。

第五节　经间期出血

凡在两次月经之间即氤氲之时,出现周期性的、少量的阴道出血,称为经间期出血。氤氲在《女科证治准绳》中有所描述:“凡妇人一月经行一度,必有一日氤氲之候,于一时辰间……此的候也……於此时顺而施之则成胎矣。”关于“经间期出血”一名,历代医籍未有记载,但可在月经不调、月经先期、经漏、赤白带下等文献中见到。经间期出血是在冲任阴精充实,阳气渐长,由阴盛向阳盛转化的氤氲期这一生理阶段因阴阳失常所致。常见病因有肾阴不足,阳气乘阴,迫血妄行,而致出血;气阳两虚,血失统摄,而致出血;湿热蕴结于冲任,迫血妄行;血瘀阻滞冲任,血不循经而致出血。本病在西医学中相当于排卵期出血,由于雌激素的波动而引起出血,属于雌激素突破性出血类型,内膜呈早期分泌期,可能有部分晚期增生期。若出血期长,血量增多,不及时治疗,可进一步发展成为崩漏。本病预后良好。

【诊断】

1.病史

素禀不足,劳力过度,或有盆腔炎症等病史。

2.症状

子宫出血发生在排卵期,流血量甚少,一般很少达到月经量,可伴有透明黏液样白带,持续时间 1～2 小时,也有延至 2～7 天出血自行停止者;可伴有一侧少腹轻微疼痛。

3.基础体温测定

基础体温呈双相型,出血发生在高低温交替时,一般体温升高后出血停止,也有体温升高后继续出血者。

4.妇科检查

一般患者可无明显病变,部分患者可有慢性盆腔炎体征。

【鉴别诊断】

1.月经先期

月经先期是月经周期提前,而不是在氤氲期出血,经量同正常月经量;而本病的出血少于月经量,与正常月经的出血量形成一次多、一次少相间隔的现象。

2.月经过少

月经量少,但月经周期正常。

3.经漏

月经量少淋漓,甚至匝月不净。

4.赤带

一般有黏稠分泌物相杂,于经净后阴道流出似血非血的赤色黏液,且病程较长,或反复发作,多有接触性出血史,出血无周期性。

5.宫颈息肉

多有接触性阴道出血史,妇科检查可发现单个或多个、色鲜红、质软、易出血、蒂细长的息肉。

【辨证要点】

1.辨出血的色、质

本病出血一般很少。色鲜、无块者,阴虚居多;色淡、质稀者,气阳两虚居多;色淡红、质稠者,湿热为多;色紫黯、夹小血块,多属血瘀。

2.辨兼症

头晕耳鸣,腰酸膝软,手足心热,心烦易怒,夜寐不宁,溲黄便结,舌红少苔,脉细数者,为肾阴不足;神疲乏力,气短懒言,腹胀纳少,舌淡质胖苔薄,脉濡或缓者,气阳两虚居多;平时带多色黄,少腹疼痛,口苦口渴,咽干心烦,舌红苔黄腻,脉弦滑数者,为湿热之证;情志抑郁,胁痛腹胀,小腹疼痛,或有痛经史,舌紫黯或有瘀点,脉弦或涩,为血瘀证。

【治疗】

(一)现代治疗

1.雌激素

适用于雌激素不足者。①炔雌醇,每次0.05mg,每日1次;②倍美力,每次0.625mg,每日1次;③诺坤复,每次10mg,每日1次。任取一种于月经第5天起开始口服,共22天,服至第18天时加服甲羟孕酮每次10mg,每日1次,共5天。

2.促进卵泡发育和排卵

氯米芬50mg,口服,每日1次,自月经第5天起服,连服5日。

3.黄体功能刺激疗法

近排卵期每日肌内注射人绒毛膜促性腺激素2000～3000U,共5次,于基础体温上升后开始用，可使血浆黄体酮明显上升，随之正常月经周期恢复。

4.黄体功能替代疗法

近排卵期，估计将发生经间期出血时开始，每日肌内注射黄体酮10mg，共10～14日，或每日肌注黄体酮20mg，共5日，适用于需要生育患者；或甲羟孕酮每日口服10mg，共10～14日，借以补充黄体。

（二）辨证治疗

1.肾阴不足证

证候：氤氲期（经间期）出血，量少色鲜，质稠无块，头晕耳鸣，手足心热，心烦易怒，夜寐不宁，溲黄便结，舌红少苔，脉细数。

治法：滋肾益阴，固冲止血。

方药举例：两地汤合二至丸加减。生地黄15g，玄参、麦冬、地骨皮、白芍、阿胶各10g，女贞子、旱莲草各12g。

加减：头晕耳鸣加珍珠母（先煎）、生牡蛎（先煎）各30g；夜寐不宁加远志、夜交藤各10g；出血期酌加地榆、藕节炭各12g。

2.气阳两虚证

证候：经间期出血，量少，色淡质稀，神疲乏力，气短懒言，腹胀纳少，舌淡质胖，苔薄，脉濡缓。

治法：健脾益气，温阳固冲。

方药举例：大补元煎加减。山药、杜仲各12g，当归、枸杞子、山茱萸、熟地黄各10g，党参20g，仙灵脾、菟丝子、石楠叶各12g，炙甘草6g。

加减：出血期间加阿胶、炮姜、棕榈炭各10g；畏寒肢冷加附子10g，鹿角霜12g。

3.湿热证

证候：经间期出血，色深红质稠，平时带多色黄，少腹疼痛，口苦口渴，咽干心烦，舌红苔黄腻，脉弦滑数。

治法：清热除湿，凉血止血。

方药举例：清肝止淋汤加减。白芍、当归各15g，阿胶、牡丹皮、黄檗、牛膝、香附各10g，红枣5枚，败酱草、红藤、小黑豆各15g。

加减：出血期间，去当归、牛膝，加藕节炭、茜草、乌贼骨各12g；带下量多者，加马齿苋、土茯苓各15g；腹胀、纳呆，去生地黄、白芍，加厚朴、麦芽各12g；大便不爽，去当归、生地黄，加薏苡仁、白扁豆各12g。

4.血瘀证

证候：经间期出血，色紫黯夹小血块，小腹疼痛拒按，情志抑郁，舌紫黯或有瘀点，脉涩有力。

治法：活血化瘀，止血调经。

方药举例：逐瘀止血汤加减。生地黄30g，当归尾12g，大黄、赤芍、龟板、牡丹皮各10g，枳壳、桃仁各12g。

加减：出血期间，去赤芍、当归尾，酌加三七、蒲黄各10g；腹痛较剧者，加延胡索、制乳香、制没药各10g；挟热者，加黄檗、知母各10g。

(三)其他疗法

1.中成药

(1)固经丸:每次9g,每日2次。治肾阴不足之经间期出血。

(2)左归丸:每次9g,每日2次。适用于阴阳两虚之经间期出血。

(3)妇科千金片:每次6片,每日3次。适用于湿热型经间期出血。

(4)桂枝茯苓胶囊:每次3粒,每日3次。适用于血瘀型经间期出血。

(5)二至丸:每次9g,每日2次。治肾阴不足之经间期出血。

(6)六味地黄丸:每次8粒,每日2次。治肾阴不足之经间期出血。

2.单方验方

(1)三七粉:每次2g,每日2次。治血瘀型经间期出血。

(2)养阴清热止血汤:地骨皮、炒黄芩、白芍、麦冬、地榆炭、茜草炭各15g,生地黄、女贞子、旱莲草各30g,青蒿12g,炙甘草6g。治阴虚血热之经间期出血。

3.针灸疗法

(1)体针:取关元、气海、三阴交、脾俞、命门穴,平补平泻,留针20分钟。阳虚加命门、中极(补法),加温针或灸;湿热加血海、大敦(均泻);血瘀加太冲、气冲(均泻)。每日1次,3次为1疗程。

促排卵取穴:风府、气海、大赫;中极、关元、三阴交。电针刺激30分钟,每日1次,两组穴位隔日交替,同时B超监测卵泡发育状况,5次为1疗程。

(2)耳针:取子宫、皮质下、内分泌、卵巢、肾等穴,皮内针、磁珠或王不留行籽胶布粘贴,经常按压。

4.饮食疗法

(1)岗稔根猪肉汤:岗稔根50g,黄芪30g,党参15g,菟丝子30g,仙灵脾20g,淮山药30g,猪瘦肉150g,肉桂10g。将全部用料洗净,放入锅内,加清水适量,文火煮2.5～3小时,加食盐调味,饮汤吃肉,1天之内服完。治气阳两虚之经间期出血。

(2)地莲侧柏饮:干地黄30g,女贞子30g,旱莲草30g,侧柏叶30g。将上药洗净,放入锅内,加清水适量,煎取浓汁,去渣,加入红糖适量溶化即可,1天之内服完。治肾阴不足之经间期出血。

(3)荠菜马齿苋猪瘦肉汤:荠菜60g,马齿苋100g(干品50g),薏苡仁30g,猪瘦肉160g。全部用料洗净,猪肉切片,马齿苋切段;将薏苡仁放锅内加清水适量,中火煮熟,再放入荠菜、马齿苋,武火煮沸后,加入猪肉片,中火煮30分钟,加油、盐调味,一次服完。治湿热内盛,迫血妄行者。

【预防调护】

(一)预防

1.经行前后,勿受寒湿,避免涉水冒雨及暴晒过热的环境。

2.经行期间,忌食生冷寒凉辛辣刺激之饮食。

3.注意计划生育,避免过度房劳、多次流产。

(二)调护

1.出血期间,避免过劳和剧烈运动,注意劳逸结合。

2.调节饮食,注意营养,充养精、气、神,增强体质。

3.注意出血情况,调畅情志,积极配合医生治疗。

第六节 崩漏

崩漏是妇科常见的疑难重症之一。有关“崩”的记载，最早见于《素问·阴阳别论篇》：“阴虚阳搏谓之崩。”漏下则见于《金匮要略》。《诸病源候论》中又有“非时而下，淋漓不断，谓之漏下”、“忽然暴下，谓之崩中”等阐述。崩漏是指妇女在非经期阴道大量出血，或持续淋漓不止。一般来势急、出血量多的称“崩”；出血量少或淋漓不净的为“漏”。崩与漏的临床表现虽然不同，但其发病的主要机理都是冲任损伤，不能制约经血，在疾病的发生、发展过程中常可相互转化，如血崩日久，血气大衰，可变成漏；久漏不止病势日进，可发展成崩，故往往崩漏并称。《济生方》云：“崩漏之疾，本乎一症，轻者谓之漏下，甚者谓之崩中。”本病的主要特征是妇女无规律的阴道出血，非时而下，表现为阴道大量出血，或持续淋漓不尽，以青春期女子、围绝经期妇女多见。

崩漏产生的原因有虚实之分。虚者为肝、脾、肾不足，阴阳两虚导致冲任不固；实者为热伤冲任，迫血妄行，瘀血内阻，血不归经，致成崩漏。崩漏的发病有缓急和出血新久的不同。根据病情的轻重缓急和寒热虚实，崩漏的治疗要依循“急则治其标，缓则治其本”的治疗大法。历代医家提出过不少治法理论和经验，其中塞流、澄源、复旧可谓治疗崩漏的三大准则。塞流，即止血，暴崩之际，为防血脱阳亡，急当摄血防脱；澄源，即正清源，根据具体情况，审症求因，辨证论治，是治崩漏的基本方法；复旧，即调理善后，以恢复正常周期，协调阴阳气血。

既往崩漏的范围很广，西医的功能失调性子宫出血、女性生殖器肿瘤和生殖器炎症等所出现的阴道不规则出血，都属崩漏范畴。目前临床所指崩漏是属月经病的范畴，正如《景岳全书·妇人规》云：“崩漏不止，经乱之甚者也。”崩漏类似于西医的功能失调性子宫出血（简称功血）。

【诊断】

1.症状

经期无规则，经血非时而下，或阴道大量出血，或淋漓不止。如出血量多，或出血时间较长者可伴有不同程度的贫血。

2.实验室检查

血红蛋白可低于正常值，炎症时周围血白细胞升高。为排除血液系统病变而致月经过多者，可测定出血时间、凝血时间、凝血酶原、血小板计数等。血内分泌测定雌激素、孕激素、黄体生成素（LH）、尿促卵泡素（FSH）及 LH/FSH 的比值，可用于诊断是否由多囊卵巢所致的崩漏出血；测定甲状腺、肾上腺、肝功能，以除外其他内分泌疾病或肝病引起的崩漏出血。

3.B 超检查

崩漏者子宫与卵巢多无异常。对疑有子宫肌瘤或卵巢肿瘤、子宫腺肌病所致出血者，可行 B 超检查协助诊断。

4.基础体温测定

无排卵型功血，由于无排卵、无孕激素的影响，基础体温呈单相。有排卵型功血中黄体不健者，基础体温呈双相，高温相一般为 9～11 天以内；属黄体萎缩不全者，基础体温呈双相，高温相呈逐渐萎缩型。

5.妇科检查

有助于诊断有无器质性病变。青春期妇女乳房正常或略小，妇科检查子宫略小，附件多无异常；多囊卵巢者可触及增大之卵巢；生殖器炎症者，子宫有压痛，附件增厚或触及包块；生殖器官有肿瘤者则子宫增大或附件处触及肿块。

6.诊断性刮宫

可以了解子宫内膜形态、病理变化，为病情诊断提供可靠依据。无排卵型功血者子宫内膜多呈增生性变化，如围绝经期功血，应考虑有器质性病变，疑有子宫内膜癌者需要进行分段刮宫查找癌细胞；黄体不健者应在分泌期行诊断性刮宫，子宫内膜分泌功能欠佳；黄体萎缩不全者，月经来潮时行诊断性刮宫可见有早期分泌期子宫内膜，经行第 5 天进行诊刮，可见有混合型子宫内膜。

7.宫颈黏液结晶检查

经前仍出现羊齿状结晶，提示为无排卵型功能失调性子宫出血。

8.阴道脱落细胞涂片检查

多无孕激素作用，如有排卵则阴道上皮细胞脱落增多、堆积，中层细胞增多，伴皱褶和卷边，但不佳。

【鉴别诊断】

1.功能失调性子宫出血

崩漏与功血有相似之处，但又不能等同，崩漏又多与无排卵型功血相联系。功血若发生在青春期或围绝经期，出血前常有停经史，月经周期紊乱，出血量多，多有贫血征象，子宫检查无器质性病变，应考虑为无排卵型子宫出血；若发生在中年妇女，月经周期尚有一定规律性，经期延长，多考虑为排卵型子宫出血，此又多与月经先期、月经过多、经期延长、月经先后无定期等相联系。

2.生殖器炎症引起的出血

严重的阴道炎、宫颈炎、子宫内膜炎引起的阴道出血是无周期性的。阴道炎引起的出血，一般为白带中夹血丝，可有局部疼痛等刺激症状，妇检可发现阴道壁有炎症刺激反应；宫颈炎引起的出血多为血性白带或性交后出血，妇检时可见宫颈有不同程度的糜烂或息肉，并有接触性出血；子宫内膜炎引起的出血，伴有小腹疼痛下坠、发热、白细胞总数增高，白带为脓性或水样，双合诊检查子宫增大柔软、压痛明显。

3.生殖器肿瘤引起的阴道出血

子宫内膜息肉和黏膜下肌瘤引起的出血，为间断性、较大量的出血，宫腔镜检查可以诊断。子宫内膜癌多在绝经前后发生子宫出血，诊断性刮宫病理检查可以确诊。此外卵巢功能性肿瘤，如颗粒细胞瘤、卵泡膜细胞瘤，亦可并发子宫出血，B 超及血生化检测可协助诊断。

4.与妊娠有关的各种子宫出血

如流产、异位妊娠、葡萄胎流血等有停经史，且有妊娠反应等症状，妊娠试验、B 超检查均有助于诊断与鉴别诊断；产后出血，应考虑胎盘、胎膜残留，或子宫复旧不全。

5.全身性疾患引起的阴道出血

如血液病患者可能有月经过多症状；患高血压病容易发生子宫出血；患肝脏疾病由于雌激素灭活功能受阻，亦可间接引起子宫出血；甲状腺功能低下也是子宫出血的原因之一。通过测定出凝血时间、血小板计数、血压、肝功能、甲状腺激素等可以进行鉴别诊断。

6.使用避孕药具引起的阴道出血

此类患者有使用避孕药或置宫内节育器的病史，详细询问病史，一般不难鉴别。

7.子宫内膜异位症与子宫腺肌病

患者月经失调，月经过多，子宫增大，临床表现常伴有腹部痛剧、肛门牵掣感，一般妇检、B 超、宫腔镜、腹腔镜有助于鉴别。

8.子宫肌瘤

子宫肌瘤者可以出现月经过多，妇科检查发现子宫体增大，B 超检查有助于诊断。

9.月经先期

月经经量、经期均正常，仅月经周期提前。

10.月经过多

月经周期、经期均正常，月经量多，但不像崩漏中的出血涌急。

11.损伤性出血

有损伤病史，妇检可见外阴局部疼痛、血肿，外阴皮肤或阴道口黏膜有裂伤。

【辨证要点】

1.辨虚实、寒热

以阴道出血量多，色深红，质黏稠为实热；以量少，色鲜红，质薄为虚热；以量多，色淡，质清稀为虚；若兼有少腹疼痛，色紫黯，有血块为实。

2.辨年龄 一般在青春期出现崩漏，往往是因肾气初盛，发育尚未臻完善，冲任失固；发生在生育年龄妇女，多责之肝脾功能失调而致冲任功能紊乱；围绝经期妇女之崩漏多因肾气渐衰，肾中阴阳偏盛或偏衰，封藏失职，冲任失约所致。临床诊断时需要结合不同年龄的生理特点，辨证求因。

3.辨症状

阴道出血，色鲜红，质黏稠，咽干舌燥，大便秘结，五心烦热，为阴虚内热；崩中量多，色深红，面赤气粗，喜冷饮，为阳盛实热；阴道出血淋漓，继则突然下血，耳鸣健忘，腰膝酸软，为肾阴不足；阴道出血先后不定期，突然暴下或淋漓不止，血淡质稀，畏寒肢冷，为肾阳亏损；阴道出血量多如崩或量少淋漓，腰膝酸软，乳房作胀，为肝肾不足；暴崩下血，或淋漓不断，神疲乏力，气短懒言，为脾不统血；阴道出血量多如冲，时多时少，色紫黯，夹有血块，为气滞血瘀。

【治疗】

（一）现代治疗

1.一般治疗

崩漏患者由于大量或长期出血，往往体质较差，并有不同程度的贫血，必须重视改善全身状况，纠正贫血，除增加一般蛋白质、维生素摄入外，还需补充铁剂。

2.止血

大量出血患者在性激素治疗 6 小时内明显见效。常用性激素药物如雌激素类有己烯雌酚、倍美力等；孕激素有黄体酮、甲羟孕酮、炔诺酮等；睾酮类甲睾酮、丙酸睾酮等。此外还有其他止血药如卡巴克络和酚磺乙胺等可减少微血管通透性；6－氨基己酸、氨甲环酸、抗血纤溶芳酸等可抑制纤维蛋白溶酶；子宫收缩剂常用催产素和麦角新碱等，有减少出血量的辅助作用。

3.调整月经周期

一方面暂时抑制患者本身的下丘脑－垂体－卵巢轴，使之恢复正常月经的内分泌调节；另一方面直接作用于生殖器官，使子宫内膜发生周期性变化，并按预期时间脱落。一般连续用药3个周期，常用方法有雌、孕激素序贯法或雌、孕激素合并应用法，常用药物是己烯雌酚、炔雌醇、黄体酮、甲羟孕酮等。

4.促排卵

氯米芬，适用于体内有一定水平雌激素的功血患者。人绒毛膜促性腺激素（HCG），具有类似LH作用，可诱发排卵，适用于体内FSH有一定水平、雌激素中等水平者。其他促排卵药物有人绝经期促性腺激素（HMG）、促性腺激素释放激素（GnRH）等。

5.手术治疗

（1）刮宫术：临床最常用，既能明确诊断，又能迅速止血，多用于生育期、围绝经期之崩漏，刮去增生过长的子宫内膜，阻断恶性循环，以达到止血目的。

（2）子宫切除术：适用于年龄超过40岁，病理诊断为子宫内膜腺瘤型增生过长，或子宫内膜不典型增生，或反复出血、久治不愈造成严重贫血者。

（3）子宫内膜部分或全部去除术：子宫内膜去除术是使用电凝或激光等去除子宫内膜后引起纤维反应从而达到减少月经量、减轻痛经及人为闭经的有效方法。对于顽固性出血而无生育要求者，尤其对施行子宫切除术有禁忌证者，可采用此方案。

6.放射治疗

极个别年龄大、药物治疗无效，而又不耐受手术者，可行放射治疗使其绝经。

（二）辨证治疗

1.阴虚内热证

证候：阴道出血非时而下，量时多时少，血色鲜红，质较稠，两颧潮红，咽干舌燥，渴不多饮，盗汗少眠，五心烦热，大便秘结，舌红苔光，脉细数。

治法：养阴清热，凉血固经。

方药举例：两地汤加减。地骨皮10g，生地黄10g，玄参10g，白芍12g，女贞子12g，枸杞子10g。

加减：偏于热甚，加黄芩10g，黄檗6g，龟板（先煎）15g；潮热，加白薇10g，青蒿10g；出血少而淋漓，加泽兰10g，赤芍10g；出血多，加阿胶10g，炒地榆10g；口干，加石斛10g，沙参12g。

2.阳盛血热证

证候：崩冲量多，或淋漓漏下，血色深红，质地黏稠，有时有臭味，夹有血块，腹痛且胀、拒按，面赤气粗，胸闷烦躁，口干喜冷饮，大便秘结，小便黄赤，舌红，苔黄，脉洪数。

治法：清热泻火，凉血止血。

方药举例：三黄四物汤加减。黄芩10g，黄连5g，生大黄（后下）6g，栀子10g，生地黄10g，当归10g，川芎6g，赤芍10g。

加减：热甚，加牛黄（冲服）0.3g，蒲公英30g；大便秘结，加番泻叶5g，玄明粉6g；胸闷烦躁，加牡丹皮10g，柴胡5g；口干，加天花粉12g，玄参12g；血稠厚，加泽兰10g，川楝子10g，延胡索10g；出血量多，加地榆炭12g，藕节炭12g，参三七粉（分冲）3g。

3.肾阴不足证

证候:阴道出血非时而下,初始淋漓,继则突然下血,血色鲜红,质地稠,头晕目眩,耳鸣健忘,腰膝酸软,足跟疼痛,心悸盗汗,手足心热,口干不欲饮,舌红少苔,脉细数。

治法:滋阴补肾,清热止血。

方药举例:左归饮加减。熟地黄 12g,枸杞子 12g,淮山药 15g,麦冬 10g,龟板 15g,菟丝子 12g,杜仲 10g,牡丹皮 10g。

加减:头晕目眩,加女贞子 12g,旱莲草 12g;心烦失眠,加五味子 6g,合欢皮 30g;口干,加沙参 15g,石斛 12g,白茅根 15g;腰酸,加续断 10g,桑寄生 12g;相火亢盛,加知母 10g,黄檗 6g;出血多,加阿胶(烊化)10g,炒地榆 12g。

4.肾阳亏损证

证候:阴道出血,先后无定期,突然暴下淋漓不止,血淡质稀,畏寒肢冷,腹中冷痛,喜暖喜按,头晕健忘,面色晦暗,面目浮肿,腰膝酸软,足跟疼痛,溲频便溏,舌淡,苔薄润,脉沉弱。

治法:温肾补阳,调任固冲。

方药举例:右归饮加减。附子(先煎)10g,肉桂(后下)3g,鹿角 10g,山茱萸 10g,菟丝子 10g,巴戟天 10g,淮山药 15g,熟地黄 12g,枸杞子 10g。

加减:阳虚甚,加紫河车 10g,仙茅 12g;气虚,加黄芪 15g,红枣 10g;溲频,加覆盆子 12g,金樱子 12g,蚕茧 10g;便溏,加白扁豆 12g,炮姜 4g;肢肿,加茯苓 12g,猪苓 20g;腰酸,加杜仲 12g,狗脊 12g;出血多,加棕榈炭 12g,煅龙牡(先煎)各 20g。

5.肝肾不足证

证候:经血非时而下,量多如崩,或量少淋漓,经色淡,神疲乏力,腰膝酸软,有时潮热,耳鸣,乳房作胀,苔薄白,脉细弱。

治法:补益肝肾,调经止血。

方药举例:归肾丸加减。当归 10g,熟地黄 10g,淮山药 10g,山茱萸 10g,枸杞子 10g,茯苓 10g,杜仲 10g,菟丝子 10g,白芍 12g,巴戟天 12g。

加减:头昏,加女贞子 12g,旱莲草 12g;腰酸,加狗脊 12g,杜仲 12g;乳房胀痛,加橘叶核各 10g;潮热,加地骨皮 10g,青蒿 12g;量多如崩,加仙鹤草 15g,煅龙牡(先煎)各 30g。

6.脾不统血证

证候:暴崩下血,或淋漓不断,血色淡红,质地稀薄,面色㿠白,神疲乏力,气短懒言,四肢浮肿,手足不温,胸闷纳呆,大便溏薄,舌淡苔薄,脉细弱。

治法:健脾益气,补血止血。

方药举例:固本止崩汤加减。党参 12g,黄芪 30g,白术 10g,熟地黄 12g,淮山药 15g,炮姜 5g,升麻 10g,当归 10g。

加减:出血多,加乌贼骨 15g,生茜草 5g;有瘀血块,加泽兰 10g,益母草 15g;血虚,加阿胶(烊化)10g,何首乌 15g。

7.气滞血瘀证

证候:阴道出血量多如冲,或时多时少,或淋漓不止,血色紫黯,夹有血块,下腹胀疼拒按,四肢酸胀,心烦多梦,舌紫黯,舌边夹有紫斑,苔薄,脉弦涩。

治法：理气活血，祛瘀止血。

方药举例：红花桃仁煎加减。桃仁 10g，红花 10g，当归 10g，丹参 15g，赤芍 12g，制香附 12g，陈皮 6g，延胡索 12g。

加减：出血多，加乌贼骨 15g，生茜草 5g；胸闷腹胀，加川楝子 10g，槟榔 10g，柴胡 5g，延胡索 10g；有血块，加泽兰 10g，参三七 10g；出血日久体虚，加党参 15g，黄芪 30g。

（三）其他疗法

1.中成药

（1）人参归脾丸：每次 6g，每日 2 次。治疗气虚崩漏。

（2）宫血宁胶囊：每次 2 粒，每日 2 次，宜饭后服用。具有缩宫止血之功效。

（3）云南白药：每次 0.5～1g，每日 2 次。治各种证型崩漏、流血不止者。

（4）止血灵：每次 5g，每日 2 次。治各种证型崩漏、流血不止者。

（5）参三七片：每次 5 片，每日 3 次。治疗血瘀阻滞崩漏。

（6）三七总甙片：每片 25mg，每次 2～4 片，每日 3 次。治各型崩漏。

（7）宫泰冲剂：每次 12g，每日 2 次。治气阴两虚，夹有瘀阻之崩漏。

2.单方验方

（1）土大黄煎剂：土大黄 30g，红枣 30g，煎汤。治血热所致崩漏。

（2）荠菜蚕豆花煎剂：荠菜花 10g，蚕豆花 10g（鲜者 30g），煎汤。治血热所致崩漏。

（3）炒鸡冠花 30g，红糖 30g，水煎代茶饮。治疗血热型崩漏。

（4）暖宫汤：葫芦巴 10g，紫石英 12g，仙鹤草 15g。治宫寒崩漏。

（5）参附汤：人参 15g，附子 15g，煎汤，口服。治崩漏致虚脱。

（6）复方四炭汤：棕榈炭 25g，贯众炭 25g，艾叶炭 5g，蒲黄炭 15g，当归 10g，白芍 15g，生地黄 25g，阿胶（烊化）15g，加水 2000mL，煎至 600mL，每日 3 次，每次 200mL，口服。治疗各型崩漏。

（7）地榆苦酒煎：生地榆 250g，苦酒（即米醋）1000mL 浸湿 7 天，去渣留液待用，每日 3～4 次，每次 30mL，口服。治疗久漏不止患者。

（8）鲜苎麻根 30g，水煎服，每日 1 剂，连服 2 天。治血热型崩漏。

（9）炒荆芥穗 25g，清水煎服。治血热型崩漏。

3.针灸疗法

（1）体针

1）取断红穴（二、三掌指关节之间凹陷处），直刺 1～1.5 寸，先针后灸，留针 20 分钟，每日 2 次，有减少血量的作用。

2）取冲脉、关元、中极、三阴交等穴，平补平泻法，10 次为 1 疗程，可调节月经周期。

（2）耳针

1）取子宫、内分泌、皮质下等穴，磁珠、王不留行籽贴压，经常按压。用于崩漏止血。

2）取子宫穴、膈穴，常规消毒，每穴注维生素 K_3 针剂 0.1mL，每天 1 次，连注 3 天。治各型崩漏。

（3）梅花针：用梅花针自上而下叩打脊柱两侧，环形叩打带脉区，点状叩打三阴交、足三里、百会等穴。治脾虚、肾虚所致崩漏。

(4)灸法:用艾条灸隐白穴。治崩中出血。

4.推拿疗法

取关元、气海、三阴交、肝俞、脾俞、肾俞、胃俞穴。肝郁血热加大敦、行间、血海、隐白、解溪;湿热痰阻加中极、足三里、丰隆、太冲、行间、膀胱俞、八髎;脾肾两虚加神阙、太溪、阴谷、白环俞、命门、中脘;气滞血瘀加中极、血海、行间、期门、章门、膈俞、三焦俞。分别用按、揉、摩、推、擦、拿等手法。每日1次,3日为1疗程。

5.饮食疗法

(1)人参大枣乌鸡汤:乌骨鸡1只,人参20g,大枣20枚,加水2000mL熬汤,每日3次,每次200mL,10天为1疗程。治脾肾两虚之崩漏。

(2)排骨菠菜汤:猪排骨500g,菠菜500g,将排骨加入300mL水中,煮40分钟加入菠菜,煮沸5分钟后待用,分3次食用,1日内服完,连用2周。治血虚不足之崩漏。

(3)芝麻杞子红枣黑米粥:取白米50g,血糯米50g,枸杞子12g,红枣12g,芝麻粉12g,煮粥,每日2次,连服2周。治肝肾不足型之崩漏。

【预防调护】

(一)预防

1.生活起居有度注意气候变化,防止外邪侵袭,平时应加强身体锻炼,增强体质,提高抗病、抗邪能力,并正确对待疾病。

2.实行晚婚与计划生育婚后性生活适度,坚持避孕,避免或减少宫腔手术次数。

(二)调护

1.饮食调护平时注意食疗。血虚者吃猪肝、桂圆、红枣、菠菜;阴虚者吃鳖肉、百合、白木耳、黑木耳、藕、莲子;阳虚吃羊肉、狗肉;肾虚吃紫河车;血热吃生梨、瓜汁、藕;脾虚吃扁豆、淮山药、红枣等。

2.扶护正气一般选用十全大补膏、八珍膏、人参养容膏、归脾丸等。

3.精神调护保持心情舒畅,积极乐观向上。

4.适当休息避免剧烈运动。

第七节　不孕症

不孕症是指结婚后夫妇同居2年以上,未避孕而不受孕者,或曾经怀孕,终止妊娠3年以上未避孕而不再受孕者,前者为“原发性不孕症”,后者为“继发性不孕症”。中医名为“全不产”、“无子”与“断绪”。

【病因病机】

肾藏精而主生殖。任、冲两脉同起于胞中,任脉主胞胎,冲脉为血海,主月事。因此,不孕症与肾及任、冲两脉密切相关。若先天不足,或后天失养,致肾气衰弱,任脉不通,太冲脉虚,不能主胞胎则不孕。

1.肾阳亏虚

禀赋素弱,肾气不足,或房事过度,久病及肾,致肾气虚弱,命门火衰,冲任不足,胞宫失于温煦,宫寒不能受精而不孕。

2.肾阴亏虚

素体肝肾不足,或房劳伤肾,失血伤精,致精血两亏,冲任失滋,胞宫失养,不能受精,甚至阴虚火旺,灼伤精液而不孕。

3.痰湿内阻

体质肥胖,或恣食膏粱厚味,脾虚不运,痰湿内生,阻滞冲任胞宫,气机不畅,精气不利,不能成孕。

4.肝郁气滞

情志不畅,肝气郁结,疏泄失常,气血不和,冲任失调,以致不孕。

5.瘀滞胞宫

经期或产后余血未净,或摄生不慎,邪人胞宫,致胞脉瘀阻,任脉不通,亦成不孕。

【临床表现】

1.肾阳亏虚

婚后不孕,经行量少色淡,头晕耳鸣,形寒腰酸,小腹不温,带下清稀,性欲淡漠,小便清长,舌淡胖、苔白滑,脉沉细。

2.肾阴亏虚

婚后不孕,经行先期,量少色红,五心烦热,咽干口燥,头晕心,腰酸腿软,舌红少苔,脉细数。

3.痰湿内阻

婚后不孕,月经量少色淡,带多黏腻,形体肥胖,胸闷口腻,纳呆,便溏,苔白腻,脉弦滑。

4.肝郁气滞

婚后不孕,月经不调,量或多或少,色紫红有血块,经前胸闷急躁,乳房作胀,经行少腹疼痛,苔薄黄,脉弦。

5.瘀滞胞宫

婚后不孕,经行后期,量少色紫有块,小腹疼痛,经行尤甚,舌紫、苔薄白,脉弦或涩。

【治疗】

1.肾阳亏虚

治则:温补肾阳,暖宫散寒。

处方:以任脉、督脉穴为主。关元、肾俞、阴交、命门。

加减:夜尿多者,加三阴交。

方义:关元为任脉穴,位居小腹,为元气之根,配命门、肾俞,温补元阳,以暖胞宫。阴交为任脉和冲脉的交会穴,灸之温养冲任,以暖宫散寒。

操作:针用补法,重灸。

2.肾阴亏虚

治则:滋阴益肾,调理冲任。

处方:以任脉、足少阴肾经穴为主。关元、太溪、气穴、三阴交。

加减：腰膝酸软者，加肾俞、足三里。

方义：关元为元气之根，补之可益元气，生精血。太溪为足少阴经原穴，配本经气穴可滋补肾阴。三阴交补三阴，调气血，益胞脉

操作：针用补法或平补平泻，不灸。

3.痰湿内阻

治则：健脾化痰，调理冲任。

处方：以任脉、足阳明胃经穴为主。足三里、丰隆、四满、中极、气冲。

加减：经行涩滞者，加地机；白带量多者，加次髎。

方义：足三里、丰隆补益脾胃，除湿化痰。四满、气冲调理脾肾。中极疏通胞宫、调理冲任。

操作：针用平补平泻法，针灸并用。

4.肝郁气滞

治则：疏肝益脾，调理冲任。

处方：以足顾阴肝经穴为主。肝俞、气海、气穴、三阴交、太冲。

加减：腹胀者，加天枢；胁痛者，加阳陵泉。

方义：肝俞、太冲、三阴交疏肝实脾。气海通于胞宫，配气穴可调理下焦元气，摄精固冲。

操作：针用泻法，可灸。

5.瘤滞胞宫

治则：活血化擦，调理冲任。

处方：以任脉、足太阴脾经穴为主。膈俞、地极、血海、气冲、中极。

加减：小腹痛甚者，加次髂。

方义：膈俞为血之会穴，配血海及足太阴穴地机行气活血。中极、气冲针灸并用，以调摄冲任。

操作：针用泻法，可灸。

第十七章　儿科病症

第一节　遗尿症

【概述】

遗尿，俗称尿床，系指3周岁以上小儿，睡眠中小便自遗，至醒后方觉的一种疾病。重者可每夜1～2次或更多，其特点是膀胱一次排空。本病病因多与各种因素所致大脑功能紊乱有关，但确切原因尚不清楚。现代西医学亦无理想疗法。

在中医学中，本病亦称遗尿，或称遗溺。针灸治疗遗尿，虽在《内经》和《针灸甲乙经》中都有记载，但正如上面所说，其含义较为广泛，而以夜间遗尿为特征的针灸穴方则首见于《备急千金要方》，并将遗溺失禁和尿床的取穴治疗分别列出。宋代《针灸资生经》更进一步标明“小儿遗尿”的取穴和灸法。但明清的一些针灸著作里，如《针灸集成》等，已将遗尿列入小儿病症之中。古人对本病的治疗，多主张灸法。

现代针灸治疗遗尿症，在20世纪50年代初，就有人做了临床观察，自此之后的半个多世纪，其文章篇数及报告例数之多，在针灸治疗病症中是比较少见的，从而被有的学者列为泌尿生殖系统中医病症的第一大疾病谱。尤其从80年代之后，无论取穴和穴位刺激方法都有很大的发展。在取穴上，有按脏腑虚实、三焦部位证取穴，也有按病在中枢神经系统或膀胱壁末梢感受器辨病取穴。除不断探索传统穴位外，还发现了一些行之有效的新穴，1988年11月6日《健康报》报道的用“阴三角”穴治疗遗尿就是一例。在穴位刺激方法上，几乎各种针灸变革之法都被用于本病治疗。包括头皮针、耳针、耳穴贴压、芒针、穴位射、腕踝针、穴位埋植、足针、手针、电针、激光穴位照射以及静磁场疗法等等。针灸对本病的治疗效果，有人曾对1172例做统计，总有效率为92.3%。

总之，针灸可作为本病的主要治疗手段。

【治疗】

(一)体针

1.取穴

主穴：分2组。①关元(或曲骨)、三阴交；②阴三角。

配穴：百会、睛明、箕门，夜尿点(手针穴)。

阴三角位置：共分3穴。穴1：阴茎正面根部上0.5cm；穴2：阴茎背面根部右侧0.5cm；穴3：阴茎背面根部左侧0.5cm。三穴成等腰三角形。如为女孩，穴1可选耻骨联合正中线上1cm，穴2、穴3分别为穴1之左右旁开2cm。

夜尿点位置：掌面，小指第二指关节横纹中点。

2.治法

主穴每次仅取1组，2组穴位可单独选用，亦可交替轮用。如效不显，加用或改用配穴。每次一般取2～3穴。各穴操作法如下：取0.30mm×25～40mm之毫针，关元穴直刺，深度约0.5～1寸，反复提插探寻，使针感达到外生殖器；曲骨穴，先以15°角向下斜刺，得气后行刮针法(即以拇指甲轻刮针柄)20～30 次,将针退至皮下,再分别向左右呈 35°角刺入肌层,行同样手法后出针。三阴交,针尖略朝上进针,得气后,行提插结合小抢转之补法,并力求针感向膝部方向放散。阴三角三穴,均直刺,进针深度约 0.5cm,以产生局部沉胀麻木针感为度。百会穴,沿头皮向前平刺,有沉胀感即可,进针约 0.5～1 寸左右。夜尿点,直刺 0.2～0.3 寸。算门穴,注意避开动脉,直刺 1 寸,得气后,做抢转补法。睛明穴,嘱患者仰靠或卧,闭目,快速破皮后,沿眼眠内缘慢慢刺入 0.5～1 寸,得气后留针,不做抢转提插。上述穴位均留针半小时。每隔 5 分钟运针一次,晴明和夜尿点用指甲轻轻刮针,余穴除标明补法外,都采取平补平泻手法。每日 1 次,7～10 次为一疗程,疗程间隔 3～5 天。

(二)电针

1.取穴

主穴:分 2 组。①百会旁;②气海、关元。

配穴:足三里、三阴交、中极、曲骨。

百会旁穴位置:百会穴旁开 0.5 寸。

2.治法

主穴每次用 1 组,另加配穴 1 对(任脉穴则为 2 个)。操作为:嘱病人取卧位,百会旁穴用 0.30mm×40mm 之毫针,向后刺 1.2 寸,至有麻胀感即可,两侧均针。腹部穴,要求直刺至针感放射到会阴部。下肢二穴,直刺进针得气后,平补平泻手法运针 2 分钟。然后接通电针仪,连续波,频率为 200 次/分以上。中等量刺激,以病人能耐受为限。通电 30 分钟。每日 1 次 10 次为一疗程,疗程间隔 3～5 天。

(三)穴位注射

1.取穴

主穴:分 2 组。①关元、三阴交;②肾、膀胱。(均耳穴)

配穴:阴陵泉、肾俞。

2.治法

药液:①阿托品注射液 0.5mg 加生理盐水 2ml;②维生素 B1　2ml(100mg/2ml)加维生素 B12　1ml(0.1mg/1ml);③维生素 B12　1ml(0.1mg/1ml)。每次取一组穴,两组可单独治疗,亦可交替轮用,如效不显改用配穴。第 1 组穴及配穴,用第 1 组或第 2 组药液(临用时混合),5ml 注射器吸入,并以 5 号齿科针头,刺入穴区,待得气后,回抽无血,每穴注入 1ml 药液。注射后观察 3～5 分钟。第 2 组穴用第 3 组药液,取 4 号针头,找准耳穴敏感点后,刺入皮下,待刺抵耳郭软骨,回抽无血,每穴推人药液 0.2ml,双侧耳穴均取。上法隔日一次,5 次为一疗程,间隔 1 周后,续治。一般两个疗程。

(四)穴位激光照射

1.取穴

主穴:分 4 组。①会阴、三阴交;②关元、中极;③命门;百会、气海。

配穴:足三里、骨骼、膀胱俞、水道。

2.治法

主穴每次任选 2 组,可交替轮用,效不显时酶加配穴。以低功率氦一氖激光针灸仪照射,先通过分光，经过1米长之导光纤维到探头，并将两个探头同时置于2个穴位上。波长为632.8nm，功率密度为14.29mW/cm。每穴照射5分钟，每次共照4～6个穴。每日1次，每10次为一疗程，疗程间隔3～5天。

（五）耳针

1.取穴

主穴：肾、膀胱、脾、缘中。

配穴：尿道、肺、腰骨。

2.治法

以主穴为主，耐加配穴。每次取3～5穴。开始5次，可用毫针刺，选5分长之毫针，速刺入耳穴，以不穿破耳软骨为度，得气后留针30分钟，每日1次。第6次开始以王不留行籽贴敷，用手枪1～2分钟，使患者感到胀痛方可。每次一侧穴，两侧交替，每周换贴2次。嘱患者每日按压2次，另加睡前1次，每次按压5分钟，以耳郭发热潮红为宜。5次为一疗程。

（六）头皮针

1.取穴

主穴：足运感区（或顶中线）。

配穴：气海、关元、中极、阴陵泉、足三里。

2.治法

以主穴为主，耐加配穴。足运感区，以0.30mm×（40～50）mm之毫针，取准穴后，快速刺入肌层，向前平刺1.5寸，以拇、食指快速抢转频率200次/分，持续3分钟，留针5分钟，如此反复2次后起针。顶中线，取同样毫针，从百会穴，向前顶穴沿肌层透刺1.5寸，以上法快速抢转1次后，留针4～8小时。配穴，每次可配2个腹部、1个下肢穴。腹部穴操作为气海透关元，或关元透中极。下肢穴直刺的气，均以快速抢转加提插手法，运针1～2分钟，待感应强烈后出针。每日或隔日一次，10次为一疗程，疗程间隔3～5天。

（七）穴位埋针

1.取穴

主穴：列缺。

配穴：三阴交、关元。

2.治法

一般只选主穴，效不显时加用或改用配穴。每次只取一侧穴。以麦粒型皮内针（腹部及下肢穴用撤钉式皮内针），高压消毒后，刺入穴位，有酸、胀等针感后，上覆盖一方形胶布，以免针具脱落。每天睡前按压数遍。留针2～3天，再埋另一侧。关元埋针时要避免刺入腹膜。3次为一疗程，间隔1周后再埋。

（八）腕踝针

1.取穴

主穴：下1穴。

配穴：下2穴。

2.治法

仅取主穴,效不显时加用或改用配穴。取 0.25mmX50mm 一次性不锈钢毫针,以 30°角斜刺进入,当针尖通过皮肤后,即将针放平,使针体基本上保持与表皮平行,沿着与身体纵轴平行的直线缓缓向上送针 45mm 左右。在进针过程中,除针尖通过皮肤时有轻微刺痛外,要求不引起任何不适感觉,否则需要调整进针方向或深浅度。双侧均针,留针 30 分钟。亦可采取注线法埋植肠线,以 0/2 号肠线 2cm,置人腰穿针中,用与上述针刺法相同方法,进针 1.5 寸,然后,一面推针芯,一面缓缓取出针管。注意埋线不可过深,以肉眼能观察到皮下针影为佳。退针后,压迫针孔 30～40 秒,以防出血,盖以消毒敷料。每次埋一侧,15 日埋一次。针刺每日 1 次,10 次为一疗程,埋线 3 次为一疗程。

(九)拔罐

1.取穴

主穴:①关元、天枢、水道;②督脉及膀胱经第一侧线(腰地段)。

配穴:三阴交、肾俞、足三里。

2.治法

主穴每次任选一组,用拔罐法。第一组选 2～3 个穴,用拔罐法,将小型抽吸罐(或用去底青霉素瓶子),装入半瓶左右温水,口朝上倒扣于穴位上,用抽吸器或注射器抽去空气,使之吸附,留罐 15 分钟。第二组穴用梅花针轻吧,使皮肤微红,加拔中型罐 1 个,留罐 5 分钟。配穴用艾条做雀啄灸,每穴 3 分钟,以局部潮红为度。或取 0.25mm×45mm 一次性不锈钢毫针,刺至的气后留针 30 分钟。在治疗前,须嘱患儿将尿排空。上述方法每日一次,7 次为一疗程,疗程间隔 3 天。

(十)手针

1.取穴

主穴:夜尿点。

配穴:气海、关元、三阴交。

夜尿点位置:掌面小指远心端横纹中点处。

2.治法

一般仅取夜尿点,如效不显加配穴。先令患者手心向上,小指伸直平放,用 0.25mm×(13～25)mm 毫针直刺 2～3 分深,用轻抢转法,使麻胀感向掌部放射。配穴常规刺法,使有沉胀感。留针 45 分钟,间隔 15 分钟行针 1 次。隔日一次,10 次为一疗程。

(十一)艾灸

1.取穴

主穴:神阙、关元、中极、气海、三阴交。

配穴:肾俞、膀胱俞。

2.治法

药艾制备:将丁香 3g、虫草 3g、硫黄 5g 共研细末,取香 0.5g 与上药末共研,然后和艾绒 20g 拌匀,制成黄豆大艾灶。

药饼制备:方一:取中药麻黄 100g、益智仁 50g、肉桂 50g 共同烘干,研碾成粉,过 100 目筛,混合均匀,装于无毒保鲜袋内备用。方二:麻黄 20g,肉桂 10g,益智仁 10g,共研细末备用。主穴为主，酎加配穴。灸腹部穴时，嘱患者治疗前排尿。有三法，可任选一法。一为着肤灸法：每次选3～5个穴，先以1%普鲁卡因注射液0.5ml局麻，将药艾炷放在穴位上点燃，待灸完1壮后，用棉棒将余灰拭净，再更换艾炷，共灸5～7壮。随即在灸处贴淡水膏，以促化浓。灸后一般3～15天化脓。浓汁多者每日换帖2次，少者1次。20～35天灸疮愈合，而留有瘢痂。10～15天灸一次，一般不超过4次。二为艾卷悬灸法：用温和灸法，每穴灸5分钟，以皮肤潮红为度，并嘱其夜晚入睡前尽量少喝水，忌足部着凉，忌食冷饮。每日或隔日一次，7次为一疗程。三为隔药饼灸法：药饼方一：每晚睡前取药粉5g左右，用米醋调成直径2cm左右的药饼，牙签扎数孔敷于脐上，或将药饼敷脐后再用牙签轻轻扎孔。选择圆柱状清艾条，采用温和灸的方法，点燃清艾条，首先对准敷脐扎孔药饼下的神阙穴，再灸双侧肢体三阴交。艾灸者一手将食、中指置于施灸部位两侧，通过两手指的感觉测知患儿局部受热程度，观察皮肤颜色，询问患儿感觉，随时调节施灸距离。一般艾灸点燃距穴位2.5～3cm，每次艾灸约20～30分钟，不配合的儿童艾灸的时间可短些。艾灸后脐部的药饼用敷贴或者胶布固定，每晚更换一次，7天为一疗程，停2天再进行下一疗程。

药饼方二，将药面用醋调和呈糊状，取适量敷于脐上，然后点燃艾条，做温和灸，持续约半小时。灸毕用纱布将药盖上，以胶布固定，每日换药1次。

（十二）温针

1.取穴

主穴：关元、中极、曲骨。

配穴：太溪、肾俞、膀胱俞、三阴交。

2.治法

主穴为主，酎加配穴。主穴用温针法，针刺得气后施用补法，剪取长约2cm的艾条段插于针柄上点燃，燃尽后取下灰爆继续留针。配穴毫针刺法，得气后行平补平泻。每10分钟行针1次。均留针30分钟。温针每日1次10次为一疗程，两疗程之间停针4～5日。

（十三）穴位埋植

1.取穴

主穴：三阴交、膀胱俞、小肠俞、关元、中极。

配穴：脾虚：阴陵泉、足三里；肾虚：肾俞。

2.治法

每次取主穴2～3个，配穴1～2个。患者据所选穴位取俯卧位或仰卧位，常规消毒，注射0.5%～1%普鲁卡因注射液在选定的穴位上做皮内局麻。然后将备好的0或00号铬制羊肠线段(1～2cm长)放置在腰椎穿刺针管内的前端，后接针芯，左手拇、食指细紧或捏起进针部位皮肤，右手拿针，快速刺入皮肤，再将针送到所需深度，出现针感后，边推针芯边退针管，将羊肠线埋植在穴位的皮下组织或肌层，针孔涂以碘酒，盖上消毒纱布，胶布固定24小时。前后2次治疗时间间隔20～30天。

第二节　儿童多动症

【概述】

儿童多动症，早期称轻微大脑功能障碍综合征，又称注意力缺乏多动障碍、小儿多动综合征等，是一种儿童时期常见的行为问题。以活动过度、注意力不集中、知觉力及运动功能障碍、智力差、学习困难等为主要临床表现。多数在学龄期才为家长所注意。常见于6～16岁小儿，男孩多于女孩。其确切病因不明，现代西医学目前尚无特效疗法。中医学中无类似病症名。一般认为本病症属心神虚散，与小儿肾水未充，心阴亏少有关。

针灸治疗本病症，在古代文献中虽无明确记载，但一些针灸书籍，如《针灸大成》等所提及的“失志痴呆”的取穴治疗，则可供我们参考。本病症引起针灸界的重视，也是在20世纪80年代中期以后的事。据检索从1997年之后，有关针灸治疗本病的文章出现较为迅速的上升趋势，在21世纪初曾出现过高峰。表明了本病发病率的增高和针灸参与度的增加。在穴位刺激上，体针、耳针、皮肤针、头皮针、腹针等都有应用。而更倾向于多种方法综合运用，如穴位电刺激与耳穴贴压相结合，体针与皮肤针同用等，近年来更主张与中药、心理干预相结合。在治疗效果上，早在20世纪80年代就有人开始与中药、西药进行对照，发现针灸的疗效更为明显。最近，则有设计更为严谨的随机对照资料发表。总之，已有的工作证实，和多发性抽动一样，本病也将成为针灸新的重要病谱之一。

【治疗】

(一)综合法(之一)

1.取穴

主穴：四神聪、率谷、脑户、神庭、大椎、定神。

配穴：①肝肾不足：内关、三阴交、太溪、肝俞、肾俞；②肝郁气型：劳宫、太冲、大陵；③神门、心、肝、胆、肾、脑、皮质下、交感。定神穴位置：人中沟中下1/3交点处。

2.治法

每次取主穴3～4个，据症型加配穴2～3个，耳穴每次均用。进针得气后，施抢转结合小提插手法，其中，泻法手法多用抢转法。留针15～20分钟，留针期间行针2次。不合作者，可不留针。取针后，肝肾不足型用梅花针循经络走向，叫打背部督脉、膀胱经经脉6遍，并重点叫打肝俞、肾俞穴。肝郁气型用梅花针逆经络走向，叫打双上肢心包经及手指尖。自上而下反复叫刺，以潮红为度。如针刺效果不显著，可通电针，疏密波，强度以患儿可耐受为度，通电时间和上述同。针刺结束后，两型均配合以王不留行籽或磁珠贴压，每次一侧耳，左右交替。嘱患者每日自行按压3～4次，每次按压3～5分钟。上法针刺及梅花针印打为隔日一次，耳穴贴压每星期1次。3个月为一疗程。

(二)穴位电疗

1.取穴

主穴：神门、内关、足三里、三阴交、绝骨。

配穴：缘中、腰胆、皮质下、交感、肝、神门。（均为耳穴）

2.治法

每次治疗，主配穴均取。先以电子定位仪刺激，采用耳、体穴导电法，即将负极按摩体穴，正极夹在耳穴上。体穴选4～5个，耳穴5～8个。以直流矩形波做脉冲刺激，输出电流强度在120～3000uuuA之间调节，刺激频率则为60～200次/分。电流强度或频率越高，其刺激愈强，应视患儿情况予以调节。每穴刺激时间为1～2分钟。电刺激结束后，在所选耳穴上，用小块香桂活血膏（0.7cm×0.7cm）贴敷王不留行籽。嘱患者每日按压2次，每次200下。每次贴一侧耳，两侧交替，每周换贴2次。连续治疗3～6个月为一阶段。

（三）综合法（之二）

1.取穴

主穴：分3组。①百会、内关、太冲、曲池、大椎；②心、肾、缘中、皮质下、神门；③心俞、肝俞、肾俞。

配穴：分3组。①四神聪、定神、神庭；②肾上腺、交感、三焦、脑干；③身柱、胆俞、三焦俞、膏肓俞。

2.治疗

每组主穴取对应的配穴。三组穴同取。第一组穴体针，得气后用泻法，连接电针仪，连续波，频率为60～120次/分，电流强度以患儿能耐受为宜，留针20～30分钟；第二组每次取4～5个穴，用磁珠（380Gs）贴压，每次一侧耳，左右交替，每日按压3次，每次揉压0.5～1分钟，以耳郭发热为度；第三组穴拔罐，每次选3～4个穴，留罐10～15分钟。上述方法均每周2次，10次为一疗程，疗程间隔5天。

（四）体针（之一）

1.取穴

主穴：百会、风池、印堂、四神聪、三阴交。

配穴：风府、神门、曲池、合谷、太冲、肾俞。

2.治法

主穴每次取3～4个，配穴耐加。患者取坐位，以0.25mm×（15～25）mm之毫针，主穴百会向后、印堂向下直刺旋转补法；四神聪向前横刺施平补平泻法；风池采用斜刺法，针尖斜向同侧眼球，施抢转补法；三阴交沿胫骨后缘进针与皮肤成45°角，施提插补法。配穴常规刺法。留针30分钟。每日1次。7次为一疗程。可配合心理治疗。

（五）体针（之二）

1.取穴

主穴：四神针、颗三针、脑三针。

配穴：心肾阴虚、精神不易集中者配手智针（内关、神门、劳宫）、足躁针（足三里、复溜、太溪）；心肝火旺、多动冲动者配手动三针（后溪、列缺、支沟）、足蹈三针（太冲、冲阳、飞扬）。

2.治法

主穴均取，配穴据症而加。用0.25mm×25mm不锈钢毫针，头穴平刺进针15mm左右，四肢穴位直刺常规深度，得气后施平补平泻手法，间隔10分钟行针1次。留针30分钟。每日或隔日一次，10次为一疗程。疗程间停针5天。

(六)耳针

1.取穴

主穴:肾、脑点、心、神门、脑干。

配穴:肝、脾、皮质下、交感。

2.治法

主穴每次取3～4个,配穴2～3个,选外表光滑、颗粒较小的干燥益智仁籽或王不留行籽,粘贴在0.5cm×0.5cm的医用胶布中心,并粘贴在所选穴位上。嘱每日早起、午休、晚睡前各按压1次。每次按压3～5分钟。每次选一侧耳,两耳交替使用。3～5天更换一次。10次为一疗程,连续治疗3个疗程。

(七)穴位埋植

1.取穴

主穴:手三里、足三里。

2.治法

主穴均取,用注线法。使用有针芯的专用一次性穴位埋线针,将磁化的蛋白线或肠线剪成0.8～1.2cm长度小段,浸泡于75%的乙醇内备用。患儿取仰卧位,双手掌向下,双肘自然微曲,双下肢自然伸直,选定穴位,用甲紫药水做好标记,常规消毒后,取出适当长度的线段,用0.9%的生理盐水冲洗后放入针头内,不用局麻,像注射一样直接快速破皮进入穴位及一定的深度,待患者局部的气(有酸、胀、麻感)后用针芯推人线段后出针,用消毒棉签局部压迫止血并常规消毒后,用无菌创可贴粘贴。疗程:分为埋线治疗期(15天埋线一次,2次为一个疗程)和埋线巩固期(1个月埋线一次,2次为一疗程)。

注意事项:012岁以下儿童视体质强弱选用0号羊肠线,12岁以上患者一律用1号羊肠线;②必须严格无菌操作,防止感染发生,埋线6小时内局部禁沾水;③蛋白线不宜埋于脂肪组织中,线头不可暴露在皮肤外面以防感染;④每下一次埋线时,应循经偏离前次治疗的部位,以免穴位疲劳,影响效果。

第十八章　五官科疾病推拿

第一节　慢性咽炎

慢性咽炎是指咽部黏膜、黏膜下及淋巴组织的慢性弥漫性炎症。本病多发于成年人，一年四季均可发病，多见于秋、冬、春季干燥之时，一般病程较长，症状顽固，容易复发，不易治愈。

一、病因病理

（一）中医病因病机

中医认为慢性咽炎的原因有二。

（1）肺阴虚：咽喉乃肺之门户，气之通道，感受燥热之邪，或浊气久伤，或素体阴虚，肺阴不足，津不上承，咽喉失润，久则咽痒不适，咽喉灼热，发为本病。

（2）肾阴虚：肾主一身之阴，为水之下源，其经脉上达咽喉，若久病伤阴，损伤肾阴，阴液不能上达，虚火熏灼于上，咽喉失养，发为本病。

（二）西医病因病机

现代医学认为慢性咽炎为呼吸道慢性炎症的一部分，有局部与全身两方面的因素。

（1）局部因素：急性咽炎反复发作转为慢性，或各种鼻病经常刺激咽部，或慢性扁桃体炎、龋齿等疾病影响，或长期烟酒、粉尘、有害气体的刺激。

（2）全身因素：有各种慢性病，如贫血、便秘、心血管疾病等引起郁血性改变，继发本病。

（三）分类

根据病理变化，临床上分为三类。

（1）慢性单纯性咽炎：咽部黏膜层慢性充血，黏膜下结缔组织及淋巴组织增生，黏液腺肥大，分泌亢进。

（2）慢性肥厚性咽炎：黏膜充血肥厚，黏膜下有广泛的结缔组织及淋巴组织增生，形成颗粒状隆起，集中在咽后壁。若咽淋巴组织增生，则该呈隆起的充血及条索状改变。

（3）萎缩性咽炎：多由萎缩性鼻炎蔓延所致，主要为腺体退变和黏膜萎缩变薄。重者咽后壁上附着臭味瘕皮。

二、临床表现

咽部可有多种不适感，如异物感、发痒、灼热、干燥、微痛等，分泌物或多或少，但黏稠，常附于咽后壁之上。由于分泌物的刺激，可引起刺激性咳嗽，上述症状因人而异，一般全身症状不显，轻重不一。

三、治疗

(一)治疗原则

养肺滋肾利咽。

(二)常用穴位

人迎、扶突、天突、肺俞、肾俞、太溪、三阴交、咽喉部。

(三)常用手法

一指禅偏峰推、指揉法、抖法、抹法、推法。

(四)治疗步骤

患者取坐位。

(1)一指禅偏峰推人迎、扶突。

(2)用拇指螺纹面,沿喉结两旁从上向下推抹30～50次。

(3)指揉人迎、天突、扶突、天鼎等穴。

(4)用大拇指与食指捻喉结两侧。

(5)缠法施于人迎穴。

(6)抖喉结,用大拇指与食指分别按于两侧人迎穴,作小幅度上下抖动。

(7)指按揉背部两侧肺俞、肾俞,并用掌擦上述之穴,以热为度。

(8)指按揉合谷、太溪、照海、三阴交,以酸胀为度。

推拿治疗慢性咽炎,疗程较长,难以求速效,故须坚持治疗。嘱患者劳逸结合,忌食过于香燥以及辛辣之品,戒除烟酒等不良嗜好。注意避免咽喉部寒冷刺激以及口腔鼻腔的慢性炎症。

第二节　慢性鼻炎

中医称为“鼻窒”,是一种以鼻塞为主症的病证。它包括慢性单纯性鼻炎和慢性肥厚性鼻炎,临床常伴有头痛、嗅觉减退等。

一、病因病理

多因伤风鼻塞治疗不彻底,表邪滞留于鼻窍,并循经入肺,久病耗伤肺气,使肺气不宣,鼻窍不利;或肺气素虚,卫表不固,易感邪毒,则迁延不愈;或由于素体虚弱,易受外邪所侵,日久不愈,寒邪滞留鼻窍,使鼻部气血运行不畅,壅聚鼻窍而为病;或因饥饱劳倦,耗伤脾气,脾失健运,脾气虚弱,气血化生不足,鼻失所养,湿浊上泛鼻窍而为病。

二、辨证施治

(一)基本治法

1.治则

疏风通经,行气通窍。

2.手法

一指禅推法、按法、揉法、拿法、抹法、擦法等手法。

3.取穴与部位

迎香、印堂、上星、攒竹、通天、风池、风府、太阳等穴。

4.操作

①患者取坐位，术者立于其侧后方，取风池、风府穴，用一指禅推法，并配合拿风池穴。时间2～3分钟。②继上势，术者立于其侧前方，取迎香、印堂、上星、攒竹、通天、太阳等穴，用一指禅推法或按揉法操作。时间5～8分钟。③继上势，术者在其鼻两旁鼻翼至鼻根用指擦法操作，以鼻腔内有温热感为佳。

(二)随症加减

1.肺气虚弱

鼻塞呈交替性，或鼻塞时轻时重，鼻涕黏稀，遇寒时症状加重，鼻黏膜肿胀色淡，嗅觉减退，说话鼻音，咳嗽痰稀，气短，面色不华，舌淡，苔薄白，脉缓或无力。

(1)治则：补肺益气，祛风通窍。

(2)手法：一指禅推法、拿法、点法、按法、揉法、擦法等手法。

(3)取穴及部位：在基本治法的基础上，增加肺俞、风门、大椎、膻中、曲池、合谷等穴。

(4)操作：①患者取坐位，术者立于其侧后方，取大椎、风门、肺俞穴，用一指禅推法或按揉法操作。时间约5分钟。②继上势，术者在大椎、风门、肺俞穴用擦法治疗，以透热为度。③继上势，术者立于其侧前方，取膻中、曲池、合谷穴，用按揉法操作。时间2～3分钟。

2.脾虚夹湿

鼻塞流涕反复发作，涕稀或稠，鼻黏膜肿胀色淡，嗅觉减退，说话鼻音重，伴头痛、头昏，食欲欠佳，大便时溏，体倦乏力，舌淡，脉濡滑。

(1)治则：健脾渗湿，祛风通窍。

(2)手法：一指禅推法、摩法、按法、揉法、擦法、㨰法等手法。

(3)取穴及部位：在基本治法的基础上，增加中脘、天枢、脾俞、胃俞、大肠俞、足三里、丰隆等穴。

(4)操作：①患者取仰卧位，术者立于其侧旁，取中脘、天枢穴，用一指禅推法配合摩法操作。时间3～5分钟。②继上势，取足三里、丰隆穴，用一指禅推法或按揉法操作，每穴1分钟。③患者取俯卧位，术者立于其侧旁，取脾俞、胃俞、大肠俞穴，用按揉法配合㨰法操作，时间3～5分钟；再用擦法治疗，以透热为度。

3.气滞血瘀

持续性鼻塞，睡眠时加重，涕多黏黄或黏白，嗅觉迟钝，鼻黏膜肿胀常呈桑葚状，咽有异物感，头重头昏，耳鸣，听力减退，舌暗红或有瘀点，脉弦细或涩。

(1)治则：行气活血，化瘀通窍。

(2)手法：一指禅推法、按法、揉法、摩法、振法、擦法、㨰法等手法。

(3)取穴及部位：在基本治法的基础上，增加膈俞、肺俞、肝俞、血海、足三里、曲池等穴。

(4)操作：①患者取仰卧位，术者立于其侧旁，取曲池、血海、足三里穴，用按揉法操作。时间3～5分钟。②患者取俯卧位，术者立于其侧旁，取膈俞、肺俞、肝俞穴，用一指禅推法或按揉法操作，配合㨰法操作，时间 5～8 分钟。③继上势，在膈俞、肺俞、肝俞穴部位用擦法操作，以透热为度。

三、注意事项

1.加强体质锻炼，避免受外邪侵袭。

2.预防上呼吸道感染，避免理化因素及粉尘刺激。

3.避免长期使用血管收缩剂。

第三节　梅核气

梅核气即咽感觉异常，是耳鼻喉科门诊常见疾病，患者咽喉部有异物样梗阻感觉，而客观检查未见器质性病变。患者大部分为中年人，以女性较多。因有咽喉部异物样梗阻感觉，怀疑肿瘤来就医者较多。但某些癌症的早期，如食管上段癌，环状软骨后癌等，可有咽喉部异物感，如果对其缺乏警惕性容易误诊，因此，咽喉梗阻感的患者，不作详细检查就诊断为梅核气是不妥当的。西医对本病的命名有癔球、咽喉部阻塞感、咽球综合征、咽神经官能症、癔球综合征等。

梅核气的致病因素很多。多数患者以精神因素为主，如情绪波动及长期过度紧张、疲劳、精神疑惧等。此外，有些因素容易被发现，如细菌、寄生虫等生物因素，冷、热、电流、气压等物理因素和机械损伤及化学因素等。有时精神因素与各种器质性疾病同时存在，构成复杂的病因。

中医认为，情志所伤，肝失调达，肝气郁结，循经上逆，结于咽喉；或因肝病乘脾，以致肝郁脾滞，运化失司，津液不得输布，积聚成痰，痰气互结于咽喉而发病。

主证：患者自觉咽喉中有异物感觉，如有物梗，咯之不出，没有疼痛，不碍饮食。其症状每随情志之波动而变化，时轻时重。检查咽喉并无异常，或虽有变异，亦甚轻微。全身症状，患者每见精神抑郁，多疑多虑，胸胁胀满，或见纳呆，困倦，消瘦，便溏，妇女常见月经不调。

一、易筋经推拿疗法

（一）易筋通经手法

（1）首先检查患者颈、胸椎关节紊乱情况，若有，用颈、胸椎侧扳手法整复之（参考临床推拿手法的颈、胸椎整复及经筋疏理方法）。

（2）患者取坐位，循手、足厥阴经、足太阴经，行理筋疏导经气手法施治（参考十二经脉与十二经筋疏通法）。

（3）在患者颈椎 5、6、7 及胸椎 9、10 附近寻找经筋结节点或条索状物（筋结穴）、风池、百劳（双侧），行①点按（激发经气）手法。②按揉理筋（疏筋）手法、切拨分筋手法。③拿捏养筋手法。操作 3～5 分钟。

（4）五脏俞疏理法：肾俞一脾俞一肝俞一心俞一肺俞（注意寻找筋结穴）。

任三焦疏理法：天突一膻中一巨阙一中脘一神阙一关元（注意中脘附近筋结穴）。

五脏募疏理法：中府一巨阙一期门一章门一京门（注意寻找筋结穴）。

（5）枕下线加廉泉穴疏理法。

(二)穴位点按手法

点按合谷配列缺、太冲对涌泉、百会,各约1分钟。

第四节　鼻疔

鼻疔指发生在鼻尖、鼻翼及鼻前庭的疔疮疖肿。本病总由火热之毒而起,多因恣食膏粱厚味及酗酒而致脏腑蕴热,毒从内发;或因肌肤不洁,邪毒外侵,流窜经络,气血阻滞而成。若疔毒亢盛,内攻脏腑,则成危候,称为“疔疮走黄”。

一、症状与诊断

1.本病好发于鼻前庭,也可发于鼻尖和鼻翼。鼻前庭疔可单发或多发,但仅限于一侧。一般病程1周左右。

2.初起时鼻疔形如粟粒,麻痒微痛,局部发胀,继而红肿高起,疼痛甚至跳痛,3～5日后,疔顶部出现黄白色脓点,质地变软,多自溃破,脓出肿消而愈。

3.全身可伴畏寒、头痛、发热及酸楚不适。

4.若早期失治、误治或挤压、挑刺,引起疔毒内攻,出现神识昏愦、壮热、烦躁、眩晕、呕吐等证候。即西医学所谓炎症感染性扩散,引起颅内并发症,必须及时抢救。

二、效验推拿

1.先以拇指指峰掐按病灶外缘,先掐下面,再掐两侧,最后掐上面。用力要适当,由轻及重,重复10遍左右。

2.点按揉印堂、四白、迎香、上迎香、人中穴各约1分钟。

3.点按揉合谷、曲池、外关、血海、三阴交、足三里,内庭穴各约30秒。

本病是一种急性化脓性疾患,切忌挤压,挑刺及患部按摩,掐按病灶外缘时要避开压痛明显的部位或轻轻掐按。早期可配合湿热敷、红外线理疗或涂75%酒精及消炎药膏,鼻疔未露脓头时,切不可切开引流。若出现“走黄”现象,不宜按摩,必须及时抢救。

第五节　夜盲

夜盲指入暮或白昼至黑暗处即视物罔见,犹如覆目,至黄昏则不见物,多因先天禀赋不足,或肝肾亏损,气血暗耗;或脾胃虚弱,清气不升,目失濡养所致。

一、症状与诊断

本病以昼则睛明,夜无所见为主证。先天不足者,兼见面色淡白,形寒怕冷,四肢不温,腰膝酸软,夜尿频而清长,舌淡脉沉弱。肝肾两亏者,兼见头晕耳鸣,盗汗,舌红少苔,脉细数。脾胃虚弱者,兼见神疲乏力,少食懒言,腹胀便溏,舌淡苔白,脉细弱。

二、效验推拿

1.患者仰卧位轻闭双眼，医者坐其侧旁，以轻柔的推揉法在睛明、攒竹、承泣、四白等穴治疗。每穴约1～2分钟。

2.拿风池，力求有酸胀感转至眼部；拿合谷，以酸胀为度。

3.患者俯卧位，医者用掌根按揉左侧背部，再用小鱼际直擦背部督脉，以透热为度。配合点按肝俞、脾俞、肾俞。每穴约1分钟。

4.按揉足三里、三阴交、凤眼（拇指指甲后指间关节内外侧赤白肉际处），每穴1～2分钟。

第十九章　皮肤病针灸治疗

第一节　带状疱疹

带状疱疹是由水痘－带状疱疹病毒引起的急性疱疹性皮肤病，系皮肤科常见病之一，其发病率近年来有上升趋势。它以身体一侧皮肤出现簇集成群、累累如串珠样疱疹和剧烈疼痛为特征。中医学称之为“蛇丹”“蛇串疱”“缠腰火丹”。目前普遍认为是由于机体免疫功能下降，使长期潜伏于脊髓后神经节神经元内的病毒再活动而诱发。

一、中医学对本病的认识

中医认为带状疱疹的发生机制为情志内伤、饮食失节、起居无常使肝胆火盛，脾经湿热内蕴，复又外感火热时邪，毒热交阻经络，凝结于肌肤、脉络而致，因气血不畅、经脉不通引起剧烈的疼痛。

本病发病前均存在降低机体免疫功能因素，如近期有外感史、素有内脏慢性宿疾以及年老等，使卫气不足于外，脏气亏虚于内，正虚则邪乘之，带状疱疹的发病正是基于这一内在因素。卫气不足，则腠理空疏，屏障失固，免疫防御功能减退，使毒邪由外而入；脏腑之气亏虚，则功能紊乱，免疫自稳失调，邪从内生，表现为脾胃湿热内蕴，心肝火毒炽盛。由此内外合因，相互影响，互为因果，终致湿热毒邪搏结，壅遏经络，气血瘀滞，发于肌肤，从而引起带状疱疹。故本病是因虚致实，本虚而标实。

二、辨证分型

初期患部皮肤烧灼刺痛，皮肤潮红，伴轻度发热、纳呆等症。继则出现簇集粟粒大丘疹，迅速变为水疱，如绿豆或黄豆大小，疱液先透明后混浊，三五成群，排列如带状，单侧分布，伴有明显的神经痛为特点，常有区域性淋巴结肿大。本病好发于腰肋、胸背和面部，也可发生于四肢其他部位。疱疹在2～3星期后逐渐干燥结痂，愈后一般不留瘢痕。有时疼痛持续1～2个月甚至更久，尤其是老年患者。此外，带状疱疹的病毒为水痘－带状疱疹病毒，有亲神经性，故临床以神经痛和水疱疹为主要见症。

（一）肝经郁热证

皮损鲜红，疱壁紧张，口苦口渴，烦躁易怒，尿赤便秘，舌红苔黄，脉弦数。

（二）脾经湿热证

皮损淡红，疱壁松弛，口不渴，纳呆，便溏，舌体胖，苔白厚或白腻，脉濡数。

（三）气滞血瘀证

皮疹消退后局部仍疼痛不止，伴心烦不寐，舌紫黯，苔薄白，脉弦细。

三、灸法治疗

《医宗金鉴·外科心法要诀》曰：“七日以前形势未成，不论阴阳当俱先灸之，轻者使毒气随火而散，重者拔下郁毒，通微内外，实良法也。”灸法治疗带状疱疹通过局部温热刺激，有以热引热，消肿化瘀，拔引郁毒，祛腐止痛之功效。特别是在发病初期及时应用，有调节气血，通行血脉，促进皮损部位气血运行，经脉畅通，达邪外出，控制病情发展，缩短病程的作用。后期应用对预防遗留神经痛，亦有显著疗效。

（一）治疗原则

扶助正气治其本，祛除邪气治其标。选穴多以局部取穴为主。

（二）取穴

皮损局部。

（三）辨证加减

肝经郁热证配太冲、阳陵泉；脾经湿热证配足三里、阴陵泉；气滞血瘀证配合谷、太冲。

（四）操作方法

艾条温和灸，治疗时患者取舒适位。对头面部、四肢皮疹采用艾条温和灸，将点燃的艾条距皮肤 2～3cm 处进行熏灸，至局部皮肤充血、红晕；当皮疹及疼痛部位局限时，可以痛为腧，取阿是穴进行艾条悬灸（对准于腧穴或患处）施灸；当皮疹及疼痛部位广泛时，可作回旋灸（保持一定距离，但不固定，而是沿皮疹分布左右移动或反复旋转施灸）。

四、其他灸法

（一）艾炷灸

1.取穴

皮疹处每支顶端。

2.操作方法

躯干部位的皮疹采用艾炷围灸，以半截枣核大小圆锥形艾炷带状排列于皮疹处每 1 支的顶端作为艾灸点，采用直接灸，当患者自觉灼痛时去之，以局部皮面淡黄色、潮湿为佳。施灸的时间和灸治壮数依皮疹的面积、部位和患者的体质而定。皮疹面积大、皮疹部肌肉深厚、患者体质好时，施灸时间可长些，壮数宜多些。施灸的顺序是先灸少，后灸多；先灸上部，后灸下部；先灸背部，后灸腹部。

（二）乙醇灸

1.取穴

大杼至脾俞。

2.操作方法

患者俯卧位，医者用 95％乙醇棉球于背部膀胱经两侧循行路线从大杼至脾俞部位上涂抹，以火燃后迅速用掌覆灭，如此反复 3 次，以皮肤红晕，具有轻微灼热感为度。注意掌握操作技巧，不可烫伤患者。此法可以兴奋脏腑功能，激发脏腑气血，引火热之邪外泻，提高机体的免疫功能。

（三）灯芯草灸

1.取穴

病患的最高点（蛇头）、最低点（蛇尾）。

2.操作方法

查看病患的分布，以水平线寻找其病患的最高点（蛇头）、最低点（蛇尾），确定为施灸的部位。

务必全面查出散在的疱疹，尤其注意检视未诉及的毛发里、耳后，以防漏掉“蛇头”“蛇尾”。医者持直径 1.5～2mm、长 4～5cm 的灯芯草的一端，另一端以花生油（芝麻油、茶油）蘸之约 1.5cm。在紧靠“蛇头”“蛇尾”处迅速点燃，快速往该部位点灸，以发出“啪”一声为是，每日 1 次，4 次为 1 个疗程。

（四）棉花灸

1.取穴

皮损处。

2.操作方法

用消毒干棉球，撕成极薄的棉絮，敷盖在皮损部位上，若皮损面积较大，可分次施灸。患者取俯卧位或侧卧位，充分暴露患处，用火柴点燃棉花，使其迅速烧成灰，以燃烧时患者无明显灼痛为度，宜在同一部位反复烧灼 3～5 遍，每日 1 次，5 次为 1 个疗程。

（五）隔蒜围灸

1.取穴

皮损周围、相应背神经根夹脊穴、心俞穴。

2.操作方法

将蒜（最好用独蒜）横切成 0.3～0.4cm 厚，其上用针刺数孔，艾叶搓成艾绒，做成艾炷，患野周围用切好的蒜片围住，每片间隔约 1cm，若在胸背、腹部必须在相应背神经根的夹脊穴处放蒜片，其上置艾炷，点燃，待患者感到灼热疼痛不能忍耐时，除去艾火，每片蒜上灸 3 次，每日 1 次，疼痛剧烈者可每日 2 次，5 日为 1 个疗程，治疗期间嘱其清淡饮食，忌食辛辣之品。无论疱疹在哪个部位，均取背部心俞穴灸之。艾叶性辛味苦，辛能发散，能散热外出，苦味能泄热；大蒜性味辛温，入肺、胃、大肠经，具有消肿、拔毒、止痛、发散之功。

（六）灯芯灸

1.取穴

背三穴、腰三穴。

2.操作方法

背三穴：细绳围头 1 圈，以此长度绕颈至后背，细绳两端下垂齐平处各 1 穴，两穴连线督脉交叉点 1 穴（相当于厥阴俞）。腰三穴：细绳围肩 1 圈，以此长度绕颈至后腰，细绳两端下垂齐平处各 1 穴，两穴连线与督脉交叉点（相当于三焦俞）。取干灯芯 1 条，若干条备用，以灯芯沾茶籽油，用棉花吸去灯芯浮油，点燃后淬点施治穴位发出“啪”一声即可。胸背以上（含颜面及上肢）疱疹灸背三穴，腰腹以下疱疹灸腰三穴，全身上下均有则灸腰背六穴，每日 1 次，不效则次日于穴旁可再灸。灸后应注意保持灸面洁净，忌食辛辣和鱼腥。

（七）炉式熏灸器

1.取穴

疱疹面。

2.操作方法

消毒患部，刺破水疱放水。将 3～4 节 1 寸多长清艾条，置放于炉式熏灸器中。点燃，艾烟即由熏灸器长颈口集中喷出，对着疱疹面熏灸 20～30min（面积大可酌情增加时间）。距离皮肤不烫为度，灸至患部皮肤红润。每日施灸1次。

(八)壮医药线点灸

1.取穴

上肢取合谷、内关、曲池；下肢取三阴交、足三里、承山；疹发腰以上加支沟，腰以下加阳陵泉。

2.操作方法

自选具有镇痛、止痒、清热燥湿的中药龙胆草、大黄各100g，明雄黄、冰片各20g等，烘干研粗颗粒状，用75%乙醇2000mL，浸泡原药20日，再将直径约0.7mm麻线25g投入药液中泡20日后成为所用药线。置于少许药液中待用。将带有火星的药线头灼烧穴位皮肤，再很快拿开为点灸1壮。上肢取合谷、内关、曲池，下肢取三阴交、足三里、承山。疹发腰以上加支沟，腰以下加阳陵泉，每穴灸2壮。疱疹局部采用围灸法，即点灸局部疱疹及周边皮肤，每日1次。

按语：本病临床常用病灶围灸法，即属近部取穴、以痛为腧。其依据为经络学说的皮部理论，充分调动皮部的御邪抗病之力，以祛病毒而使病愈。灸法能促进经络循环，调节气血，通行血脉，促进炎症吸收，提高自身免疫功能，激活细胞抗病能力。若疱疹处皮损严重或化脓要防止继发感染，必要时与外科配合治疗。

第二节　神经性皮炎

神经性皮炎是一种较为常见的、反复发作的局限性皮肤神经功能障碍性皮肤病。其主要特征为剧烈瘙痒，局部皮肤肥厚，皮沟加深而形成苔藓样病变，病程缓慢，反复发作，常数年不愈，愈后复发。本病多见于青少年，夏季加重，冬季减轻。本病病因可能由于自主神经系统功能紊乱所引起。精神因素、刺激性食物、局部摩擦刺激、消化系统疾病和内分泌障碍亦均与本病的发生有关。本病中医称“摄领疮”“牛皮癣”，因其好发于颈部，状如牛领之皮，厚而且坚韧而得名。临床治疗灸法较为常用，但较少单独使用，常与针刺拔罐等方法配合应用。

一、中医学对本病的认识

本病为七情所伤，多因心火内生，脾经湿热，肺经风毒客于肌肤腠理之间，外感风湿热邪，以致阻滞肌肤，血虚生燥，肌肤失荣所致。

二、辨证分型

(一)风湿热证

皮损成片，呈淡褐色，粗糙肥厚，阵发性剧痒，夜间尤甚，舌苔薄白或白腻，脉濡缓。

(二)血虚风燥证

皮损色淡或灰白，肥厚粗糙，常伴有心悸怔忡，气短乏力，妇女月经量过多，舌质淡，脉沉细。

(三)脾虚湿盛证

皮损呈暗灰色，肥厚光滑，伴腹胀食欲缺乏、便溏。舌体胖大，边有齿痕，苔白厚，脉濡缓。

(四)肝郁化火证

皮疹色红,心烦易怒或精神抑郁,失眠多梦,眩晕,心悸,口苦咽干,舌边尖红,苔薄白,脉弦滑。

三、灸法治疗

(一)治疗原则

神经性皮炎常选患处局部施灸,以清泄热毒壅滞、消肿止痛,使毒气随火气而散,从而达到治疗目的。

(二)取穴

皮损局部。

(三)辨证加减

风湿热证配风市、血海;血虚风燥证配三阴交、血海;脾虚湿盛证配阴陵泉、足三里;肝郁化火证配太冲、阳陵泉。

(四)操作方法

梅花针结合艾条温和灸。先用梅花针在患处皮肤表面由里向外叩打,使患处微现细小出血点为宜,然后将艾条的一端点燃对准皮肤病变部位距 2～3cm 进行温灸,要求艾灸点的皮肤温度保持在患者较为舒适的温热感为宜。灸至皮肤稍起红晕或皮肤呈灰黑状为宜(患处皮肤在叩刺前应从里向外用 75%乙醇棉球消毒,梅花针在使用前用 75%乙醇棉球常规消毒后再使用)。每日 1 次,10 次为 1 个疗程。

四、其他灸法

(一)艾炷灸配合涂丝瓜叶骨

1.取穴

皮损局部。

2.药物组成

"丝瓜叶膏"制法即为用鲜丝瓜叶、蒲公英等水煎 3 次过滤,将 3 次过滤汁合并在一起,加入老陈醋,配置为药汁 1/5,用文火浓缩成半凝固状药膏,装瓶备用。

3.操作方法

治疗组按艾炷着肤灸法施术,先将皮损局部涂以大蒜汁,再置艾炷(如火柴头大)点燃施灸,待艾炷燃尽后,扫去艾灰,涂自制"丝瓜叶膏"后,覆盖消毒敷料,根据皮损大小,确定置艾炷桩数,每炷间距 1.5cm,每星期施灸 1 次,"丝瓜叶膏"每日涂 2 次,直到皮损正常,并发感染者先给予抗炎,对症处理。注意:皮损在大血管处、阴囊、眉弓部位等,慎用此法,可采用温和灸,将艾条的一端点燃,对准施灸部位距离 2～3cm 进行温灸,使局部有温热感而无灼痛,一般每处灸 3～5min 至皮肤稍红晕为度。施灸时还要注意施灸时间,防止烫伤,施灸时如灼痛难忍,可于施灸部位附近轻轻拍打。

(三)铺棉灸

1.取穴

皮损局部。

2.操作方法

局部用铺棉灸，即用消毒棉撕成薄如蝉翼状，每处铺棉范围不超过 1.5cm×2cm，且必须略小于皮损，然后用火柴或牙签蘸少许蜡，在蜡烛上点燃后（用牙签较安全、方便），再点燃所铺棉花，让火焰从患处皮肤上一闪而过，每处灸 3 次，每灸完 1 次间隔 1～3mm。

（三）木芙蓉花天灸

1.取穴

皮损局部。

2.操作方法

采摘傍晚时分的新鲜芙蓉花洗净后擦干水，将生品捣烂如泥状黏稠汁，外敷于病灶部，其药物覆盖厚度为 1cm，再用塑料薄膜包在药物的外表，然后再用绷带缠绕。每日敷贴 1 次，每次天灸 6～8h，连续敷几日，至苔藓完全剥脱为止。

（四）激光穴位照射

1.取穴

皮损局部。

2.操作方法

主要皮损区 1～2 处照射智能激光，波长 0.6328nm，输出功率大于 20mW，光束照射距离 10～40cm，每日照射 10min。每日 2 次，10 次为 1 个疗程。

按语：灸法可调整神经兴奋、抑制功能，可明显镇静、止痒，治疗本病有较好的近期疗效，为防止复发巩固疗效，痊愈后仍需继续治疗 1 个月。如何防止复发仍需进一步研究。同时患者皮损处要避免搔抓、热水烫洗，忌用刺激性药物外涂。忌食鱼虾辛辣食物，多食新鲜蔬菜、水果。

第三节　荨麻疹

荨麻疹俗称“风团”，中医称为“风疹”“风疹块”“隐疹”，为常见的皮肤病。其特点是皮肤出现白色或红色疹块，发作时突然，并无一定位置，时隐时现，瘙痒无度，消退后不留任何痕迹。并可有发热、腹泻、腹痛等全身症状。荨麻疹是由于皮肤黏膜的毛细血管扩张，充血，大量液体渗出，造成皮肤局部水肿形成本病。常见的原因有对鱼、虾、蛋、肉等食物，药物，昆虫及寄生虫，某些植物花粉，某些动物羽毛，粉尘，日光，冷热等产生过敏反应，或因胃肠疾病，内分泌障碍，代谢障碍引起，也与情绪波动，剧烈运动有关。

一、中医学对本病的认识

由禀性不耐，人体对某些物质过敏所致。可因食物、药物、生物制品、病灶感染、肠寄生虫病而发作，或因精神因素、外界寒冷刺激等因素诱发。肌肤有湿，复感风热或风寒之邪，致使营卫不和而起；肠胃湿热，复感风邪，内不得疏泄，外不得透达，郁于皮毛腠理之间而发；肠内寄生虫（蛔虫、钩虫、姜片虫等）积聚，以致湿热内生，或吃鱼、蟹、虾、药物等，亦可发生本病；冲任不调，营血不足，生风生燥，肌肤失养所致；脾胃不健，寒湿蓄积肌肤而成。

二、辨证分型

（一）风寒证

皮疹色白，遇寒冷或风吹则剧，得暖则瘥，冬重夏轻，苔薄白或薄白而腻，脉迟或濡缓，多是寒冷刺激性荨麻疹。

（二）风热证

皮疹色赤，遇热则剧，得冷则瘥，或夏重冬轻，苔薄黄，脉浮数，多是食物、药物过敏，病灶感染引起的急性荨麻疹。

（三）冲任不调证

常在月经的2～3日开始发疹，往往随着月经的结束而消失，但在下次月经来潮时，又复发作，又叫“月经疹”。

（四）气血两虚证

风疹块反复发作，延续数月或数年，劳累则发甚，神疲乏力，苔薄，舌质淡，脉濡细，多是慢性荨麻疹。

三、灸法治疗

（一）治疗原则

调和营卫，疏风通络。以局部取穴为主，配合辨证取穴。

（二）取穴

皮损局部、曲池、血海。

（三）辨证加减

风寒证配风门、列缺；风热证配外关、列缺；冲任不调证配地机、归来；气血两虚证配足三里，三阴交。

（四）操作方法

艾条温和灸，用清艾条温和灸上述穴位，皮肤潮红为度。

四、其他灸法

（一）隔姜灸

1.取穴

曲池、血海、三阴交、膈俞、百虫窝。

2.操作方法

隔姜灸，姜片大小可据穴区部位所在和选用的艾炷大小而定。施灸时，患者有局部灼痛感时，略略提起姜片，或更换艾炷再灸。每次灸5～10壮，以局部潮红为度。每日1～2次，至症状完全消失停灸。慢性者应多灸2～5次，以巩固疗效。

(二)隔蒜灸

1.取穴

足三里、血海、曲池、大椎、膈俞、外关、太溪。

2.操作方法

隔新鲜大蒜片灸,当患者感到局部灼烫时,立即将艾炷去掉,更换新的艾炷继续灸之,每穴灸7～9壮,用补法,艾炷取单数,勿吹其火,也可在风团块密集处置蒜片施灸。

(三)温针灸

1.取穴

合谷、曲池、足三里、太冲、血海、风市、风池、百会、大椎、中脘、神阙。

2.操作方法

针刺选用1.5寸毫针用平补平泻手法,每隔5min行针1次,留针30min,温针灸,每次灸30min。每日1次,7次为1个疗程。

按语:本病灸法治疗能较快退疹止痒,同时治疗期间应避免接触致敏食物或药物,忌食鱼腥、虾蟹、酒类、浓茶、咖啡、葱蒜辛辣等刺激性饮食,保持大便通畅。

第四节　银屑病

银屑病又名"牛皮癣",是一种原因不明而又常见并易复发的慢性炎症性皮肤病,基本损害是在浸润性红斑的基础上覆盖多层银白色鳞屑。西医学对本病确切的病因尚未有定论,有遗传、感染、代谢障碍、内分泌失调、神经精神因素及免疫紊乱等多种学说。

一、中医学对本病的认识

中医学对银屑病早有记载,根据外观形态也有命名,如"肤如疹疥,色白而痒,搔起白皮",称"白",或"状如苍松之皮,红白斑点相连"又称"松皮癣",还有称"风""蛇虱"的。西医目前没有特效的药物治疗,而中医学在本病的治疗中有许多独特之处,近年来针灸治疗本病取得了一些成果。

在病因方面,血热、血燥是本病的主要原因,从发病机制来说,虽有风、寒、热、燥邪外袭,但经络阻隔、气血瘀滞是发病转归的一个重要环节。

二、辨证分型

(一)寻常型银屑病

1.风热证

多为夏季进行期银屑病,发病前多有感冒、咽炎、扁桃体炎等。皮损多为点滴状或片状,基底潮红,表面覆盖银白色鳞屑,苔薄黄,脉浮数。

2.风寒证

多见于冬季发病的进行期银屑病,皮肤干燥脱屑,基底红,白屑迭起,苔薄白,脉浮紧。

3.湿热证

多见于寻常型渗出性银屑病，发于肌肤，皮肤潮红、局部湿润或渗液，鳞屑少。皮损好发于皱褶部，如腋窝、乳房下部、腹股沟、会阴、肘窝，伴微痒。口干不渴、身热体倦，舌质红、苔黄根腻，脉滑数。

4.血热证

本证临床特征为初发或复发不久，皮疹发展迅速，呈点滴状、钱币状或混合状，红色或鲜红色丘疹，新疹不断出现，有同形反应。伴有心烦口渴，便秘尿赤，舌质红赤，脉弦滑。

5.血虚证

本证常见于静止期或退行期。本证临床特点为：病程较长，患者体质虚弱，皮损较薄，多为斑片状或皮损泛发全身，色淡红或暗淡，覆有大量干燥银白色鳞屑，层层脱落，新皮疹较少出现；伴瘙痒或轻或重，面色无华，体倦肢乏，或头晕，少眠，食欲不振，舌质淡红，苔少或净，脉弦细或沉细。

6.血燥证

本证常见于进行期或静止期。皮损呈大斑块状，鳞屑较多，基底鲜红或淡红，甚则干裂出血。伴有疼痛，口燥咽干，便秘溲赤，舌红苔黄，脉弦数。

7.血瘀证

本证常见于静止期。皮损硬厚，多为钱币状，大小不等的斑块状，少数为蛎壳状，色暗红或黯红，覆有较厚干燥银白色鳞屑，不易脱落，新皮疹较少出现，伴有不同程度瘙痒或不痒，口干不欲饮，一般全身症状不明显，舌质紫暗或暗红有瘀斑，苔薄白或薄黄，脉弦涩或沉涩。

8.冲任不调证

本证的特点为皮损的出现与妇女经期、怀孕、生产有密切关系，多在经前、孕中、产前发病或加重，亦有经后、产后发病者。伴微痒，心烦口干，或头晕腰酸，周身不适，舌质红或淡红，脉沉细。

（二）关节型银屑病

1.湿热久羁证

本证临床特点是关节红肿疼痛、屈伸不利，或伴有典型的银屑病的损害，或有脓疱型银屑病的皮损特点，伴舌红苔黄腻、大便不调、脉象濡数。

2.肝肾不足证

本证的临床特点是皮损色淡，鳞屑不多，除腰酸腿软，周身乏力外，多有关节变形，骨质破坏，舌淡脉细。

（三）脓疱型银屑病

本型多见于中年人，偶见于小儿。可在发病的同时即起脓疱，针尖大小、成片集簇，可互相融合成片状，反复不已。

1.湿热蕴毒证

本证的临床特点为皮损为针尖至粟米大小黄色脓疱，起病急，集簇成片，基底色红。伴发热口渴，关节肿痛，损及甲板者，可有肥厚污浊，皮肤皱褶处湿烂脓斑，舌红苔腻，脉象濡数。

2.脾虚湿盛证

本证的临床特点是皮损多在掌面，基底淡红，上有针尖至粟米大小的脓疱，疱坚实，不易破溃，伴甲板变形，食不甘味，大便不调。

(四)红皮病型银屑病

本型的临床特点是周身皮肤弥漫性红色，触之灼手，上有鳞屑层层，伴有高热烦渴，便秘溲赤，舌质红绛，脉象细数。

三、灸法治疗

(一)治疗原则

疏风清热利湿，养血润燥。多选皮损局部穴，同时配合随症取穴。

(二)取穴

阿是穴(皮损局部)。

(三)辨证加减

风热证配外关；风寒证配风门；湿热证配阴陵泉；血热证配曲池；血燥证配三阴交；血寒证配足三里；血瘀证配膈俞；冲任不调证配归来；肝肾不足证配肝俞、肾俞；脾虚湿盛证配足三里、脾俞。

(四)操作方法

艾条温和灸，先用钳子拔除患部皮毛，75%乙醇消毒后，待干，用自配酒液(三七、蜈蚣、75%乙醇以 3：1：10 组成)皮复擦患部皮肤，随之用梅花针在患部皮肤自上而下反复叩击，直至表皮微微出血为止，再用艾条灸患部，灸至患部皮肤发红并有灼热感为佳。隔日 1 次，10 次为 1 个疗程。

四、其他灸法

(一)贴棉灸

1.取穴

阿是穴(皮损局部)。

2.操作方法

先用皮肤针于皮损局部(阿是穴)叩刺，微出血，然后以脱脂棉少许摊开展平如皮损部大小的极薄片，贴于皮损部，火柴点燃，急吹其火，使其迅速燃完，随即再换一张薄棉，如法再灸，如此 3～4 次，以皮肤潮红为度。3 日 1 次，5 次为 1 个疗程。

(二)井穴刺血加灸

1.取穴

少商、商阳、肾俞。

2.操作方法

取患者双手少商、商阳两井穴，常规消毒后用三棱针点刺每穴出血 1～2 滴，再让患者俯卧于床上，于肾俞穴处施灸，每次 15min，隔日 1 次，10 次为 1 个疗程。

按语：银屑病是一种瘙痒难忍的顽疾，其病因至今未清。银屑病患者 90%性情急躁，情绪波动大，容易上火，所以要求患者注意稳定情绪，使机体功能趋于平衡。同时患者还应注意忌食辛辣及酸性食物，忌用碱性强的肥皂洗浴。

第五节 白癜风

白癜风是原发性局限或泛发的皮肤色素脱失性疾病，是皮肤科中的一个常见病、多发病。白癜风可在患者体表各种部位产生色素脱失斑，皮损一般呈乳白色，形态大小不一，界限清楚，患区毛发亦常变白。在皮损进展期，白斑向正常皮肤移行，其边界可不甚清楚。日晒和皮肤外伤及机械或化学性刺激等均可促使白斑出现。而皮损稳定期时，白斑停止向外扩展，其境界较为清楚，边缘处可见色素增加或者在白斑部分出现岛屿状色素区。此病多见于面、颈、手背等暴露部位或外生殖器等皱褶处皮肤，可孤立存在或对称分布，也可沿神经皮节分布或身体单侧带状排列，极个别皮损可泛发全身，仅余留少许正常皮肤。该病往往呈慢性，一般无自觉症状，暴露部位皮损经暴晒后有的可引起红斑、灼痛甚至出现水疱。

本病发病原因至今未清，据认为可能与多种因素造成的黑素细胞损伤有关。因为皮肤色素主要就是由黑素细胞合成和分泌的黑素颗粒所形成，由于黑素细胞受损失去此功能，就造成皮损区色素脱失。白癜风虽然不会直接给患者生命带来威胁，但本病给患者造成的精神压力及身心创伤却是极其巨大的。由于目前白癜风的病因未明，发病机制也未完全明确，故临床上还缺少确实有效的治疗方法，尤其对部分顽固性白癜风患者，常规口服和外用药反应不佳。白癜风在中医称之为白癜、白驳风，据报道近年以艾灸为主治疗白癜风取得了很好的疗效。

一、中医学对本病的认识

中医学认为白癜风病所表现出来的一系列症候并不是孤立的，而是有内在联系的，它们是人体的脏腑、经络、气血的生理功能发生异常变化的具体反映。白癜风虽“形诸外”但“必有诸内”。凡气血失和，精血不足，瘀血阻滞经脉，导致肤失所养，均可酿成白斑。

二、辨证分型

（一）气血亏虚证

多属白癜风稳定期，主要表现为白斑浅淡，伴神疲乏力，面色㿠白，舌质淡，脉沉细而涩。

（二）肝肾不足证

患者病程较长，白斑局限或泛发，毛发变白，皮肤干燥，伴头晕耳鸣，腰膝酸软，舌淡红少苔，脉细弱。

（三）风湿外袭证

多发于头面或泛发全身，起病较速，蔓延快，局部常有痒感，苔薄白，脉浮。

（四）气滞血瘀证

主要表现为大小不等的斑点或片状，边缘清楚、光滑，伴肢体困重而痛，舌质紫暗，或有瘀点，脉弦涩；或白斑无固定好发部位，色泽时明时暗，常随情绪变化而加剧，女性多见，常伴胸闷嗳气，性急易怒，月经不调及乳中结块等，苔白，脉弦。

（五）血热证

白斑粉红或带褐色，边缘模糊，多见颜面部，春夏季或日晒后加重，舌红苔黄，脉细数。

三、灸法治疗

(一)治疗原则

养血祛风、调血和营、理气活血。气血亏虚证以补益气血为主;肝肾不足证以养肝补肾为主;风湿外袭证以祛风胜湿为主;气滞血瘀证以行气活血为主;血热证以清热凉血为主。多选用皮损局部及辨证取穴。

(二)取穴

风池、血海、曲池、三阴交。

(三)辨证加减

气血亏虚证配足三里、脾俞;肝肾不足证配肾俞、太溪;风湿外袭证配外关、风门;气滞血瘀证配合谷、太冲;血热证配隐白。

(四)操作方法

艾条温和灸,用清艾条温和灸上述穴位,皮肤潮红为度。

四、其他灸法

(一)隔药灸

1.取穴

阿是穴(病灶处)。

2.操作方法

先用乙醇消毒阿是六,上涂一层薄薄金黄膏,再用艾条作回旋灸 30min,泛发者可分区施治。灸后擦净患部,每日 1 次,12 次为 1 个疗程。忌食辛辣、海鲜。

(二)壮医药线点灸

1.取穴

风池、曲池、手三里、血海、三阴交、关元。

2.操作方法

使用药线,首先点灸白斑处,采用梅花或葵花型灸法,然后点灸其他穴位。

(三)梅花针叩刺加艾条灸

1.取穴

局部患处、癜风穴(在中指第 2 节尖相当于现在中魁穴的部位)。

2.操作方法

梅花针叩刺后,用艾条熏灸局部患处及癜风穴。一圈一圈地逐渐缩小,以能够忍耐为宜。若病灶多且散在分布,可分批进行灸治。每次灸 30min,灸到皮肤变深红或接近正常肤色最佳。每日 1～2 次,开始几次可将白斑灸至高度充血(粉红色)到与正常肤色相同时即可停灸,4 星期为 1 个疗程。

按语:白癜风是一种常见而难治的皮肤病,艾灸活血化瘀祛风,有助于疾病康复。但该病较顽固,短时间内很难获愈,患者要树立信心,保持心情舒畅,积极配合,坚持长期治疗。

第六节　寻常疣

寻常疣是由乳头瘤病毒引起的表皮新生物，中医学称“千日疮”，俗称“瘊子”。好发于青少年的手背及手指，也可发生于身体的任何部位，形态不一，数目不定。开始是一个小米粒大小的角化性丘疹，尔后逐渐增大，呈皮肤颜色或灰褐色，表面呈尖锐小棘状突起或乳头状角化，俗称刺瘊。有时由于自体接种，可在旧的损害旁边出现少数新的损害，但有时也可以发生较多损害，可达 20 个以上。发生在甲下者，称甲下疣。本病治疗方法很多，但较繁杂。采用艾灸治疗寻常疣疗效确切满意，方法简单、实用、不易复发，价格低廉，无副作用，亦避免了手术痛苦，值得推广应用。

一、中医学对本病的认识

《薛己医案》指出“疣属肝胆少阳经，风热血燥，或怒动肝火，或肝客淫气所致”。中医认为本病多由风热毒邪播于肌肤而生；或怒动肝火，肝旺血燥，筋气不荣所致。

（一）气虚血瘀证

皮损初起小如粟米，渐大可如豌豆，突出皮面，质地坚硬，色灰褐或污黄，表面粗糙。数目多少不一，少则一二个，多则数十个，甚至百余个遍生肢体。多无自觉症状，碰撞、摩擦易出血。

（二）瘀阻肌肤证

为针头至粟粒大小扁平丘疹，光面光滑，呈淡褐色或正常肤色，数目较多，密集或散在分布，好发于颜面、手背、前臂、肩胛等部，轻度瘙痒或无自觉症状。

三、灸法治疗

（一）治疗原则

清热解毒，散风活血。常选疣体局部穴治疗。

（二）取穴

疣体局部。

（三）辨证加减

气虚血瘀证配足三里、三阴交；瘀阻肌肤证配合谷、太冲。

（四）操作方法

艾条温和灸疣体局部，以皮肤潮红为度，每穴 20～30min，每日 1 次，10 次为 1 个疗程。

四、其他灸法

（一）艾炷灸

1.取穴

疣体局部。

2.操作方法

取干艾叶制成疣大小的艾炷，常规消毒皮肤后，将艾炷放在疣的上端，点燃艾炷，待燃尽后，用消毒镊子将其剥掉，暴露创面，涂消炎软膏包扎，每次灸时不超过 3 个，间隔 5～7 日。

（二）隔蒜灸

1.取穴

疣体局部。

2.操作方法

取大瓣的大蒜，切成 3mm 厚的薄片，再用针穿刺数孔放置穴位上，然后在大蒜片上放置底面直径约 1cm 的枣核大小的圆锥形艾炷，点燃艾炷，连续施灸 3～5 壮，以患者闻有蒜味、局部皮肤潮红而不起泡为度。每日 1 次，10 次为 1 个疗程，疗程间休息 3 日后，进行下一个疗程。

（三）药条灸

1.取穴

养老、外关、丘墟、外踝点、母疣（生长的第 1 颗疣）。

2.药条制备方法

取经干燥处理后的马齿苋、大青叶、板蓝根、白芷各等分研成细末，混匀，每次取 10g，加入适量的艾绒，外用 3 层厚绵纸裹紧，制成长 24cm、直径 1.5cm 的药灸条，胶水封口，两头的纸拧结即成。

3.操作方法

将点燃后熄去明火的药条悬于施灸部位上方，艾火距皮肤 2～3cm，每次施灸 5～10min，热度以患者能够忍受为度，灸至皮肤稍有红晕又不至于灼伤皮肤为度。每穴每日灸 1 次，7 日为 1 个疗程，疗程间隔 2 日，一般施灸 2～3 个疗程。

（四）壮医药线点灸

1.取穴

母疣、行间、太冲、养老、外关、丘墟。

2.操作方法

用Ⅱ号药线（广西中医药大学壮医研究所提供，系直径为 0.7mm 用药液泡制过的苎麻线）点灸母疣、行间、太冲、养老、外关、丘墟，点 1 次火灸 1 壮，每穴每日灸 1 次，10 日为 1 个疗程。母疣用重法灸，其他穴位用中法灸（找母疣的方法是：最先生长的第 1 颗疣即是母疣，母疣外观较大而陈旧）。

按语：灸法能调整免疫功能，增加抗病毒能力，促使皮疮痊愈，是一种简便有效的治疗方法。值得注意的是，治疗后患者可能出现疣疹加重现象，色泽转红，隆起明显，瘙痒增剧，呈发作状态，需与患者说明这是一种正常现象，为气血旺盛流畅的表现，不需要改变治法，只要继续治疗，则皮疹会逐渐消退，若停止治疗则可能前功尽弃，病复原状。治疗期间忌食辛辣及海腥之品。